I. Braveny · G. Maschmeyer

INFEKTIONSKRANKHEITEN

DIAGNOSTIK · KLINIK · THERAPIE

unter Mitarbeit von

Gerhard Dobler · Ulrike Hauser
Tom Heller · Jorinde Krejci

Professor Dr. I. Braveny
Abteilung für Infektionshygiene
Institut für Medizinische Mikrobiologie,
Immunologie und Hygiene
Klinikum r. d. Isar der TU
Trogerstrasse 32,
81675 München

Priv.-Doz. Dr. G. Maschmeyer
Medizinische Klinik mit Schwerpunkt
Hämatologie und Onkologie
Universitätsklinikum Charité
Campus Virchow-Klinikum
13344 Berlin

Die Deutsche Bibliothek – CIP-Einheitsaufnahme

Braveny, Ilja:
Infektionskrankheiten: Diagnostik • Klinik • Therapie / Ilja Braveny; Georg Maschmeyer.
medco Verlag, 2002
    ISBN 3-00-010021-0

© medco Verlag GmbH, München 2002

Druck: Bercker Graphischer Betrieb GmbH, Kevelaer

ISBN 3-00-010021-0

Danksagung

Ich bedanke mich bei den ärztlichen Mitarbeitern Herrn Dr. Gerhard Dobler, Frau Dr. Ulrike Hauser, Herrn Dr. Tom Heller, Frau Dr. Jorinde Krejci und Herrn Dr. Johann Mattes für die gewissenhafte Auswertung der umfangreichen klinischen Daten und wissenschaftlichen Literatur.

Mein besonderer Dank gilt Frau Dipl.-Biol. Elisabeth Adomaitis für ihre engagierte und präzise redaktionelle Betreuung sowie ihre kompetente Lektoratsarbeit bis hin zum druckreifen Layout. Auch ihre inhaltlichen Anregungen und Vorschläge waren für die Erstellung dieses Buches sehr wertvoll.

I. Braveny

Inhaltsverzeichnis

Antiinfektiva

Penicilline

Einteilung

Benzylpenicilline	Phenoxypenicilline (Oralpenicilline)	Penicillinase-feste Penicilline (Staphylokokken-Penicilline)
Penicillin G (Benzylpenicillin-Natrium oder -Kalium, Procain-Penicillin G, Benzathin-Penicillin G → Depotpenicilline)	Penicillin V Propicillin Azidocillin	Oxacillin Flucloxacillin

Aminopenicilline	Acylaminopenicilline (Ureidopenicilline)	ß-Laktamase-Hemmer
Ampicillin Amoxicillin Bacampicillin	Mezlocillin Piperacillin	Clavulansäure Sulbactam Tazobactam

Charakterisierung

- Benzylpenicilline sind bei empfindlichen Erregern hoch wirksam (z.b. Streptokokken, Pneumokokken, Meningokokken, T. pallidum, Leptospiren, Clostridien, Anthrax, u.a.).
- Phenoxypenicilline (Oralpenicilline) haben das gleiche Spektrum, aber unsichere Resorption.
- Penicillinase-feste Penicilline nur für Penicillinase-bildende Staphylokokken geeignet. Resorption von Flucloxacillin am besten.
- Aminopenicilline: erweitertes Spektrum auf Gramnegative, jedoch nicht wirksam gegen ß-Laktamase-bildende Bakterien. Bei oraler Therapie Amoxicillin bzw. Bacampicillin dem Ampicillin bevorzugen. Aminopenicilline haben höhere Aktivität gegen Enterokokken und Listeria monocytogenes als Penicillin G.
- Acylaminopenicilline: stärkere Aktivität gegen Gramnegative, mittlerweile höhere Resistenzrate, deshalb Empfindlichkeitsprüfung beachten. Penetration in Gewebe und Liquor sehr gut.
- ß-Laktamase-Hemmer: binden irreversibel verschiedene ß-Laktamasen und verhindern somit die Hydrolyse von Penicillinen. Das Spektrum der Penicilline wird durch die Kombination auf ß-Laktamase-bildende Stämme von S. aureus, H. influenzae, M. catarrhalis, Klebsiella spp., E. coli und Bacteroides spp. erweitert. Die Wirksamkeit gegen andere Spezies wird wenig oder kaum beeinflusst.

Penicillin G

Penicillin G-Natrium	div. Präparate
Penicillin G-Kalium	
Clemizol-Penicillin G	Clemizol-Penicillin®
Procain-Penicillin G	Jenacillin®
Benzathin-Penicillin G	Tardocillin®, Pendysin®

Indikationen. Infektionen durch empfindliche (+++)Erreger, wenn nicht mit ß-Laktamase-Aktivität der Begleitflora gerechnet werden muss.

Typisches Spektrum

+++	Streptokokken	E. faecalis (h)	H. pylori	Peptostreptokokken
	Meningokokken (h)	P. multocida	Aktinomyzeten	Pneumokokken
	C. diphtheriae	E. corrodens	Borrelien	Listerien
	ß-Laktamase neg.	E. rhusiopathiae	C. perfringens	Treponemen
	S. aureus	B. anthracis	Propionibakterien	Leptospiren
	M. catarrhalis			
++	Viridans-	Fusobakterien	Prevotella	Porphyromonas
	Streptokokken (h)			
+/0	Koagulase neg.	E. faecium	P. aeruginosa	Brucellen
	Staphylokokken	Gonokokken	S. maltophilia	Nocardien
	MRSA	H. influenzae	B. cepacia	Legionellen
	ß-Laktamase pos.	C. jeikeium	Acinetobacter	Mykoplasmen
	S. aureus	Enterobakterien	B.-fragilis-Gruppe	Chlamydien
	M. catarrhalis			

Nebenwirkungen. Am häufigsten (3-10%) allergische Reaktionen wie Exanthem, Urtikaria, Medikamenten-Fieber, Anaphylaxie ist selten (0,004-0,015%), verläuft aber in 5-10% letal, IgE-vermittelte Reaktionen beginnen meistens 10-20 Minuten nach Verabreichung – die Patienten sollten 1 h lang beobachtet werden. Bei längerer hochdosierter Therapie (> 20 Mio. IE/d oder bei schwerer Niereninsuffizienz ohne Dosisreduktion) neurotoxische Symptome (Krämpfe, Koma), interstitielle Nephritis, Eosinophilie, Neutropenie, hämolytische Anämie, pos. Coombs-Test (3%). Herxheimer-Reaktion (bei Beginn einer Luestherapie). Hoigné-Syndrom (bizarre Sinneseindrücke), Schmerzen an der Injektionsstelle bei Depotpenicillinen.

Wechselwirkungen. Serumspiegelerhöhung und Verlängerung der Serum-HWZ durch Probenecid.

Schwangerschaft und Stillzeit. Weitgehend unbedenklich.

Kontraindikationen. Penicillin-Allergie. Bei entsprechender Anamnese Hauttest zum Ausschluss oder Nachweis einer IgE-vermittelten Reaktion empfohlen. Die Gabe von Penicillinen ist bei Fehlen von Alternativen (z.B. Lues bei Schwangeren) nach Desensibilisierung unter stationären Bedingungen möglich. Bei Überempfindlichkeit gegen andere ß-Laktam-Antibiotika ist eine Kreuzallergie mit Penicillinen möglich. Bei schwerer NI kein Penicillin G-Kalium.

Pharmakokinetik

Serumspiegel:	mg/l	h	Dosis
Penicillin G	50-100	1	5 Mio. IE i.v.
Procain-Pen.	1-2	2-4	0,6 Mio. IE i.m.
Benzathin-Pen.	0,02	über 3-4 Wo.	1,2 Mio. IE i.m.
Serum-HWZ(h):	norm. NF	starke NI	HD
	0,5-0,8	7-10	2-5

Rot: Antibiotikum der Wahl

Eiweißbindung:	65%		
Ausscheidung:	vorwiegend renal		
Metabolisierung:	20-30%		
Penetration: ++	Lunge, Leber/Galle, Nieren/Urin, Muskulatur, Knochen, Haut, Synovial-, Pleura-, Perikard- und Peritonealflüssigkeit, Mittelohr		
+	Liquor (bei Meningitis), Fetalkreislauf, Fruchtwasser		
0	Gehirn, Liquor, Kammerwasser, Prostata, Muttermilch		
	kaum intrazelluläre Penetration		
Dialysierbar:	HD+, PD?		

Dosierung	Penicillin G i.v.	Clemizol-/ Procain-Pen. G i.m.	Benzathin-Pen. G i.m.
Erwachsene:	2-24(-30) Mio. IE in 4-6 Dosen	0,6-1,2 Mio. IE in 1-2 Dosen	1-2 x 1,2 Mio. IE/Mo (Kinder > 6 Jahre)
Kinder: > 1 Jahr		25.000-50.000 IE in 1-2 Dosen	1-2 x 600.000 IE/Mo
< 1 Jahr		50.000 IE in 1(-2) Dosen	
1 Mo-12 Jahre	50.000-200.000 (-500.000) IE in 4-6 Dosen		
Neugeborene: > 1 Wo	75.000-200.000 IE in 3-4 Dosen		
< 1 Wo	50.000-150.000 IE in 3 Dosen		

Bei NI: Penicillin G   Initialdosis: 3-6 Mio. IE

Cr-Clearance (ml/min)	Max. Dosis (Mio. IE)	/	Intervall (h)
50-10	3	/	4-6
< 10	2	/	4-6
HD	2	/	4-6
	eine Dosis nach HD geben		
CAPD	2	/	4-6
CVVH/CVVHD	3	/	4-6

Depot-Penicilline   keine Dosisreduktion

Kommentar. Penicillin G sollte bei empfindlichen Erregern bevorzugt werden, da es eine höhere Aktivität besitzt als andere Penicilline. Hochdosierte Therapie bei Meningitis, Endokarditis und schweren Clostridien-Infektionen. Kein Mittel zur Eradikation von Meningokokken bei besiedelten Personen. In einigen Ländern breiten sich Penicillin-resistente und auch multiresistente Pneumokokken aus (z.B. Spanien und Ungarn > 40%). Depot-Penicilline sind geeignet für die ambulante Therapie der Lues oder zur Prophylaxe des rheumatischen Fiebers. Etwa 20% der Viridans-Streptokokken (S. mutans, S. mitis, S. sanguis u.a.) zeigen sog. „Toleranz" gegenüber Penicillin, d.h. die bakterizide Wirkung ist um ein vielfaches geringer als die bakteriostatische. Deshalb ist eine hohe Dosis erforderlich. Zur Umrechnung von internationalen Einheiten in mg: 1000 IE = 0,6 mg.

Phenoxymethylpenicilline

Penicillin V

Penicillin V-Kalium   Isocillin®, Megacillin® oral u.a.
Benzathin-Penicillin V   InfectoBicillin®

Propicillin   Baycillin®

Azidocillin   Syncillin® u.a.

Indikationen. Leichtere Infektionen durch (+++) Erreger wie z.B. Angina, Erysipel, Scharlach, Infektionen im Zahnbereich, Rezidivprophylaxe bei rheumatischem Fieber, Endokarditis-prophylaxe bei Zahnextraktionen oder Tonsillektomie.

Typisches Spektrum

+++	Streptokokken	E. faecalis	H. pylori	Peptostreptokokken
	(nicht S. mitis)	Meningokokken	P. multocida	Aktinomyzeten
	Pneumokokken	C. diphtheriae	E. corrodens	Borrelien
	ß-Laktamase neg.	E. rhusiopathiae	C. perfringens	Treponemen
	S. aureus	B. anthracis	Propionibakterien	Leptospiren
	M. catarrhalis			
++	Fusobakterien	Prevotella	Porphyromonas	Streptococcus mitis
+/0	Koagulase neg.	E. faecium	P. aeruginosa	Brucellen
	Staphylokokken	Gonokokken	S. maltophilia	Nocardien
	MRSA	H. influenzae	B. cepacia	Legionellen
	ß-Laktamase pos.	Listerien	Acinetobacter	Mykoplasmen
	S. aureus	C. jeikeium	B.-fragilis-Gruppe	Chlamydien
	M. catarrhalis	Enterobakterien		

Nebenwirkungen. Allergische Reaktionen (seltener als nach Penicillin G), gastrointestinale Beschwerden (bei längerer Anwendung und hoher Dosierung > 6 Mio. IE/d).

Wechselwirkungen. Serumspiegelerhöhung und Verlängerung der Serum-HWZ durch Probenecid.

Schwangerschaft und Stillzeit. Weitgehend unbedenklich.

Kontraindikationen. Penicillin-Allergie. Bei Überempfindlichkeit gegen andere ß-Laktam-Antibiotika ist eine Kreuzallergie mit Penicillinen möglich.

Pharmakokinetik

Serumspiegel:	mg/l	h	Dosis
Penicillin V	6	1	1 Mio. IE p.o.
Propicillin	12	1	1 Mio. IE p.o.
Azidocillin	13	1	1,2 Mio. IE p.o.
Serum-HWZ(h):	norm. NF	starke NI	HD
Penicillin V	0,5-0,8	4	keine Daten
Propicillin	0,5-1,0	keine Daten	keine Daten
Azidocillin	0,5-1,0	keine Daten	keine Daten
Eiweißbindung:			
Penicillin V	55-70%		
Propicillin	80-85%		
Azidocillin	80-85%		

Ausscheidung:

Penicillin V	renal 30-50%
Propicillin	renal ~50%
Azidocillin	renal 50-75%

Metabolisierung:

Penicillin V	50-75%
Propicillin	60-70%
Azidocillin	5-10%

Penetration:	++	Lunge, Leber/Galle, Nieren/Urin, Muskulatur, Knochen, Haut, Synovial-, Pleura-, Perikard- und Peritonealflüssigkeit, Mittelohr
	+	Fetalkreislauf, Fruchtwasser.
	0	Gehirn, Liquor, Kammerwasser, Prostata
		kaum intrazelluläre Penetration
Dialysierbar:		HD+, PD±

Dosierung	Penicillin V / Propicillin p.o. (nüchtern)	Benzathin- Penicillin V p.o.	Azidocillin p.o. (mit Mahlzeit)
Erwachsene:	3 x 0,5-1,5 Mio. IE	2 x 0,75-1,5 Mio. IE	2 x 750 mg (auch Kinder >6 Jah.)
Kinder :	50.000(-160.000) IE/kg in 3 Dosen	50.000(-100.000) IE/kg in 2 Dosen	
Bei NI: Penicillin V	Initialdosis: 1,5 Mio. IE		

Cr-Clearance (ml/min)	Max. Dosis (Mio. IE)	/	Intervall (h)
< 10	0,8	/	8
HD	0,8	/	8
	eine Dosis nach HD geben		
CAPD	0,8	/	8

Kommentar. Anwendung nur bei leichteren Infektionen wegen der relativ schlechten sowie von der Nahrungsaufnahme abhängigen Resorption. Ansonsten oral Amoxicillin oder parenterale Penicilline bevorzugen. Bei prophylaktischem Einsatz und schlechter Compliance Depotpenicilline bevorzugen. Zunehmend Therapieversager bei Tonsillitis (10-35%); orale Cephalosporine wirken zuverlässiger. Nicht geeignet zur Gonorrhoe-Therapie! Zur Umrechnung von internationalen Einheiten in mg: 1000 IE = 0,6 mg bei Penicillin V und Azidocillin, 1000 IE = 0,7 mg bei Propicillin.

Penicillinase-feste Penicilline

Oxacillin
Stapenor®

Dicloxacillin
Dichlor-Stapenor®

Flucloxacillin
Staphylex® u.a.

Indikationen. Infektionen durch ß-Laktamase bildende Staphylokokken, z.B. Sepsis, Endokarditis, Meningitis, Pneumonie, Osteomyelitis, Haut- und Weichteilinfektionen, Mastitis, postoperative Wundinfektionen, Arthritis, Toxisches Schock-Syndrom.

Typisches Spektrum

+++	Koagulase neg. Staphylokokken MS	S. aureus MS	Streptokokken (u)	Pneumokokken (u)
+/0	Koagulase neg. Staphylokokken MR Enterokokken	Meningokokken Gonokokken H. influenzae	M. catarrhalis Enterobakterien P. aeruginosa	Anaerobier Mykoplasmen Chlamydien

Nebenwirkungen. Allergische Reaktionen (Exanthem, Urtikaria, selten Anaphylaxie), bei oraler Gabe gastrointestinale Beschwerden (Übelkeit, Diarrhoe, Schmerzen mit Blutung auch ohne Antibiotika-assoziierte Kolitis bei Dicloxacillin). Transaminasenerhöhung und cholestatische Hepatitis nach Oxacillin- und Flucloxacillin-Gabe (< 1 Fall/10000 Verschreibungen; v.a. bei Therapie > 14 Tage, Patienten > 55 Jahren); Eosinophilie, Neutropenie. Kernikterus bei Neugeborenen, insbes. Frühgeborenen bei Dicloxacillin und Flucloxacillin. Hämorrhagische Zystitis bei Dicloxacillin.

Wechselwirkungen. Serumspiegelerhöhung und Verlängerung der Serum-HWZ durch Probenecid.

Schwangerschaft und Stillzeit. Weitgehend unbedenklich.

Kontraindikationen. Penicillin-Allergie. Bei Überempfindlichkeit gegen andere ß-Laktam-Antibiotika ist eine Kreuzallergie mit Penicillinen möglich. Dosisreduktion bei schwerer Leberfunktionsstörung.

Pharmakokinetik

Serumspiegel:	mg/l	h	Dosis
Oxacillin	2-5	1	0,5 g i.v.
Dicloxacillin	12-16	1	0,5 g p.o.
Flucloxacillin	15-16	1	0,5 g i.v.

Serum-HWZ(h):	norm. NF	starke NI	HD
	0,5-0,75	2-3	1,5-2,7

Eiweißbindung:	93-97%
Ausscheidung:	vorwiegend renal
Metabolisierung:	
Oxacillin	50-60%
Dicloxacillin	10-30%
Flucloxacillin	4-10%

Penetration:	++	Lunge, Nieren/Urin, Synovial-, Pleura-, Perikard- und Peritonealflüssigkeit, Abszesse, Mittelohr, Haut
	+	Liquor (bei Meningitis)
	0	Liquor, Kammerwasser, Prostata, Fetalkreislauf, Fruchtwasser
		kaum intrazelluläre Penetration
Dialysierbar:		HD-, PD-

Dosierung	Oxacillin i.v. / i.m.	Flucloxacillin i.v. / i.m.	Flucloxac. /Dicloxac. p.o. (nüchtern)
Erwachsene:	4 x 1(-2) g	3(-4) x 1(-2) g	4 x 0,5-1 g
Kinder :	80-150 mg/kg in 4 Dosen	80-100 mg/kg in 3-4 Dosen	50-100 mg/kg in 3-4 Dosen
Neugeborene: < 1 Wo	50 mg/kg in 3 Dosen	50-100 mg/kg in 3 Dosen	

Rot: Antibiotikum der Wahl

Bei NI:	Oxacillin i.v.	Initialdosis: 2 g		
	Flucloxacillin i.v	Initialdosis: 2 g		

Cr-Clearance (ml/min)	Max. Dosis (g) / Intervall (h) Oxacillin	Flucloxacillin
30-10	1,5 / 6	1,5 / 6
< 10	1 / 6	1 / 8
HD	1 / 6	1 / 8
CAPD	1 / 6	1 / 8
CVVH/CVVHD	1 / 6	1 / 8

Dicloxacillin /	keine Dosisreduktion
Flucloxacillin p.o.	keine Elimination durch HD, CAPD, CVVH oder CVVHD

Kommentar. Wegen der Hepatotoxizität als Mittel der Wahl bei Staphylokokken-Infektionen nicht ganz unumstritten (16 Todesfälle in Australien) (Lit. 1, 2). Bei Penicillin G-empfindlichen Stämmen (ß-Laktamase neg.) ist Penicillin G zu bevorzugen, da es eine etwa 10-fach höhere Aktivität besitzt als die Penicillinase-stabilen Penicilline. Allerdings werden diese Stämme immer seltener (10-20% der Klinikisolate, 20-30% der isolierten Stämme ambulanter Patienten). Zur oralen Therapie Dicloxacillin oder Flucloxacillin verwenden (bessere Resorption als Oxacillin). Präparate mit fixen Kombinationen wie z.B. Optocillin® (Oxacillin + Mezlocillin) nicht zu empfehlen.

Aminobenzylpenicilline

Ampicillin
Binotal® u.a.

Amoxicillin
Amoxypen®, Clamoxyl® u.a.

Bacampicillin
Ambacamp®, Penglobe®

Indikationen. Bronchitis, Otitis media, Sinusitis, Harnwegsinfekte, Listeriose, Infektionen durch empfindliche Enterobakterien; Enterokokken-Endokarditis und andere schwere Enterokokken-Infektionen nur in Kombination mit einem Aminoglykosid, Kombinationspartner bei nicht nosokomialer Meningitis bei Säuglingen < 3 Monaten, Patienten > 50 Jahren oder Immundefizienz, Endokarditisprophylaxe bei Eingriffen im GI- oder Urogenitaltrakt.

Typisches Spektrum

+++	ß-Laktamase neg.	Streptokokken	Listerien (k)	C. perfringens
	S. aureus	Pneumokokken	H. pylori (k)	Propionibakterien
	H. influenzae	Meningokokken	P. multocida	Peptostreptokokken
	M. catarrhalis	E. faecalis	E. corrodens	B. burgdorferi
++	E. coli	Salmonellen	Prevotella	Fusobakterien
	P. mirabilis	Shigellen	Porphyromonas	Streptococcus mitis
+/0	ß-Laktamase pos.	MRSA	Gonokokken	B.-fragilis-Gruppe
	S. aureus	Koagulase neg.	andere	Legionellen
	H. influenzae	Staphylokokken	Enterobakterien	Mykoplasmen
	M. catarrhalis	E. faecium	P. aeruginosa	Chlamydien

Nebenwirkungen. Allergische Reaktionen (Exanthem, Urtikaria, selten Anaphylaxie), häufig (5-20%) nicht-urtikarielles Exanthem (keine echte Penicillinallergie, Abgrenzung jedoch oft schwierig, weitere Therapie mit Penicillinderivaten aber prinzipiell möglich), besonders häufig bei Patienten mit infektiöser Mononukleose (75-100%) und akuter oder chronischer lymphatischer

Rot: Antibiotikum der Wahl

Leukämie. Gastrointestinale Beschwerden (Brechreiz, Übelkeit, Diarrhoe 5-10%, pseudomembranöse Kolitis), Eosinophilie, Neutropenie.

Wechselwirkungen. Bei gleichzeitiger Allopurinol-Gabe treten häufiger Exantheme auf (15-20%). Serumspiegelerhöhung und Verlängerung der Serum-HWZ durch Probenecid. Orale Kontrazeption unsicher.

Schwangerschaft und Stillzeit. Weitgehend unbedenklich.

Kontraindikationen. Penicillin-Allergie. Bei Überempfindlichkeit gegen andere ß-Laktam-Antibiotika ist eine Kreuzallergie mit Penicillinen möglich. Strenge Indikationsstellung bei infektiöser Mononukleose oder lymphatischer Leukämie.

Pharmakokinetik

Serumspiegel:	mg/l	h	Dosis
Ampicillin	47	1	2 g i.v.
Amoxicillin	9-14	1,5	0,5 g p.o.

Serum-HWZ(h):	norm. NF	starke NI	HD
Ampicillin	1,0	10-20	2,2-4,5
Amoxicillin	1,2	12-16	2,0-5,0

Eiweißbindung:	18%
Ausscheidung:	vorwiegend renal

Metabolisierung:
Ampicillin	10-20%
Amoxicillin	10-30%

Penetration:	++	Lunge, Leber/Galle, Nieren/Urin, Muskulatur, Knochen, Haut, Fetalkreislauf, Fruchtwasser, Synovial-, Pleura-, Perikard- und Peritonealflüssigkeit, Mittelohr
	+	Liquor (bei Meningitis)
	0	Gehirn, Liquor, Kammerwasser, Prostata
		kaum intrazelluläre Penetration
Dialysierbar:		HD+, PD-

Dosierung	Ampicillin i.v.	Amoxicillin p.o.	Bacampicillin p.o.
Erwachsene:	3-4 x 0,5-2 g	3 x 0,5-1(-2) g	2-3 x 0,8 g
Kinder:	100-200 mg/kg bei Meningitis: 300 mg/kg, max. 16 g	50-100 mg/kg in 3 Dosen	
1-12 Jahre			30-60 mg/kg in 2-3 Dosen
3-12 Mo			40-80 mg/kg in 2-3 Dosen
Neugeborene: < 1 Wo	50-150 mg/kg in 2-3 Dosen		
Bei NI: Ampicillin	Initialdosis: 2 g		
Amoxicillin	Initialdosis: 1 g		

Cr-Clearance (ml/min)	Max. Dosis (g) / Intervall (h)	
	Ampicillin	Amoxicillin
50-30	2 / 8	1 / 12
30-10	2 / 12	1 / 12
< 10	1 / 12	0,5 / 12

Cr-Clearance (ml/min)	Max. Dosis (g) / Intervall (h) Ampicillin	Amoxicillin
HD	1 / 12	0,5 / 12
	eine Dosis nach HD geben	
CAPD	1 / 12	0,5 / 12
CVVH/CVVHD	2 / 12	0,75 / 12

Kommentar. Im Vergleich zu Penicillin G Erweiterung des Spektrums insbesondere auf H. influenzae, E. coli, P. mirabilis, Salmonellen und Shigellen. Stärkere Aktivität gegen E. faecalis und Listerien als Penicillin G. Zunehmende Resistenz von Salmonellen und Shigellen, besonders in Entwicklungsländern. Amoxicillin wird besser resorbiert als Ampicillin (95% versus 40%). Bacampicillin, ein Ampicillin-Ester wird ebenfalls fast vollständig resorbiert, anschließend wird Ampicillin als aktiver Wirkstoff freigesetzt. Daher zur oralen Therapie entweder Amoxicillin oder Bacampicillin verwenden. Kombination mit Aminoglykosiden wirkt synergistisch gegen Enterokokken, B-Streptokokken und Listerien.

Acylaminopenicilline

Mezlocillin
Baypen® u.a.

Piperacillin
Pipril® u.a.

Indikationen. Infektionen durch gramnegative Erreger, besonders des Urogenitaltrakts und der Gallenwege (Mezlocillin). Piperacillin vor allem bei Infektionen mit P. aeruginosa. Bei schweren Infektionen und zur Initialtherapie bei unbekannten Erregern ist die Kombination mit einem ß-Laktamase-Hemmer oder einem Aminoglykosid notwendig.

Typisches Spektrum

+++	Streptokokken ß-Laktamase neg. S. aureus H. influenzae M. catarrhalis	Pneumokokken Meningokokken E. faecalis Listerien P. mirabilis	Providencia Salmonellen Shigellen Y. enterocolitica	H. pylori C. perfringens Propionibakterien Peptostreptokokken
++	P. aeruginosa (k) (Piperacillin) E. coli	P. vulgaris Morganella Citrobacter	Enterobacter Serratia B.-fragilis-Gruppe	Prevotella Porphyromonas Fusobakterien
+/0	MRSA ß-Laktamase pos. S. aureus H. influenzae M. catarrhalis	Koagulase neg. Staphylokokken E. faecium Gonokokken Klebsiellen	P. aeruginosa (Mezlocillin) S. maltophilia B. cepacia	Acinetobacter Legionellen Mykoplasmen Chlamydien

Nebenwirkungen. Allergische Reaktionen (Exanthem, Urtikaria, Medikamentenfieber, selten Anaphylaxie), gastrointestinale Beschwerden (Übelkeit, Diarrhoe, pseudomembranöse Kolitis), Phlebitis, passagerer Transaminasenanstieg, Neutropenie.

Wechselwirkungen. Serumspiegelerhöhung und Verlängerung der Serum-HWZ durch Probenecid. Wirkungsverstärkung/-verlängerung von Muskelrelaxantien.

Schwangerschaft und Stillzeit. Mezlocillin: weitgehend unbedenklich. Piperacillin: Sicherheit in der Schwangerschaft nicht erwiesen.

Kontraindikationen. Penicillin-Allergie. Bei Überempfindlichkeit gegen andere ß-Laktam-Antibiotika ist eine Kreuzallergie mit Penicillinen möglich. Dosisreduktion bei schwerer Leberfunktionsstörung.

Pharmakokinetik

Serumspiegel:	mg/l	h	Dosis
Mezlocillin	50	1	2 g i.v.
Piperacillin	40	1	2 g i.v.

Serum-HWZ(h):	norm. NF	starke NI	HD
Mezlocillin	0,8-1,2	1,6-4,3	1,2-2,0
Piperacillin	1,0	2-5	1,2-2,4

Eiweißbindung:
- Mezlocillin 30-40%
- Piperacillin 16-21%

Ausscheidung:
- Mezlocillin renal (60-70%), biliär (10-25%)
- Piperacillin renal (70-80%), biliär (15%)

Metabolisierung:
- Mezlocillin 30-50%
- Piperacillin keine

Penetration:	++	Lunge, Leber/Galle, Nieren/Urin, Muskulatur, Knochen, Haut, Fetalkreislauf, Fruchtwasser, Synovial-, Pleura-, Perikard- und Peritonealflüssigkeit
	+	Liquor (bei Meningitis)
	0	Gehirn, Liquor, Kammerwasser, Prostata, Muttermilch, Galle bei Obstruktion

kaum intrazelluläre Penetration

Dialysierbar: HD+, PD-

Dosierung	Mezlocillin i.v.	Piperacillin i.v.
Erwachsene:	3 x 2-5 g	3-4 x 2-5 g
Kinder:	225 mg/kg in 3 Dosen	100-300 mg/kg in 3-4 Dosen
Neugeborene: > 1 Wo		200-300 mg/kg in 3 Dosen
< 1 Wo	150 mg/kg in 2 Dosen	150 mg/kg in 3 Dosen

Bei NI: Mezlocillin Initialdosis: 5 g

Cr-Clearance (ml/min)	Max. Dosis (g) / Intervall (h)	
	Mezlocillin	Piperacillin
50-30	5 / 8	4 / 8
30-10	4 / 8	4 / 8
< 10	3 / 12	4 / 12
HD	3 / 12	4 / 12
	eine Dosis nach HD geben	
CAPD	3 / 12	4 / 12
CVVH/CVVHD	4 / 12	4 / 8

Kommentar. Die Acylaminopenicilline besitzen im Vergleich zu Ampicillin eine stärkere In-vitro-Aktivität gegen gramnegative Erreger. Piperacillin hat eine stärkere in-vitro-Aktivität gegen P. aeruginosa als Mezlocillin. Alle Acylaminopenicilline sind ß-Laktamase-labil, daher

Empfindlichkeitsprüfung beachten, ggf. mit einem ß-Laktamase-Hemmer kombinieren. Ihr Einsatz für die perioperative Prophylaxe ist aufgrund der ß-Laktamase-Labilität, der Resistenzsituation und aus Kostengründen nicht gerechtfertigt.

ß-Laktamase-Hemmer

Amoxicillin/Clavulansäure

Augmentan® u.a.

Indikationen. Harnwegsinfekte, Otitis media, Sinusitis, Infektionen der Atemwege und der Weichteile, Osteomyelitis, intraabdominelle und gynäkologische aerob-anaerobe Mischinfektion durch Amoxicillin-resistente Erreger aufgrund von ß-Laktamase-Bildung (siehe Spektrum).

Typisches Spektrum

+++	S. aureus	Meningokokken	C. perfringens	Fusobakterien
	Streptokokken	H. influenzae	Propionibakterien	Prevotella
	Pneumokokken	M. catarrhalis	Peptostreptokokken	Porphyromonas
	E. faecalis	P. mirabilis	B.-fragilis-Gruppe	Aktinomyzeten
	Listerien			
++	Gonokokken	E. coli	Klebsiellen	P. vulgaris
+/0	Koagulase neg.	MRSA	andere	P. aeruginosa
	Staphylokokken	E. faecium	Enterobakterien	

Nebenwirkungen. Gastrointestinale Beschwerden (~10%) wie Bauchschmerzen, Übelkeit, Erbrechen, Diarrhoe, selten Hepatitis, Cholestase (v.a. bei Patienten > 65 Jahren und Therapiedauer > 14 Tage).

Wechselwirkungen. Clavulansäure: Unverträglichkeit von Disulfiram. Probenecid hat keinen Einfluss auf die Serum-HWZ.
Amoxicillin: siehe S. 18

Schwangerschaft und Stillzeit. Sicherheit in der Schwangerschaft nicht erwiesen. Geringer Übergang in die Muttermilch.

Kontraindikationen. Penicillin-Allergie (Cave: Kreuzallergie bei Allergie gegen andere ß-Laktam-Antibiotika), strenge Indikationsstellung bei infektiöser Mononukleose oder lymphatischer Leukämie. Schwere Leberfunktionsstörungen oder Auftreten von Ikterus/Leberfunktionsstörung während einer früheren Behandlung.

Pharmakokinetik

Serumspiegel:	mg/l	h	Dosis
Amoxicillin	108	1	2 g i.v.
Clavulansäure	14	1	0,2 g i.v.
Amoxicillin	12,4	1,5	0,875 g p.o.
Clavulansäure	3,3	1,5	0,125 g p.o.
Serum-HWZ(h):	norm. NF	starke NI	HD
Amoxicillin	0,9-1,5	12-16	2-5
Clavulansäure	0,7-1,4	2,6-4,3	1,2
Eiweißbindung:			
Amoxicillin	18%		
Clavulansäure	25%		
Ausscheidung:	vorwiegend renal		

Rot: Antibiotikum der Wahl

Metabolisierung:		30-40%	
Penetration:	++	Lunge, Leber/Galle, Nieren/Urin, Muskulatur, Knochen, Synovial-, Pleura-, Perikard- und Peritonealflüssigkeit, Tonsillen, Eiter, Fettgewebe, Haut	
	+	Liquor (bei Meningitis)	
	0	Gehirn, Liquor, Kammerwasser, Prostata	
		keine intrazelluläre Penetration	
Dialysierbar:		HD+, PD-	

Dosierung		i.v.	p.o.
Erwachsene:		3 x 1,2-2,2 g*	3 x 625 mg* oder 2 x 1 g*
Kinder:	> 3 Mo	60(-100) mg/kg* in 3 Dosen	37,5-75 mg/kg* in 3 Dosen
	< 3 Mo	88 mg/kg* in 2 Dosen	
Bei NI:	i.v.	Initialdosis: 1,2-2,2 g*	
	p.o.	Initialdosis: 625 mg*	

Cr-Clearance (ml/min)	Max. Dosis (mg) / Intervall (h)	
	i.v.	p.o.
30-10	600 / 12	625 / 12
< 10	600 / 24	625 / 24
HD	600 / 24	625 / 24
	Dosis nach HD geben	
CAPD	600 / 24	625 / 24
CVVH/CVVHD	600 / 12	625 / 12

> * Eine i.v. Dosis enthält jeweils 200 mg Clavulansäure; eine Tablette enthält jeweils 125 mg Clavulansäure; die oralen Formulierungen für Kinder enthalten Clavulansäure und Amoxicillin im Verhältnis 1:4.

Kommentar. Clavulansäure selbst besitzt nur eine sehr geringe antibakterielle Wirksamkeit, hemmt allerdings verschiedene ß-Laktamasen, die von einigen Bakterienspezies wie z.B. von S. aureus, H. influenzae, B. fragilis, E. coli und Klebsiella spp. gebildet werden können. Das Resistenzverhalten anderer Erreger wie Enterobacter, Serratia und Pseudomonas wird durch die Clavulansäure nicht beeinflusst. Die Hauptindikationen für diese Kombinationspräparate sind aerob-anaerobe Mischinfektionen. Zur Therapie von Infektionen des oberen Respirationstraktes durch Moraxella und H. influenzae (in Ländern mit hoher Ampicillin-Resistenz) ist die orale Form von Amoxicillin/Clavulansäure gut geeignet. Unter Therapie mit den neuen Tabletten mit Mischungsverhältnis Amoxicillin/Clavulansäure 875/125 mg treten seltener Diarrhoeen auf.

ß-Laktamase-Hemmer
Sulbactam   Combactam®

Indikationen. ß-Laktamase-Hemmer zur freien Kombination mit Penicillin G, Mezlocillin oder Piperacillin, ggf. auch mit Cephalosporinen zur Therapie mittelschwerer bis schwerer Infektionen (einschließlich nosokomiale Infektionen) durch Erreger, die aufgrund von ß-Laktamase-Bildung resistent gegen Penicilline sind. Hauptindikation: aerob-anaerobe Mischinfektionen.

Typisches Spektrum

Eigenaktivität gegen Acinetobacter.
Siehe Spektrum des jeweiligen Kombinationspartners.

Bei <u>Penicillinen</u> Erweiterung des Spektrums auf ß-Laktamase bildende Stämme von:

S. aureus	H. influenzae	E. coli	Proteus
Gonokokken	M. catarrhalis	Klebsiellen	B.-fragilis-Gruppe

bei <u>Cephalosporinen</u> Erweiterung des Spektrums auf B.-fragilis-Gruppe.

Nebenwirkungen. Keine klinisch relevanten Nebenwirkungen. In Kombination mit ß-Laktam-Antibiotika siehe Nebenwirkungen des jeweiligen Kombinationspartners.

Wechselwirkungen. Probenecid verlängert die Serum-HWZ.

Schwangerschaft und Stillzeit. Sicherheit in der Schwangerschaft nicht erwiesen. Geringer Übergang in die Muttermilch.

Kontraindikationen. Allergie gegen ß-Laktam-Antibiotika, strenge Indikationsstellung bei Kindern < 1 Jahr (ungenügende Erfahrung).

Pharmakokinetik

Serumspiegel:	mg/l	h	Dosis
	18-20	1	1 g i.v.
Serum-HWZ(h):	norm. NF	starke NI	HD
	1	21	2,3

Eiweißbindung:	38%
Ausscheidung:	vorwiegend renal
Metabolisierung:	keine
Penetration: ++	Lunge, Leber/Galle, Nieren/Urin, Muskulatur, Knochen, Synovial-, Pleura-, Perikard- und Peritonealflüssigkeit
0	Gehirn, Liquor, Kammerwasser, Prostata
	keine intrazelluläre Penetration
Dialysierbar:	HD+, PD?

Dosierung

	i.v. / i.m.
Erwachsene:	2-4 x 0,5-1 g
Kinder: > 1 Jahre	50 (-80) mg/kg in 2-4 Dosen

Bei NI:	Cr-Clearance (ml/min)	Max. Dosis (g)	/	Intervall (h)
	30-15	1	/	12
	< 15	1	/	24
	HD	1	/	24
	Dosis nach HD geben			
	CAPD	1	/	24
	CVVH/CVVHD	0,75	/	12

Kommentar. Mit Sulbactam steht ein ß-Laktamase-Hemmer zur freien Kombination mit Breitspektrum-ß-Laktam-Antibiotika wie Penicillin G, Mezlocillin, Piperacillin oder Cefotaxim zur Verfügung (Kostenersparnis gegenüber fixen Kombinationen möglich). Sulbactam selbst besitzt nur eine sehr geringe antibakterielle Wirksamkeit, hemmt allerdings verschiedene ß-Laktamasen, die von einigen Bakterienspezies wie z.B. von S. aureus, H. influenzae, B. fragilis und Klebsiella spp. gebildet werden können. Das Resistenzverhalten anderer Erreger wie Enterobacter, Serratia und Pseudomonas wird durch Sulbactam nicht beeinflusst.

Ampicillin/Sulbactam
Sultamicillin

Unacid®

Unacid® PD oral

Indikationen. Harnwegsinfekte, Otitis media, Sinusitis, Infektionen der Atemwege und der Weichteile, intraabdominelle und gynäkologische aerob-anaerobe Mischinfektion durch Ampicillin-resistente Erreger auf Grund von ß-Laktamase-Bildung.

Typisches Spektrum

+++	S. aureus	Meningokokken	C. perfringens	Fusobakterien
	Streptokokken	H. influenzae	Propionibakterien	Prevotella
	Pneumokokken	M. catarrhalis	Peptostreptokokken	Porphyromonas
	E. faecalis	P. mirabilis	B.-fragilis-Gruppe	Aktinomyzeten
	Listerien	A. lwoffii		
++	Gonokokken	Klebsiellen	P. vulgaris	A. baumannii
	E. coli			
+/0	Koagulase neg.	MRSA	andere	P. aeruginosa
	Staphylokokken	E. faecium	Enterobakterien	

Nebenwirkungen. Ampicillin: siehe S. 18
Sulbactam: keine klinisch relevanten

Wechselwirkungen. Ampicillin: siehe S. 18
Probenecid verlängert die Serum-HWZ von Ampicillin und Sulbactam.

Schwangerschaft und Stillzeit. Sicherheit in der Schwangerschaft nicht erwiesen. Geringer Übergang in die Muttermilch. Zur Therapie bei Frühgeborenen zugelassen.

Kontraindikationen. Penicillin-Allergie (Cave: Kreuzallergie bei Allergie gegen andere ß-Laktam-Antibiotika), strenge Indikationsstellung bei infektiöser Mononukleose oder lymphatischer Leukämie.

Pharmakokinetik

Serumspiegel:	mg/l	h	Dosis
Ampicillin	40-45	1	Ampicillin/Sulbactam*
Sulbactam	18-20	1	3 g i.v.
Ampicillin	4,5	1	Sultamicillin
Sulbactam	3	1	375 mg p.o.

* Das Verhältnis Ampicillin/Sulbactam beträgt jeweils 2:1 in allen Dosierungen

Serum-HWZ(h):	norm. NF	starke NI	HD
Ampicillin	1	10-20	2,2-4,5
Sulbactam	1	21	2,3

Eiweißbindung:	
Ampicillin	18%
Sulbactam	38%

Ausscheidung:	vorwiegend renal

Metabolisierung:	
Ampicillin	10-20%
Sulbactam	keine

Rot: Antibiotikum der Wahl

Penetration:	++	Lunge, Leber/Galle, Nieren/Urin, Muskulatur, Knochen, Haut, Synovial-, Pleura-, Perikard- und Peritonealflüssigkeit
	+	Liquor (bei Meningitis)
	0	Gehirn, Liquor, Kammerwasser, Prostata
		keine intrazelluläre Penetration
Dialysierbar:		HD+, PD?

Dosierung	Ampicillin/Sulbactam i.v. / i.m.	Sultamicillin p.o.
Erwachsene:	3-4 x 0,75-3 g*	2 x (375-)750 mg
Kinder:	150 mg/kg* in 3-4 Dosen	50 mg/kg in 2 Dosen
Neugeborene:	75 mg/kg* in 2 Dosen	

Bei NI: Sulb./Amp. i.v.	Cr-Clearance (ml/min)	Max. Dosis (g*)	/	Intervall (h)
	30-15	3	/	12
	< 15	3	/	24
	HD	3	/	24
		Dosis nach HD geben		
	CAPD	3	/	24
	CVVH/CVVHD	3	/	12

* Das Verhältnis Ampicillin/Sulbactam beträgt jeweils 2:1 in allen Dosierungen.

Kommentar. Sulbactam selbst besitzt nur eine sehr geringe antibakterielle Wirksamkeit, hemmt allerdings verschiedene ß-Laktamasen, die von einigen Bakterienspezies wie z.B. von S. aureus, H. influenzae und Klebsiella spp. gebildet werden können. Das Resistenzverhalten anderer Erreger wie Enterobacter, Serratia und Pseudomonas wird durch Sulbactam nicht beeinflusst. Sulbactam und Ampicillin haben auch bei eingeschränkter Nierenfunktion eine vergleichbare Pharmakokinetik. Die orale Form von Unacid® ist ein Prodrug und besteht aus einem Doppelester der beiden Kombinationspartner (Sultamicillin), wodurch eine Bioverfügbarkeit der beiden Einzelsubstanzen von über 80% erreicht wird (Ampicillin allein: ~ 40%). Die Hauptindikation sind aerob-anaerobe Mischinfektionen. Die orale Form ist gut geeignet für die Therapie von Infektionen des oberen Respirationstraktes durch M. catarrhalis und H. influenzae (in Ländern mit hoher Ampicillin-Resistenz).

ß-Laktamase-Hemmer

Piperacillin/Tazobactam Tazobac®

Indikationen. Intraabdominelle Infektionen, ambulant erworbene Infektionen der Atemwege und Haut- und Weichteilinfektionen. Bei schweren Infektionen wie Pyelonephritis, bedrohlichen Allgemeininfektionen mit unbekannten Erregern, Fieber bei Neutropenie, Kombination mit anderen Substanzen (z.B. Aminoglykosiden) zu empfehlen.

Typisches Spektrum

+++	S. aureus	M. catarrhalis	Salmonellen	Peptostreptokokken
	Streptokokken	P. mirabilis	Shigellen	B.-fragilis-Gruppe
	Pneumokokken	E. coli	Y. enterocolitica	Fusobakterien
	E. faecalis	Klebsiellen	A. lwoffii	Prevotella
	Listerien	P. vulgaris	C. perfringens	Porphyromonas
	Meningokokken	Providencia	Propionibakterien	Aktinomyzeten
	H. influenzae	Morganella		
++	Gonokokken	Enterobacter	P. aeruginosa	A. baumannii
	Citrobacter	Serratia		
+/0	Koagulase neg.	MRSA	S. maltophilia	B. cepacia
	Staphylokokken	E. faecium		

Nebenwirkungen. Tazobactam: keine klinisch relevanten.
Piperacillin: siehe S. 20

Wechselwirkungen. Tazobactam: keine klinisch relevanten.
Piperacillin: siehe S. 20

Schwangerschaft und Stillzeit. Sicherheit in der Schwangerschaft nicht erwiesen. Geringer Übergang in die Muttermilch.

Kontraindikationen. Penicillin-Allergie (Cave: Kreuzallergie bei Allergie gegen andere ß-Laktam-Antibiotika). Dosisreduktion bei schwerer Leberfunktionsstörung.

Pharmakokinetik

Serumspiegel:	mg/l	h	Dosis
Piperacillin	90	1	4 g i.v.
Tazobactam	20	1	0,5 g i.v.
Serum-HWZ(h):	norm. NF	starke NI	HD
Piperacillin	1	2-5	1,2-2,4
Tazobactam	0,8	3,5	4,3-6,9
Eiweißbindung:			
Piperacillin	16-21%		
Tazobactam	23%		
Ausscheidung:			
Piperacillin	renal (70-80%), biliär (15%)		
Tazobactam	renal (80%), biliär (20%)		
Metabolisierung:			
Piperacillin	keine		
Tazobactam	20%		

Penetration:	++	Lunge, Leber/Galle, Nieren/Urin, Muskulatur, Knochen, Haut, Synovial-, Pleura-, Perikard- und Peritonealflüssigkeit
	+	Liquor (bei Meningitis)
	0	Gehirn, Liquor, Kammerwasser, Prostata, Muttermilch
		keine intrazelluläre Penetration
Dialysierbar:		HD+, PD-

Dosierung	i.v. / i.m.		
Erwachsene und Kinder > 12 Jahre und Kinder > 40 kg:	3 x (2,5)-4,5 g*		
Kinder > 2 Jahre:	nur für intraabdominelle Infektionen zugelassen: 337,5 mg/kg** in 3 Dosen		

Bei NI:

Cr-Clearance (ml/min)	Max. Dosis (g)	/	Intervall (h)
< 20	4,5	/	12
HD	4,5	/	12
	eine Dosis nach HD geben		
CAPD	4,5	/	12
CVVH/CVVHD	4 g Piperacillin und 4,5 g Piperacillin/Tazobactam im Wechsel alle 8 h		

* 1 Dosis enthält 500 mg Tazobactam.
** 1 Dosis enthält 100 mg/kg Piperacillin + 12,5 mg/kg Tazobactam.

Kommentar. Tazobactam selbst hat nur eine sehr geringe antibakterielle Wirksamkeit, hemmt allerdings verschiedene ß-Laktamasen, die von einigen Bakterienspezies wie z.B. von S. aureus, H. influenzae, B.-fragilis-Gruppe und Klebsiella spp. gebildet werden können. Das Resistenzverhalten anderer Erreger wie Enterobacter, Serratia und Pseudomonas wird durch Tazobactam kaum beeinflusst. Bei schweren Infektionen, insbesondere mit P. aeruginosa oder unbekanntem Erreger Kombination z.B. mit Aminoglykosid zu empfehlen. Zur Gleichwertigkeit der Kombination Piperacillin/Tazobactam versus Piperacillin/Sulbactam bei neutropenischen Patienten liegt bisher keine verwertbare klinische Studie vor.

Cephalosporine

Einteilung

Parenterale Cephalosporine (Auswahl)

Gruppe 1	Gruppe 2	Gruppe 3a	Gruppe 3b*
Cefazolin	Cefuroxim	Cefotaxim	Ceftazidim
	Cefotiam	Ceftriaxon	Cefepim

* Pseudomonas-wirksam

Orale Cephalosporine

Gruppe 1	Gruppe 2	Gruppe 3	
Cefalexin	Loracarbef	Cefpodoxim-Proxetil	Ceftibuten
Cefadroxil	Cefuroxim-Axetil	Cefetamet-Pivoxil	Cefixim
Cefaclor			

Charakterisierung

- Gut verträglich – deutlich geringere Allergierate als bei Penicillinen. Kreuzallergie seltener als bisher angenommen.
- Generell keine Wirksamkeit gegen Enterokokken.
- Gruppe 1 und 2 (parenteral): gute Wirksamkeit gegen ß-Laktamase-positive Stämme von S. aureus sowie gegen Streptokokken.
- Gruppe 1 (oral): schwächere Wirkung gegen gramnegative Erreger, keine oder eingeschränkte Aktivität gegen H. influenzae.
- Gruppe 2 (parenteral und oral): bessere Wirksamkeit gegenüber gramnegativen Erregern als Gruppe 1. Aktivität gegen Grampositive ist gleich gut. Liquorspiegel nicht ausreichend.
- Gruppe 3 (parenteral und oral): deutlich aktiver gegen Gramnegative, breites Spektrum. Parenterale Cephalosporine: Liquorspiegel hoch. Orale Cephalosporine: Staphylokokken-Lücke.

Andere ß-Laktam-Antibiotika

Einteilung

Monobactam	Carbapeneme	
Aztreonam	Imipenem/Cilastatin	Ertapenem
	Meropenem	

Charakterisierung

- Aztreonam: schmales Spektrum, wirksam nur gegen aerobe gramnegative Bakterien. Kaum Kreuzallergie bzw. Resistenz mit anderen ß-Laktam-Antibiotika – daher Reserve bei Penicillin-Allergie.
- Imipenem, Meropenem: stabil gegen die meisten ß-Laktamasen, daher sehr breites Spektrum, geeignet für Monotherapie bei unbekanntem Erreger, auch bei Mischinfektionen. Meropenem ist aktiver gegen Enterobakterien und etwas weniger aktiv gegen Grampositive. Meropenem hat weniger Nebenwirkungen und ist bei Meningitis zu bevorzugen.

Cefazolin
Elzogram® u.a.

Indikationen. Perioperative Prophylaxe, Infektionen durch empfindliche grampositive und gram-negative Erreger, z.B. Wundinfektionen, ambulant erworbene Pneumonien, Osteomyelitis, als Alternative zu Penicillin G.

Typisches Spektrum

+++	S. aureus	Streptokokken	Propionibakterien	Peptostreptokokken
	Koagulase neg.	Pneumokokken	C. perfringens	Aktinomyzeten
	Staphylokokken MS	Meningokokken		
++	E. coli	Klebsiellen	P. mirabilis	Fusobakterien
+/0	MRSA	Listerien	andere	Legionellen
	Koagulase neg.	Gonokokken	Enterobakterien	Mykoplasmen
	Staphylokokken MR	H. influenzae	P. aeruginosa	Chlamydien
	Enterokokken	M. catarrhalis	B.-fragilis-Gruppe	

Nebenwirkungen. Allergische Reaktionen (Exanthem (1-4%), Urtikaria, selten Anaphylaxie), Phlebitis, gastrointestinale Beschwerden (Übelkeit, Diarrhoe, pseudomembranöse Kolitis), Erhöhung der Transaminasen und alkalischen Phosphatase, Eosinophilie, positiver direkter Coombs-Test.

Wechselwirkungen. Keine klinisch relevanten.

Schwangerschaft und Stillzeit. Weitgehend unbedenklich.

Kontraindikationen. Cephalosporin-Allergie, Vorsicht bei Penicillin-Allergie (Kreuzallergie bei 8%).

Pharmakokinetik

Serumspiegel:	mg/l	h	Dosis
	52-70	1	1 g i.v.
Serum-HWZ(h):	norm. NF	starke NI	HD
	1,5-2,2	30-40	2,6-9

Eiweißbindung:	80%
Ausscheidung:	renal (> 90%)
Metabolisierung:	keine
Penetration: ++	Lunge, Leber/Galle, Nieren/Urin, Muskulatur, Knochen, Synovial-, Pleura-, Perikard- und Peritonealflüssigkeit
0	Gehirn, Liquor, Kammerwasser, Prostata, Muttermilch
	kaum intrazelluläre Penetration
Dialysierbar:	HD+, PD-

Dosierung	i.v. / i.m.
Erwachsene:	2-3 x 0,5-1(-2) g
Kinder: > 1Mo	50-100 mg/kg in 2-3 Dosen
Bei NI:	Initialdosis: 1-2 g

Cr-Clearance (ml/min)	Max. Dosis (g)	/	Intervall (h)
80-50	1,5	/	8
50-30	1,5	/	12
30-10	1	/	12
< 10	1	/	24
HD	1	/	24
	Dosis nach HD geben		
CAPD	0,5	/	12
CVVH/CVVHD	1	/	12

Kommentar. Cefazolin, ein Cephalosporin der Gruppe 1, ist im Vergleich zu den Cephalosporinen der Gruppen 2 und 3 schwächer wirksam gegen gramnegative Erreger. Einige Spezies wie E. coli, Klebsiella und P. mirabilis werden aber meist erfasst. Vorteilhaft ist eine gute Staphylokokken-Aktivität auch gegen ß-Laktamase-bildende Stämme. Cefazolin gehört zusammen mit den Cephalosporinen der Gruppe 2 zu den sog. "Basiscephalosporinen". Nicht geeignet zur Initialtherapie bei nosokomialen Infektionen. Nicht anwenden bei bekannter anaphylaktoider Reaktion auf Penicilline.

Cephalosporine Gruppe 2

Cefuroxim
Zinacef® u.a.

Cefotiam
Spizef®

Indikationen. Infektionen durch empfindliche grampositive und gramnegative Erreger wie z.B. Wundinfektionen, Pneumonien, Infektionen in HNO-Bereich. Auch geeignet zur Initialtherapie bei unbekanntem Erreger, wenn nicht mit multiresistenten Hospitalkeimen zu rechnen ist (z.B. bei Patienten außerhalb von Intensivstationen mit kurzem Krankenhausaufenthalt). Perioperative Prophylaxe.

Typisches Spektrum

+++	S. aureus	M. catarrhalis	Klebsiellen	C. perfringens
	Streptokokken	Meningokokken	P. mirabilis	Propionibakterien
	Pneumokokken	Gonokokken	Shigellen	Peptostreptokokken
	H. influenzae	E. coli		
++	Morganella	Citrobacter	Enterobacter	Fusobakterien
+/0	MRSA	Enterokokken	andere	Legionellen
	Koagulase neg.	Listerien	Enterobakterien	Mykoplasmen
	Staphylokokken	P. aeruginosa	B.-fragilis-Gruppe	Chlamydien

Nebenwirkungen. Allergische Reaktionen (Exanthem 1-4%, Urtikaria, selten Anaphylaxie), Phlebitis, gastrointestinale Beschwerden (Übelkeit, Diarrhoe, pseudomembranöse Kolitis), Erhöhung der Transaminasen und alkalischen Phosphatase, Eosinophilie, positiver direkter Coombs-Test.

Wechselwirkungen. Keine klinisch relevanten.

Schwangerschaft und Stillzeit. Weitgehend unbedenklich.

Kontraindikationen. Cephalosporin-Allergie, Vorsicht bei Penicillin-Allergie (Kreuzallergie bei 8%).

Pharmacokinetik

Serumspiegel:	mg/l	h	Dosis
Cefuroxim	24-25	1	1 g i.v.
Cefotiam	18,5	1	1 g i.v.

Serum-HWZ(h):	norm. NF	starke NI	HD
Cefuroxim	1,2	15-22	3,5
Cefotiam	1,0	6,8-8	1,5-2,6

Eiweißbindung:
Cefuroxim	30%
Cefotiam	40%

Ausscheidung: renal

Metabolisierung: keine

Penetration:	++	Lunge, Leber/Galle, Nieren/Urin, Muskulatur, Knochen, Haut, Synovial-, Pleura-, Perikard- und Peritonealflüssigkeit
	+	Liquor (Cefuroxim bei Meningitis)
	0	Gehirn, Liquor, Kammerwasser, Prostata, Muttermilch
		kaum intrazelluläre Penetration

Dialysierbar: HD+, PD-

Dosierung	Cefuroxim i.v. / i.m.	Cefotiam i.v. / i.m.
Erwachsene:	3 x 0,75-1,5 g	2-3 x 1-2 g
Kinder > 1 Mon.:	75-150 mg/kg in 3 Dosen	75-150 mg/kg in 3 Dosen
Neugeborene:		50-100 mg/kg in 2-3 Dosen
Bei NI: Cefuroxim	Initialdosis: 1,5 g	
Cefotiam	Initialdosis: 2 g	

Cr-Clearance (ml/min)	Max. Dosis (g) / Intervall (h) Cefuroxim	Cefotiam
50-30	1,5 / 8	2 / 12
30-10	1,5 / 12	1,5 / 12
< 10	0,75 / 24	1 / 12
HD	1 / 24	1 / 12
	Dosis nach HD geben	
CAPD	0,75 / 24	1 / 12
CVVH/CVVHD	1 / 12	1,5 / 12

Kommentar. Diese Substanzen gehören zusammen mit den Cephalosporinen der Gruppe 1 zu den sog. "Basiscephalosporinen". Sie sind relativ preiswert und erfassen die häufigsten Erreger ambulant und hospitalerworbener (nicht von Intensivstationen) Infektionen. Die Cephalosporine der Gruppe 2 haben gegenüber den Cephalosporinen der Gruppe 1 eine deutlich stärkere Aktivität gegenüber gramnegativen Erregern wie E. coli, Klebsiella spp., Proteus mirabilis, H. influenzae und M. catarrhalis. Bei schweren Infektionen mit gramnegativen Erregern sollten jedoch Cephalosporine der Gruppe 3 bevorzugt werden. Keine Antibiotika für ZNS-Infektionen. Cefotiam ist im Vergleich zu Cefuroxim in vitro wirksamer gegen E. coli, Klebsiella spp. und Proteus mirabilis. Nicht anwenden bei bekannter anaphylaktoider Reaktion auf Penicilline.

Cefotaxim
Ceftriaxon

Claforan® u.a.

Rocephin®

Indikationen. Schwere Infektionen durch gramnegative Erreger (außer P. aeruginosa), Meningitis durch gramnegative Erreger und Penicillin-resistente Pneumokokken, empirische Meningitis-Therapie (bei Patienten < 3 Monaten oder > 50 Jahren oder Immunsupprimierten in Kombination mit Ampicillin), Initialtherapie schwerer Infektionen bei unbekanntem Erreger in Kombination mit einem Aminoglykosid. Ceftriaxon: Gonorrhoe (Einmaldosis), Lyme-Borreliose (Stadien II und III).

Typisches Spektrum

+++	Streptokokken	Klebsiellen	Salmonellen	Propionibakterien
	Pneumokokken	P. mirabilis	Shigellen	Peptostreptokokken
	Meningokokken	P. vulgaris	Y. enterocolitica	Prevotella
	Gonokokken	Providencia	V. cholerae	Porphyromonas
	H. influenzae	Morganella	P. multocida	B. burgdorferi
	M. catarrhalis	C. koseri	Brucellen	Treponemen
	E. coli	Serratia	C. perfringens	Leptospiren
++	S. aureus	Enterobacter	B.-fragilis-Gruppe	Fusobakterien
	C. freundii			
+/0	MRSA	Enterokokken	P. aeruginosa	Mykoplasmen
	Koagulase neg.	Listerien	Legionellen	Chlamydien
	Staphylokokken			

Nebenwirkungen. Allergische Reaktionen (Exanthem, Urtikaria, selten Anaphylaxie), Phlebitis, gastrointestinale Beschwerden (Übelkeit, Diarrhoe, pseudomembranöse Kolitis), Erhöhung der Transaminasen und alkalischen Phosphatase, Eosinophilie, positiver direkter Coombs-Test. Kernikterus bei Neugeborenen und reversible Präzipitation ("sludge") in der Galle unter Ceftriaxon.

Wechselwirkungen. Keine klinisch relevanten.

Schwangerschaft und Stillzeit. Weitgehend unbedenklich.

Kontraindikationen. Cephalosporin-Allergie, Vorsicht bei Penicillin-Allergie. Dosisreduktion bei Leberschaden und gleichzeitiger NI. Bei Früh- und Neugeborenen Ceftriaxon vermeiden oder niedrig dosieren.

Pharmakokinetik

Serumspiegel:	mg/l	h		Dosis
Cefotaxim	12-20	1		1 g i.v.
Ceftriaxon	95-120	1		1 g i.v.
Serum-HWZ(h):	norm. NF	starke NI		HD
Cefotaxim	0,9-1,2	2,5-3,4		1,9-3,4
Ceftriaxon	5,8-8,7	12-18		16
Eiweißbindung:				
Cefotaxim	25-40%			
Ceftriaxon	83-96%			
Ausscheidung:				
Cefotaxim	renal (55%), biliär (5-10%)			
Ceftriaxon	renal (40-60%), biliär (35-40%)			

Rot: Antibiotikum der Wahl

Metabolisierung:
    Cefotaxim   30-50%
    Ceftriaxon   gering

Penetration:	++	Lunge, Leber/Galle, Nieren/Urin, Muskulatur, Knochen, Haut, Synovial-, Pleura-, Perikard- und Peritonealflüssigkeit
	+	Liquor (bei Meningitis)
	0	Gehirn, Liquor, Kammerwasser, Prostata, Muttermilch
		kaum intrazelluläre Penetration

Dialysierbar:
    Cefotaxim   HD+, PD-
    Ceftriaxon   HD-, PD-

Dosierung	Cefotaxim i.v. / i.m.	Ceftriaxon i.v. / i.m.
Erwachsene:	2-3 x 1-2 g	1-2 x 2 g
Kinder:	100-200 mg/kg in 3-4 Dosen	50-80 mg/kg in 1 Dosis (bei Meningitis: 100 mg/kg)
Neugeborene: > 1Wo	150 mg/kg in 3 Dosen	50 mg/kg in 1 Dosis
< 1Wo	100 mg/kg in 2 Dosen	50 mg/kg in 1 Dosis

Bei NI: Cefotaxim

Cr-Clearance (ml/min)	Max. Dosis (g)	/	Intervall (h)
30-10	2	/	12
< 10	2	/	24
HD	2	/	24
	Dosis nach HD geben		
CAPD	2	/	24
CVVH/CVVHD	2	/	24

weitere Dosisreduktion bei kombinierter Leber- und Niereninsuffizienz.

Ceftriaxon   keine Dosisreduktion
                keine Elimination durch HD, CAPD, CVVH oder CVVHD

Kommentar. Im Vergleich mit den Cephalosporinen der Gruppen 1 und 2 besitzen Cephalosporine der Gruppe 3 eine schwächere In-vitro-Aktivität gegen Staphylokokken, dagegen eine bessere Aktivität und stärkere Bakterizidie gegen gramnegative Keime. Deshalb sollten sie bei schweren Infektionen durch gramnegative Erreger wie z.B. Klebsiella spp. und H. influenzae bevorzugt werden, auch wenn Keime empfindlich sind gegen Cephalosporine der Gruppe 2. Bei Enterobacter spp. und Citrobacter freundii häufig Resistenzentwicklung während der Therapie, daher bei diesen Spezies Carbapenem (evtl. auch Cefepim) bevorzugen! Bei Staphylokokkenbeteiligung Kombination mit Flucloxacillin, Cefazolin, Clindamycin oder einem Glykopeptid, bei Anaerobierbeteiligung mit Metronidazol oder Clindamycin, und bei Enterokokkenbeteiligung mit Ampicillin. Ceftriaxon hat eine lange Halbwertszeit. Dosierung 1 x täglich, dadurch auch ambulant einsetzbar, z. B. bei Streptokokken-Endokarditis (nicht Enterokokken!) oder Lyme-Borreliose.

Cephalosporine Gruppe 3b
Ceftazidim   Fortum®

Indikationen. Initialtherapie schwerer Infektionen einschließlich Meningitis (bei Patienten < 3 Monaten oder > 50 Jahren oder Immunsupprimierten in Kombination mit Ampicillin), insbesondere wenn P. aeruginosa in Betracht kommt (Kombination mit Aminoglykosid), Mukoviszidose und Fieber bei neutropenischen Patienten, schwere Infektionen durch P. aeruginosa, gezielte Therapie nach Resistenztestung bei multiresistenten Nonfermentern.

Typisches Spektrum

+++	Streptokokken	M. catarrhalis	Providencia	Shigellen
	Pneumokokken	P. aeruginosa (k)	Morganella	Y. enterocolitica
	Meningokokken	E. coli	C. koseri	V. cholerae
	Gonokokken	Klebsiellen	Serratia	Propionibakterien
	H. influenzae	Proteus	Salmonellen	Peptostreptokokken
++	S. aureus	Enterobacter	Acinetobacter (k)	Fusobakterien
	C. freundii	S. maltophilia	B. cepacia	B.-fragilis-Gruppe
+/0	Koagulase neg.	MRSA	Listerien	Mykoplasmen
	Staphylokokken	Enterokokken	Legionellen	Chlamydien

Nebenwirkungen. Allergische Reaktionen (Exanthem, Urtikaria, selten Anaphylaxie), gastrointestinale Beschwerden (Übelkeit, Diarrhoe, pseudomembranöse Kolitis), Erhöhung der Transaminasen und alkalischen Phosphatase, Eosinophilie, positiver direkter Coombs-Test, Kopfschmerzen.

Wechselwirkungen. Keine klinisch relevanten.

Schwangerschaft und Stillzeit. Weitgehend unbedenklich.

Kontraindikationen. Cephalosporin-Allergie, Vorsicht bei Penicillin-Allergie.

Pharmakokinetik

Serumspiegel:	mg/l	h	Dosis
	35-40	1	1 g i.v.
Serum-HWZ(h):	norm. NF	starke NI	HD
	1,7-2,1	16-25	2-5
Eiweißbindung:	10%		
Ausscheidung:	renal (90%)		
Metabolisierung:	< 5%		

Penetration:	++	Lunge, Leber/Galle, Nieren/Urin, Muskulatur, Knochen, Haut, Synovial-, Pleura-, Perikard- und Peritonealflüssigkeit
	+	Liquor (bei Meningitis), Kammerwasser
	0	Gehirn, Liquor, Prostata, Muttermilch
		kaum intrazelluläre Penetration
Dialysierbar:	HD+, PD+	

Dosierung	i.v. / i.m.
Erwachsene:	2-3 x 1-2 g bei Mukoviszidose: bis 9 g/d
Kinder:	100-150 mg/kg in 2-3 Dosen
Neugeborene:	12,5-30 mg/kg alle 12 Std.

Bei NI:

Cr-Clearance (ml/min)	Max. Dosis (g)	/	Intervall (h)
50-10	2	/	24
< 10	2	/	48
HD	2	/	48
	Dosis nach HD geben		
CAPD	1	/	24
CVVH/CVVHD	1	/	12

Kommentar. Breitspektrum-Cephalosporin mit der stärksten Pseudomonas-Aktivität. Für die empirische Behandlung von neutropenischen Patienten mit Fieber ist die Monotherapie mit Ceftazidim ebenso effektiv wie eine Kombinationstherapie. Bei schweren Infektionen, insbesondere durch P. aeruginosa, ist die Kombination mit einem Aminoglykosid empfehlenswert. Bei Staphylokokkenbeteiligung Kombination mit Flucloxacillin, Cefazolin, Clindamycin oder einem Glykopeptid, bei Anaerobierbeteiligung mit Metronidazol oder Clindamycin, und bei Enterokokkenbeteiligung mit Ampicillin. Resistenzentwicklung während der Therapie bei initial empfindlichen Stämmen von Enterobacter spp. möglich.

Cephalosporine Gruppe 3b

Cefepim   Maxipime®

Indikationen. Initialtherapie schwerer Infektionen einschließlich Meningitis (für Kinder nicht zugelassen; bei Patienten > 50 Jahren oder Immunsupprimierten in Kombination mit Ampicillin), insbesondere, wenn P. aeruginosa in Betracht kommt (Kombination mit Aminoglykosid), Mukoviszidose und Fieber bei neutropenischen Patienten, schwere Infektionen durch P. aeruginosa, gezielte Therapie nach Resistenztestung bei multiresistenten Nonfermentern.

Typisches Spektrum

+++	S. aureus	E. coli	Serratia	C. perfringens
	Streptokokken	Klebsiellen	Salmonellen	Propionibakterien
	Pneumokokken	Proteus	Shigellen	Porphyromonas
	Meningokokken	Providencia	Y. enterocolitica	Borrelien
	Gonokokken	Morganella	V. cholerae	Treponemen
	H. influenzae	Citrobacter	P. multocida	Leptospiren
	M. catarrhalis	Enterobacter		
++	P. aeruginosa	Fusobakterien	Prevotella	
+/0	MRSA	Listerien	Acinetobacter	Legionellen
	Koagulase neg.	S. maltophilia	Peptostreptokokken	Mykoplasmen
	Staphylokokken	B. cepacia	B.-fragilis-Gruppe	Chlamydien
	Enterokokken			

Nebenwirkungen. Allergische Reaktionen (Exanthem, Urtikaria, selten Anaphylaxie), gastrointestinale Beschwerden (Übelkeit, Diarrhoe, pseudomembranöse Kolitis), Erhöhung der Transaminasen und alkalischen Phosphatase, Eosinophilie, positiver direkter Coombs-Test, Kopfschmerzen.

Wechselwirkungen. Keine klinisch relevanten.

Schwangerschaft und Stillzeit. Sicherheit nicht erwiesen. Strenge Indikationsstellung in der Schwangerschaft.

Kontraindikationen. Cephalosporin-Allergie, Vorsicht bei Penicillin-Allergie.

Pharmakokinetik

Serumspiegel:	mg/l	h	Dosis
	40-45	1	1 g i.v.

Serum-HWZ(h):	norm. NF	starke NI	HD
	2	13-21	2

Eiweißbindung: 20%

Ausscheidung: renal

Metabolisierung: 7%

Penetration:	++	Lunge, Leber/Galle, Nieren/Urin, Muskulatur, Knochen, Synovial-, Pleura-, Perikard- und Peritonealflüssigkeit
	+	Liquor (bei Meningitis)
	0	Gehirn, Liquor, Kammerwasser, Prostata, Muttermilch
		kaum intrazelluläre Penetration

Dialysierbar: HD+, PD+

Dosierung	i.v. / i.m.		
Erwachsene:	2 x 2 g		

Bei NI:	Cr-Clearance (ml/min)	Max. Dosis (g)	/	Intervall (h)
	30-10	2	/	24
	< 10	2	/	48
	HD	2	/	48
		Dosis nach HD geben		
	CAPD	2	/	48
	CVVH/CVVHD	2	/	12

Kommentar. Breitspektrum-Cephalosporin, dessen In-vitro-Spektrum vergleichbar ist mit dem von Ceftazidim. Es besitzt eine hohe Aktivität gegen P. aeruginosa und Enterobakterien und erfasst auch Stämme, die gegen Cephalosporine der Gruppe 3a resistent sind. Für die empirische Behandlung von Patienten mit Fieber während kurzzeitiger Neutropenie war Cefepim genauso effektiv wie Imipenem/Cilastatin (Lit. 3). Bei schweren Infektionen, insbesondere durch P. aeruginosa, ist die Kombination mit einem Aminoglykosid empfehlenswert.

Oralcephalosporine Gruppe 1

Cefalexin
Oracef®, Ceporexin® u.a.

Cefadroxil
Grüncef® u.a.

Cefaclor
Panoral®, Kefspor® u.a.

Indikationen. Alternative Oraltherapie zu Penicillin/penicillinasefesten Penicillinen und Amoxicillin bei leichteren Infektionen der Haut und Weichteile, Atemwege (Cefaclor), Tonsillopharyngitis.

Typisches Spektrum

+++	S. aureus	Pneumokokken	C. perfringens	Peptostreptokokken
	Streptokokken	Meningokokken	Propionibakterien	
++	E. coli	Klebsiellen	P. mirabilis	Fusobakterien
+/0	MRSA	Listerien	andere	Legionellen
	Koagulase neg.	Gonokokken	Enterobakterien	Mykoplasmen
	Staphylokokken	H. influenzae	P. aeruginosa	Chlamydien
	Enterokokken	M. catarrhalis	B.-fragilis-Gruppe	

Nebenwirkungen. Gastrointestinale Beschwerden (Übelkeit, Diarrhoe, pseudomembranöse Kolitis) allergische Reaktionen (Exanthem, Urtikaria, Serumkrankheit (Cefaclor), selten Anaphylaxie), Erhöhung der Transaminasen und alkalischen Phosphatase, Eosinophilie (Cefalexin).

Wechselwirkungen. Keine klinisch relevanten.

Schwangerschaft und Stillzeit. Weitgehend unbedenklich.

Kontraindikationen. Cephalosporin-Allergie, Vorsicht bei Penicillin-Allergie.

Pharmakokinetik

Serumspiegel:

	mg/l	h	Dosis
Cefalexin	12-15	1	0,5 g p.o.
Cefadroxil	12-16	1	0,5 g p.o.
Cefaclor	9-17	1	0,5 g p.o.

Serum-HWZ(h):

	norm. NF	starke NI	HD
Cefalexin	1	20-40	4,5-6
Cefadroxil	1,5	13-25	2,3-3,4
Cefaclor	0,8	2,5-3	1,5

Eiweißbindung:
Cefalexin	12%
Cefadroxil	20%
Cefaclor	25%

Ausscheidung: vorwiegend renal

Metabolisierung:
Cefalexin	keine
Cefadroxil	keine
Cefaclor	5-15%

Penetration: ++ Lunge, Leber/Galle, Nieren/Urin, Muskulatur, Knochen, Haut, Synovial-, Pleura-, Perikard- und Peritonealflüssigkeit

0 Gehirn, Liquor, Kammerwasser, Prostata, Muttermilch

keine intrazelluläre Penetration

Dialysierbar:
Cefalexin	HD+, PD+
Cefadroxil	HD+, PD±
Cefaclor	HD-, PD-

Dosierung

	Cefalexin p.o.	Cefadroxil p.o.	Cefaclor p.o.
Erwachsene:	3-4 x 0,5-1 g	2 x 1 g	3 x 0,5(-1) g
Kinder:	50-100 mg/kg in 3-4 Dosen	50-100 mg/kg in 2 Dosen	30-50(-100) mg/kg in 3 Dosen

Cefalexin /
Cefadroxil

Initialdosis: 1 g

Cr-Clearance (ml/min)	Max. Dosis (g) / Cefalexin	Intervall (h) Cefadroxil
50-30	0,5 / 8	0,5 / 12
30-10	0,5 / 12	0,5 / 24
< 10	0,5 / 12	0,5 / 36
HD	0,5 / 12	1 / 48
	eine Dosis nach HD geben	
CAPD	0,5 / 12	0,5 / 24
CVVH/CVVHD	0,5 / 12	1 / 24

Cefaclor   keine Dosisreduktion
keine Elimination durch HD, CAPD, CVVH oder CVVHD

Kommentar. Die Oralcephalosporine werden insbesondere in der Pädiatrie bevorzugt eingesetzt, da sie im Vergleich zu den Aminobenzylpenicillinen besser verträglich sind. Sie sind jedoch relativ teuer. Cefaclor besitzt im Gegensatz zu den beiden anderen Substanzen eine etwas höhere Aktivität gegen H. influenzae. Cefadroxil kann auf Grund der längeren Halbwertzeit ein- bis zweimal täglich verabreicht werden.

Oralcephalosporine Gruppe 2

Cefuroxim-Axetil   Elobact®, Zinnat®

Indikationen. Leichte bis mittelschwere Infektionen der Atemwege und im HNO-Bereich, Harnwegsinfektionen, Infektionen der Haut und Weichteile, Frühstadium der Lyme-Borreliose (Erythema migrans).

Typisches Spektrum

+++	S. aureus	H. influenzae	Klebsiellen	Propionibakterien
	Streptokokken	M. catarrhalis	P. mirabilis	Peptostreptokokken
	Pneumokokken	Gonokokken	Shigellen	B. burgdorferi
	Meningokokken	E. coli	C. perfringens	
++	Fusobakterien			
+/0	MRSA	Enterokokken	andere	Legionellen
	Koagulase neg.	Listerien	Enterobakterien	Mykoplasmen
	Staphylokokken	P. aeruginosa	B.-fragilis-Gruppe	Chlamydien

Nebenwirkungen. Gastrointestinale Beschwerden (Übelkeit, Diarrhoe, pseudomembranöse Kolitis), allergische Reaktionen (Exanthem, Urtikaria, selten Anaphylaxie), Erhöhung der Transaminasen und alkalischen Phosphatase.

Wechselwirkungen. Keine klinisch relevanten.

Schwangerschaft und Stillzeit. Weitgehend unbedenklich.

Kontraindikationen. Cephalosporin-Allergie, Vorsicht bei Penicillin-Allergie.

Pharmakokinetik

Serumspiegel:	mg/l	h	Dosis
	4-6	2-3	250 mg p.o.
	7-10	2-3	500 mg p.o.

Serum-HWZ(h):	norm. NF	starke NI	HD
	1-1,5	15-22	3,5

Eiweißbindung:	33-50%
Ausscheidung:	vorwiegend renal
Metabolisierung:	keine
Penetration: ++	Lunge, Leber/Galle, Nieren/Urin, Muskulatur, Synovial-, Pleura-, Perikard- und Peritonealflüssigkeit, Mittelohr, Haut
0	Gehirn, Liquor, Kammerwasser, Prostata, Muttermilch, Knochen
	keine intrazelluläre Penetration
Dialysierbar:	HD+, PD-

Dosierung

	p.o. (Einnahme nach den Mahlzeiten)
Erwachsene:	2 x 250-500 mg*
	unkomplizierte Harnwegsinfektionen der Frau: 2 x 125 mg*
Kinder:	20-30 mg/kg* in 2 Dosen
Bei NI:	keine Dosisreduktion
	Dosis nach HD geben
	CAPD: Normaldosis
	CVVH/CVVHD: nicht empfohlen
	* mg bezogen auf Cefuroxim

Kommentar. Cefuroxim-Axetil ist ein sog. Prodrug von Cefuroxim, d.h. es wird im Gegensatz zur Muttersubstanz oral resorbiert, wobei es nach der Resorption zur Spaltung des Esters kommt und Cefuroxim freigesetzt wird. Wie die anderen oralen Cephalosporine gut verträglich. Die Bioverfügbarkeit ist höher, wenn die Einnahme nach dem Essen erfolgt. Im Vergleich zu den älteren Oralcephalosporinen hat Cefuroxim-Axetil eine höhere Aktivität gegen Enterobakterien, Gonokokken, H. influenzae und M. catarrhalis (einschließlich Ampicillin-resistente Stämme). Kurze Therapie (5 Tage) bei Tonsillopharyngitis möglich.

Oralcephalosporine Gruppe 2

Loracarbef   Lorafem®

Indikationen. Leichte bis mittelschwere Infektionen der Atemwege, der Haut und Weichteile, sowie unkomplizierte Harnwegsinfektionen.

Typisches Spektrum

+++	S. aureus	Pneumokokken	C. perfringens	Peptostreptokokken
	Streptokokken	Meningokokken	Propionibakterien	
++	Gonokokken	H. influenzae	Klebsiellen	C. koseri
	M. catarrhalis	E. coli	P. mirabilis	Fusobakterien
+/0	MRSA	Enterokokken	andere	Legionellen
	Koagulase neg.	Listerien	Enterobakterien	Mykoplasmen
	Staphylokokken	P. aeruginosa	B.-fragilis-Gruppe	Chlamydien

Nebenwirkungen. Gastrointestinale Beschwerden (Übelkeit, Diarrhoe, pseudomembranöse Kolitis), allergische Reaktionen (Exanthem, Urtikaria, Serum-Krankheit, selten Anaphylaxie), Kopfschmerzen, selten reversible Blutbildveränderungen.

Wechselwirkungen. Keine klinisch relevanten.

Schwangerschaft und Stillzeit. Weitgehend unbedenklich.

Kontraindikationen. Cephalosporin-Allergie, Vorsicht bei Penicillin-Allergie.

Pharmakokinetik

Serumspiegel:	mg/l	h	Dosis
	15-19	1	400 mg p.o.
Serum-HWZ(h):	norm. NF	starke NI	HD
	1,2	32	
Eiweißbindung:	25%		
Ausscheidung:	renal		
Metabolisierung:	keine		
Penetration: ++	Lunge, Leber/Galle, Nieren/Urin, Muskulatur, Knochen, Synovial-, Pleura-, Perikard- und Peritonealflüssigkeit		
0	Gehirn, Liquor, Kammerwasser, Prostata, Muttermilch		
	keine intrazelluläre Penetration		
Dialysierbar:	HD+, PD?		

Dosierung	p.o. (Nüchterneinnahme)			
Erwachsene:	2 x 200-400 mg			
Kinder:	15-30 mg/kg in 2 Dosen			
Bei NI:	Cr-Clearance (ml/min)	Max. Dosis (mg)	/	Intervall (h)
	50-10	400	/	24
	< 10	400	/	72
	HD	400	/	48
		Dosis nach HD geben		
	CAPD	keine Daten		
	CVVH/CVVHD	400	/	24

Kommentar. Loracarbef ist ein Carbacephem, das chemisch verwandt ist mit Cefaclor. Es besitzt jedoch eine höhere Aktivität gegen H. influenzae und eine bessere Bioverfügbarkeit.

Oralcephalosporine Gruppe 3

Cefixim   Cephoral®, Suprax®, Uro-Cephoral®

Cefetamet-Pivoxil   Globocef®

Indikationen. Infektionen des oberen und unteren Respirationstraktes, im HNO-Bereich, Harnwegsinfekte, Gonorrhoe.

Typisches Spektrum

+++	Streptokokken	Gonokokken	Salmonellen	P. multocida
	Pneumokokken	E. coli	Shigellen	C. perfringens
	Meningokokken	Klebsiellen	Y. enterocolitica	Propionibakterien
	H. influenzae	Proteus	V. cholerae	Peptostreptokokken
	M. catarrhalis	C. koseri		
++	Providencia	C. freundii	Serratia	Fusobakterien
	Morganella	Enterobacter		
+/0	S. aureus	Enterokokken	B.-fragilis-Gruppe	Mykoplasmen
	Koagulase neg.	Listerien	Legionellen	Chlamydien
	Staphylokokken	P. aeruginosa		

Nebenwirkungen. Gastrointestinale Beschwerden (Übelkeit, Diarrhoe (bei Cefixim 16%), pseudomembranöse Kolitis), allergische Reaktionen (Exanthem, Urtikaria, selten Anaphylaxie).

Wechselwirkungen. Keine klinisch relevanten.

Schwangerschaft und Stillzeit. Weitgehend unbedenklich.

Kontraindikationen. Cephalosporin-Allergie, Vorsicht bei Penicillin-Allergie.

Pharmakokinetik

Serumspiegel:	mg/l	h	Dosis
Cefixim	2,5-4,9	3-4	400 mg p.o.
Cefetamet-Pivoxil	4	3-4	500 mg p.o.

Serum-HWZ(h):	norm. NF	starke NI	HD
Cefixim	2-4	11,5	8,2
Cefetamet-Pivoxil	2,2-2,8	10-28	keine Daten

Eiweißbindung:	
Cefixim	65%
Cefetamet-Pivoxil	22%

Ausscheidung:	
Cefixim	renal und biliär
Cefetamet-Pivoxil	renal

Metabolisierung:	keine

Penetration:	++	Lunge, Leber/Galle, Nieren/Urin, Muskulatur, Knochen, Synovial-, Pleura-, Perikard- und Peritonealflüssigkeit
	0	Gehirn, Liquor, Kammerwasser, Prostata, Muttermilch
		keine intrazelluläre Penetration

Dialysierbar:	HD+, PD?

Dosierung	Cefixim p.o.	Cefetamet-Pivoxil p.o. (mit Mahlzeit)
Erwachsene:	400 mg in 1-2 Dosen unkomplizierte Gonorrhoe: Einmalgabe von 400 mg	2 x 500 mg
Kinder:	8 (-12) mg/kg in 1-2 Dosen	20 mg/kg in 2 Dosen
Bei NI:		Initialdosis: 500 mg

Rot: Antibiotikum der Wahl

Cr-Clearance (ml/min)	Max. Dosis (mg) / Intervall (h)	
	Cefixim	Cefetamet-Piv.
50-30	200 / 12	250 / 12
30-10	200 / 12	125 / 12
< 10	200 / 24	125 / 24
HD	200 / 24	125 / 12
	eine Dosis nach HD geben	
CAPD	200 / 24	keine Daten
CVVH/CVVHD	200 / 24	keine Daten

Kommentar. Die Oralcephalosporine der Gruppe 3 besitzen im Vergleich zu den älteren Präparaten eine deutlich höhere In-vitro-Aktivität gegen gramnegative Stäbchen wie E. coli, Klebsiella spp., P. mirabilis und H. influenzae. Im Spektrum enthalten sind auch andere Spezies (z.B. Enterobacter, Serratia, Indol-pos. Proteus), die von den Cephalosporinen der Gruppen 1 und 2 nicht erfasst werden. Die Mehrzahl der Staphylokokken ist jedoch resistent. Wichtig dürften vor allem folgende Indikationen sein: Harnwegsinfekte durch Ampicillin- bzw. Cotrimoxazol-resistente gramnegative Bakterien und Einmaldosistherapie der Gonorrhoe mit Cefixim.

Oralcephalosporine Gruppe 3

Ceftibuten
Keimax®

Indikationen. Infektionen des oberen und unteren Respirationstraktes, im HNO-Bereich, Harnwegsinfekte.

Typisches Spektrum

+++	Streptokokken (Gruppen A, C, G) Meningokokken Gonokokken	H. influenzae E. coli Klebsiellen Proteus	C. koseri Salmonellen Shigellen Y. enterocolitica	V. cholerae C. perfringens Propionibakterien Peptostreptokokken
++	M. catarrhalis Providencia	Morganella C. freundii	Enterobacter Serratia	Fusobakterien
+/0	S. aureus Koagulase neg. Staphylokokken Pneumokokken	Streptokokken (Gruppen B, F) Enterokokken	Listerien P. aeruginosa B.-fragilis-Gruppe	Legionellen Mykoplasmen Chlamydien

Nebenwirkungen. Gastrointestinale Beschwerden (Übelkeit, Erbrechen, Diarrhoe, pseudomembranöse Kolitis), allergische Reaktionen (Exanthem, Urtikaria, Serumkrankheit), Eosinophilie, Anämie.

Wechselwirkungen. Keine klinisch relevanten.

Schwangerschaft und Stillzeit. Weitgehend unbedenklich.

Kontraindikationen. Cephalosporin-Allergie, Vorsicht bei Penicillin-Allergie.

Pharmakokinetik

Serumspiegel:	mg/l	h	Dosis
	15	2-3	400 mg p.o.

Serum-HWZ(h):	norm. NF	starke NI	HD
	2,5	11,5	8,2

Eiweißbindung:	63%	
Ausscheidung:	renal	
Metabolisierung:	10%	
Penetration: ++	Lunge, Leber/Galle, Nieren/Urin, Muskulatur, Knochen, Synovial-, Pleura-, Perikard- und Peritonealflüssigkeit, Mittelohr	
0	Gehirn, Liquor, Kammerwasser, Prostata, Muttermilch	
	keine intrazelluläre Penetration	
Dialysierbar:	HD+, PD-	

Dosierung: p.o.

Erwachsene:	1 x 400 mg
Kinder:	9 mg/kg in 1 Dosis
Bei NI:	Initialdosis: 400 mg

Cr-Clearance (ml/min)	Max. Dosis (mg)	/	Intervall (h)
50-30	200	/	24
< 30	100	/	24
HD	300	/	48
	Dosis nach HD geben		
CAPD	100	/	24
CVVH/CVVHD	200	/	24

Kommentar. Das In-vitro-Spektrum ist vergleichbar mit dem von Cefixim, wobei die Aktivität im grampositiven Bereich, insbesondere gegen Pneumokokken und B-Streptokokken geringer ist und im gramnegativen Bereich gegen einige Erreger etwas höher liegt. Beim therapeutischen Einsatz sollte, ähnlich wie bei Cefixim, die Staphylokokken-Lücke beachtet werden. Die pharmakokinetischen Eigenschaften erlauben eine einmal tägliche Dosierung.

Oralcephalosporine Gruppe 3
Cefpodoxim-Proxetil   Podomexef®, Orelox®

Indikationen. Infektionen des oberen und unteren Respirationstraktes, der Haut und Weichteile, im HNO-Bereich, Harnwegsinfekte, leichte Pyelonephritis.

Typisches Spektrum

+++	Streptokokken	M. catarrhalis	C. koseri	V. cholerae
	Pneumokokken	E. coli	Salmonellen	C. perfringens
	Meningokokken	Klebsiellen	Shigellen	Propionibakterien
	Gonokokken	Proteus	Y. enterocolitica	Peptostreptokokken
	H. influenzae			
++	Providencia	C. freundii	Enterobacter	Fusobakterien
	Morganella			
+/0	S. aureus	Enterokokken	Serratia	Mykoplasmen
	Koagulase neg.	Listerien	B.-fragilis-Gruppe	Chlamydien
	Staphylokokken	P. aeruginosa	Legionellen	

44

Nebenwirkungen. Gastrointestinale Beschwerden (Übelkeit, Diarrhoe (auch blutig), pseudo-membranöse Kolitis), allergische Reaktionen (Exanthem, Urtikaria, selten Anaphylaxie), Erhöhung der Transaminasen und alkalischen Phosphatase, Kopfschmerzen, Anstieg von Serum-Kreatinin und -Harnstoff, in Einzelfällen akuter Leberschaden, pulmonale Infiltrate mit Eosinophilie.

Wechselwirkungen. Keine klinisch relevanten.

Schwangerschaft und Stillzeit. Weitgehend unbedenklich.

Kontraindikationen. Cephalosporin-Allergie, Vorsicht bei Penicillin-Allergie.

Pharmakokinetik

Serumspiegel:	mg/l	h	Dosis
	2,2-2,5	2-3	200 mg p.o.
Serum-HWZ(h):	norm. NF	starke NI	HD
	2,4	7,7-9,8	20-26

Eiweißbindung:	40%
Ausscheidung:	renal (80%)
Metabolisierung:	keine
Penetration: ++	Lunge, Leber/Galle, Nieren/Urin, Muskulatur, Knochen, Synovial-, Pleura-, Perikard- und Peritonealflüssigkeit
0	Gehirn, Liquor, Kammerwasser, Prostata, Muttermilch
	keine intrazelluläre Penetration
Dialysierbar:	HD+, PD-

Dosierung

	p.o. (Einnahme mit den Mahlzeiten)
Erwachsene:	2 x 100-200 mg
Kinder:	5-12 mg/kg in 2 Dosen

Bei NI:	Cr-Clearance (ml/min)	Max. Dosis (mg)	/	Intervall (h)
	40-10	200	/	24
	< 10	200	/	48
	HD	200	/	48
		Dosis nach HD geben		
	CAPD	200	/	48
	CVVH/CVVHD	200	/	24

Kommentar. Cephalosporin der dritten Gruppe, das als sog. Prodrug rasch resorbiert wird und anschließend durch Esterasen gespalten wird, wodurch die aktive Substanz Cefpodoxim freigesetzt wird. Die Bioverfügbarkeit wird verbessert durch gleichzeitige Nahrungsaufnahme. Im Vergleich zu den oralen Cephalosporinen der Gruppen 1 und 2 (wie z.B. Cefadroxil, Cefaclor, Cefuroxim-Axetil) hat Cefpodoxim-Proxetil, ähnlich Cefixim, eine höhere Aktivität gegen gram-negative Keime. Im Gegensatz zu Cefixim besitzt es eine, wenn auch nur mäßige, Aktivität gegen Staphylokokken.

Imipenem/Cilastatin   Zienam®

Indikationen. Empirische Therapie schwerer Infektionen wie Sepsis, Peritonitis, Pneumonie, v.a. auch bei bereits vorbehandelten Patienten und bei neutropenischen Patienten mit Fieber (Monotherapie). Therapie von Infektionen durch gramnegative Erreger, die gegen andere Antibiotika resistent sind (v.a. Enterobacter spp. und Citrobacter freundii), Monotherapie bei Mischinfektionen, die sonst eine Kombinationstherapie (höhere Toxizität und Kosten) erfordern würden.

Typisches Spektrum

+++	S. aureus	C. diphtheriae	Enterobacter	P. multocida
	Streptokokken	R. equi	Serratia	C. perfringens
	Pneumokokken	E. coli	Salmonellen	Propionibakterien
	E. faecalis	Klebsiellen	Shigellen	Peptostreptokokken
	Listerien	Proteus	Y. enterocolitica	B.-fragilis-Gruppe
	Meningokokken	Providencia	V. cholerae	Fusobakterien
	Gonokokken	Morganella	P. aeruginosa	Prevotella
	H. influenzae	Citrobacter	A. lwoffii	Porphyromonas
	M. catarrhalis			
++	Nocardien (k)	A. baumannii		
+/0	MRSA	E. faecium	B. cepacia	Mykoplasmen
	Koagulase neg.	C. jeikeium	Legionellen	Chlamydien
	Staphylokokken	S. maltophilia		

Nebenwirkungen. Gastrointestinale Beschwerden (Übelkeit, Erbrechen, Diarrhoe), Anstieg der Transaminasen, Phlebitis, allergische Reaktionen (Exanthem, Urtikaria, selten Anaphylaxie), Eosinophilie, Thrombozytopenie, Leukopenie, positiver Coombs-Test. Dosisabhängige zentralnervöse Störungen (Krämpfe, Verwirrtheit) und evtl. Störungen der Nierenfunktion.

Wechselwirkungen. Generalisierte Krämpfe bei gleichzeitiger Gabe von Imipenem und Ganciclovir. Serumspiegelerhöhung und Verlängerung der Serum-HWZ durch Probenecid.

Schwangerschaft und Stillzeit. Strenge Indikationsstellung, Sicherheit nicht erwiesen.

Kontraindikationen. Carbapenem-Allergie, Vorsicht bei Allergie gegen andere ß-Laktam-Antibiotika (Bei 50% der Patienten mit positivem Penicillin-Hauttest auch positive Hautreaktion gegen analoge Imipenem-Determinanten). Kinder < 3 Monate.

Pharmakokinetik

Serumspiegel:	mg/l	h	Dosis
Imipenem	11-15	1	0,5 g i.v.
Serum-HWZ(h):	norm. NF	starke NI	HD
Imipenem	0,9	2,9-4	1
Cilastatin	0,9	13,3	1,8
Eiweißbindung:			
Imipenem	15-25%		
Cilastatin	40%		
Ausscheidung:	vorwiegend renal		
Metabolisierung:			
Imipenem	~ 30%		

Rot: Antibiotikum der Wahl

Penetration:	++	Lunge, Leber/Galle, Nieren/Urin, Muskulatur, Knochen, Haut, Synovial-, Pleura-, Perikard- und Peritonealflüssigkeit
	+	Liquor (bei Meningitis)
	0	Kammerwasser
		keine intrazelluläre Penetration
Dialysierbar:		HD+, PD-

Dosierung i.v.

Erwachsene:		3-4 x 0,5-1 g*
Kinder:	> 3 Mo	60 mg/kg* in 4 Dosen
		bei Mukoviszidose: -100 mg/kg*
Bei NI:		Initialdosis: 1 g*

Cr-Clearance (ml/min)	Max. Dosis (mg*)	/	Intervall (h)
50-30	500	/	6
30-10	500	/	8
< 10	500	/	12
HD	500	/	12
	eine Dosis nach HD geben		
CAPD	500	/	12
CVVH/CVVHD	500	/	12

* g bzw. mg bezogen auf Imipenem

Kommentar. Carbapeneme gehören zu den Antibiotika mit dem breitesten Spektrum und sollten vor allem für die Initialtherapie schwerer Infektionen eingesetzt werden (Lit. 4). Imipenem muss mit Cilastatin kombiniert werden, um eine Inaktivierung durch die renale Dipeptidase zu verhindern. Imipenem ist im Vergleich zu Meropenem etwas besser wirksam gegen grampositive Kokken, jedoch schwächer gegen Enterobakterien, H. influenzae und P. aeruginosa. Unter der Behandlung kann es zu Resistenz bei P. aeruginosa kommen. Für die gezielte Therapie (Erreger und Resistenz bekannt) sollten, falls wirksam, Substanzen mit engerem Spektrum bevorzugt werden. Kreuzallergien mit Penicillinen und Cephalosporinen möglich.

Carbapeneme

Meropenem   Meronem®

Indikationen. Empirische Therapie schwerer Infektionen wie Meningitis, Sepsis, Peritonitis, Pneumonie, v.a. auch bei bereits vorbehandelten Patienten und bei neutropenischen Patienten mit Fieber (Monotherapie). Therapie von Infektionen durch gramnegative Erreger, die gegen andere Antibiotika resistent sind (v.a. Enterobacter spp. und Citrobacter freundii), Monotherapie bei Mischinfektionen, die sonst eine Kombinationstherapie (höhere Toxizität und Kosten) erfordern würden.

Typisches Spektrum

+++	S. aureus	C. diphtheriae	Serratia	C. perfringens
	Streptokokken	E. coli	Salmonellen	Propionibakterien
	Pneumokokken	Klebsiellen	Shigellen	Peptostreptokokken
	Listerien	Proteus	Y. enterocolitica	B.-fragilis-Gruppe
	Meningokokken	Providencia	V. cholerae	Fusobakterien
	Gonokokken	Morganella	P. aeruginosa	Prevotella
	H. influenzae	Citrobacter	A. lwoffii	Porphyromonas
	M. catarrhalis	Enterobacter	P. multocida	

| ++ | E. faecalis | B. cepacia | A. baumannii | |
| +/0 | MRSA
Koagulase neg.
Staphylokokken | E. faecium
C. jeikeium | S. maltophilia
Legionellen | Mykoplasmen
Chlamydien |

Nebenwirkungen. Gastrointestinale Beschwerden (Übelkeit, Erbrechen, Diarrhoe), Anstieg der Transaminasen, Phlebitis, allergische Reaktionen (Exanthem, Urtikaria, selten Anaphylaxie), Eosinophilie, Thrombozytopenie, Leukopenie, positiver Coombs-Test.

Wechselwirkungen. Serumspiegelerhöhung und Verlängerung der Serum-HWZ durch Probenecid.

Schwangerschaft und Stillzeit. Strenge Indikationsstellung, Sicherheit nicht erwiesen.

Kontraindikationen. Carbapenem-Allergie, Vorsicht bei Allergie gegen andere ß-Laktam-Antibiotika (Bei 50% der Patienten mit positivem Penicillin-Hauttest auch positive Hautreaktion gegen analoge Imipenem-Determinanten). Kinder < 3 Monate.

Pharmakokinetik

Serumspiegel:	mg/l	h	Dosis	
	10-15	1	0,5 g i.v.	
Serum-HWZ(h):	norm. NF	starke NI	HD	
	1,0	6-10	1,8	
Eiweißbindung:	2%			
Ausscheidung:	vorwiegend renal			
Metabolisierung:	15-25%			
Penetration: ++	Lunge, Leber/Galle, Nieren/Urin, Muskulatur, Knochen, Haut, Synovial-, Pleura-, Perikard- und Peritonealflüssigkeit			
+	Liquor (bei Meningitis)			
0	Kammerwasser			
	keine intrazelluläre Penetration			
Dialysierbar:	HD+, PD-			

Dosierung

	i.v.
Erwachsene:	3 x 0,5-1 g bei Meningitis: 3 x 2 g
Kinder:	60 mg/kg in 3 Dosen bei Meningitis: -120 mg/kg
Bei NI:	Initialdosis: 1 g

Cr-Clearance (ml/min)	Max. Dosis (g)	/	Intervall (h)
50-30	1	/	12
30-10	0,5	/	12
< 10	0,5	/	24
HD	0,5	/	24
	Dosis nach HD geben		
CAPD	0,5	/	24
CVVH/CVVHD	1	/	12

Kommentar. Carbapeneme gehören zu den Antibiotika mit dem breitesten Spektrum und sollten vor allem für die Initialtherapie schwerer Infektionen eingesetzt werden (Lit. 4). Meropenem ist weniger toxisch als Imipenem und besser ZNS-verträglich und daher auch zur Meningitis-Therapie geeignet (Lit. 5). Meropenem ist im Vergleich zu Imipenem etwas schlechter wirksam gegen grampositive Kokken, jedoch stärker gegen Enterobakterien, H. influenzae und P. aeruginosa. Die Resistenzsituation bei den klinisch wichtigen Erregern hat sich in den letzten 5 Jahren kaum verändert (Lit. 6). Meropenem hat sich vor allem für die Initialtherapie bei schweren nosokomialen Infektionen bwährt. Für die gezielte Therapie (Erreger und Resistenz bekannt) sollten, falls wirksam, Substanzen mit engerem Spektrum bevorzugt werden. Kreuzallergien mit Penicillinen und Cephalosporinen möglich.

Carbapeneme

Ertapenem   Invanz®

Indikationen. Intraabdominelle Infektionen, ambulant erworbene Pneumonien und akute gynäkologische Infektionen durch Ertapenem-empfindliche Erreger.

Typisches Spektrum

+++	E. coli	Proteus	Salmonellen	Enterobacter
	Providencia	Shigellen	Citrobacter	Morganella
	P. multocida	Klebsiellen	Serratia	H. influenzae
	Streptokokken	Moraxella	N. meningitidis	Pneumokokken
	S. aureus (MSSA)	S. epidermidis (MSSE)	Anaerobier	(penicillin-empflindlich)
+/0	Acinetobacter	B. cepacia	Aeromonas	P. aeruginosa
	S. maltophilia	Campylobacter	E. faecalis	Legionellen
	Lactobacillus	E. faecium	Chlamydien	C. jeikeium
	S. aureus (MRSA)	S. epidermidis (MRSE)	C. difficile	Rickettsien
	Mykoplasmen			

Nebenwirkungen. Gastrointestinale Beschwerden (Übelkeit, Diarrhoe, Erbrechen, pseudomembranöse Kolitis); zentralnervöse Störungen (Kopfschmerz, Schwindel, Schlaflosigkeit, Verwirrtheit); Phlebitis/Thrombophlebitis an der Punktionsstelle; Störungen des Respirationstrakts (Dyspnoe, Pharyngitis); Exanthem, Pruritus; Candidiasis; Anstieg der Transaminasen, der alkalischen Phosphatase; Thrombozytose

Wechselwirkungen. Senkung des Serumspiegels bei gleichzeitiger Gabe von Valproinsäure. Keine Daten über Serumspiegelerhöhung bzw. Verlängerung der HWZ durch Probenecid.

Schwangerschaft und Stillzeit. Während Schwangerschaft und Stillzeit kontraindiziert.

Kontraindikationen. Ertapenem- oder Carbapenem-Allergie. Vorsicht bei schwerer Überempfindlichkeit gegen andere ß-Laktam-Antibiotika; Kinder und Jugendliche unter 18 Jahren; Hämodialyse-Patienten; Niereninsuffizienz mit Kreatinin-Clearance < 30 ml/min; schwangere und stillende Frauen.

Pharmakokinetik

Serumspiegel:	mg/l	h	Dosis
	155	0,5	1g i.v.
Serum-HWZ (h):	norm. NF	starke NI	HD
	4,3	> 4,3	> 4,3

Eiweißbindung :	> 90%		
Ausscheidung:	renal 80%; biliär 10%		
Metabolismus:	< 10%		
Penetration:	keine Daten verfügbar		
Dialysierbar:	HD?, PD?		

Dosierung	i.v.		
Erwachsene:	1 x 1 g		
Kinder, Jugendliche:	nicht zugelassen		
Niereninsuffizienz:	Cr-Clearance (ml/min)	Max. Dosis (g) /	Intervall (h)
	> 30	1 /	24
	< 30	nicht zugelassen	

Kommentar. Erst kürzlich zugelassenes Carbapenem mit höherer in vitro-Aktivität gegen Enterobakterien als Imipenem und sehr guter Aktivität gegen die meisten Anaerobier. Keine Aktivität gegen P. aeruginosa, S. maltophilia und Enterokokken. Zur empirischen Therapie von nosokomialen Infektionen auf Grund einiger Wirkungslücken nicht empfehlenswert. Klinische Daten sind bisher noch spärlich. Vorteilhaft ist die Einmaldosierung.

Monobactame
Aztreonam   Azactam®

Indikationen. Schwere Infektionen durch gramnegative Erreger wie Sepsis, Pneumonie, intraabdominelle Infektionen, Wundinfektionen, Harnwegsinfekte und Gonorrhoe (Einmaldosis) bei Penicillin- und Cephalosporin-Allergie.

Typisches Spektrum

+++	H. influenzae	Proteus	C. koseri	Salmonellen
	E. coli	Providencia	E. aerogenes	Shigellen
	Klebsiellen	Morganella	Serratia	Y. enterocolitica
++	C. freundii	E. cloacae	P. aeruginosa	
+/0	alle grampositiven Keime			
	Anaerobier			

Nebenwirkungen. Allergische Reaktionen (Exanthem, Urtikaria, selten Anaphylaxie), gastro-intestinale Beschwerden (Übelkeit, Erbrechen, Diarrhoe), Phlebitis, Anstieg der Transaminasen, selten Blutbildveränderungen, v.a. Eosinophilie.

Wechselwirkungen. Keine klinisch relevanten.

Schwangerschaft und Stillzeit. Sicherheit in der Schwangerschaft nicht erwiesen. Geringer Übergang in die Muttermilch.

Kontraindikationen. Überempfindlichkeit gegen Aztreonam, Vorsicht bei Allergie gegen Ceftazidim (Kreuzallergie aufgrund identischer Seitenketten). Dosisreduktion bei schwerem Leberschaden (bei alkoholischer Leberzirrhose auf 1/4-1/5 der Normaldosis).

Pharmakokinetik

Serumspiegel:	mg/l	h	Dosis
	48	1	1 g i.v.

Serum-HWZ(h):	norm. NF	starke NI	HD
	1,7-2	6-8,7	2,7

Eiweißbindung: 56%

Ausscheidung: vorwiegend renal

Metabolisierung: gering

Penetration: ++   Lunge, Leber/Galle, Nieren/Urin, Muskulatur, Knochen, Haut, Synovial-, Pleura-, Perikard- und Peritonealflüssigkeit Fettgewebe

                0   Liquor, Kammerwasser

                keine intrazelluläre Penetration

Dialysierbar: HD+, PD±

Dosierung

Erwachsene: i.v. / i.m.

                2-3 x 1-2 g
                bei Harnwegsinfekten: 2-3 x 0,5-1g

Kinder: > 2 Jahre   100-150 (-200) mg/kg in 3-4 Dosen
        > 1Wo-2 Jahre   90-120 mg/kg in 3-4 Dosen

Bei NI: Initialdosis: 2 g

Cr-Clearance (ml/min)	Max. Dosis (g)	/	Intervall (h)
30-10	1	/	12
< 10	1	/	24
HD	1	/	24
	Dosis nach HD geben		
CAPD	1	/	24
CVVH/CVVHD	1	/	12

Kommentar. Reserveantibiotikum zur Therapie gramnegativer Infektionen. Bei Mischinfektionen mit grampositiven oder anaeroben Keimen ist eine Kombination mit einem Penicillin, Vancomycin, Clindamycin oder Metronidazol notwendig. Die Kombination mit Aminoglykosiden wirkt synergistisch gegen P. aeruginosa und einige Enterobakterien. Einsatz bei Penicillin- oder Cephalosporin-Allergie möglich, mit Ausnahme einer Allergie gegen Ceftazidim.

Aminoglykoside

Gentamicin
Tobramycin
Netilmicin
Amikacin

Charakterisierung

- Alle Substanzen wirken schnell bakterizid und konzentrationsabhängig (im Gegensatz zu den ß-Laktam-Antibiotika).
- Sie besitzen einen "postantibiotischen Effekt" (PAE), d.h. Bakterien vermehren sich nach dem Kontakt mit Aminoglykosiden für einige Stunden nicht (6-8 h), auch wenn kein oder kaum Aminoglykosid-Konzentration vorhanden ist. Je höher der Spitzenspiegel, desto länger der PAE.
- "Einmaldosierung" bevorzugen, d.h. die gesamte Tagesdosis wird als Kurzinfusion verabreicht. Klinisch gleich gut wirksam (bisher nicht bewiesen bei neutropenischen Patienten und Endokarditis), möglicherweise weniger nephro- und ototoxisch.
- Relativ schmales Spektrum, Aktivität hauptsächlich gegen gramnegative Stäbchen, nicht gegen Anaerobier, MRSA, Stenotrophomonas maltophilia, Burkholderia cepacia, generell geringere Aktivität in saurem Milieu.
- Adäquate Dosierung beachten – bei zu niedrigen Spitzenspiegeln schlechte klinische Wirksamkeit. Optimal ist hohe Spitzenkonzentration und niedrige Talkonzentration.
- Amikacin kann auch gegen Genta-, Tobra-, Netilmicin-resistente Bakterien wirksam sein.
- Risikofaktoren für Aminoglykosid-Nephrotoxizität bzw. -Ototoxizität:
  - hohe Tal-Serumspiegel (bei Dreimaldosierung nach 8 Stunden, bei Einmaldosierung nach 24 Stunden): > 2 µg/ml, bei Amikacin > 5-10 µg/ml
  - Therapiedauer > 10 Tage
  - Dehydrierung
  - hohes Alter
  - Nierenfunktions-Einschränkung
  - gleichzeitige Gabe andrer nephrotoxischer Substanzen
  - Abstand zwischen zwei Behandlungszyklen < 6 Wochen.
- Serumspiegelbestimmung indiziert bei:
  - Niereninsuffizienz / Dialyse
  - Patienten mit beschleunigter Eliminationsrate (Neugeborene, Kleinkinder, Patienten mit Verbrennungen)
  - Kombination von nephrotoxischen Substanzen
  - Patienten mit lebensbedrohlichen Infektionen.

Gentamicin
Tobramycin
Netilmicin

Refobacin® u.a.

Gernebcin®, Brulamycin®

Certomycin®

Indikationen. Bei schweren, insbesondere nosokomialen Infektionen durch gramnegative Erreger wie Sepsis, Endokarditis, Pneumonie, Pyelonephritis und bei Endokarditis durch grampositive Kokken als Kombinationspartner vorwiegend der ß-Laktam-Antibiotika.

Typisches Spektrum

+++	S. aureus	Providencia	Shigellen	F. tularensis
	Listerien (k)	C. koseri	Y. enterocolitica	Cardiobacterium (k)
	Klebsiellen	E. cloacae	P. multocida	Leptospiren
	Proteus	Salmonellen	Brucellen (k)	
++	Koagulase neg.	A. lwoffii	andere Enterobakterien	
	Staphylokokken	P. aeruginosa		
+/0	Streptokokken	Meningokokken	B. cepacia	Mykoplasmen
	Pneumokokken	Gonokokken	A. baumannii	Chlamydien
	MRSA	Enterokokken	S. maltophilia	Anaerobier

Nebenwirkungen. Ototoxizität (3-14%, meist irreversibel) und Nephrotoxizität (5-25%, meist reversibel), weitere Risikofaktoren: hohe Dosen, Therapie > 10 Tage, ältere Patienten, vorbestehende Schädigung, Hypotension, andere Noxen (s.u.), genetische Disposition für cochleäre Schäden nach Aminoglykosid-Therapie, Lärmexposition. Vestibuläre und cochleäre Schäden können auch noch Tage bis Wochen nach Therapieende auftreten, Hörschädigung oft zunächst unbemerkt, da v.a. Hochtonbereich betreffend, kumulative Dosis (auch bei wiederholter Therapie) und Therapiedauer entscheidender als Serumkonzentrationen (Lit. 7).
Selten neuromuskuläre Blockade, vor allem nach zu schneller Aufnahme hoher Dosen z.B. bei intrapleuraler oder intraperitonealer Verabreichung (Antidot: Ca-Gluconat). Selten allergische Reaktionen.

Wechselwirkungen. Gleichzeitige Gabe von Ciclosporin, nichtsteroidalen Antiphlogistika, Amphotericin B, Ceftazidim, Piperacillin, Clindamycin, Aciclovir, Cidofovir, Foscarnet, Cisplatin oder Röntgenkontrastmitteln erhöht die Nephrotoxizität, gleichzeitige Gabe von Vancomycin oder Schleifendiuretika steigert Oto- und Nephrotoxizität. Erhöhtes Risiko für neuromuskuläre Blockaden bei Kombination mit Muskelrelaxantien. ß-Laktam-Antibiotika oder Heparin nicht in derselben Infusionsflasche verabreichen (Inaktivierung des Aminoglykosids).

Schwangerschaft und Stillzeit. Kontraindiziert im 1. Trimenon, nur bei vitaler Indikation im 2. und 3. Trimenon (potentiell embryotoxisch und fetotoxisch). Geringer Übergang in die Muttermilch, Resorption aus dem Gastrointestinaltrakt sehr gering, daher keine Nebenwirkungen beim gestillten Säugling zu erwarten.

Weitere Kontraindikationen. Terminale NI, bei Vorschädigung des Innenohres oder Gleichgewichtsorgans nur bei vitaler Indikation. Keine Sulfit-haltigen Präparate bei Asthmatikern mit Sulfit-Allergie. Vorsicht bei Myasthenia gravis oder M. Parkinson.

Pharmakokinetik

Serumspiegel:	mg/l	h	Dosis
Gentam./Tobram.	4-10	1	1,7 mg/kg i.v.
	1-2	8	1,7 mg/kg i.v.
	16-24	1	5,1 mg/kg i.v.
	< 1	24	5,1 mg/kg i.v
Netilmicin	4-10	1	2 mg/kg i.v.
	1-2	8	2 mg/kg i.v.
	22-30	1	6,5 mg/kg i.v.
	< 1	24	6,5 mg/kg i.v.

Serum-HWZ(h):	norm. NF	starke NI	HD
Gentam./Tobram.	1,5-2,5	48-72	5-10
Netilmicin	1,8-2,2	33-42	3,7-5,5

Eiweißbindung:	0-10%
Ausscheidung:	renal
Metabolisierung:	keine

Penetration:	++	Urin, Niere, Synovia, Haut
	+	Bronchial-, Pleura-, Perikardflüssigkeit, Aszites, Fetalkreislauf
	0	Liquor, Kammerwasser, Galle, Prostata, Bronchialsekret, Knochen, Muttermilch
		Kaum intrazelluläre Penetration außer in Niere und Innenohr

Dialysierbar:	HD+, PD+

Dosierung

	Gentamicin / Tobramycin i.v. / i.m.	Netilmicin i.v. / i.m.
Erwachsene und Jugendliche:	3-5 mg/kg in 1-3 Dosen bei lebensbedrohlichen Erkrankungen und bei erhöhtem Verteilungsvolumen sind kurzfristig (< 3 Tage) Dosiserhöhungen um 40% möglich (entspr. 7 mg/kg)	4-7,5 mg/kg in 1-3 Dosen
Kinder: 1-12 Jahre	5 mg/kg in 1-3 Dosen bei Mukoviszidose: Tobramycin -10 mg/kg	6-7,5 mg/kg in 1-3 Dosen
3-12 Mo	5-7,5 mg/kg in 1-3 Dosen	7,5-9 mg/kg in 1-3 Dosen
Neugeborene: >37 SSW	3,5 mg/kg alle 12 h	3,5 mg/kg alle 12 h
Frühgeborene: 30-37 SSW	3,5 mg/kg alle 18 h	3,5 mg/kg alle 18 h
< 30 SSW	3,5 mg/kg alle 24 h	3,5 mg/kg alle 24 h
Bei NI: Gentam./Tobram.	Initialdosis: 3-5 mg/kg	
Netilmicin	Initialdosis: 4-7,5 mg/kg	

Cr-Clearance (ml/min)	Max. Dosis (mg/kg) / Intervall (h)	
	Gentam./Tobram.	Netilmicin
80-50	4 / 24	5 / 24
50-10	1,7 / 24	2 / 24
< 10	1,7 / 48-72	2 / 48-72
HD	2 / 48	2,5 / 48
	Dosis nach HD geben	
CAPD	3-4 mg/l Dialysat	3-4 mg/l Dialysat
CVVH	2 / 24	2,5 / 24

Dosis- bzw. Dosierungsintervallanpassung nach Serumspiegel-bestimmung! (siehe Pharmakokinetik).
Dosierungsanpassung bei Adipositas, ausgeprägten Ödemen oder Aszites beachten.
Bei Enterokokken-Endokarditis ggf. Verteilung der Tagesdosis auf 2-3 Einzeldosen.
Bei Mukoviszidose Tobramycin bis 40% höher dosieren.

Kommentar. Aminoglykoside besitzen eine ausgeprägte, konzentrationsabhängige Bakterizidie, jedoch nur eine geringe therapeutische Breite. Die Vorteile der einmal täglichen Dosierung gegenüber der herkömmlichen Verabreichung in mehreren Tagesdosen (geringere Toxizität, erhöhte Bakterizidie, Ausnutzung des langen postantibiotischen Effekts, geringere adaptive Resistenzentwicklung, Kostenersparnis) sind mittlerweile für die meisten klinischen Situationen durch Studien erwiesen (Lit. 7). Weitere Abklärung ist erforderlich für Schwangerschaft, Mukoviszidose, Meningitis mit aeroben gramnegativen Erregern, Osteomyelitis. Bei Enterokokken-Endokarditis muss Gentamicin mehrmals täglich zusammen mit Ampicillin oder Vancomycin verabreicht werden. Serumspiegelkontrollen und ggf. Dosisanpassung bei schwerkranken Patienten, bei eingeschränkter Nierenfunktion, Neugeborenen und älteren Patienten. Überwachung der Nieren-, Gehör- und Vestibularfunktion. Bei P. aeruginosa Tobramycin und bei grampositiven Kokken Gentamicin oder Netilmicin zur Kombinationstherapie verwenden.

Aminoglykoside
Amikacin
Biklin® u.a.

Indikationen. Bei schweren, insbesondere nosokomialen Infektionen durch gramnegative Erreger wie Sepsis, Endokarditis, Pneumonie, Pyelonephritis als Kombinationspartner vorwiegend der ß-Laktam-Antibiotika. Reserve-Aminoglykosid bei Gentamicin/Tobramycin-Resistenz sowie bei atypischen Mykobakterien.

Typisches Spektrum

+++	S. aureus	Enterobakterien	M. tuberculosis	M. marinum
	Listerien	P. aeruginosa	M. kansasii	M. fortuitum
++	Koagulase neg.	Nocardien	M.-avium-intracellulare-Komplex	
	Staphylokokken	A. lwoffii		
+/0	Streptokokken	Meningokokken	B. cepacia	Mykoplasmen
	Pneumokokken	Gonokokken	A. baumannii	Chlamydien
	MRSA	Enterokokken	S. maltophilia	Anaerobier

Nebenwirkungen. Ototoxizität (3-14%, meist irreversibel) und Nephrotoxizität (5-25%, meist reversibel), weitere Risikofaktoren: hohe Dosen, Therapie > 10 Tage, ältere Patienten, vorbestehende Schädigung, Hypotension, andere Noxen (s.u.), genetische Disposition für cochleäre Schäden nach Aminoglykosid-Therapie, Lärmexposition. Vestibuläre und cochleäre Schäden können auch noch Tage bis Wochen nach Therapieende auftreten, Hörschädigung oft zunächst unbemerkt, da v.a. Hochtonbereich betreffend, kumulative Dosis (auch bei wiederholter Therapie) und Therapielänge entscheidender als Serumkonzentrationen (Lit. 7).
Selten neuromuskuläre Blockade vor allem nach zu schneller Aufnahme hoher Dosen z.B. bei intrapleuraler oder intraperitonealer Verabreichung (Antidot: Ca-Gluconat). Selten allergische Reaktionen.

Wechselwirkungen. Gleichzeitige Gabe von Ciclosporin, nichtsteroidalen Antiphlogistika, Amphotericin B, Ceftazidim, Piperacillin, Clindamycin, Aciclovir, Cidofovir, Foscarnet oder Röntgenkontrastmitteln erhöht die Nephrotoxizität, gleichzeitige Gabe von Vancomycin oder

Schleifendiuretika steigert Oto- und Nephrotoxizität. Erhöhtes Risiko für neuromuskuläre Blokkaden bei Kombination mit Muskelrelaxantien. ß-Laktam-Antibiotika oder Heparin nicht in derselben Infusionsflasche verabreichen (Inaktivierung des Aminoglykosids).

Schwangerschaft und Stillzeit. Kontraindiziert im 1. Trimenon, nur bei vitaler Indikation im 2. und 3. Trimenon (potentiell embryotoxisch und fetotoxisch). Geringer Übergang in die Muttermilch, Resorption aus dem Gastrointestinaltrakt sehr gering, daher keine Nebenwirkungen beim gestillten Säugling zu erwarten.

Weitere Kontraindikationen. Terminale NI, bei Vorschädigung des Innenohres oder Gleichgewichtsorgans nur bei vitaler Indikation. Keine Sulfit-haltigen Präparate bei Asthmatikern mit Sulfit-Allergie. Vorsicht bei Myasthenia gravis oder M. Parkinson.

Pharmakokinetik

Serumspiegel:	mg/l	h	Dosis
	15-30	1	7,5 mg/kg i.v.
	5-10	12	7,5 mg/kg i.v.
	56-64	1	15 mg/kg i.v.
	< 1	24	15 mg/kg i.v.

Serum-HWZ(h):	norm. NF	starke NI	HD
	1,6-2,5	39-86	3,8-5,6

Eiweißbindung:	0-10%
Ausscheidung:	renal
Metabolisierung:	keine

Penetration:		
	++	Urin, Niere, Synovia
	+	Bronchial-, Pleura-, Perikardflüssigkeit, Aszites, Fetalkreislauf
	0	Liquor, Kammerwasser, Galle, Prostata, Bronchialsekret, Knochen, Muttermilch

Kaum intrazelluläre Penetration außer in Niere und Innenohr

Dialysierbar:	HD+, PD+

Dosierung

i.v. / i.m.

Erwachsene und Jugendliche:		(10-)15 mg/kg in 1-3 Dosen
Kinder:	1-12 Jahre	(10-)15 mg/kg in 1-3 Dosen
	3-12 Mo	15 mg/kg in 1-3 Dosen
Neugeborene:	>37 SSW	15 mg/kg in 2 Dosen
Frühgeborene:	30-37 SSW > 28 Tage	15 mg/kg in 2 Dosen
	30-37 SSW < 28 Tage	10 mg/kg in 1 Dosis
	< 30 SSW	7,5 mg/kg in 1 Dosis

Bei NI: Initialdosis: 15 mg/kg

Cr-Clearance (ml/min)	Max. Dosis (mg/kg)	/	Intervall (h)
80-50	12	/	24
50-10	5	/	24
< 10	5	/	48-72
HD	6	/	48
	Dosis nach HD geben		
CAPD	15-20 mg/l Dialysat		
CVVH	6	/	24

Dosis- bzw. Dosierungsintervallanpassung nach Serumspiegelbestimmung! (siehe Pharmakokinetik).
Dosierungsanpassung bei Adipositas, ausgeprägten Ödemen oder Aszites beachten.

Kommentar. Aminoglykoside besitzen eine ausgeprägte, konzentrationsabhängige Bakterizidie, jedoch nur eine geringe therapeutische Breite. Die Vorteile der einmal täglichen Dosierung gegenüber der herkömmlichen Verabreichung in mehreren Tagesdosen (geringere Toxizität, erhöhte Bakterizidie, Ausnutzung des langen postantibiotischen Effekts, geringere adaptive Resistenzentwicklung, Kostenersparnis) sind mittlerweile für die meisten klinischen Situationen durch Studien erwiesen (Lit. 7). Weitere Abklärung ist erforderlich für Schwangerschaft, Mukoviszidose, Meningitis mit aeroben gramnegativen Erregern, Osteomyelitis. Serumspiegelkontrollen und ggf. Dosisanpassung bei schwerkranken Patienten, bei eingeschränkter Nierenfunktion, Neugeborenen und älteren Patienten. Überwachung der Nieren-, Gehör- und Vestibularfunktion. Amikacin gilt als Reserve-Aminoglykosid. Amikacin nur bei nachgewiesener Resistenz gegen andere Aminoglykoside anwenden.

Fluorchinolone

Einteilung

Gruppe 1	Norfloxacin	nur oral und auf HWI eingeschränkt
Gruppe 2	Ofloxacin Ciprofloxacin	systemisch anwendbar, hohe Aktivität gegen Gramnegative
Gruppe 3	Levofloxacin	verbesserte Aktivität gegen Grampositive und Chlamydien, Mykoplasmen, Legionellen (Erreger der atypischen Pneumonie)
Gruppe 4	Gatifloxacin Moxifloxacin	wie Gruppe 3, zusätzlich Aktivität gegen Anaerobier

Charakterisierung

- Chinolone wirken bakterizid, insbesondere neuere Substanzen (Gruppe 3 und 4) besitzen ein breites Spektrum.
- Nach oraler Gabe werden sie sehr gut resorbiert.
- Typische Indikationen: komplizierte Harnwegsinfektionen, Gastroenteritis (Therapie und Prophylaxe), Typhus, chronische Osteomyelitis, Prostatitis, Otitis externa, ambulant erworbene Pneumonie (Gruppe 3 und 4).
- Keine Indikation: Streptokokken-Tonsillitis, schwere Staphylokokken-/Streptokokken-Septikämien.
- Kontraindikationen: Schwangerschaft, Stillzeit, Epilepsie, Krampfanfälle, Kinder und Jugendliche < 18 Jahre (Ausnahme: Ciprofloxacin bei Pseudomonas-aeruginosa-Infektionen bei zystischer Fibrose).

Norfloxacin

Barazan® u.a.

Indikationen. Infektionen der Harnwege durch empfindliche Erreger.

Typisches Spektrum

+++	Enterobakterien	Gonokokken	
++	Staphylokokken MS	Streptokokken	P. aeruginosa
+/0	Staphylokokken MR	Enterokokken	Mykoplasmen	Chlamydien
	Pneumokokken	Anaerobier	Ureaplasmen

Nebenwirkungen. Gastrointestinale Beschwerden (Übelkeit/Erbrechen, selten pseudo-membranöse Colitis), zentralnervöse Störungen (Sehstörungen, Schwindel, Schlaflosigkeit, Agitiertheit, Kopfschmerzen, psychotische Reaktionen), Phototoxizität, selten allergische Reaktionen, selten reversible Arthralgien und Tendopathien, Leukopenie, Transaminasenanstieg, in Einzelfällen Leberzellschaden, intrahepatische Cholestase oder akute interstitielle Nephritis.

Wechselwirkungen. Milchprodukte, Al- oder Mg-haltige Antazida, Sucralfat, Multivitamin-Präparate, Eisen, Zink und Didanosin verringern die Resorption. Vermehrte zentralnervöse Störungen mit Krampfneigung durch gleichzeitige Behandlung mit nichtsteroidalen Antiphlogistika. Verlängerung der Serum-HWZ durch Probenecid. Fluorchinolone können die Theophyllin- und Koffeinspiegel erhöhen: Ciprofloxacin > Norfloxacin = Ofloxacin. Höhere Norfloxacinspiegel unter Cimetidin. Verstärkte Wirkung von Cumarinderivaten. Erhöhtes Risiko für Tendopathien bei gleichzeitiger Gabe von Glukokortikoiden.

Schwangerschaft und Stillzeit. Kontraindiziert (im Tierversuch fetotoxisch).

Weitere Kontraindikationen. Überempfindlichkeit gegen Chinolone, Kinder in der Wachstumsphase, Chinolon-verursachte Tendopathie in der Anamnese, Epilepsie, strenge Indikationsstellung bei anderen ZNS-Erkrankungen.

Pharmakokinetik

Serumspiegel:	mg/l	h	Dosis
	1-2	2	400 mg p.o.
Serum-HWZ(h):	norm. NF	starke NI	HD
	3-4,5	5-10	keine Daten
Eiweißbindung:	10-15%		
Ausscheidung:	renal (50-60%)		
Metabolisierung:	20%		
Penetration: ++	Lunge, Leber/Galle, Gallenblase, Nieren/ Urin, Prostata und anderes Genitalgewebe, Neutrophile, Makrophagen		
0	Liquor, Muttermilch		
	Intrazelluläre Penetration / Anreicherung		
Dialysierbar:	HD-, PD-		

Dosierung	p.o.
Erwachsene:	2 x 400 mg

Bei NI:	Cr-Clearance (ml/min)	Max. Dosis (mg)	/	Intervall (h)
	< 15	400	/	24
	HD	400	/	24
	CAPD	400	/	24
	CVVH/CVVHD	400	/	24
	keine Elimination durch HD, CAPD, CVVH oder CVVHD			

Kommentar. Älteres Fluorchinolon, das hohe Konzentrationen im Urin und in den Urogenital-organen erreicht. Die klinische Wirksamkeit bei Harnwegsinfekten ist vergleichbar mit der von Cotrimoxazol.

Fluorchinolone Gruppe 2

Ofloxacin

Tarivid®

Indikationen. Harnwegsinfekte, insbesondere bei Cotrimoxazol/Amoxicillin-resistenten Erregern, Prostatitis, Gastroenteritis einschließlich Sanierung von Dauerausscheidern, Typhus/Paratyphus, Gonorrhoe und andere sexuell übertragbare Erkrankungen außer Lues, Otitis media, Infektionen der Atemwege, der Knochen und Gelenke vor allem durch multiresistente gramnegative Erreger, Kombinationstherapie bei Abdominalinfektionen.

Typisches Spektrum

+++	Meningokokken	E. coli	Serratia	P. multocida
	Gonokokken	Klebsiellen	Salmonellen	E. corrodens
	H. influenzae	Proteus	Shigellen	Legionellen
	M. catarrhalis	Providencia	Y. enterocolitica	Leptospiren
	S. aureus	Morganella	V. cholerae	M. tuberculosis
	Streptokokken (u)	C. koseri	C. jejuni	M. fortuitum
	Pneumokokken (u)	Enterobacter		
++	Listerien	Prevotella	M. pneumoniae	Chlamydien
	C. freundii	Porphyromonas		
+/0	MRSA	Enterokokken	Propionibakterien	B.-fragilis-Gruppe
	Koagulase neg.	P. aeruginosa	Peptostreptokokken	Fusobakterien
	Staphylokokken	C. perfringens		

Nebenwirkungen. Gastrointestinale Beschwerden (Übelkeit/Erbrechen, Diarrhoe, selten pseudomembranöse Colitis), Sehstörungen (Doppeltsehen, Farbsehen), Schwindel, Schlaflosigkeit, Kopfschmerzen, psychotische Reaktionen (Unruhe, Halluzinationen, Verwirrtheit), Krämpfe (Häufigkeit der ZNS-Nebenwirkungen ~ 1%; höher bei Patienten > 70 Jahren), Phototoxizität, allergische Reaktionen, (Juckreiz, Exantheme, u.a.), selten reversible Arthralgien und Tendopathien, Leukopenie, Transaminasenanstieg, in Einzelfällen Leberzellschaden, intrahepatische Cholestase oder akute interstitielle Nephritis.

Wechselwirkungen. Milchprodukte, Al- oder Mg-haltige Antazida, Sucralfat, Multivitamin-Präparate, Eisen, Zink und Didanosin verringern die Resorption. Vermehrte zentralnervöse Störungen mit Krampfneigung durch gleichzeitige Behandlung mit nichtsteroidalen Antiphlogistika. Verstärkte Wirkung von Cumarinderivaten. Verlängerung der Serum-HWZ durch Probenecid. Höhere Ofloxacinspiegel unter Cimetidin. Blutzuckereinstellung mit Insulin oder oralen Antidiabetika beeinträchtigt. Erhöhtes Risiko für Tendopathien bei gleichzeitiger Gabe von Glukokortikoiden.

Schwangerschaft und Stillzeit. Kontraindiziert (im Tierversuch fetotoxisch).

Rot: Antibiotikum der Wahl

Weitere Kontraindikationen. Überempfindlichkeit gegen Chinolone, Kinder in der Wachstumsphase, Chinolon-verursachte Tendopathie in der Anamnese, Epilepsie, strenge Indikationsstellung
bei anderen ZNS-Erkrankungen. Vorsicht bei älteren Patienten (>70 Jahre).

Pharmakokinetik

Serumspiegel:	mg/l	h	Dosis
	2-3	1	0,2 g p.o. oder i.v.
Serum-HWZ(h):	norm. NF	starke NI	HD
	5-6	30-50	40

Eiweißbindung:	24-38%	
Ausscheidung:	renal (80-95%)	
Metabolisierung:	5-10%	
Penetration: ++	Lunge, Bronchialsekret, Leber/Galle, Nieren/Urin, Prostata, Muskeln, Knochen, Neutrophile, Makrophagen, Haut	
+	Liquor (bei Meningitis), Knochen, Muttermilch	
0	Liquor	
Dialysierbar:	HD±, PD-	

Dosierung

	i.v. / p.o.
Erwachsene:	2 x 200-400 mg
	bei schweren Leberfunktionsstörungen max. 400 mg/d
Bei NI:	Initialdosis: 400 mg

Cr-Clearance (ml/min)	Max. Dosis (mg)	/	Intervall (h)
50-10	400	/	24
< 10	200	/	24
HD	200	/	24
	Dosis nach HD geben		
CAPD	200	/	24
CVVH/CVVHD	300	/	24

Kommentar. Ofloxacin ist ein Razemat (Gemisch zweier Enantiomere). Die antibakteriell wirksame L-Form ist mittlerweile als Levofloxacin erhältlich. Alternative Indikationen für Chinolone
(nur wenn Standardtherapie nicht möglich ist) sind Infektionen durch multiresistente M.
tuberculosis (immer Kombinationstherapie!), Endokarditis, Meningitis durch gramnegative Erreger, Prophylaxe bei Kontakt mit Patienten mit Meningokokken-Meningitis. Nicht zur Therapie einer Pneumokokken-Pneumonie einsetzen. Bei Infektionen durch Staphylokokken und
Pseudomonas auf Resistenzlage und Resistenzentwicklung während der Therapie achten (Lit.
8). Resistenzentwicklung kommt außerdem v. a. bei niedriger Dosierung, Weichteilinfektionen
und Fremdkörper-assoziierten Infektionen vor. In Hämatologie/Onkologie-Zentren sind nach
prophylaktischem Chinolon-Einsatz vermehrt resistente E. coli aufgetreten (Lit. 9).

Fluorchinolone Gruppe 2

Ciprofloxacin   Ciprobay® u.a.

Indikationen. Harnwegsinfekte, insbesondere bei Cotrimoxazol/Amoxicillin-resistenten Erregern, Prostatitis, Gastroenteritis einschließlich Sanierung von Dauerausscheidern, Typhus/Para-
typhus, Gonorrhoe und andere sexuell übertragbare Erkrankungen außer Lues, Infektionen der
Atemwege, der Knochen und Gelenke vor allem durch multiresistente gramnegative Erreger,

Fußinfektionen bei Diabetikern (Kombination mit Clindamycin oder Metronidazol), Abdominal-infektionen (Kombination mit Metronidazol, bei Enterokokkenbeteiligung auch mit Ampicillin bzw. Glykopeptiden), Pseudomonas-aeruginosa-Infektionen bei zystischer Fibrose im Alter von 5-17 Jahren.

Typisches Spektrum

+++	Meningokokken	P. aeruginosa (k)	E. aerogenes	P. multocida
	Gonokokken	E. coli	Serratia	E. corrodens
	H. influenzae	Klebsiellen	Salmonellen	Chromobacterium
	M. catarrhalis	P. mirabilis	Shigellen	Legionellen
	Listerien	P. vulgaris	Y. enterocolitica	Leptospiren
	A. lwoffii	Providencia	V. cholerae	Bartonellen
	S. aureus	Morganella	C. jejuni	M. tuberculosis
	Streptokokken (u)	C. koseri	Aeromonas	M. fortuitum
	Pneumokokken (u)	E. cloacae		
++	C. freundii	Prevotella	M. pneumoniae	Chlamydien
	S. maltophilia	Porphyromonas		
+/0	MRSA	Enterokokken	C. perfringens	B.-fragilis-Gruppe
	Koagulase neg.	B. cepacia	Propionibakterien	Fusobakterien
	Staphylokokken	A. baumannii (k)	Peptostreptokokken	

Nebenwirkungen. Gastrointestinale Beschwerden (Übelkeit/Erbrechen, Diarrhoe, selten pseudomembranöse Colitis), Sehstörungen (Doppeltsehen, Farbsehen), Schwindel, Schlaflosig-keit, Kopfschmerzen, psychotische Reaktionen (Unruhe, Halluzinationen, Verwirrtheit), Krämpfe (Häufigkeit der ZNS-Nebenwirkungen ~ 1%; höher bei Patienten > 70 Jahren), Phototoxizität, allergische Reaktionen, (Juckreiz, Exantheme, Anaphylaxie), selten Arthralgien und Tendo-pathien, Transaminasenanstieg, in Einzelfällen Leberzellschaden, intrahepatische Cholestase oder akute interstitielle Nephritis.

Wechselwirkungen. Milchprodukte, Al- oder Mg-haltige Antazida, Sucralfat, Multivitamin-Prä-parate, Eisen, Zink und Didanosin verringern die Resorption. Vermehrte zentralnervöse Störun-gen mit Krampfneigung durch gleichzeitige Behandlung mit nichtsteroidalen Antiphlogistika. Verlängerung der Serum-HWZ durch Probenecid. Fluorchinolone können die Theophyllin- und Koffeinspiegel erhöhen: Ciprofloxacin > Norfloxacin = Ofloxacin. (Dosisreduktion von Theophyllin erforderlich.) Höhere Ciprofloxacinspiegel unter Cimetidin. Verstärkte Wirkung von Cumarinderivaten. Blutzuckereinstellung mit Insulin oder oralen Antidiabetika beeinträchtigt. Serumspiegel von Phenytoin kann erhöht oder erniedrigt sein. Erhöhtes Risiko für Tendopathien bei gleichzeitiger Gabe von Glukokortikoiden.

Schwangerschaft und Stillzeit. Kontraindiziert (im Tierversuch fetotoxisch).

Weitere Kontraindikationen. Überempfindlichkeit gegen Chinolone, Kinder in der Wachstums-phase (Ausnahme: zystische Fibrose), Chinolon-verursachte Tendopathie in der Anamnese, Epi-lepsie, strenge Indikationsstellung bei anderen ZNS-Erkrankungen. Vorsicht bei älteren Patien-ten (>70 Jahre).

Pharmakokinetik

Serumspiegel:	mg/l	h	Dosis
	1-2	1	200 mg i.v.
Serum-HWZ(h):	norm. NF	starke NI	HD
	3-4	5-10	5
Eiweißbindung:	20-40%		
Ausscheidung:	renal (50-70%), intestinal (15%)		

Rot: Antibiotikum der Wahl

Metabolisierung:		10-15%	
Penetration:	++	Lunge, Sputum, Leber/Galle, Nieren/Urin, Prostata, Muskeln, Knochen, Neutrophile, Makrophagen, Haut	
	+	Liquor (bei Meningitis), Knochen	
	0	Liquor	
Dialysierbar:		HD±, PD-	

Dosierung		p.o.	i.v.
Erwachsene:		2 x 250-500 mg	2 x 200-400 mg
		bei schweren Infektionen und Chlamydien-Infektionen des Urogenitaltraktes:	
		bis 2 x 750 mg	bis 3 x 400 mg
Bei NI:	p.o.	Initialdosis: 500 mg	
	i.v.	Initialdosis: 400 mg	

Cr-Clearance (ml/min)	Max. Dosis (mg) / Intervall (h) p.o.	i.v.
< 10	250 / 12	200 / 12
HD	250 / 12	200 / 12
	Dosis nach HD geben	
CAPD	250 / 12	200 / 12
CVVH/CVVHD	250 / 12	200 / 12

Kommentar. Ciprofloxacin ist das Chinolon mit der höchsten Pseudomonas-Aktivität. Alternative Indikationen (nur wenn Standardtherapie nicht möglich ist) sind Fieber bei Neutropenie (in Kombination mit einem Aminoglykosid), Infektionen durch multiresistente M. tuberculosis (immer Kombinationstherapie!), Endokarditis, Meningitis durch gramnegative Erreger, Prophylaxe bei Kontakt mit Patienten mit Meningokokken-Meningitis. Ciprofloxacin sollte nicht zur Therapie einer Pneumokokken-Pneumonie eingesetzt werden. Bei S. aureus- und Pseudomonas-Infektionen Ciprofloxacin hochdosiert (2-3 x 400 mg i.v. bzw. 2 x 750 mg p.o.) einsetzen. Auf Resistenzlage und Resistenzentwicklung während der Therapie achten (Lit. 8). Resistenzentwicklung kommt außerdem v. a. bei niedriger Dosierung, Weichteilinfektionen und Fremdkörper-assoziierten Infektionen vor. Heilungsrate bei Fußinfektionen mit P. aeruginosa bei Diabetikern 50-60%. Bis zu 50% der C.-jejuni-Isolate sind gegen Ciprofloxacin resistent. In Hämatologie/Onkologie-Zentren sind nach prophylaktischem Chinolon-Einsatz vermehrt resistente E. coli aufgetreten (Lit. 9).

Fluorchinolone Gruppe 3
Levofloxacin   Tavanic®

Indikationen. Legionellose und Infektionen durch Pneumokokken: ambulant erworbene Pneumonie, akute Exazerbation einer chronischen Bronchitis, akute Sinusitis. Harnwegsinfekte, insbesondere bei Cotrimoxazol/Amoxicillin-resistenten Erregern, Prostatitis, Gastroenteritis einschließlich Sanierung von Dauerausscheidern, Typhus/Paratyphus, Gonorrhoe und andere sexuell übertragbare Erkrankungen außer Lues, Otitis media, Infektionen der Atemwege, der Knochen und Gelenke vor allem durch multiresistente gramnegative Erreger, Kombinationstherapie bei Abdominalinfektionen.

Typisches Spektrum

+++	S. aureus Streptokokken Pneumokokken Meningokokken Gonokokken H. influenzae M. catarrhalis	E. coli Klebsiellen Proteus Providencia Morganella C. koseri Enterobacter	Serratia Salmonellen Shigellen Y. enterocolitica V. cholerae C. jejuni	P. multocida E. corrodens Legionellen Leptospiren M. tuberculosis M. fortuitum
++	Koagulase neg. Staphylokokken E. faecalis Listerien	C. freundii P. aeruginosa C. perfringens Peptostreptokokken	B.-fragilis-Gruppe Prevotella Porphyromonas	Fusobakterien M. pneumoniae Chlamydien
+/0	MRSA	E. faecium	S. maltophilia	

Nebenwirkungen. Gastrointestinale Beschwerden (Übelkeit/Erbrechen, Diarrhoe, selten pseudomembranöse Colitis), Schwindel, Schlaflosigkeit, Kopfschmerzen, psychotische Reaktionen (Unruhe, Halluzinationen, Verwirrtheit), Krampfanfälle, allergische Reaktionen, (Juckreiz, Exantheme, u.a.), selten reversible Arthralgien und Tendopathien, Transaminasenanstieg. Andere für Fluorchinolone typische NW sind möglich, die klinische Erfahrung ist noch beschränkt.

Wechselwirkungen. Milchprodukte, Al- oder Mg-haltige Antazida, Sucralfat, Multivitamin-Präparate, Eisen, Zink und Didanosin verringern die Resorption. Vermehrte zentralnervöse Störungen mit Krampfneigung durch gleichzeitige Behandlung mit nichtsteroidalen Antiphlogistika. Verstärkte Wirkung von Cumarinderivaten. Erhöhtes Risiko für Tendopathien bei gleichzeitiger Gabe von Glukokortikoiden.

Schwangerschaft und Stillzeit. Kontraindiziert (im Tierversuch fetotoxisch).

Weitere Kontraindikationen. Überempfindlichkeit gegen Chinolone, Kinder in der Wachstumsphase, Chinolon-verursachte Tendopathie in der Anamnese, Epilepsie, strenge Indikationsstellung bei anderen ZNS-Erkrankungen. Vorsicht bei älteren Patienten (>70 Jahre).

Pharmakokinetik

Serumspiegel:		mg/l	h	Dosis
		2,5-3	1	0,25 g p.o. oder i.v.
Serum-HWZ(h):		norm. NF	starke NI	HD
		5-6	30-50	40
Eiweißbindung:		24-38%		
Ausscheidung:		renal (80-95%)		
Metabolisierung:		5-10%		
Penetration:	++	Lunge, Bronchialsekret, Leber/Galle, Nieren/Urin, Prostata, Muskeln, Knochen, Neutrophile, Makrophagen, Haut		
	+	Liquor (bei Meningitis), Knochen, Muttermilch		
	0	Liquor		
Dialysierbar:		HD±, PD-		

Dosierung	i.v. / p.o.
Erwachsene:	1-2 x 250-500 mg
Bei NI:	Initialdosis: 500 mg

Cr-Clearance (ml/min)	Max. Dosis (mg)	/	Intervall (h)
50-10	250	/	24
< 10	250	/	48
HD	250	/	48
	Dosis nach HD geben		
CAPD	250	/	48
CVVH/CVVHD	150	/	24

Kommentar. Levofloxacin ist die antibakteriell wirksame L-Form des Razemates Ofloxacin. Pharmakokinetisch verhalten sich L- und D-Form gleich. Die Aktivität von Levofloxacin ist etwa doppelt so hoch wie die von Ofloxacin. Daher ist Levofloxacin auch bei Pneumokokken-Pneumonien bzw. zur ungezielten Therapie von ambulant erworbenen Pneumonien einsetzbar im Gegensatz zu Ofloxacin und Ciprofloxacin (Lit. 10). Alternative Indikationen für Chinolone (nur wenn Standardtherapie nicht möglich ist) sind Infektionen durch multiresistente M. tuberculosis (immer Kombinationstherapie!), Endokarditis, Meningitis durch gramnegative Erreger, Prophylaxe bei Kontakt mit Patienten mit Meningokokken-Meningitis. Bei Infektionen durch Staphylokokken und Pseudomonas auf Resistenzentwicklung während der Therapie achten (Lit. 8). Resistenzentwicklung kommt außerdem v.a. bei niedriger Dosierung, Weichteilinfektionen und Fremdkörper-assoziierten Infektionen vor. In Hämatologie/Onkologie-Zentren sind nach prophylaktischem Einsatz vermehrt resistente E. coli aufgetreten (Lit. 9).

Fluorchinolone Gruppe 3

Sparfloxacin   Zagam®

Indikationen. Ambulant erworbene Pneumonie durch Penicillin-resistente Pneumokokken bei Nichtansprechen auf eine konventionelle Therapie.

Typisches Spektrum

+++	S. aureus	M. catarrhalis	C. koseri	V. cholerae
	Streptokokken	E. coli	Enterobacter	C. jejuni
	Pneumokokken	Klebsiellen	Serratia	Legionellen
	Meningokokken	Proteus	Salmonellen	Mykoplasmen
	Gonokokken	Providencia	Shigellen	Chlamydien
	H. influenzae	Morganella	Y. enterocolitica	M. tuberculosis
++	Koagulase neg. Staphylokokken	Enterokokken	C. freundii	
+/0	MRSA	P. aeruginosa	C. perfringens	B.-fragilis-Gruppe

Nebenwirkungen. Phototoxizität (8%, Risiko bis 5 Tage nach Exposition), gastrointestinale Beschwerden (Übelkeit/Erbrechen, Diarrhoe, selten pseudomembranöse Colitis), ZNS-Störungen (Schwindel, Schlaflosigkeit, Kopfschmerzen, psychotische Reaktionen), Verlängerung der QT-Zeit, Arrhythmien, allergische Reaktionen, Transaminasenanstieg.
Andere für Fluorchinolone typische NW sind möglich, die klinische Erfahrung ist noch beschränkt.

Wechselwirkungen. Milchprodukte, Al- oder Mg-haltige Antazida, Sucralfat, Multivitamin-Präparate, Eisen, Zink und Didanosin verringern die Resorption. Vermehrte zentralnervöse Störungen mit Krampfneigung durch gleichzeitige Behandlung mit nichtsteroidalen Antiphlogistika. Erhöhtes Risiko für QT-Zeit-Verlängerung und Arrhythmien durch Antiarrhythmika der Klassen IA und III (Chinidin, Amiodaron u. a.), Terfenadin, Cisaprid (in Deutschland nicht mehr zugelassen), Pimozid und andere Neuroleptika, Erythromycin, Chinin, Halofantrin, Pentamidin. Erhöhtes Risiko für Tendopathien bei gleichzeitiger Gabe von Glukokortikoiden.

Schwangerschaft und Stillzeit. Kontraindiziert (im Tierversuch fetotoxisch).

Weitere Kontraindikationen. Überempfindlichkeit gegen Chinolone, Kinder in der Wachstumsphase, Chinolon-verursachte Tendopathie in der Anamnese, G-6-PD-Mangel, vorbestehende QT-Zeitverlängerung, gleichzeitige Gabe von Medikamenten, die die QT-Zeit verlängern, v.a. Antiarrhythmika der Klassen IA und III. Vorsicht bei Hypokaliämie und Bradykardie. UV-Strahlen-Exposition unbedingt vermeiden.

Pharmakokinetik

Serum-HWZ:	18-22 h, bei NI 24-35 h
Serumspiegel:	1,4 mg/l nach 200 mg im steady state
Eiweißbindung:	45%
Ausscheidung:	fäkal (50-60%), renal (30-40%)
Metabolisierung:	30-40%
Penetration: ++	Gewebe, Makrophagen
+	Liquor

Dosierung

	p.o.
Erwachsene:	initial 400 mg, dann 1 x 200 mg
Bei NI:	Initialdosis: 400 mg

Cr-Clearance (ml/min)	Max. Dosis (mg)	/	Intervall (h)
< 30	200	/	48
HD	200	/	48
	Dosis nach HD geben		
CAPD	keine Daten		
CVVH/CVVHD	keine Daten		

Kommentar. Vertreter der Chinolone der Gruppe 3, die sich durch eine erhöhte Aktivität gegen grampositive und "atypische" Erreger (Chlamydien, Mykoplasmen) auszeichnet. Die Phototoxizität beschränkt die Indikation auf Pneumonien durch Penicillin-resistente Pneumokokken, die allerdings zur Zeit in Deutschland noch keine große Rolle spielen.

Fluorchinolone Gruppe 4
Moxifloxacin   Avalox®

Indikationen. Akute Exazerbation einer chronischen Bronchitis, ambulant erworbene Pneumonie, akute Sinusitis.

Typisches Spektrum

+++	S. aureus	Klebsiellen	Shigellen	Peptostreptokokken
	Streptokokken	Proteus	Y. enterocolitica	B.-fragilis-Gruppe
	Pneumokokken	Providencia	V. cholerae	Prevotella
	Meningokokken	Morganella	C. jejuni	Porphyromonas
	Gonokokken	C. koseri	P. multocida	Leptospiren
	H. influenzae	Enterobacter	E. corrodens	Legionellen
	M. catarrhalis	Serratia	C. perfringens	Mykoplasmen
	E. coli	Salmonellen	Propionibakterien	Chlamydien
++	Koagulase neg.	E. faecalis	C. freundii	Fusobakterien
	Staphylokokken	S. maltophilia		
+/0	MRSA	E. faecium	P. aeruginosa	

Nebenwirkungen. Gastrointestinale Beschwerden (Übelkeit/Erbrechen 2/8%, Diarrhoe 6%), ZNS-Störungen (Schwindel, Benommenheit, Kopfschmerzen), QT-Zeit-Verlängerung. Andere für Fluorchinolone typische NW sind möglich, die klinische Erfahrung ist noch beschränkt.

Wechselwirkungen. Al- oder Mg-haltige Antazida, Eisen und Zink verringern die Resorption. Erhöhtes Risiko für QT-Zeit-Verlängerung und Arrhythmien durch Antiarrhythmika der Klassen IA und III (Chinidin, Amiodaron u. a.), Terfenadin, Cisaprid (in Deutschland nicht mehr zugelassen), Pimozid und andere Neuroleptika, Erythromycin, Chinin, Halofantrin, Pentamidin. Erhöhtes Risiko für Tendopathien bei gleichzeitiger Gabe von Glukokortikoiden.

Schwangerschaft und Stillzeit. Kontraindiziert (im Tierversuch fetotoxisch).

Weitere Kontraindikationen. Überempfindlichkeit gegen Chinolone, Kinder und Jugendliche in der Wachstumsphase, Chinolon-verursachte Tendopathie in der Anamnese, vorbestehende QT-Zeit-Verlängerung, gleichzeitige Gabe von Medikamenten, die die QT-Zeit verlängern, v.a. Antiarrhythmika der Klassen IA und III. Vorsicht bei Hypokaliämie und Bradykardien.

Pharmakokinetik

Serum-HWZ:	10-14 h
Serumspiegel:	3,1 mg/l nach 400 mg p.o.
	4,1 mg/l nach 400 mg i.v.
Eiweißbindung:	50%
Ausscheidung:	fäkal (60%), renal (35%)
Metabolisierung:	52%
Penetration: ++	Gewebe, Makrophagen, Epithelflüssigkeit, Haut

Dosierung

Dosierung	p.o.	i.v.	
Erwachsene:	1 x 400 mg	1 x 400 mg	
Bei NI:	Cr-Clearance (ml/min)	Max. Dosis / (mg)	Intervall (h)
	> 30	400 /	24
	< 30	nicht empfohlen	
	HD, CAPD, CVVH/CVVHD	keine Daten	

Kommentar. Chinolon der Gruppe 4, das sich neben der erhöhten Aktivität gegen grampositive und "atypische" Erreger (Chlamydien, Mykoplasmen) durch eine Erweiterung des Spektrums auf Anaerobier auszeichnet. Moxifloxacin hat von allen Chinolonen die höchste Aktivität gegen Pneumokokken. Neuerdings auch i.v.-Form verfügbar.

Gatifloxacin Bonoq®

Indikationen. Ambulant erworbene Pneumonie (einschließlich durch Pneumokokken, andere Pneumonieerreger sowie atypische Erreger verursachte Pneumonien), akute Exazerbation der chronischen Bronchitis, akute Sinusitis, unkomplizierte und komplizierte Harnwegsinfektionen, Gonorrhoe, akute unkomplizierte Haut- und Weichteil-Infektionen.

Typisches Spektrum

+++	Pneumokokken	Streptokokken	Listerien	Staphylokokken MS
	Serratia	U. urealyticum	B. pertussis	E. faecalis
	E. coli	Klebsiellen	Enterobacter	Citrobacter
	Proteus	Shigellen	Salmonellen	Morganella
	Meningokokken	Prevotella spp.	A. hydrophila	Gonokokken
	M. catarrhalis	H. influenzae	C. jejuni	V. cholerae
	H. parainfluenzae	Bordetellen	Legionellen	Mykoplasmen
	C. perfringens	Propionibakterien	Peptostreptokokken	C. koseri
	M. tuberculosis	Chlamydien		
++	Bartonellen	S. maltophilia	Providencia	Acinetobacter
	C. difficile	B. non-fragilis-Gruppe		
+/0	Staphylokokken MR	E. faecium	E. gallinarum	P. aeruginosa
	B. cepacia	M. avium-intra-cellulare-Komplex		

Nebenwirkungen. Gastrointestinale Beschwerden (Übelkeit, Diarrhoe, Erbrechen, Bauchschmerz, Soor, Verstopfung); neurologische Symptomatik (Kopfschmerz, Schwindel, Benommenheit). Andere für Fluorchinolone typische Nebenwirkungen sind möglich, die klinische Erfahrung ist noch beschränkt.

Wechselwirkungen. Bei gleichzeitiger Gabe mit Gatifloxacin kann der Plasmaspiegel und damit die Wirkungen/Nebenwirkungen von Digoxin vorrübergehend erhöht werden; durch gleichzeitige Verabreichung von Gatifloxacin und Probenecid Erhöhung der systemischen Wirkung von Gatifloxacin möglich; gleichzeitige orale Aufnahme von Eisensulfat, magnesium- oder aluminiumhaltigen Antazida verringern die orale Resorption.

Schwangerschaft und Stillzeit. In der Schwangerschaft und während der Stillzeit kontraindiziert.

Kontraindikationen. Überempfindlichkeit gegenüber Chinolonen; angeborenes QT-Syndrom in der Anamnese; gleichzeitige Gabe von Medikamenten, die die QT-Zeit verlängern, v.a. Antiarrhythmika der Klassen I oder III (z.B. Quinidine, Procainamid, Amiodarone, Sotalol), Neuroleptika (Phenothiazine, Haloperidol u.a.), trizyklischen Antidepressiva, Makroliden, Antihistaminika (Terfenadin, Astemizol, Mizolastin); klinisch relevante Bradykardie; Störungen des Elektrolythaushalts, insbesondere Hypokaliämie; schwere Leberfunktionsstörung (Child-Pugh C); Kinder/Jugendliche < 18 Jahren.

Pharmakokinetik

Serumspiegel:	mg/l	h	Dosis
	4,2-5,5	1	400 mg
Serum-HWZ(h):	norm. NF	starke NI	HD
	7 h	22-38	28-42
Eiweißbindung:	20% (dosisabhängig)		
Ausscheidung:	vorwiegend renal (> 70%) und intestinal (5%); Halbierung der Tagesdosis bei schwerer Niereninsuffizienz		

Metabolisierung:	gering (< 0,1%);
Penetration: ++	Bronchialschleimhaut, Lungenfilm, Nebenhöhlen-Schleimhaut, Sputum, Genitalsekrete, Haut
	hohe Anreicherung in Lungenparenchym und intrazellulär (Alveolar-Makrophagen)
Dialysierbar:	Dosisreduktion bei Hämo-, Peritonealdialyse; Einnahme nach der Dialyse

Dosierung

	p.o.
Erwachsene (> 18 Jahre):	ambulant erworbene Pneumonie: 1 x 400 mg/d für 5 bis 14* Tage akute Exazerbation der chron. Bronchitis: 1 x 400 mg/d für 5 Tage akute Sinusitis: 1 x 400 mg/d für 5 bis 10* Tage unkomplizierte Harnwegsinfektion: 1 x 200 mg/d für 3 Tage komplizierte Harnwegsinfektion: 1 x 400 mg/d für 5 bis 14* Tage Gonorrhoe: 400 mg Einzeldosis Haut-, Weichteil-Infektionen: 1 x 400 mg/d für 5 bis 10* Tage * abhängig vom Schweregrad der Infektion
Bei NI:	30-50 ml/min: Initialdosis 200 / 400 mg, dann 200 mg täglich < 30 mg/min: Initialdosis 200 / 400 mg, dann 200 mg jeden 2. Tag Hämo- oder Peritonealdialyse 200 / 400 mg, dann 200 mg jeden 2. Tag.

Kommentar. Neues Fluorchinolon mit erhöhter Wirksamkeit gegen verschiedene grampositive und gramnegative Keime, sowie erweitertem Spektrum gegen anaerobe Bakterien und intrazelluläre Erreger (Chlamydien, Mykoplasmen, Ureaplasmen). Zur Zeit nur oral verfügbar. Bisher nur wenig klinische Daten (Lit. 11, 12, 13).

Andere Antibiotika

Tetracycline	Makrolide / Azalide	Ketolide
Doxycyclin	Erythromycin	Telithromycin
Minocyclin	Roxithromycin	
	Clarithromycin	
	Azithromycin	
Lincosamide	Cotrimoxazol	Fosfomycin
Clindamycin		
Fusidinsäure	Metronidazol	Glykopeptide
		Vancomycin
		Teicoplanin
Streptogramine	Oxazolidinone	
Quinupristin/Dalfopristin	Linezolid	

Charakterisierung

- Tetracycline: Standardsubstanz ist Doxycyclin (nicht mehr Tetracyclin). Breites Spektrum, insbesondere gegen Erreger, die intrazellulär gelagert sind (Chlamydien, Rickettsien, Borrelien, u.a.). Kontraindiziert bei Schwangerschaft und Kindern < 7 Jahre. Minocyclin in niedriger Dosierung für Akne geeignet.
- Makrolide: Erythromycin aus pharmakokinetischen Gründen veraltet. Roxithromycin oder Clarithromycin bevorzugen. Azithromycin hat ein breiteres Spektrum und z.t. stärkere Aktivität, sehr gute Gewebepenetration und längere Halbwertszeit. Kurze Therapiedauer von 3-5 Tagen meist ausreichend.
- Clindamycin: gute Penetration in den Knochen (beliebtes Antibiotikum bei Zahnärzten). Zuverlässig wirksam bei rezidivierenden Streptokokken-Tonsillitiden. Pseudomembranöse Enterokolitis als relativ häufige Nebenwirkung beachten.
- Cotrimoxazol: eine ältere, aber bewährte Substanz mit breitem Wirkungsspektrum, insbesondere bei HWI, chronischer Bronchitis und Pneumocystis-Pneumonie. Zunehmende Resistenzentwicklung beachten.
- Fosfomycin: Reserveantibiotikum bei ZNS-Infektionen. Immer kombinieren (Penicilline oder Cephalosporine).
- Fusidinsäure: Staphylokokken- Antibiotikum bei Penicillin-Allergie. Wegen möglicher Resistenzentwicklung während der Therapie immer kombinieren (Rifampicin, Vancomycin u.a.).
- Metronidazol: wirksam gegen einige Protozoen, anaerobe Bakterien und Helicobacter pylori.
- Glykopeptide: geeignet für die Therapie von Infektionen durch Methicillin-resistente Staphylokokken, aber generell schwächer wirksam als Flucloxacillin oder Cephalosporine 1 oder 2 bei Methicillin-empfindlichen Stämmen. Teicoplanin besser verträglich als Vancomycin.
- Quinupristin/Dalfopristin: wirksam gegen Staphylokokken (einschließlich MRSA) und Enterococcus faecium (einschl Vancomycin-resistentem).
- Linezolid: wirksam gegen Staphylokokken (einschließlich MRSA) und Enterokokken (einschließlich Vancomycin-resistente). Kürzlich sind allerdings Linezolid-resistente Enterokokken aufgetreten.

Doxycyclin
Minocyclin

Vibramycin®, Vibravenös®, Supracyclin® u.a.

Klinomycin® u.a.

Indikationen. Brucellose, Cholera, Tularämie, Rickettsiosen, Pest, Leptospirose, Erythema migrans (Lyme-Borreliose), Ehrlichiose, Akne (Minocyclin), Infektionen durch Chlamydien und Mykoplasmen (z.B. Pneumonie, unspezifische Urethritis, Adnexitis), Bronchitis, maligne Pleuraergüsse (intrapleurale Applikation), rheumatoide Arthritis im Frühstadium. Alternativ bei Prostatitis, Lues, Sinusitis, Aktinomykose, Listeriose. Nocardiose (Minocyclin).

Typisches Spektrum

+++	S. aureus	Propionibakterien	M. hominis	C. burnetii
	C. diphtheriae	B. burgdorferi	U. urealyticum	Ehrlichien
	H. pylori	Treponemen	C. trachomatis	Bartonellen
	Brucellen (k)	Leptospiren	C. pneumoniae	M. marinum
	F. tularensis	M. pneumoniae	Rickettsien	M. fortuitum
	Listerien	Aktinomyzeten	Nocardien	
++	Koagulase neg.	Pneumokokken	Klebsiellen	V. cholerae
	Staphylokokken	E. faecalis	Shigellen	P. multocida
	Streptokokken	Meningokokken	Y. enterocolitica	Legionellen
	(nicht Gr. B)	H. influenzae		
+/0	MRSA	E. faecium	M. catarrhalis	andere
	B-Streptokokken	Gonokokken	P. aeruginosa	Enterobakterien

Nebenwirkungen. Gastrointestinale Beschwerden, Stomatitis, Glossitis, Oesophagitis, phototoxische Reaktionen, Knochenwachstumsstörungen, irreversible Gelbfärbung der Zähne und Störung der Zahnschmelzbildung bei Kindern < 8 Jahre, selten intrakranielle Drucksteigerung (reversibel), selten allergische Reaktionen (Kreuzallergie zwischen allen Tetracyclinen), bei Überdosierung hepatotoxisch. Herzrhythmusstörungen bei zu schneller i.v.-Verabreichung von Doxycyclin. Unter Minocyclin Schwindel (v.a. bei Frauen), meist reversible dunkle Verfärbung von Nägeln, Haut und Schleimhaut, Autoimmunreaktionen (z.B. Lupus erythematodes, Lungeninfiltrate mit Eosinophilie).

Wechselwirkungen. Al-, Mg- oder Ca-haltige Antacida, Milchprodukte, orale Eisenpräparate, Bismutsalze und Sucralfat vermindern die Tetracyclin-Resorption. Tetracycline erhöhen die Digoxin-Spiegel und verstärken die Wirkung oraler Antikoagulanzien und Antidiabetika. Orale Kontrazeption unsicher. Verstärkung der Toxizität von Ciclosporin und Methotrexat. Rifampicin, Barbiturate, Phentoin, Carbamazepin und chronischer Alkoholabusus beschleunigen den Abbau.

Schwangerschaft und Stillzeit. Nur bei vitaler Indikation (potentiell fetotoxisch), Übertritt in Muttermilch.

Weitere Kontraindikationen. Kinder < 8 Jahre (Einmalgabe bei Fehlen von Alternativen möglich), Tetracyclin-Allergie, schwerer Leberschaden (Doxycyclin evtl. mit reduzierter Dosis anwendbar). Bei Mg-haltigen Präparaten (v.a. i.v.-Präparaten) von Doxycyclin: Myasthenia gravis, bei PVP-haltigen i.v.-Präparaten: Niereninsuffizienz.

Pharmakokinetik

Serumspiegel:	mg/l	h	Dosis
	1,8-2,9	2	200 mg p.o.
	3,5-5	1	200 mg i.v.
Serum-HWZ(h):	norm. NF	starke NI	HD
	15-17	19-25	19-20

Eiweißbindung:
Doxycyclin	93%
Minocyclin	76%

Ausscheidung:
Doxycyclin	biliär und renal; bei NI direkt intestinal
Minocyclin	biliär, direkt intestinal und renal (10-15%)

Metabolisierung:	~ 50%	
Penetration:	++	Lunge, Leber/Galle, Niere/Urin, Sinussekret, Haut, Synovialflüssigkeit, Fetalkreislauf, Muttermilch
	+	Liquor (Minocyclin bei Meningitis), Speichel und Tränenflüssigkeit (Minocyclin für Meningokokken ausreichend)
	0	Liquor
		Intrazelluläre Penetration / Anreicherung
Dialysierbar:	HD-, PD-	

Dosierung	Doxycyclin p.o. / i.v. (mit Mahlzeit / ohne Milch)	Minocyclin p.o. (mit Mahlzeit / ohne Milch)
Erwachsene:	initial 200 mg, dann 1 x 100-200 mg	initial 200 mg, dann 2 x 100 mg oder 1 x 200 mg
Kinder: 8-12 Jahre	initial 4 mg/kg, dann 2-4 mg/kg in einer Dosis	initial 4 mg/kg, dann 4 mg/kg/d in 1-2 Dosen
Bei NI:	keine Dosisreduktion keine Elimination durch HD, CAPD, CVVH oder CVVHD	

Kommentar. Bewährte preiswerte bakteriostatische Antibiotika mit breitem Indikationsspektrum. Aufgrund der hohen und zunehmenden Resistenz bei einigen Erregern nicht ohne Antibiogramm einsetzen.

Makrolide

Erythromycin
Erythromycin-Stinoprat

Erythrocin®, Paediathrocin®, Monomycin® u.a.

Erysec®, Karex-Wolff®

Indikationen. Infektionen der Atemwege, insbesondere Legionellose, Mykoplasmen- und Chlamydien-Pneumonie, Keuchhusten; Campylobacter-Enteritis; genitale Chlamydien-Infektionen in der Schwangerschaft; als Alternative bei Penicillin-Allergie: bei Pneumokokken-Pneumonie, Tonsillopharyngitis, Diphtherie, Erysipel.

Typisches Spektrum

+++	S. aureus Streptokokken Pneumokokken M. catarrhalis Listerien	C. diphtheriae Arcanobacterium R. equi C. jejuni H. pylori	Borrelien Treponemen Leptospiren Legionellen B. pertussis	M. pneumoniae U. urealyticum Chlamydien Bartonellen
++	Meningokokken Gonokokken	Peptostreptokokken Propionibakterien	B.-fragilis-Gruppe Prevotella	Porphyromonas Aktinomyzeten
+/0	MRSA Koagulase neg. Staphylokokken	Enterokokken H. influenzae	Enterobakterien P. aeruginosa	C. perfringens Fusobakterien

Rot: Antibiotikum der Wahl

Nebenwirkungen. Gastrointestinale Beschwerden (Übelkeit/Erbrechen bis 25%, Diarrhoe, Bauchschmerzen, pseudomembranöse Kolitis), Phlebitis, Transaminasenerhöhung, selten Hepatitis (besonders durch Erythromycin-Estolat), selten allergische Reaktionen (Exanthem, Eosinophilie, Anaphylaxie), selten ventrikuläre Arrhythmien, konzentrationsabhängig reversible Hörstörungen.

Wechselwirkungen. Verlängerung der QT-Zeit und Arrhythmien bei gleichzeitiger Gabe von Terfenadin, Cisaprid (in Deutschland nicht mehr zugelassen) und Pimozid. Verstärkte Wirkung und Toxizität von Ciclosporin, Clozapin, Theophyllin, Carbamazepin, Cumarinderivaten, Digoxin, Digitoxin und Sekalealkaloiden. Serumspiegelerhöhung von Cimetidin, Glukokortikoiden, Disopyramid, Midazolam, Phenytoin, Ritonavir, Tacrolimus, Triazolam und Valproinsäure. Rifampicin und Rifabutin beschleunigen den Erythromycin-Abbau.

Schwangerschaft und Stillzeit. Weitgehend unbedenklich in der Schwangerschaft (außer Erythromycin-Estolat). Starker Übertritt in die Muttermilch, therapeutische Dosen beim Neugeborenen möglich. Cave: Sensibilisierung, Diarrhoe, Sprosspilzbefall.

Kontraindikationen. Makrolid-Allergie. Therapie mit Terfenadin, Cisaprid, Pimozid oder Carbamazepin. Bei Leberinsuffizienz möglichst nicht anwenden (sonst Dosisreduktion). Erythromycin-Estolat in der Schwangerschaft (Cholestase).

Pharmakokinetik

Serumspiegel:	mg/l	h	Dosis
E.-Stinoprat	3,4	1	0,5 g p.o.
andere Derivate	0,1-2	2-3	0,5 g p.o.
	3-5	1	0,5 g i.v.

Serum-HWZ(h):	norm. NF	starke NI	HD
	2-4	4-5,6	4-5

Eiweißbindung:	konzentrationsabhängig 60-75%
Ausscheidung:	vorwiegend biliär, renal 5-15%
Metabolisierung:	hoch
Penetration: ++	Leber/Galle, Nieren/Urin, Sinussekret, Tonsillen, Bronchialsekret, Pleuraflüssigkeit, Aszites, Prostata, Granulozyten, Haut, Makrophagen, Fruchtwasser und Fetalgewebe, Muttermilch
+	Mittelohrsekret (für H. influenzae nicht ausreichend), Fetalkreislauf
0	Liquor
	Intrazelluläre Penetration / Anreicherung
Dialysierbar:	HD-, PD-

Dosierung	Erythromycin i.v.	Erythromycin / E.-Stinoprat p.o.
Erwachsene:	1,5-2(-4) g in 2-4 Dosen	1,5-2 g in 2-4 Dosen
Kinder:	30-50 mg/kg in 2-4 Dosen	30-50 mg/kg in 2-4 Dosen
Neugeborene: >1 Wo	30-40 mg/kg in 3 Dosen	
< 1 Wo	20 mg/kg in 2 Dosen	
Bei NI:	keine Dosisreduktion	
	keine Elimination durch HD, CAPD, CVVH oder CVVHD	

Kommentar. Die Resorption der oral verabreichten Substanzen ist variabel. Erythromycin-Stearat sollte auf nüchternen Magen eingenommen werden. Erythromycin-Stinoprat scheint gegenüber den älteren Derivaten eine günstigere Pharmakokinetik und bessere gastrointestinale Verträglichkeit zu haben. Ansonsten sollten für die orale Therapie die neueren Makrolide bevorzugt werden (weniger Nebenwirkungen, günstigere Pharmakokinetik) (Lit. 14). Der Einsatz von Erythromycin für hochdosierte i.v. Therapie (z.B. bei Legionellose) ist oft mit stärkeren Nebenwirkungen (starke Kreislaufbelastung durch hohe erforderliche Flüssigkeitszufuhr, gastrointestinale Beschwerden, Ototoxizität) verbunden.

Makrolide

Roxithromycin   Rulid® u.a.

Indikationen. Legionellose, Mykoplasmen- und Chlamydien-Infektionen, Keuchhusten, Campylobacter-Enteritis, als Alternative bei Penicillin-Allergie: Pneumokokken-Pneumonie, Tonsillopharyngitis, Diphtherie, Erysipel.

Typisches Spektrum

+++	S. aureus	Listerien	Borrelien	M. pneumoniae
	Streptokokken	C. diphtheriae	Treponemen	U. urealyticum
	Pneumokokken	C. jejuni	Leptospiren	Chlamydien
	M. catarrhalis	H. pylori	Legionellen	Bartonellen
	B. pertussis			
++	Meningokokken	Peptostreptokokken	B.-fragilis-Gruppe	Porphyromonas
	Gonokokken	Propionibakterien	Prevotella	Aktinomyzeten
+/0	MRSA	Enterokokken	Enterobakterien	C. perfringens
	Koagulase neg.	H. influenzae	P. aeruginosa	Fusobakterien
	Staphylokokken			

Nebenwirkungen. Gastrointestinale Beschwerden (Übelkeit/Erbrechen, Diarrhoe, Bauchschmerzen, pseudomembranöse Kolitis), Transaminasenerhöhung, Thrombozytopenie, selten allergische Reaktionen (Exanthem).

Wechselwirkungen. Verlängerung der QT-Zeit und Arrhythmien bei gleichzeitiger Gabe von Terfenadin, Cisaprid (in Deutschland nicht mehr zugelassen) und Pimozid. Verstärkte Wirkung und Toxizität von Ciclosporin, Clozapin, Theophyllin, Carbamazepin, Cumarinderivaten, Digoxin, Digitoxin und Sekalealkaloiden. Serumspiegelerhöhung von Cimetidin, Glukokortikoiden, Disopyramid, Midazolam, Phenytoin, Ritonavir, Tacrolimus, Triazolam und Valproinsäure. Rifampicin und Rifabutin beschleunigen den Roxithromycin-Abbau.

Schwangerschaft und Stillzeit. Sicherheit in der Schwangerschaft nicht erwiesen. Sehr geringer Übergang in Muttermilch.

Kontraindikationen. Makrolid-Allergie. Therapie mit Sekalealkaloiden, Terfenadin, Cisaprid oder Pimozid. Bei Leberinsuffizienz möglichst nicht anwenden (sonst Dosisreduktion auf 50%).

Pharmakokinetik

Serumspiegel:	mg/l	h	Dosis
	5-8	2	150 mg p.o.
Serum-HWZ (h):	norm. NF	starke NI	HD
	8-13	10-26	CAPD = 12-28
Eiweißbindung:	konzentrationsabhängig 87-96%		
Ausscheidung:	vorwiegend biliär, renal 12%		
Metabolisierung:	gering		

Rot: Antibiotikum der Wahl

Penetration:	++	Leber/Galle, Nieren/Urin, Tonsillen, Mittelohr-, und Bronchial-sekret, Prostata, Granulozyten, Makrophagen, Haut
	0	Liquor, Speichel, Muttermilch
		Intrazelluläre Penetration / Anreicherung
Dialysierbar:		HD-, PD-

Dosierung	p.o. (Nüchterneinnahme)
Erwachsene:	2 x 150 mg
Kinder: > 6 Mo	5-7,5 mg/kg in 2 Dosen
Bei NI:	keine Dosisreduktion
	keine Elimination durch HD, CAPD, CVVH oder CVVHD

Kommentar. Im Vergleich zu Erythromycin hat Roxithromycin eine etwas schwächere In-vitro-Aktivität gegen H. influenzae, Streptokokken und Campylobacter. Die pharmakokinetischen Eigenschaften der neuen Makrolide sind günstiger: Roxithromycin erreicht deutlich höhere Serumspiegel, Clarithromycin ist besser gewebegängig. Bezüglich der Anreicherung im Gewebe gilt: Roxithromycin < Clarithromycin < Azithromycin. Aufgrund dieser Vorteile gegenüber Erythromycin sollten diese Präparate für die orale Therapie bevorzugt werden.

Makrolide

Clarithromycin   Klacid®, Cyllind®, Biaxin®, Mavid®

Indikationen. Legionellose, Mykoplasmen- und Chlamydien-Infektionen, Keuchhusten, Otitis media, akute Sinusitis, Campylobacter-Enteritis, als Alternative bei Penicillin-Allergie: Pneumokokken-Pneumonie, Tonsillopharyngitis, Diphtherie, Erysipel. Atypische Mykobakteriosen, Eradikation von H. pylori (Kombinationstherapie).

Typisches Spektrum

+++	S. aureus	H. pylori (k)	M. pneumoniae	M. avium-intra-cellulare-Komplex
	Streptokokken	C. jejuni	U. urealyticum	
	Pneumokokken	Borrelien	C. trachomatis	M. kansasii
	M. catarrhalis	Treponemen	C. pneumoniae	M. marinum
	Listerien	Leptospiren	Bartonellen	M. chelonae
	C. diphtheriae	Legionellen	B. pertussis	M. leprae
++	Meningokokken	Peptostreptokokken	Prevotella	M. fortuitum
	Gonokokken	Propionibakterien	Porphyromonas	
	H. influenzae	B.-fragilis-Gruppe	Aktinomyzeten	
+/0	MRSA	Koagulase neg.	Enterobakterien	C. perfringens
	Enterokokken	Staphylokokken	P. aeruginosa	Fusobakterien

Nebenwirkungen. Gastrointestinale Beschwerden (Übelkeit/Erbrechen, Diarrhoe, Bauchschmerzen, pseudomembranöse Kolitis), Transaminasenerhöhung, Erhöhung von Serum-Kreatinin und -harnstoff, selten allergische Reaktionen (Exanthem), Kopfschmerzen, bei hohen Dosen reversible Hörstörungen, Schwindel, Tinnitus.

Wechselwirkungen. Verlängerung der QT-Zeit und Arrhythmien bei gleichzeitiger Gabe von Terfenadin, Cisaprid (in Deutschland nicht mehr zugelassen) und Pimozid. Verstärkte Wirkung und Toxizität von Ciclosporin, Clozapin, Theophyllin, Carbamazepin, Cumarinderivaten, Digoxin, Digitoxin und Sekalealkaloiden. Serumspiegelerhöhung von Cimetidin, Glukokortikoiden, Disopyramid, Midazolam, Phenytoin, Ritonavir, Tacrolimus, Triazolam und

Valproinsäure. Serumspiegel von Zidovudin erniedrigt. Efavirenz, Rifampicin und Rifabutin erniedrigen den Clarithromycin-Spiegel. Delavirdin erhöht den Clarithromycin-Spiegel.

Schwangerschaft und Stillzeit. Kontraindiziert (embryotoxisch bei Primaten), Stillzeit: keine ausreichende Erfahrung.

Weitere Kontraindikationen. Makrolid-Allergie. Therapie mit Terfenadin, Cisaprid oder Pimozid. Bei Leberinsuffizienz möglichst nicht anwenden (sonst Dosisreduktion).

Pharmakokinetik

Serumspiegel:	mg/l	h	Dosis
	1-2	2	250 mg p.o.
	4,7	0,5	250 mg i.v.
Serum-HWZ (h):	norm. NF	starke NI	HD
	2-3,5	keine Daten	250 mg p.o.
	2,6-3,4	> 3,5	250 mg i.v.
Eiweißbindung:	konzentrationsabhängig ~70%		
Ausscheidung:	biliär 70-80%, renal 20-30%		
Metabolisierung:	80%		
Penetration: ++	Lunge, Leber/Galle, Nieren/Urin, Tonsillen, Mittelohr- und Bronchialsekret, Nasenschleimhaut, Granulozyten, Haut, Makrophagen		
0	Liquor		
	Intrazelluläre Penetration / Anreicherung		
Dialysierbar:	HD-, PD-		

Dosierung	p.o. (Nüchterneinnahme)	i.v. (Infusion über 30-60 Min)
Erwachsene:	2 x 250-500 mg	2 x 500 mg
Kinder: 1-12 Jahre	15 mg/kg in 2 Dosen	
6-12 Mo	10-15 mg/kg in 2 Dosen	
Bei NI:	keine Dosisreduktion bei oraler Verabreichung; bei i.v.-Therapie: 1. Tag normale Tagesdosis, ab 2. Tag halbe Tagesdosis; keine Elimination durch HD, CAPD, CVVH oder CVVHD	

Kommentar. Erst kürzlich wurde auch eine i.v.-Form (Klacid®) eingeführt. Im Vergleich zu Erythromycin hat Clarithromycin eine stärkere In-vitro-Aktivität gegen H. influenzae, M. catarrhalis, Staphylokokken, Streptokokken, Legionellen und Chlamydien. Auch die pharmakokinetischen Eigenschaften der neuen Makrolide sind günstiger: Roxithromycin erreicht deutlich höhere Serumspiegel, Clarithromycin ist besser gewebegängig. Bezüglich der Anreicherung im Gewebe gilt: Roxithromycin < Clarithromycin < Azithromycin. Aufgrund dieser Vorteile gegenüber Erythromycin sollten diese Präparate für die orale Therapie bevorzugt werden (Lit. 15). Neben den typischen Indikationen für Makrolide wird Clarithromycin eingesetzt zur H.-pylori-Eradikation und zur Therapie von atypischen Mykobakteriosen und Lepra.

Azalide

Azithromycin

Zithromax®, Ultreon®

Indikationen. Legionellose, Mykoplasmen- und Chlamydien-Infektionen, Keuchhusten, Tonsillopharyngitis, Otitis media, Sinusitis, Campylobacter-Enteritis, Shigellenruhr, Typhus/Paratyphus, enterale Salmonellosen, als Alternative bei Penicillin-Allergie: Pneumokokken-Pneumonie, Diphtherie, Erysipel, Lyme-Borreliose (Erythema migrans), Katzenkratzkrankheit.

Typisches Spektrum

+++	S. aureus	C. jejuni	Leptospiren	M. avium-intra-
	Streptokokken	H. pylori	Legionellen	cellulare-Komplex
	Pneumokokken	P. multocida	M. pneumoniae	M. kansasii
	M. catarrhalis	H. ducreyi	C. trachomatis	M. marinum
	Listerien	B. burgdorferi	C. pneumoniae	
	C. diphtheriae	Treponemen	Bartonellen	
++	Meningokokken	Peptostreptokokken	Prevotella	Aktinomyzeten
	Gonokokken	Propionibakterien	Porphyromonas	U. urealyticum
	H. influenzae	B.-fragilis-Gruppe		
+/0	MRSA	Koagulase neg.	Enterobakterien	C. perfringens
	Enterokokken	Staphylokokken	P. aeruginosa	Fusobakterien

Nebenwirkungen. Gastrointestinale Beschwerden (Übelkeit/Erbrechen, Diarrhoe, Bauchschmerzen,), Transaminasenerhöhung, Leberfunktionsstörungen, selten allergische Reaktionen (Exanthem), bei hoher Dosierung reversible Hörstörungen.

Wechselwirkungen. Verstärkte Wirkung und Toxizität von Ciclosporin und Digoxin.

Schwangerschaft und Stillzeit. Sicherheit nicht erwiesen.

Kontraindikationen. Überempfindlichkeit gegen Azalide und Makrolide. Bei schweren Leberfunktionsstörungen möglichst nicht anwenden.

Pharmakokinetik

Serumspiegel:	mg/l	h	Dosis	
	0,4-0,6	2	500 mg p.o.	
Serum-HWZ(h):	norm. NF	starke NI	HD	
	11-14	keine Daten	keine Daten	
Eiweißbindung:	konzentrationsabhängig 12-52%			
Ausscheidung:	vorwiegend biliär			
Metabolisierung:	ja			
Penetration: ++	Lunge, Sputum, Leber/Galle, Nieren/Urin, Bronchialsekret, Sinussekret (bei Entzündung), Tonsillen, Prostata und anderes Genitalgewebe, Granulozyten, Makrophagen, Haut			
0	Liquor, Kammerwasser			
	Intrazelluläre Penetration / Anreicherung			
Dialysierbar:	HD-, PD-			

Dosierung	p.o.
Erwachsene:	1 x 500 mg für 3 Tage
	oder 1. Tag: 1 x 500 mg, 2.-5. Tag: 1 x 250 mg
	bei Chlamydien-Urethritis oder Gonorrhoe: Einmalgabe von 1 g

---

Kinder:	10 mg/kg in 1 Dosis für 3 Tage
	oder 1. Tag: 10 mg/kg in 1 Dosis, 2.-5.Tag: 5 mg/kg in 1 Dosis
	bei Tonsillopharyngitis: 12 mg/kg in 1 Dosis für 5 Tage
	(Amerikanische Empfehlung, gute Übersicht in (Lit. 16); in
	Deutschland in dieser Dosierung noch nicht zugelassen.)
Bei NI:	keine Dosisreduktion
	keine Elimination durch HD, CAPD, CVVH oder CVVHD

Kommentar. Das antibakterielle Spektrum von Azithromycin entspricht dem der Makrolide. Im Vergleich zu Erythromycin hat es eine bessere In-vitro-Aktivität gegen H. influenzae, M. catarrhalis, Legionellen, M. pneumoniae, C. trachomatis und Gonokokken, und eine etwas schwächere gegen Staphylokokken und Streptokokken. Azithromycin besitzt ungewöhnliche pharmakokinetische Eigenschaften: Die Serumspiegel sind relativ niedrig, es werden jedoch sehr hohe und langanhaltende Gewebespiegel erreicht, die das bis zu 100-fache der Serumspiegel betragen. Die Substanz reichert sich intrazellulär an; HWZ im Gewebe im Mittel 2-4 Tage. Diese Eigenschaften ermöglichen eine Verkürzung der Therapiedauer und eine einmal tägliche Dosierung der Substanz. Bei der Behandlung der Chlamydien-Urethritis erwies sich die Einmalgabe von 1 g Azithromycin der 10-tägigen Therapie mit Doxycyclin als gleichwertig. Bei AIDS-Patienten ist Azithromycin zugelassen zur Prophylaxe der Mycobacterium-avium-Infektion (Ultreon®). Die Zulassung zur Therapie der Mycobacterium-avium-Infektion ist beantragt. Weitere neue Indikationen in diesem Zusammenhang wie die Pneumocystis carinii-Prophylaxe, zerebrale Toxoplasmose und Kryptosporidiose werden geprüft. Weiterer Vorteil gegenüber Makroliden: Arzneimittelinteraktionen mit Azithromycin sind weitaus seltener, da das Cytochrom P 450-System nicht beeinflusst wird (v.a. wichtig bei Patienten, die mit einer Vielzahl von Medikamenten behandelt werden). In den USA ist parenteral applizierbares Azithromycin zugelassen worden, erhältlich in internationalen Apotheken (z. B. für die Therapie einer Legionellose).

Ketolide
Telithromycin   Ketek®

Indikationen. Leichte bis mittelschwere Infektionen der Atemwege (nicht nosokomial erworbene Pneumonie, Sinusitis, Exazerbation einer chronischen Bronchitis), insbesondere durch Streptokokken, Pneumokokken, Mykoplasmen und Chlamydien bei Patienten ab 18 Jahren, Tonsillitis/Pharyngitis verursacht durch ß-hämolysierende Streptokokken bei Patienten ab 12 Jahren.

Typisches Spektrum

+++	Pneumokokken	Streptokokken	S. aureus	Mykoplasmen
	M. catarrhalis	Bartonellen	B. pertussis	H. pylori
	Legionellen	C. diphtheriae	Listerien	Peptostreptokokken
	Propionibakterien	C. perfringens	N. gonorrhoeae	N. meningitidis
	U. urealyticum	Chlamydien		
++	M.-avium-intra- cellulare-Komplex		H. influenzae	
+/0	Enterokokken	B.-fragilis-Gruppe	MRSA	Enterobakterien
	Koagulase neg.	Pseudomonaden	Acinetobacter	C. difficile
	Staphylokokken	M. tuberculosis	V. cholerae	C. jejuni

Nebenwirkungen. Am häufigsten gastrointestinale Beschwerden (Übelkeit, Erbrechen, Diarrhoe, Bauchschmerzen, vereinzelt pseudomembranöse Kolitis); Transaminasenerhöhung; Eosinophilie; neurologische Symptomatik wie z.B. Kopfschmerzen, Schwindel, Benommenheit; selten allergische Reaktionen (z.B. Ekzeme), Hypotonie, Vorhofflimmern.

Wechselwirkungen. Bei gleichzeitiger Gabe mit Ketek® können die Plasmaspiegel und damit die Wirkungen/Nebenwirkungen der folgenden Arzneimittel erhöht werden: Benzodiazepine (Midazolam, Triazolam, Alprazolam), Ciclosporin, Tacrolimus, Digoxin, Levonorgestrel; zu einer Reduktion der Plasmaspiegel von Telithromycin kann es bei Rifampicin, Phenytoin, Carbamazepin, Johanniskraut kommen.

Schwangerschaft und Stillzeit. Sicherheit in der Schwangerschaft nicht erwiesen; in der Stillzeit kontraindiziert.

Kontraindikationen. Gleichzeitige Einnahme von Cisaprid, Mutterkornalkaloide, Pimozid, Astemizol und Terfenadin. Während der Einnahme von Ketek® die Behandlung mit Arzneimitteln wie Simvastatin, Atorvastatin und Lovastatin unterbrechen; angeborenes QT-Syndrom in der Anamnese, bekannte, erworbene QT-Intervallverlängerung.

Pharmakokinetik

Serumspiegel:	mg/l	h	Dosis
	2-3,5	1-3	800 mg
Serum-HWZ(h):	norm. NF	starke NI	HD
	10-14	keine Daten	keine Daten
Eiweißbindung:	60-70%		
Ausscheidung:	vorwiegend biliär, renal 17%; keine Dosisanpassung bei Leber-, Nierenschädigung		
Metabolisierung:	gering		
Penetration: ++	Tonsillen, Bronchialmukosa, Alveolarfilm		
	intrazelluläre Penetration/Anreicherung (z.B. Makrophagen, neutrophile Granulozyten)		
Dialysierbar:	bisher nicht untersucht		

Dosierung	p.o
Erwachsene > 18 Jahre:	800 mg (2 Tbl.) einmal täglich für 5 bis 10 Tage
Kinder 12-18 Jahre:	800 mg (2 Tbl.) einmal täglich für 5 Tage
Bei NI (< 30 ml/min):	400 mg (1 Tbl.) einmal täglich

Kommentar. Vertreter einer neuen Klasse von Antibiotika (Ketolide), die aus der Familie der Makrolide, Lincosamide, Streptogramine hervorgeht; gleichzeitig zweifacher Wirkmechanismus am Ribosom, dadurch Erschwerung der Induktion von Resistenzen; gegenüber herkömmlichen Makroliden erweitertes Wirkspektrum, erfasst auch Makrolid- und Penicillin-resistente Stämme (einschließlich Pneumokokken); gegen H. influenzae wirksamer als Erythromycin oder Clarithromycin; nach bisherigen Daten bei leichten Infektionen Therapiedauer von 5 Tagen ausreichend; eingeschränkte klinische Erfahrung verfügbar, da erst vor kurzem zugelassen (Lit. 17,18).

Lincosamide

Clindamycin   Sobelin® u.a.

Indikationen. Kombinationstherapie bei Infektionen durch Anaerobier (intraabdominelle Abszesse, Peritonitis, septischer Abort, Becken-Abszesse, Endometritis, Lungenabszesse, Aspirationspneumonie), Staphylokokken (Abszesse, Osteomyelitis) (nicht 1. Wahl) und schwere Infektionen durch A-Streptokokken (Kombination mit Penicillin G), sowie Streptokokken-Infektionen bei Patienten mit Penicillin-Allergie.

Typisches Spektrum

+++	S. aureus	Pneumokokken	C. diphtheriae	Fusobakterien
	Streptokokken	Listerien	C. perfringens (k)	
++	Koagulase neg.	Peptostreptokokken	Prevotella	Aktinomyzeten
	Staphylokokken	B.-fragilis-Gruppe	Porphyromonas	M. hominis
	Propionibakterien			
+/0	MRSA	Gonokokken	Enterobakterien	E. corrodens
	Enterokokken	H. influenzae	P. aeruginosa	M. pneumoniae
	Meningokokken	M. catarrhalis	P. multocida	Chlamydien

Nebenwirkungen. Gastrointestinale Beschwerden (Antibiotika-assoziierte Diarrhoe 2-30%, nur ein kleiner Teil entwickelt pseudomembranöse Kolitis durch C. difficile-Toxine), Transaminasenerhöhung, in Einzelfällen Leberzellschädigung und Cholestase, selten allergische Reaktionen, Thrombophlebitis, Leukopenie.

Wechselwirkungen. Clindamycin kann die Wirkung von Muskelrelaxantien verstärken (Cave: Atemstillstand).

Schwangerschaft und Stillzeit. Strenge Indikationsstellung (Sicherheit nicht erwiesen, Übertritt in die Muttermilch, Sensibilisierung und Diarrhoe beim Säugling möglich).

Kontraindikationen. Allergie gegen Lincomycine, entzündliche Darmerkrankungen. Vorsicht bei vorbestehender Diarrhoe. Bei schwerer Leberinsuffizienz möglichst nicht anwenden (ggf. Dosisreduktion auf max. 3 x 300 mg).

Pharmakokinetik

Serumspiegel:	mg/l	h	Dosis	
	2,5-3	1	150 mg p.o.	
	4,8-6	1	300 mg i.m.	
	10	1	600 mg i.v.	

Serum-HWZ(h):	norm. NF	starke NI	HD
	2,2-3,3	2,3-3,7	1,5-3

Eiweißbindung:	84-94%	
Ausscheidung:	renal und biliär	
Metabolisierung:	60-80%	
Penetration:	++	Urin, Galle, fetaler Kreislauf, Pleuraflüssigkeit, Aszites, Haut, Knochen, Abszess, Muttermilch
	+	Sputum
	0	Liquor
Dialysierbar:	HD-, PD-	

Dosierung	i.m. / i.v.	p.o.
Erwachsene:	1,2-2,4 g(-2,7) g	4 x 150-450 mg
	in 2-4 Dosen	
Kinder:	15-40 mg/kg	10-40 mg/kg
	in 3-4 Dosen	in 3-4 Dosen
Neugeborene: > 1Wo	20 mg/kg in 4 Dosen	
< 1Wo	15 mg/kg in 3 Dosen	
Bei NI:	keine Dosisreduktion	
	keine Elimination durch HD, CAPD, CVVH oder CVVHD	

Kommentar. Etwa 5-10% der Bacteroides fragilis-Stämme sind resistent gegen Clindamycin, bei nosokomialen Infektionen liegt der Prozentsatz noch höher (Lit. 19). Zur Therapie einer B.-fragilis-Endokarditis oder -Sepsis ist Metronidazol wegen der stärkeren Bakterizidie zu bevorzugen. Während der Therapie von Staphylokokken-Infektionen ist Resistenzentwicklung möglich, deshalb penicillinasefeste Penicilline, Cephalosporine oder Glykopeptide bevorzugen. Bei Auftreten von Diarrhoe unter Clindamycin ist die Abklärung einer pseudomembranösen Kolitis indiziert und gegebenenfalls das Abbrechen der Therapie erforderlich. Die Angaben über die Häufigkeit schwanken von 0,01 bis 10%. Clindamycin kann in Kombination mit Pyrimethamin zur Behandlung der zerebralen Toxoplasmose bei AIDS-Patienten bei Sulfonamid-Unverträglichkeit eingesetzt werden. Therapie einer leichten bis mäßig schweren Pneumocystis-carinii-Pneumonie bei AIDS-Patienten in Kombination mit Primaquin, der Malaria durch P. falciparum in Kombination mit Chloroquin.

Cotrimoxazol

Eusaprim®, Supracombin® u.a.

Trimethoprim/Sulfamethoxazol
(TMP/SMZ)

Indikationen. Harnwegsinfekte (Akuttherapie und Langzeitrezidivprophylaxe), Pyelonephritis, akute Exazerbation einer chronischen Bronchitis, Pneumocystis carinii-Pneumonie (Therapie bei Immundefizienz und Prophylaxe bei AIDS-Patienten), Prostatitis, Typhus, Paratyphus, schwere Salmonellen-Enteritis, Shigellose, Nocardiose, Brucellose, Listeriose, Infektionen durch Stenotrophomonas, B. cepacia.

Typisches Spektrum

+++	S. aureus	Providencia	Shigellen	Nocardien
	E. faecalis (u)	Citrobacter	Y. enterocolitica	M. marinum
	Listerien	E. cloacae	S. maltophilia	M. fortuitum
	Klebsiellen	Salmonellen	Aeromonas	Pneumocystis carinii
++	MRSA	Streptokokken	H. influenzae	B. cepacia
	Koagulase neg.	(nicht Gr. B)	andere	V. cholerae
	Staphylokokken	Meningokokken	Enterobakterien	Legionellen
	Pneumokokken	M. catarrhalis	Brucellen (k)	
+/0	B-Streptokokken	Gonokokken	Mykoplasmen	E. faecium
	P. aeruginosa	Anaerobier	Chlamydien	

Nebenwirkungen. Allergische Reaktionen und/oder toxische Hautreaktionen (Exanthem häufig, v.a. bei AIDS-Patienten, Erythema nodosum, Lupus erythematodes, toxische epidermale Nekrolyse (Lyell-Syndrom), Stevens-Johnson-Syndrom, Phototoxizität, pulmonale Infiltrate, Serum-Krankheit und Anaphylaxie selten), gastrointestinale Beschwerden (Diarrhoe, Übelkeit, Erbrechen), Thrombozytopenie, Leukopenie, selten Knochenmarksdepression (reversibel, v.a. bei langer Therapie), sehr selten Agranulozytose, selten Ikterus, hepatozelluläre Nekrosen. Hyperkaliämie (bis 21%, v.a. bei hohen Dosen), Serumkreatinin-Anstieg. Bei vorbestehender Niereninsuffizienz Verschlechterung der Nierenfunktion. In Einzelfällen Meningitis. Bei AIDS-Patienten: pulmonale Infiltrate, Blutdruckabfall, Fieber.

Wechselwirkungen. Erhöhte Serumspiegel und Toxizität von Methotrexat. Wirkungssteigerung von Cumarinderivaten, Phenytoin, Thiopental und Sulfonylharnstoffen. Erhöhter Serumspiegel von Rifampicin. Reversible Verschlechterung der Nierenfunktion unter Ciclosporin. Blutbildveränderungen unter Pyrimethamin. Antileukämische Wirkung von 6-Mercaptopurin eingeschränkt.

Rot: Antibiotikum der Wahl

Schwangerschaft und Stillzeit. Kontraindiziert im 1. Trimenon (potentiell embryotoxisch/teratogen) und 4 Wochen vor dem errechneten Geburtstermin, strenge Indikationsstellung im 2. und 3. Trimenon und während der Stillzeit (Cave: Kernikterus, besonders bei Frühgeborenen). Säuglinge mit Glucose-6-Phosphat-Dehydrogenase-Mangel sollten nicht gestillt werden.

Weitere Kontraindikationen. Überempfindlichkeit gegen Sulfonamide oder Trimethoprim, Erythema exsudativum multiforme, schwere Niereninsuffizienz, schwere Leberfunktionsstörungen, akute hepatische Porphyrie, Schäden des hämatopoetischen Systems, Hb-Anomalien, angeborener Glucose-6-Phosphat-Dehydrogenase-Mangel, 1. Lebensmonat (insbes. Frühgeborene und Neugeborene mit Hyperbilirubinämie).

Pharmakokinetik

Serumspiegel:	mg/l	h	Dosis
TMP	1,5-3	2	160 mg p.o.
SMZ	50-60	2	800 mg p.o.
Serum-HWZ(h):	norm. NF	starke NI	HD
TMP	9-12	25	9-10
SMZ	9-11	27	10-11
Eiweißbindung:			
TMP	40%		
SMZ	65%		
Ausscheidung:	vorwiegend renal		
Metabolisierung:			
TMP	10-15%		
SMZ	20-30%		
Penetration: ++	Urin, Galle, Pleuraflüssigkeit, Knochen, Niere, Leber, Prostata, Liquor, Lunge, Bronchialsekret		
0	Gehirn, Haut, Fettgewebe		
Dialysierbar:	HD+, PD+		

Dosierung	p.o. (TMP / SMZ) nach den Mahlzeiten	i.v. (TMP / SMZ)
Erwachsene:	2 x 160 / 800 mg Langzeittherapie von Harnwegsinfekten: 1-2 x 40 / 200 mg	8-20 / 40-100 mg/kg in 2-4 Dosen Therapie der Pneumocystis-Pneumonie: 20 / 100 mg/kg in 4 Dosen
Kinder: 6-12 Jahre	2 x 80 / 400 mg Langzeittherapie von Harnwegsinfekten: 1 x 40 / 200 mg	
6 Mo-5 Jahre	2 x 40 / 200 mg	
6 Wo-5 Mo	2 x 20 / 100 mg	
alle Altersstufen		10-20 / 50-100 mg/kg in 2-4 Dosen
Bei NI:	nach Möglichkeit Alternativpräparat Initialdosis: 160 / 800 mg p.o.	

Cr-Clearance (ml/min)	Max. Dosis (mg)	/	Intervall (h)
30-15	160 / 800	/	24
< 15	nicht empfohlen		
HD	160 / 800	/	24
	Dosis nach HD geben		
CAPD	160 / 800	/	48
CVVH/CVVHD	160 / 800	/	24

Kommentar. Bewährtes Chemotherapeutikum. Bei Langzeittherapie Blutbildkontrollen! Andere Kombinationspräparate mit anderen Sulfonamiden bzw. Pyrimidin-Derivaten bieten keine therapeutischen Vorteile (Ausnahme: Bei Pneumocystis carinii-Pneumonie wird TMP in Kombination mit Dapson eingesetzt). Zunehmend Resistenzprobleme, daher Empfindlichkeitstestung beachten. Grosse lokale Unterschiede bei den Resistenzhäufigkeiten, da TMP-Resistenz u.a. durch Plasmide und Transposons schnell ausgebreitet wird.

Fosfomycin   Infectofos®

Indikationen. Infektionen durch empfindliche Erreger bei Patienten mit Allergie gegen andere Antibiotika. Alternativ-Therapeutikum bei Staphylokokken-Infektionen wie Osteomyelitis, Shunt-Meningitis, Abszessen.

Typisches Spektrum

+++	S. aureus	E. coli	Serratia	Shigellen
	Streptokokken	P. mirabilis	Salmonellen	Y. enterocolitica
	Pneumokokken	Citrobacter		
++	Koagulase neg.	Meningokokken	H. influenzae	Providencia
	Staphylokokken	M. catarrhalis	Klebsiellen	Enterobacter
	E. faecalis			
+/0	MRSA	P. vulgaris	Morganella	P. aeruginosa
	E. faecium			

Nebenwirkungen. Gastrointestinale Beschwerden wie Übelkeit, Erbrechen, Diarrhoe, Phlebitis, Anstieg der Transaminasen und der alkalischen Phosphatase, selten allergische Reaktionen.

Wechselwirkungen. Keine klinisch relevanten.

Schwangerschaft und Stillzeit. Sicherheit nicht erwiesen.

Kontraindikationen. Überempfindlichkeit gegen Fosfomycin.

Pharmakokinetik

Serum-HWZ:		1,5-2,5 h, bei starker NI 11 h
Eiweißbindung:		< 10%
Ausscheidung:		renal
Metabolisierung:		keine
Penetration:	++	Gewebe
	+	Liquor (bei Meningitis)

Dialysierbar:	HD+, PD?		
Dosierung	i.v.		
Erwachsene:	2-3 x 2-5 g		
Kinder:	150-300 mg/kg		
Neugeborene:	100 mg/kg		
Bei NI:	Initialdosis: 5 g		

Cr-Clearance (ml/min)	Max. Dosis (g)	/	Intervall (h)
50-10	5	/	24
< 10	2,5	/	24
HD	2,5	/	24
	Dosis nach HD geben		
CAPD	keine Daten		
CVVH/CVVHD	keine Daten		

Kommentar. Hohen Natriumgehalt beachten (14,5 mmol/g Fosfomycin)! Fosfomycin ist mit keinem anderen Antibiotikum chemisch verwandt, daher keine Kreuzresistenzen und -allergien. Da die In-vitro-Resistenztestung nicht immer zuverlässig ist, sollte bei schweren Infektionen z.B. mit einem ß-Laktam-Antibiotikum kombiniert werden.

Fosfomycin-Trometamol   Monuril®

Indikationen. Akute unkomplizierte Harnwegsinfektionen bei Frauen.

Typisches Spektrum

+++	S. aureus	E. faecalis	Citrobacter	Shigellen
	Streptokokken	E. coli	Serratia	Y. enterocolitica
	Pneumokokken	P. mirabilis	Salmonellen	
++	Koagulase neg. Staphylokokken	Klebsiellen	Providencia	Enterobacter
+/0	MRSA E. faecium	P. vulgaris	Morganella	P. aeruginosa

Nebenwirkungen. Gastrointestinale Beschwerden wie Übelkeit, Erbrechen, Diarrhoe, allergische Hautreaktionen.

Wechselwirkungen. Die Gabe von Metoclopramid soll um 2-3 h zeitversetzt erfolgen.

Schwangerschaft und Stillzeit. Sicherheit nicht erwiesen.

Weitere Kontraindikationen. Kinder < 12 Jahre, Niereninsuffizienz.

Pharmakokinetik

Serum-HWZ:	3-4 h
Eiweißbindung:	ca. 10%
Ausscheidung:	renal
Metabolisierung:	keine

| Max. Harnkonzentration: | 2 g/l nach 2-4 h |
| Dialysierbar: | HD+, PD? |

Dosierung	p.o. (Nüchterneinnahme)
Erwachsene:	Einmalgabe von 1 Beutel
	(entspricht 3 g Fosfomycin)

Kommentar. Fosfomycin-Trometamol ist eine oral resorbierbare Formulierung von Fosfomycin. Die therapeutisch ausreichend hohen Urinkonzentrationen über 36-48 Stunden ermöglichen die Einmalgabe bei unkomplizierter Zystitis.

Fusidinsäure   Fucidine®

Indikationen. Alternative zu Vancomycin bei Infektionen durch Oxacillin-(Methicillin-)resistente Staphylokokken; Staphylokokken-Infektionen bei Penicillin-Allergie.

Typisches Spektrum

+++	S. aureus	Streptokokken	C. diphtheriae	
++	Koagulase neg. Staphylokokken	MRSA		
+/0	Pneumokokken	Enterokokken	Enterobakterien	P. aeruginosa

Nebenwirkungen. gastrointestinale Beschwerden (Magenschmerzen, Erbrechen, Diarrhoe, Obstipation); lokale Reizerscheinungen und Hämolysen nach i.v. Injektion (daher nur als Dauerinfusion), reversibler Ikterus (v.a. bei parenteraler Anwendung), Leberfunktionsstörungen, selten allergische Reaktionen.

Wechselwirkungen. Tabletten nicht gleichzeitig mit alkalisierenden Substanzen (z.B. Antazida) einnehmen.

Schwangerschaft und Stillzeit. Weitgehend unbedenklich, jedoch Vorsicht kurz vor der Geburt und beim Stillen von Neugeborenen (Cave: Kernikterus).

Kontraindikationen. Überempfindlichkeit gegen Fusidinsäure. Vorsicht bei ikterischen Patienten, insbesondere Frühgeborenen und Neugeborenen mit Icterus neonatorum oder Azidose (Cave: Kernikterus).

Pharmakokinetik

Serumspiegel:	mg/l	h	Dosis
	20-30	2	0,5 g p.o.
Serum-HWZ(h):	norm. NF	starke NI	HD
	4-6	6-8	keine Daten
Eiweißbindung:	95%		
Ausscheidung:	vorwiegend biliär		
Metabolisierung:	80-90%		
Penetration: ++	Knochen, Galle, Bronchialsekret, Synovialflüssigkeit, Eiter		
+	Kammerwasser		
0	Liquor, Muttermilch		
Dialysierbar:	HD-, PD-		

Dosierung	p.o. (Einnahme zu den Mahlzeiten)
	i.v. Infusion über 2-4 Std.
Erwachsene:	3 x 500 mg
Kinder:	20-30 mg/kg in 3 Dosen
Bei NI:	keine Dosisreduktion
	keine Elimination durch HD, CAPD, CVVH oder CVVHD

Kommentar. Fusidinsäure ist chemisch mit anderen Antibiotika nicht verwandt, daher keine Kreuzresistenz und Kreuzallergie. Häufig Resistenzentwicklung während der Therapie, daher Kombination mit Penicillin G bzw. anderen Staphylokokken-wirksamen Antibiotika empfohlen. Fusidinsäure verdrängt Bilirubin aus seiner Eiweißbindung. Kontrolle der Leberwerte, bei steigendem Serum-Bilirubin Therapieabbruch. Keine i.m.-Verabreichung wegen lokaler Nekrosen. Reserve-Antibiotikum.

Nitroimidazole

Metronidazol   Flagyl®, Clont® u.a.

Indikationen. Infektionen durch Anaerobier wie z.B. intraabdominelle Abszesse, Gangrän, Aspirationspneumonie, Peritonitis, jeweils in Kombination mit einem Cephalosporin III oder Aminoglykosid; Trichomoniasis, Gardnerella-Vaginitis, Amöbiasis (intestinal, Leberabszess), Giardiasis, Prophylaxe in der Dickdarmchirurgie, pseudomembranöse Kolitis.

Typisches Spektrum

+++	H. pylori (k)	Prevotella	C. perfringens	Peptostreptokokken
	B.-fragilis-Gruppe	Porphyromonas	C. difficile	G. vaginalis
+/0	aerobe und fakultativ anaerobe Keime			
	Aktinomyzeten			

Nebenwirkungen. Alkoholintoleranz (bis 48 h nach letzter Gabe), bei höherer Dosierung zentralnervöse Störungen (Schwindel, Krämpfe, Ataxie), periphere Neuropathie, Kopfschmerzen, gastrointestinale Beschwerden (insgesamt 12%; Erbrechen, Appetitlosigkeit, Geschmacksirritationen, Übelkeit), reversible Neutropenie, selten Exantheme, Urtikaria, Urinverfärbung (harmlos), in Einzelfällen Pankreatitis.

Wechselwirkungen. Metronidazol verstärkt die Wirkung von oralen Antikoagulantien. Bei gleichzeitiger Gabe von Metronidazol und Disulfiram kann es zu psychotischen Reaktionen kommen. Disulfiram-artige Wirkung bei gleichzeitigem Genuss von Alkohol. Beschleunigter Abbau von Metronidazol durch Phenobarbital oder Phenytoin. Erhöhtes Risiko für periphere Neuropathien bei Kombination mit Zalcitabin.

Schwangerschaft und Stillzeit. Strenge Indikationsstellung, möglichst nur lokale Anwendung (bei vaginaler Verabreichung stehen ca. 20% der Dosis systemisch zur Verfügung). Im Tierversuch mutagen, für Menschen scheint jedoch kein Teratogenitätsrisiko zu bestehen (Lit. 20). Stillzeit: bei systemischer Einmalgabe 24 h nicht stillen, Milch abpumpen und verwerfen.

Kontraindikationen. Überempfindlichkeit gegen 5-Nitroimidazole (Metronidazol, Nimorazol, Tinidazol). Vorsicht bei schweren Leberschäden (ggf. Reduktion auf ½ Normaldosis), Erkrankungen des ZNS, des peripheren Nervensystems und des hämatopoetischen Systems.

Rot: Antibiotikum der Wahl

Pharmakokinetik

Serumspiegel:	mg/l	h	Dosis
	13-15	1	500 mg i.v.
Serum-HWZ(h):	norm. NF	starke NI	HD
	6-14	8-15	2,6

Eiweißbindung:	20%
Ausscheidung:	vorwiegend renal (60-80%)
Metabolisierung:	40%
Penetration ++	Liquor, Hirn, Leber, Knochen, Galle, Lunge, Vaginalsekret, Aszites, Uterus, Muttermilch, Fruchtwasser, Hirnabszess, Haut
Dialysierbar:	HD+, PD-

Dosierung

	i.v. Infusion über 1 Std. (25 mg/min)	p.o.
Erwachsene:	3 x 500 mg	2-3 x 400 mg
Kinder:	15-30 mg/kg in 2-3 Dosen	20-30 mg/kg in 2-3 Dosen
	(andere Dosierungen bei Parasiteninfektionen beachten! Siehe "Spezifische Infektionserkrankungen")	

Bei NI:

Cr-Clearance (ml/min)	Max. Dosis (mg)	/	Intervall (h)
< 10	500	/	12
HD	500	/	12
	eine Dosis nach HD geben		
CAPD	500	/	12
CVVH/CVVHD	500	/	8

Bei stark eingeschränkter Leberfunktion: ½ Tagesdosis

Kommentar. Ein preiswertes und parenteral zuverlässig wirkendes Chemotherapeutikum bei Anaerobier-Infektionen, insbesondere bei Sepsis, Endokarditis, Meningitis und Hirnabszess. Metronidazol ist häufig noch wirksam gegen B. fragilis-Stämme, die gegen Clindamycin oder Cefoxitin resistent sind. Klinisch wirksam gegen Protozoen (Entamoeba histolytica, Giardia lamblia, Trichomonas vaginalis).

Glykopeptid-Antibiotika

Vancomycin   Vancomycin® u.a.

Indikationen. Infektionen durch Oxacillin-(Methicillin-)resistente Staphylokokken, Enterococcus faecium, multiresistente Pneumokokken und Corynebacterium jeikeium, als Alternative bei Penicillin/Cephalosporin-Allergie zur Behandlung schwerer Staphylokokken-, Streptokokken- und Enterokokken-Infektionen wie z.B. Sepsis, Endokarditis. Oraltherapie der pseudomembranösen Kolitis bei Nichtansprechen oder Unverträglichkeit von Metronidazol.

Typisches Spektrum

+++	S. aureus (auch MRSA) Koagulase neg. Staphylokokken	Streptokokken Pneumokokken E. faecalis E. faecium	Listerien C. diphtheriae C. jeikeium Aktinomyzeten	C. perfringens C. difficile Propionibakterien
+/0	alle gramnegativen Keime			

Nebenwirkungen. Ototoxisch (sehr selten) und/oder nephrotoxisch v.a. bei gleichzeitiger Gabe von Aminoglykosiden, Schleifendiuretika oder Amphotericin B. Allergische Reaktionen (Exantheme, Urtikaria, Fieber, Eosinophilie, Anaphylaxie), bei zu schneller Infusion (< 1 h, > 10 mg/min) Hautrötung ("red man") und Blutdruckabfall. Thrombophlebitis, Neutropenie, Thrombozytopenie, Übelkeit, selten pseudomembranöse Kolitis.

Wechselwirkungen. Verstärkung der Nephro- und Ototoxizität von Aminoglykosiden und Schleifendiuretika, verstärkte Nephrotoxizität unter Amphotericin B. Wirkungsverstärkung /-verlängerung von Muskelrelaxantien.

Schwangerschaft und Stillzeit. Strenge Indikationsstellung (Sicherheit nicht erwiesen, Übertritt in die Muttermilch).

Kontraindikationen. Akutes Nierenversagen und vorbestehende Schwerhörigkeit. Allergie gegen Vancomycin.

Pharmakokinetik

Serumspiegel:

mg/l	h	Dosis
20-50	2	1 g i.v.
5-10	12	1 g i.v.
keine Resorption nach oraler Gabe		

Serum-HWZ(h):

norm. NF	starke NI	HD
4-8	160-240	CAPD = 30-95

Ausscheidung: vorwiegend renal

Metabolisierung: 5%

Penetration:
++	Pleura-, Perikard-, Synovialflüssigkeit, Aszites, Urin, Galle
+	Liquor (bei Meningitis)
0	Liquor

Dialysierbar: HD±, PD±

Dosierung

i.v., Infusion über mindestens 1 Stunde

Erwachsene:
2 x 1 g
Behandlung der pseudomembranösen Kolitis:
4 x 125(-500) mg p.o.

Kinder:
20-40 mg/kg in 4 Dosen
bei Meningitis: 60 mg/kg in 4 Dosen
Behandlung der pseudomembranösen Kolitis:
20-40 mg/kg p.o. in 4 Dosen

Neugeborene:
> 1 Wo	30 mg/kg in 3 Dosen
< 1 Wo	20 mg/kg in 2 Dosen

Bei NI:

Cr-Clearance (ml/min)	Max. Dosis (g)	/	Intervall (Tage)
50-10	1	/	1
< 10	1	/	7-14
HD	1	/	4-14
	Dosis nach HD geben		
CAPD	1	/	7-14
CVVH/CVVHD	1	/	1- 4

Anpassung des Dosierungsintervalls nach Serumspiegelbestimmung!

Kommentar. Vancomycin ist ein älteres Antibiotikum, dessen Verträglichkeit durch neue Herstellungsverfahren verbessert wurde. Die routinemäßige Kontrolle der Serumspiegel wird nicht mehr empfohlen. Sinnvoll sind Spiegelkontrollen bei gleichzeitiger Behandlung mit Aminoglykosiden, bei Patienten mit instabiler Nierenfunktion, dialysepflichtigen Patienten oder bei hoher Dosierung (z.B. bei Pneumokokken-Meningitis) (Lit. 21) Blutentnahme für Spitzenspiegelbestimmung erst 2 Stunden nach Beendigung der Infusion (schlechte Reproduzierbarkeit bei früherer Entnahme aufgrund variabler Pharmakokinetik). Die Serumspiegelbestimmung mittels Fluoreszenzpolarisationsimmunoassay (FPIA) kann zu hohe Werte ergeben (Lit. 22). Synergismus mit Aminoglykosiden oder Rifampicin gegen Staphylokokken, Enterokokken, Streptokokken und Listerien. Selten kommen Teicoplanin-resistente, Vancomycin-empfindliche Stämme von Koagulase-negativen Staphylokokken vor. In den USA Probleme mit Vancomycin-resistenten Enterokokken (> 20% auf den Intensivstationen), in Einzelfällen auch Vancomycin-resistente S. aureus.

Glykopeptid-Antibiotika

Teicoplanin   Targocid®

Indikationen. Infektionen durch Oxacillin-(Methicillin-)resistente Staphylokokken, Enterococcus faecium, multiresistente Pneumokokken und Corynebacterium jeikeium, als Alternative bei Penicillin/Cephalosporin-Allergie zur Behandlung schwerer Staphylokokken-, Streptokokken- und Enterokokken-Infektionen wie z.B. Sepsis, Endokarditis.

Typisches Spektrum

+++	S. aureus	Streptokokken	Listerien	C. perfringens
	(auch MRSA)	Pneumokokken	C. diphtheriae	C. difficile
	Koagulase neg.	E. faecalis	C. jeikeium	Propionibakterien
	Staphylokokken	E. faecium	Aktinomyzeten	
	(nicht S. haemolyticus)			
++	S. haemolyticus			
+/0	alle gramnegativen Keime			

Nebenwirkungen. Allergische Reaktionen (Exantheme, Juckreiz, Fieber), leichte Schmerzen an der Injektionsstelle, Thrombozytopenie, passagerer Anstieg der Transaminasen und alkalischen Phosphatasen, gastrointestinale Beschwerden (Übelkeit, Diarrhoe). In Einzelfällen Beeinträchtigung der Nieren- und Hörfunktion.

Wechselwirkungen. Keine klinisch relevanten. Getrennte Verabreichung von anderen Antibiotika bei Kombinationstherapie.

Schwangerschaft und Stillzeit. Strenge Indikationsstellung (Sicherheit nicht erwiesen).

Kontraindikationen. Allergie gegen Teicoplanin.

Pharmakokinetik

Serumspiegel:	mg/l	h	Dosis
	32	1	400 mg i.v.
	4	24	400 mg i.v. einmalig
	5-7	24	200 mg i.m. im steady state
Serum-HWZ(h):	norm. NF	starke NI	HD
	30-60	100-240	keine Daten
Ausscheidung:	vorwiegend renal		

Rot: Antibiotikum der Wahl

Metabolisierung:	5%
Penetration: ++	Pleura-, Perikard-, Synovialflüssigkeit, Aszites, Urin, Galle, Haut
0	Liquor
Dialysierbar:	HD-, PD-

Dosierung	i.v / i.m.
Erwachsene:	initial 400-800 mg,
	dann 1 x 200-400 mg
	lebensbedrohliche Infektionen:
	bis zum 4. Tag 800 mg (ca. 12 mg/kg) i.v. in 1-2 Dosen
	→Talspiegel > 10 mg/l
	bei septischer Arthritis, i.v.-Drogenabusus und Monotherapie
	bei Staphylokokken-Endokarditis:
	initial 3 x 12 mg/kg im Abstand von 12 h, dann 12 mg/kg
	→ Talspiegel > 20 mg/l
	(normalerweise Kombinationstherapie mit 6 mg/kg Teicoplanin)
Kinder: > 2 Mo	initial 3 x10 mg/kg alle 12h,
	dann 6-10 mg/kg in 1 Dosis
< 2 Mo	initial 16 mg/kg,
	dann 8 mg/kg in 1 Dosis
Bei NI:	Initialdosis: 400-800 mg

Cr-Clearance (ml/min)	Max. Dosis (mg)	/	Intervall (Tage)
50-10	400	/	2
< 10	400	/	3-7
HD	400	/	3-7
CAPD	400	/	3-7
CVVH/CVVHD	400	/	2-7

Anpassung des Dosierungsintervalls nach Serumspiegel-bestimmung!

Kommentar. Weniger toxisch und einfacher in der Anwendung als Vancomycin. Einmal tägliche Verabreichung als i.v. Bolus oder i.m. möglich, daher auch im ambulanten Bereich einsetzbar. Serumspiegelkontrollen (Talspiegel > 10 mg/l) außer in bestimmten klinischen Situationen (Niereninsuffizienz, Endokarditis, septische Arthritis, chron. Osteomyelitis) nicht erforderlich. Bei Behandlung > 3 Wochen regelmäßige Kontrolle von Leber-, Nieren- und Hörfunktion. Höhere Aktivität als Vancomycin gegen Enterokokken und C. difficile. Synergismus mit Aminoglykosiden oder Rifampicin gegen Staphylokokken, Enterokokken, Streptokokken und Listerien. Selten kommen Teicoplanin-resistente, Vancomycin-empfindliche Stämme von Koagulase-negativen Staphylokokken vor. Kreuzallergie mit Vancomycin ca. 50%. In den USA Probleme mit Vancomycin/Teicoplanin-resistenten Enterokokken (Resistenzgen vanA).

Streptogramine
Quinupristin/Dalfopristin   Synercid®

Indikationen. Nosokomiale Pneumonien und Haut- und Weichteilinfektionen durch grampositive Erreger, gegen die kein anderes Antibiotikum wirksam ist. Klinisch relevante Infektionen durch Glykopeptid-resistente E. faecium.

Typisches Spektrum

+++	S. aureus (auch MRSA)	Koagulase neg. Staphylokokken	Streptokokken Pneumokokken	E. faecium
++	Gonokokken	M. catarrhalis	Peptostreptokokken	
+/0	E. faecalis	H. influenzae	Enterobakterien	P. aeruginosa

Nebenwirkungen. Schmerzen an der Injektionsstelle, Phlebitis (nicht bei Verabreichung über ZVK über 1 Stunde, anschließend Spülung mit 5%iger Glukoselösung), gastrointestinale Beschwerden (Übelkeit, Erbrechen, Diarrhoe), Exantheme, Arthralgien, Myalgien, Erhöhung von direktem und indirektem Bilirubin, Anstieg der Transaminasen und γ-GT. Im Tierversuch bei hohen Dosen QT-Zeit-Verlängerung.

Wechselwirkungen. Quinupristin/Dalfopristin hemmt den Metabolismus von Ciclosporin, Midazolam, Nifedipin, Terfenadin und Tacrolimus. Serumspiegelbestimmung und gegebenenfalls Dosisanpassung von Ciclosporin bei gleichzeitiger Behandlung erforderlich.

Schwangerschaft und Stillzeit. Klinische Daten liegen noch nicht vor. In der Schwangerschaft nur bei vitaler Indikation. Stillzeit: kontraindiziert.

Weitere Kontraindikationen. Allergie gegen Streptogramine. Schwere Leberinsuffizienz. Gleichzeitige Verabreichung mit Mutterkornalkaloiden und mit Medikamenten, die durch das Cytochrom P450 3A4-Enzymsystem metabolisiert werden und das QT-Intervall verlängern können (z.B. Terfenadin, Cisaprid (in Deutschland nicht mehr zugelassen), Antiarrhythmika der Klassen Ia und III) vermeiden. Bisher nicht zugelassen für Kinder < 18 Jahre.

Pharmakokinetik

Serumspiegel:	mg/l	h	Dosis
Quinupristin u. Metabolite	2,8	1	2,25 mg/kg i.v. über 1 h im steady state
Dalfopristin u. Metabolite	7,2	1	5,25 mg/kg i.v. über 1 h im steady state
Serum-HWZ(h):	norm. NF	starke NI	HD
	1	keine Daten	keine Daten

Eiweißbindung:		
Quinupristin	55-94%	
Dalfopristin	10-36%	
Ausscheidung:	80% fäkal, dabei vorwiegend biliär, 15%-19% renal	
Metabolisierung:	?	
Penetration: ++	Hautblasen Anreicherung in Makrophagen	
Dialysierbar:	HD wahrscheinlich -, PD-	

Dosierung	i.v. über zentralvenösen Zugang über 1 h
Erwachsene:	(2-)3 x (5-)7,5 mg/kg
Bei NI:	noch keine Daten

Kommentar. Neues Reserveantibiotikum gegen multiresistente grampositive Erreger, keine Kreuzresistenzen mit ß-Laktam-Antibiotika oder Glykopeptiden. Quinupristin und Dalfopristin sind semisynthetische Streptogramine der Gruppen A (Dalfopristin) und B (Quinupristin), die in einem Mischungsverhältnis von 30:70 eingesetzt werden. Sie hemmen die bakterielle Proteinsynthese in verschiedenen Schritten und wirken daher synergistisch. Resistenzen gegen die beiden Komponenten beruhen auf unterschiedlichen Mechanismen, weshalb Resistenzentwicklung gegen die Kombination sehr selten ist. Bakterizide Wirkung gegen die meisten Staphylokokken- und Streptokokkenstämme, bei E. faecium meist nur Bakteriostase. Gegen E. faecalis nur geringe oder keine Aktivität. Gegen Staphylokokken mit konstitutiver MLS$_B$-Resistenz (gemeinsamer Resistenzmechanismus gegen Makrolide, Lincosamide und Streptogramine der Gruppe B) nur bakteriostatische Wirkung. In Deutschland ist bisher keine Resistenz bei MRSA aufgetreten; vereinzelt resistente E. faecium. In klinischen Studien hat sich Quinupristin/Dalfopristin als gleich effektiv für die Behandlung von Haut- und Weichteilinfektionen sowie nosokomialen Pneumonien im Vergleich zu Standardtherapien erwiesen (Lit. 23, 24) und war erfolgreich bei der Therapie von Infektionen mit MRSA und Vancomycin-resistenten E. faecium (Lit. 25, 26).

Oxazolidinone

Linezolid
Zyvoxid®

Indikationen. Infektionen durch grampositive Erreger (einschließlich MRSA und VRE) bei ambulant erworbenen oder nosokomialen Pneumonien, Haut- und Weichteilinfektionen sowie Sepsis.

Typisches Spektrum

+++	Staphylokokken (auch MRSA) Listerien	Pneumokokken Streptokokken	Propionibakterien C. perfringens	Peptostreptokokken Corynebakterien
++	Enterokokken (VRE)			
+/0	gramnegative Keime			

Nebenwirkungen. Diarrhoe, Übelkeit, Erbrechen, Kopfschmerzen, Exanthem, Thrombozytopenie, Transaminasenerhöhung.

Wechselwirkungen. Schwacher MAO-Inhibitor (verlangsamter Abbau von Noradrenalin, Adrenalin, Serotonin und Dopamin).

Schwangerschaft und Stillzeit. Noch keine Daten.

Kontraindikationen. Überempfindlichkeit gegen Linezolid. Nicht zugelassen für Kinder.

Pharmakokinetik

Serumspiegel:	mg/l	h	Dosis
	12,9	1	600 mg i.v.
	12,7	2	600 mg p.o.
Serum-HWZ(h):	norm. NF	starke NI	HD
	6,4	7,1	7,0
Eiweißbindung:	31%		
Ausscheidung:	renal (35% als aktiver Wirkstoff, 50% als Metabolite), fäkal (10% als Metabolite)		
Metabolisierung:	60%		
Penetration: ++	Schleimhäute, Haut, Schweiß, Speichel		
+	Liquor		
Dialysierbar:	HD+		

Rot: Antibiotikum der Wahl

Dosierung	i.v. / p.o.
Erwachsene:	2 x 600 mg
Bei NI:	keine Dosisreduktion

Kommentar. Linezolid ist das erste zugelassene Antibiotikum der Gruppe der Oxazolidinone. Es hemmt die Initiation der bakteriellen Proteinsynthese. Kreuzresistenz zu anderen Antibiotika besteht nicht. Linezolid wirkt bakterizid auf Pneumokokken und bakteriostatisch auf Staphylokokken und Enterokokken. Reserveantibiotikum zur Therapie grampositiver Infektionen einschließlich Methicillin-resistenter Staphylokokken- und Glykopeptid-resistenter Enterokokken-Stämme. In Deutschland ist bisher keine Resistenz bei MRSA aufgetreten. In Phase III-Studien klinische Wirksamkeit vergleichbar mit Standardtherapie bei nosokomialer und nicht nosokomialer Pneumonie sowie Haut- und Weichteilinfektionen (Lit. 27). Keine Dosisanpassung bei Niereninsuffizienz sowie leichter bis mittelschwerer Leberinsuffizienz erforderlich. Orale Formulierung 100% bioverfügbar. Klinische Wirksamkeit bei MRSA offensichtlich vergleichbar mit Vancomycin.

Antimykotika

Einteilung

Polyene	Pyrimidinanalogon	Azolderivate
Amphotericin B	Flucytosin	Ketoconazol
		Fluconazol
Echinocandine		Itraconazol
Caspofungin		Voriconazol

Charakterisierung

- Amphotericin B: Mittel der Wahl bei lebensbedrohlichen systemischen Mykosen. Synergismus mit Flucytosin gegen Cryptococcus und Candida. Ausgeprägte Nebenwirkungen, insbesondere Nephrotoxizität. Liposomales Amphotericin B (teuer!) ist weniger toxisch und kann daher in höherer Dosis verabreicht werden.
- Flucytosin: Nur in Kombination mit Amphotericin B einsetzen! Häufige Resistenzentwicklung von Candida und Cryptococcus unter Monotherapie.
- Ketoconazol: Die Substanz ist durch die Einführung der weniger toxischen Triazole Fluconazol, Itraconazol und Voriconazol veraltet.
- Fluconazol: Gute Penetration in den Liquor und andere Körperflüssigkeiten. Besser verträglich als Amphotericin B. Bei systemischen Candida-Infektionen ist Fluconazol gleich wirksam wie Amphotericin B, zumindest bei nicht-neutropenischen Patienten.
- Itraconazol: Im Gegensatz zu Fluconazol auch gegen Aspergillus wirksam. Demnächst (Ende 2002) ist auch die parental applizierbare Form zu erwarten.
- Voriconazol: ein neues Azolderivat mit breitem Spektrum einschließlich Aspergillen. Wirksam auch gegen einen Teil Fluconazol-resistenter Candida-Stämme.
- Caspofungin: seit kurzem zugelassenes Antimykotikum aus der neuen Wirkstoffklasse der Echinocandine zur Therapie invasiver Aspergillosen bei Erwachsenen, die auf Amphotericin B oder Itraconazol nicht ansprechen oder diese nicht vertragen. In klinischen Studien ebenso wirksam wie Amphotericin B bei invasiver Candida-Infektion bzw. bei oropharyngealer oder ösophagealer Candidose. Gut verträglich und ggf. kombinierbar mit anderen Antimykotika.

Amphotericin B Amphotericin B®, AmBisome®

Indikationen. Systemische Pilzerkrankungen. Liposomales Amphotericin B (AmBisome®) ist indiziert bei Patienten mit schweren Pilzinfektionen, bei denen die Therapie mit konventionellem Amphotericin B nicht fortgeführt werden kann oder erfolglos ist.

Typisches Spektrum

+++	Candida (nicht C. lusitaniae) Cryptococcus	Aspergillus (nicht A. terreus) Paracoccidioides	Histoplasma Mucor	Blastomyces Coccidioides
+/0	C. lusitaniae	Fusarium	Cladosporium	Fonsecaea

Nebenwirkungen. Nephrotoxizität (meist reversibel nach Absetzen des Medikamentes), Hypokaliämie, Hypomagnesiämie, Azotämie. Fieber, Schüttelfrost, Rigor, Erbrechen während oder kurz nach Infusion. Thrombophlebitis (nicht bei ZVK), selten Anämie, Leuko- und Thrombozytopenie, Herzrhythmusstörungen, Herzstillstand, Leberschädigung, Anaphylaxie.

Wechselwirkungen. Gleichzeitige Gabe von Aminoglykosiden, Cidofovir, Cisplatin, Ciclosporin, Foscarnet, Pentamidin oder Vancomycin erhöht die Nephrotoxizität. Glukokortikoide können die Hypokaliämie verstärken. Erhöhte Digitalistoxizität und stärkere Wirksamkeit von Muskelrelaxantien bei Hypokaliämie.

Schwangerschaft und Stillzeit. Strenge Indikationsstellung, Sicherheit nicht erwiesen.

Kontraindikationen. Drohendes Nierenversagen, schwerer Leberschaden.

Pharmakokinetik

Serumspiegel:	mg/l	h	Dosis
konventionelles AmB	2-3	Infusionsende	0,7-1 mg/kg i.v.
liposomales AmB	17-21	Infusionsende	2-3 mg/kg i.v.
Serum-HWZ(h):	norm. NF	starke NI	HD
	20-24 (terminale HWZ 15 Tage)	keine Daten	keine Daten
Eiweißbindung:	> 90% (konventionelles Amphotericin B)		
Ausscheidung:	renal (tägl. ~ 5%) und biliär		
Metabolisierung:	?		
Penetration: ++	Urin, Fetalkreislauf, Pleura-, Synovialflüssigkeit, Aszites, Kammerwasser		
0	Liquor		
Dialysierbar:	HD-, PD-		

Dosierung	Amphotericin B i.v., Infusion über (1-)4-6 h in 5% Glukose	liposomales Amphotericin B i.v., Infusion über 1-2 h (Zubereitung siehe Beipackzettel)
Erwachsene:	initial 0,1-0,25 mg/kg tgl. Steigerung um 0,1-0,25 mg/kg bis auf 0,5-1 (-1,5) mg/kg in 1 Dosis bei schweren systemischen Infektionen: spätestens am 3. Tag volle Dosis!	initial 1 mg/kg tgl. Steigerung um 1 mg/kg bis auf 3-5 mg/kg in 1 Dosis

Rot: Antimykotikum der Wahl

	intrathekal: 0,2-0,5 mg
	alle 48-72 Stunden
	(verdünnt in Liquor oder
	10% Glukose + 10-25 mg Hydrocortison)
	Bei längerer Therapiedauer Implantation
	eines Ommaya-Reservoirs erforderlich.
	Zur Blasenspülung: 50 ml/l aqua dest.
Kinder: > 3 Mo	wie Erwachsene
< 3 Mo	initial 0,1 mg/kg
	tgl. Steigerung
	bis 0,4-0,5 (-1) mg/kg
	(Infusion über 4-6 Stunden)
Bei NI:	keine Dosisreduktion
	keine Elimination durch HD, CAPD, CVVH oder CVVHD

Kommentar. Standardtherapeutikum bei systemischen Mykosen. Zusätzliche i.v. Verabreichung von NaCl (150-250 mval/Tag) verringert die Häufigkeit von Nierenfunktionsstörungen unter Amphotericin B. Bei Verschlechterung der Nierenfunktion während der Therapie (Kreatinin > 2,5 mg/dl) (Lit. 28) Dosisreduktion oder Wechsel zu liposomalem Amphotericin B. Mögliche Abschwächung von Unverträglichkeitsreaktionen während der Infusion durch Prämedikation mit Paracetamol, Diphenhydramin, Hydrocortison (nicht bei immunsupprimierten Patienten!), aber kein Einfluss auf Fieber und Rigor. Meperidin (25-50 mg i.v.) kann Rigor abschwächen. Zusatz von 1000 E Heparin zur Infusionslösung verringert Thrombophlebitishäufigkeit. Verabreichung einer Testdosis von 1 mg i.v. empfohlen zur Prüfung der Verträglichkeit. Unverträglichkeitsreaktionen während der Infusion können bei wiederholter Anwendung abnehmen. Die Häufigkeit der Unverträglichkeitsreaktionen kann nach Erreichen eines "steady states" auch durch Verabreichung der doppelten Tagesdosis alle 48 h verringert werden. Bei schweren Infektionen sollte die Volldosis nach 2-3 Tagen erreicht werden. In-vitro-Synergismus mit Flucytosin gegen Cryptococcus und Candida. Liposomales Amphotericin B ist weniger toxisch und kann daher in höherer Dosis verabreicht werden. Die klinische Wirksamkeit scheint jedoch in den bisher vorliegenden Studien bei neutropenischen Patienten mit Fieber auch bei entsprechend höherer Dosierung nicht besser zu sein als bei konventionellem Amphotericin B (Lit. 29, 30, 31). Bei Kryptokokken-Meningitis bisher in Einzelfällen wirksam. Da das Präparat sehr teuer ist, Einsatz nur nach strenger Indikation, z.B. bei Nichtansprechen auf konventionellem Amphotericin B, schwerer Nephrotoxizität, Kombination mit Flucytosin bei Kryptokokken-Meningitis und bestimmten Formen der Candidiasis (siehe Kommentar zu Flucytosin), hepatolienaler Candidiasis wegen stärkerer Anreicherung in diesen Organen (Lit. 32). Andere Lipidformulierungen (Amphotericin B kolloidale Dispersion und Amphotericin B Lipidkomplex) sind in Deutschland nicht auf dem Markt.

Antimykotika
Flucytosin Ancotil®

Indikationen. Als Kombinationspartner von Amphotericin B bei systemischen Infektionen durch Candida und Cryptococcus.

Typisches Spektrum

+++	Candida Cryptococcus	Cladosporium	Penicillium	Fonsecaea
+/0	Aspergillus Coccidioides	Histoplasma Paracoccidioides	Blastomyces Trichosporon	Sporothrix Mucor Fusarium

Nebenwirkungen. Reversible, dosisabhängige Knochenmarksdepression (Leuko- und Thrombozytopenie, Anämie), Anstieg der Leberenzyme, gastrointestinale Beschwerden (Übelkeit, Erbrechen, Diarrhoe, Enterocolitis), Exanthem.

Wechselwirkungen. Azotämie (z.B. bei gleichzeitiger Behandlung mit Amphotericin B) kann Leukopenie, Thrombozythämie und Enterocolitis verstärken. Verstärkte Toxizität bei gleichzeitiger Verabreichung von nephrotoxischen Substanzen. Verminderte antimykotische Aktivität bei Kombination mit Cytarabin.

Schwangerschaft und Stillzeit. Kontraindiziert in der Schwangerschaft (potentiell teratogen). Stillzeit: Sicherheit nicht erwiesen.

Weitere Kontraindikationen. Überempfindlichkeit gegen Flucytosin.

Pharmakokinetik

Serumspiegel:	mg/l	h	Dosis	
	35-70 (-100)	2	2 g i.v. im steady state	
	20	6	2 g i.v. im steady state	
Serum-HWZ(h):	norm. NF	starke NI	HD	
	3-4	100-120	2,9	
Eiweißbindung:	5%			
Ausscheidung:	vorwiegend renal			
Metabolisierung:	keine			
Penetration: ++	Synovialflüssigkeit, Aszites, Kammerwasser, Liquor, Urin, Niere, Leber, Lunge, Bronchialsekret			
Dialysierbar:	HD+, PD+			

Dosierung	i.v.			
Erwachsene:	100-150 mg/kg/d in 4 Dosen			
Kinder:	wie Erwachsene			
Bei NI:	Cr-Clearance (ml/min)	Max. Dosis (mg/kg)	/	Intervall (h)
	50-10	37,5	/	12-24
	< 10	37,5	/	24-96
	HD	37,5	/	24-48
		Dosis nach HD geben		
	CAPD	37,5	/	24
	CVVH/CVVHD	37,5	/	12-24

Anpassung des Dosierungsintervalls nach Serumspiegelbestimmungen!

Kommentar. Primäre Resistenz von Candida relativ häufig (20-40%). Ebenfalls häufig Resistenzentwicklung von Candida und Cryptococcus unter Monotherapie! Daher nur in Kombination einsetzen. Nicht für die Prophylaxe anwenden! Die Kombination Flucytosin/Amphotericin wirkt synergistisch auf Candida und Cryptococcus. Bei Kryptokokken-Meningitis kann Amphotericin B niedriger dosiert werden (0,5-0,7 mg/kg/d), wenn mit Flucytosin kombiniert wird. Bei Candidiasis ist die Kombinationstherapie sinnvoll bei hepatolienaler Candidiasis, Meningitis, Endophthalmitis, Endokarditis und Peritonitis, insbesondere wenn C. tropicalis, C. parapsilosis, C. krusei oder C. guilliermondii beteiligt ist (Lit. 32, 33). Bei NI Serumspiegelbestimmungen erforderlich, da bei Spitzenspiegeln > 100 mg/l die Häufigkeit hämatologischer Nebenwirkungen zunimmt. Regelmäßig Blutbild und Leberwerte kontrollieren. Die orale Formulierung ist in Deutschland nicht mehr auf dem Markt. Kombinationen von Flucytosin und Triazolderivaten werden derzeit geprüft.

Ketoconazol Nizoral®

Indikationen. Chronische mukokutane Candidiasis, Parakokzidioidomykose, Blastomykose, nonmeningeale Histoplasmose und Kokzidioidomykose.

Typisches Spektrum

+++	Candida (außer C. glabrata, C. tropicalis und C. krusei)	Cryptococcus Pseudallescheria Dermatophyten	Blastomyces Paracoccidioides	Histoplasma Coccidioides
++	C. glabrata	C. tropicalis		
+/0	Aspergillus C. krusei	Mucor	Fusarium	Sporothrix

Nebenwirkungen. Gastrointestinale Beschwerden (Übelkeit, Erbrechen, Bauchschmerzen); allergische Reaktionen (Exanthem, Juckreiz), Thrombozytopenie, Anstieg der Leberenzyme (selten fulminante Hepatitis), dosisabhängige Hemmung der Testosteron- und Cortisol-Synthese (Impotenz, Gynäkomastie).

Wechselwirkungen. QT-Zeit-Verlängerung und Arrhythmien bei gleichzeitiger Gabe von Terfenadin, Pimozid und Cisaprid (in Deutschland nicht mehr zugelassen). Erhöhte Toxizität durch Ciclosporin und Tacrolimus. Serumspiegelerhöhung von Cisaprid, Ciclosporin, HIV-Proteaseinhibitoren, Midazolam/Triazolam, Phenytoin, Rifampicin/Rifabutin, Tacrolimus, Terfenadin und Theophyllin. Erhöhte Wirksamkeit oraler Antikoagulantien. Verminderte Resorption von Ketoconazol durch Antazida, H_2-Blocker, Sucralfat, Omeprazol und Didanosin. Serumspiegelerniedrigung von Ketoconazol durch Isoniazid, Phenytoin, Rifampicin und Rifabutin.

Schwangerschaft und Stillzeit. Kontraindiziert in der Schwangerschaft (potentiell teratogen). Stillzeit: Keine Nebenwirkung bekannt.

Weitere Kontraindikationen. Schwerer Leberschaden, Überempfindlichkeit gegen Triazolderivate, gleichzeitige Therapie mit Terfenadin oder Cisaprid.

Pharmakokinetik

Serumspiegel:	mg/l	h	Dosis
	3	1-2	200 mg p.o.
Serum-HWZ(h):	norm. NF	starke NI	HD
	2 / 9 (zweiphasig)	1,8	CAPD = 1,6-3,2
Eiweißbindung:	> 90%		
Ausscheidung:	v.a. biliär		
Metabolisierung:	stark		
Penetration: ++	Synovialflüssigkeit		
+	Muttermilch, Urin		
0	Galle, Knochen, Speichel, Liquor		
Dialysierbar:	HD-, PD-		

Dosierung	p.o. Bei Achlorhydrie Einnahme zusammen mit Zitrusfrüchten oder einem Cola-Getränk.
Erwachsene:	1 x 200-400 mg
Kinder: > 2 Jahre	2,5-5-mg/kg/d in 1 Dosis

| Bei NI: | keine Dosisreduktion |
| | keine Elimination durch HD, CAPD, CVVH oder CVVHD |

Kommentar. Die Wirksamkeit von Ketoconazol bei systemischer Candidiasis ist nicht ausreichend belegt. Bei Aspergillose und Kryptokokken-Meningitis unwirksam. Ketoconazol wird bei erhöhtem Magensaft-pH (z.B. durch Antazida, H_2-Blocker) nicht ausreichend resorbiert (cave: bei AIDS-Patienten mit Achlorhydrie). Unter der Therapie kann es zur Selektion von resistenten C. glabrata und anderen Candida-Spezies kommen. Ketoconazol ist weitgehend durch die weniger toxischen Triazole Fluconazol und Itraconazol abgelöst worden.

Antimykotika
Fluconazol
Diflucan®, Diflucan®Derm, Fungata®

Indikationen. Oropharyngeale und oesophageale Candidiasis, Einmaldosistherapie der Candida-Vaginitis, systemische Candida-Infektionen, Therapie und Suppressionstherapie der Kryptokokkose, Prophylaxe von Candida-Infektionen bei neutropenischen Patienten, Kokzidioidomykose, Mykosen der Haut und Hautanhangsgebilde, Nagelmykosen.

Typisches Spektrum

+++	Candida	Cryptococcus	Histoplasma	Paracoccidioides
	(außer C. krusei)	Dermatophyten	Coccidioides	Blastomyces
+	C. glabrata (dosisabhängig)			
0	Aspergillus	Mucor	Fusarium	Sporothrix
	C. krusei			

Nebenwirkungen. Gastrointestinale Beschwerden (Übelkeit, Diarrhoe, Bauchschmerzen), Exanthem, GOT-Anstieg. In Einzelfällen schwerer Leberschaden, Anaphylaxie, exfoliative Dermatitis, Haarausfall (dosisabhängig, reversibel).

Wechselwirkungen. Im Vergleich zu Ketoconazol und Itraconazol geringere Hemmung von zum Cytochrom P450-gehörigen Enzymen, daher weniger stark ausgeprägte Wechselwirkungen. QT-Zeit-Verlängerung und Arrhythmien bei gleichzeitiger Gabe von Terfenadin, Pimozid und Cisaprid (in Deutschland nicht mehr zugelassen). Serumspiegelerhöhung von Amitriptylin, Cisaprid, Ciclosporin, Midazolam/Triazolam, orale Antidiabetika, Phenytoin, Rifampicin/Rifabutin, Tacrolimus, Terfenadin, Theophyllin und Zidovudin. Erhöhte Wirksamkeit oraler Antikoagulantien. Serumspiegelerniedrigung von Fluconazol durch Phenytoin, Rifampicin und Rifabutin.

Schwangerschaft und Stillzeit. Kontraindiziert in der Schwangerschaft (potentiell teratogen). Stillzeit: abstillen!

Weitere Kontraindikationen. Überempfindlichkeit gegen Triazolderivate, gleichzeitige Therapie mit Terfenadin oder Cisaprid. Vorsicht bei schweren Leberfunktionsstörungen.

Pharmakokinetik

Serumspiegel:	mg/l	h	Dosis
	12	steady state	400 mg p.o. / i.v.
	28	steady state	800 mg p.o. / i.v.
Serum-HWZ(h):	norm. NF	starke NI	HD
	25-30	100	14-51
Eiweißbindung:	12%		
Ausscheidung:	vorwiegend renal		
Metabolisierung:	11%		
Penetration: ++	Liquor, Sputum, Peritonealflüssigkeit, Urin, Prostata, Haut		

Rot: Antimykotikum der Wahl

Dialysierbar:	HD+, PD+

Dosierung p.o. / i.v.

Erwachsene:	initial 200-400 (-800) mg, dann 1 x 100-400 (-800) mg bei oberflächlichen Schleimhautinfekten und zur Prophylaxe: 1 x 50-100 mg Hautmykosen: 1 x 50 mg/d Nagelmykosen 1 x 150 mg pro Woche Vaginaler Soor: Einmalgabe 150 mg
Kinder 1-16 J:	nur bei fehlender therapeutischer Alternative 3-6 mg/kg in 1 Dosis bei oberflächlichen Schleimhautinfekten: 1-2 mg/kg in 1 Dosis
Säuglinge:	nur bei fehlender Alternative, Verabreichung nur mit Saft/ Trockensaft

	> 4 Wo	1 x 3-6 mg/kg/d
	2-4 Wo	3-6 mg/kg alle 48 Stunden
	< 2 Wo	3-6 mg/kg alle 72 Stunden

Bei NI: Nicht dialysepflichtige Patienten:
Dosierung am 1. und 2. Tage nach Indikation und Patientendaten.

Cr-Clearance (ml/min)		Dosis (mg)	/	Intervall (h)
ab 3. Tag:	50-10	1/2 Dosis	/	24
		oder		
		1 Dosis	/	48

Dialysepflichtige Patienten:

intermittierende HD	1 Normaldosis nach jeder Dialyse
CAPD	Intraperitoneal bis 200 mg in 2 l Dialyseflüssigkeit plus Dosierung i.v. / oral laut Indikation alle 48 h
CAVHD/CVVHD kombinierte Dialysat-Ultra- filtratflussrate 0,5-1,5 l/h*	2,2-3,8 x Normaldosis alle 24 h
CAVH/CVVH Ultrafiltratflussrate 0,5 l/h*	2,2 x Normaldosis alle 24 h

Die Faktoren sind abhängig vom Dialysat- bzw. Ultrafiltratfluss; die Angaben dienen der Orientierung. Ziel ist die Vermeidung subtherapeutischer Plasmaspiegel.
Generell sind bei allen Hämodialyse- und Hämofiltrationsverfahren Spiegelbestimmungen empfehlenswert.
* Maßgeblich ist die individuell einstellbare Dialyse- bzw. Filtrationsrate.

Kommentar. Fluconazol, ein Triazolderivat, kann sowohl oral als auch parenteral verabreicht werden. Es wird nahezu vollständig resorbiert, unabhängig von der Nahrungsaufnahme und vom Magensaft-pH. Im Gegensatz zu anderen Azolderivaten (Ausnahme: Voriconazol) penetriert Fluconazol sehr gut in den Liquor und sonstige Körperflüssigkeiten. Für systemische Infektionen mit empfindlichen Candida-Spezies ist Fluconazol eine weit besser verträgliche Alternative zu Amphotericin B, es sollte jedoch bei schweren Infektionen in einer Dosierung von mindestens 400 mg/d verabreicht werden (Lit. 34). In einer großen Studie mit Candidämien bei nicht-neutropenischen Patienten war Fluconazol gleich wirksam wie Amphotericin B (Lit. 35). Für neutropenische oder schwerkranke Patienten mit invasiver Candidiasis, v.a. bei non-albicans-Spezies, ist Voriconazol vorzuziehen, alternativ Amphotericin B. Für Fluconazol und Itraconazol wurden mittlerweile Interpretationsrichtlinien (breakpoints) für die in-vitro-Empfindlichkeitstestung

100

von Candida-Spezies entwickelt. Für Fluconazol wurde dabei ein "dosisabhängig empfindlicher" Bereich festgelegt, bei Vorliegen entsprechender Isolate sollten 800 mg/d verabreicht werden (Lit. 36). Unter Langzeit-Therapie mit Fluconazol kann es zur Selektion von resistenten C.-albicans-, C.-glabrata- und C.-krusei-Stämmen kommen. Zur Behandlung von Genital-Soor einmalige Gabe von 150 mg ausreichend. Zur Prophylaxe der oropharyngealen und vaginalen Candidiasis bei HIV-Patienten 200 mg einmal wöchentlich ausreichend (Lit. 37). Für die Suppressionstherapie der Kryptokokkose bei AIDS-Patienten ebenfalls gut geeignet. Für die Primärtherapie der Kryptokokken-Meningitis Amphotericin B in Kombination mit Flucytosin bevorzugen. Nicht wirksam bei Aspergillose, daher nicht zur empirischen Therapie verwenden, wenn eine Infektion mit Aspergillen möglich ist. In dieser klinischen Situation sind Voriconazol, Itraconazol (mit Spiegelkontrollen) bzw. Amphotericin B (bei Unverträglichkeit liposomales Amphotericin B) geeignet.

Antimykotika

Itraconazol   Sempera®, Siros®

Indikationen. Oropharyngeale und oesophageale Candidiasis, Histoplasmose, Blastomykose, Parakokzidioidomykose, Kokzidioidomykose (außer Meningitis), Kryptokokkose, Sporotrichose. Als Alternative zu Amphotericin B bei invasiver Aspergillose. Prophylaxe und empirische Therapie bei Fieber bei neutropenischen Patienten.

Typisches Spektrum

+++	Candida (außer C. glabrata und C. krusei) Cryptococcus	Aspergillus Phialophora Cladosporium Sporothrix	Histoplasma Blastomyces Paracoccidioides Coccidioides	Drechslera Bipolaris Dermatophyten
++	C. glabrata			
+/0	Mucor	Fusarium	C. krusei	

Nebenwirkungen. Gastrointestinale Beschwerden (Übelkeit, Erbrechen, Bauchschmerzen), Kopfschmerzen, allergische Reaktionen (Erythem, Urtikaria, Angioödem), Anstieg der Leberenzyme. Bei hoher Dosierung (600 mg/d) Hypertension, Ödeme, Hypokaliämie.

Wechselwirkungen. QT-Zeit-Verlängerung und Arrhythmien bei gleichzeitiger Gabe von Terfenadin, Pimozid und Cisaprid (in Deutschland nicht mehr zugelassen). Erhöhte Toxizität durch Ciclosporin und Tacrolimus. Serumspiegelerhöhung von Cisaprid, Ciclosporin, Digoxin, HIV-Proteaseinhibitoren, Midazolam/Triazolam, orale Antidiabetika, Phenytoin, Rifampicin/Rifabutin, Tacrolimus, und Terfenadin. Erhöhte Wirksamkeit oraler Antikoagulantien. Verstärkte Neurotoxizität von Vinca-Alkaloiden. Verminderte Resorption von Itraconazol durch Antazida, H_2-Blocker, Sucralfat, Omeprazol und Didanosin. Serumspiegelerniedrigung von Itraconazol durch Barbiturate, Carbamazepin, Isoniazid, Phenytoin, Rifampicin (Itraconazol im Serum nicht mehr nachweisbar!) und Rifabutin. Rhabdomyolyse nach Lovastatin oder Simvastatin möglich.

Schwangerschaft und Stillzeit. Kontraindiziert in der Schwangerschaft (potentiell teratogen). Stillzeit: Sicherheit nicht erwiesen.

Weitere Kontraindikationen. Überempfindlichkeit gegen Triazolderivate, gleichzeitige Therapie mit Terfenadin oder Vinca-Alkaloiden. Vorsicht bei Leberfunktionsstörungen.

Pharmakokinetik

Serumspiegel:	mg/l	h	Dosis
	1,1 (starke individ. Schwankungen)	steady state (nach 1-2 Wo)	200 mg p.o.

Serum-HWZ(h):	norm. NF	starke NI	HD
	15-36		
Eiweißbindung:	99%		
Ausscheidung:	vorwiegend fäkal		
Metabolisierung:	> 90% (vorwiegend in der Leber)		
	Metabolit Hydroxyitraconazol ist auch antimykotisch wirksam		
Penetration: ++	Haut, Lunge, Niere, Leber, Knochen		
0	Liquor, Kammerwasser		
Dialysierbar:	HD-, PD-		

Dosierung	p.o.	i.v.
	Kapseln direkt nach einer Mahlzeit einnehmen; Flüssig-keit nüchtern einnehmen	
Erwachsene:	(1-)2 x 200 mg bei schweren Infektionen: 3 x 200 mg für die ersten 3-4 Tage	2 x 200 mg/d für 2 Tage, dann 1 x 200 mg/d
Bei NI:	keine Dosisreduktion	
	keine Elimination durch HD, CAPD, CVVH oder CVVHD	

Kommentar. Itraconazol ist ein Triazolderivat mit breitem antimykotischem Spektrum. Im Gegensatz zu Fluconazol ist Itraconazol auch gegen Aspergillen wirksam. Gleichzeitige Behandlung mit Rifampicin führt zu einer so starken Induktion des Cytochrom P450-Isoenzyms 3A4, dass Itraconazol sofort metabolisiert wird und systemisch nicht mehr nachweisbar ist. Aufgrund der topischen Wirkung ist jedoch eine Behandlung einer oropharyngealen Candidose mit Itraconazol-Flüssigkeit möglich. Falls Rifampicin durch Rifabutin ersetzt wird, ist auch eine systemische Behandlung mit Itraconazol möglich, evtl. ist eine Dosiserhöhung nach Serumspiegelkontrolle erforderlich. Itraconazol ist gut geeignet zur Therapie der Sporotrichose, Parakokzidioidomykose und nicht-meningealer Blastomykose oder Histoplasmose, Penicilliose und Kokzidioidomykose, sowie zur Histoplasmose-Suppressionstherapie bzw. für die Prophylaxe von Histoplasmose und Kryptokokkose bei AIDS-Patienten (Lit. 38). Unter Itraconazol-Prophylaxe bei neutropenischen Patienten kam es zu Durchbruchmykosen (Lit. 39, 40), möglicherweise durch zu niedrige Serumspiegel (< 500 ng/ml) bedingt (Lit. 41, 39). Bei Patienten mit langsamem Verlauf einer invasiven Aspergillose zeigte sich eine mit Amphotericin B vergleichbare Wirksamkeit. Zur Therapie der oropharyngealen Candidiasis ist Itraconazol ebenso wirksam wie Fluconazol, zur Behandlung einer systemischen Candidiasis und der Kryptokokken-Meningitis ist Fluconazol zu bevorzugen (Lit. 42).

Antimykotika
Voriconazol VFEND®

Indikationen. Invasive Aspergillosen, ösophageale und systemische Candidosen, mehrheitlich auch bei Itraconazol- und Fluconazol-resistenten Stämmen. Systemmykosen durch Fusarium oder Scedosporium.

Typisches Spektrum

+++	Aspergillus	Candida	Cryptococcus	Trichosporon
	Malassezia	Penicillium	Pseudoallescheria	Coccidioides
	Paracoccidioides	Histoplasma	Blastomyces	Bipolaris
	Phialophora			
++	Fusarium	Scedosporium		
+/0	Mucor	Sporothrix		

Nebenwirkungen. Gastrointestinale Störungen (Übelkeit, Bauchschmerzen, Diarrhoe), reversibler Anstieg der Leberenzyme, Hautausschlag; zusätzlich: häufiger kurzfristige und reversible Sehstörungen (Verschwommensehen, vermehrte Lichtempfindlichkeit, Farbsehen; ohne morphologisches Korrelat), in seltenen Fällen Anaphylaxie.

Wechselwirkungen. Reduktion der Voriconazol-Plasmaspiegel durch Cytochrom P450-Induktoren: Rifampicin, Rifabutin; mögliche QT-Zeit-Verlängerung durch Cimetidin, Terfenadin, Astemizol, Pimozid, Chinidin; Erhöhung der Plasmaspiegel folgender Substanzen bei gleichzeitiger Verabreichung mit Voriconazol: Sirolimus, Ergot-Alkaloiden, Cyclosporin, Tacrolimus, Warfarin, Sulfonylharnstoffe, Statine, Midazolam, Vinca-Alkaloide, Prednisolon; Phenytoin und Omeprazol: Voriconazol kann zur Erhöhung der Plasmaspiegel dieser Substanzen führen; ggf. sind Spiegelkontrollen erforderlich.

Schwangerschaft und Stillzeit. Kontraindiziert; ggf. Abwägung des potentiellen Nutzens für die Mutter gegenüber potentiellem Risiko für Fetus; im Tierexperiment Reproduktionstoxizität.

Kontraindikationen. Überempfindlichkeit gegen Triazolderivate, gleichzeitige Therapie mit Rifampicin, Carbamazepin und Phenobarbital (Verringerung der Voriconazol-Plasmaspiegels), Terfenadin, Astemizol, Pimozid, Chinidin, Sirolimus, Ergot-Alkaloide.

Pharmakokinetik. Nicht lineare Pharmakokinetik, relativ hohe interindividuelle Schwankungsbreite der Plasmaspiegel; nach loading dose von 2 Dosen mit je 6 mg/kg KG in 12-stündigem Abstand am ersten Tag wird bereits am 2. Tag das steady state erreicht.

Serumspiegel:	mg/l	h	Dosis
	2,1-4,8	1-2	200 mg
Serum-HWZ(h):	norm. NF	starke NI	HD
	6-9	k. A.	k. A.
Bioverfügbarkeit:	ca. 96%, bei fettreicher Mahlzeit Reduktion der AUC um ca. 24%		
Eiweißbindung:	ca. 58%		
Ausscheidung:	vorwiegend hepatisch		
Metabolisierung:	nahezu vollständig hepatisch (CYP2C9, CYP2C19, CYP3A4)		
Penetration: ++	Liquor insgesamt gute, aber im Ausmaß unterschiedliche Gewebepenetration		
Dialysierbar:	Voriconazol selbst ist nur minimal dialysierbar (8% nach 4 h-Dialyse); der Lösungsvermittler Sulfobuthyläther-ß-Cyclodextrin (SBECO) wird unvollständig eliminiert (46% nach 4 h-Dialyse) und kumuliert in den Nieren.		

Dosierung	p.o., i.v.
Erwachsene und Jugendliche von 12-16 J.:	initial 2 x je 6 mg/kg KG im Abstand von 12 Stunden, danach Fortsetzung der Therapie mit je 4 mg/kg KG 2 x täglich.
Kinder von 2-12 J:	initial 2 x je 6 mg/kg KG im Abstand von 12 Stunden, danach Fortsetzung der Therapie mit je 4 mg/kg KG 2 x täglich.
Leberinsuffizienz: (Child Pugh A+ B)	Nach Gabe der loading dose am ersten Tag Dosisanpassung durch Halbierung der Erhaltungsdosis.

Kommentar. Voriconazol ist ein Triazol mit nahezu umfassendem Spektrum (Ausnahme: Mucor); Verabreichung oral (Bioverfügbarkeit > 90%) und parenteral möglich; bei Kreatinin >2,5 mg/dl oder Nierenersatztherapie orale Gabe empfohlen. Fungizide Wirkung bei Aspergillus spp., fungistatische Wirkung bei non-C.-albicans-Spezies, einschließlich Fluconazol- und Itraconazol-resistenten Spezies (z.B. Candida krusei, C. glabrata, allerdings bei etwas höheren MHK-Werten mit Voriconazol); Kreuzresistenzen mit anderen Azolen vereinzelt nachgewiesen; gute Liquorgängigkeit bzw. hohe Affinität zum Hirngewebe; bei Patienten mit invasiver Aspergillose statistisch signifikante Überlegenheit hinsichtlich Wirksamkeit, Verträglichkeit und Überlebensdauer gegenüber Amphotericin B; klinisch bei Fusariose und Scedosporiose wirksam. Azol-typische Neben- und Wechselwirkungen beachten. (Lit. 43, 44).

Echinocandin

Caspofungin   Caspofungin MSD

Indikationen. Invasive Aspergillose bei Erwachsenen, die auf andere zugelassene Antimykotika nicht ansprechen oder die diese nicht vertragen. In den bisher begrenzt verfügbaren Studien gleich wirksam wie Amphotericin B bei invasiver Candidiasis und oropharyngealer sowie ösophagealer Candida-Infektion. Für die Behandlung von Candida-Infektionen noch nicht zugelassen.

Typisches Spektrum

+++	Candida (auch Fluconazol-resistente)		Aspergillus
0	Cryptococcus	Fusarium	Zygomyzeten

Nebenwirkungen. Selten Fieber, Übelkeit, Erbrechen, Hitzegefühl, Hautausschlag, Phlebitis an der zur Infusion benutzten Vene, Kopfschmerzen, erhöhte Leberwerte.

Wechselwirkungen. Bei Kombination mit Ciclosporin A erhöhte AUC von Caspofungin. Sonst keine klinisch relevanten Wechselwirkungen bekannt.

Schwangerschaft und Stillzeit. Noch keine Daten.

Kontraindikationen. Überempfindlichkeit gegen Caspofungin.

Pharmakokinetik. Nach einmaliger Initialdosis von 70 mg und anschließend einmal täglicher Gabe von 50 mg i.v. konstante Serumspiegel von 1,0 bis 2,0 mg/l, bei mäßiger Leberinsuffizienz (Child-Pugh-Score 7-9) Reduzierung der Dosis ab Tag 2 auf 35 mg/d.

Serum-HWZ (h):		9-11
Eiweißbindung:		97%. Abbau über nicht-oxidative (vorwiegend hepatische) Metabolisierung, unabhängig von Cytochrom P450
Ausscheidung:		41% renal (nur 1,4% unverändert), 34% fäkal
Penetration:	++	Leber, Nieren, Colon
	+	Milz
	0	ZNS
Dialysierbar:		HD-

Dosierung	i.v., Infusion über 1 Stunde
	70 mg am Tag 1, anschließend 50 mg/d
Bei NI:	keine Dosisreduktion.

Kommentar. Caspofungin ist das erste zugelassene Antimykotikum aus der neuen Stoffklasse der Echinocandine, das wegen des besonderen Angriffspunktes (Hemmung der Synthese von beta(1,3)-D-Glycan in der Zellwand) keine Kreuzreaktionen mit anderen Antimykotika und eine besonders gute Verträglichkeit aufweist. Die Zulassung beschränkt sich bislang auf Aspergillosen bei Erwachsenen, die andere Antimykotika nicht tolerieren oder deren Aspergillose auf diese Antimykotika nicht anspricht. Eine hohe Effektivität ist auch für invasive Candida-Infektionen (unabhängig von der Resistenzlage gegen andere Antimykotika) nachgewiesen worden, eine Zulassung für diese Indikaiton liegt aber noch nicht vor.

Antimykobakterielle Substanzen

Einteilung

Tuberkulostatika der ersten Wahl:

Isoniazid (INH)	Rifampicin	Rifabutin
Ethambutol	Pyrazinamid	Streptomycin
Protionamid		

Tuberkulostatika der zweiten Wahl:

Ciprofloxacin	Levofloxacin	Sparfloxacin
Amikacin	Capreomycin	Clofazimin
Cycloserin	Ethionamid	Paraaminosalicylsäure (PAS)

Andere antimykobakterielle Substanzen:
Dapson

Charakterisierung

- Therapie besteht grundsätzlich aus 2 Monaten Initialphase (bis zum Vorliegen der Resistenzprüfung) und 4 oder mehr Monaten Stabilisierungsphase.
- Einnahme der Antituberkulostatika jeweils in einer täglichen Einzeldosis.
- Therapie der Tuberkulose immer als Dreifachtherapie.
- Bei möglicher INH-Resistenz Initialphase mit Vierfach-Therapie INH, Rifampicin (Rifabutin), Ethambutol und Pyrazinamid, Stabilisierungsphase als Dreifach-Kombination ohne INH.
- Bei möglicher Rifampicin-Resistenz Initialphase Vierfachtherapie INH, Rifampicin (oder Rifabutin), Ethambutol und Pyrazinamid; Stabilisierungsphase als Dreifach-Therapie mit INH, Ethambutol und Pyrazinamid über 18 Monate.
- Rifabutin ist bei ca. 25% der Rifampicin-resistenten Keime noch wirksam.
- Bei möglicher Multiresistenz (INH- und Rifampicin-Resistenz) Initialphase mit Fünffach-Therapie INH, Rifampicin (oder Rifabutin), Ethambutol, Pyrazinamid, Amikacin oder Chinolon (Ciprofloxacin, Sparfloxacin, Levofloxacin).
- Bei INH-Therapie tägliche orale Substitution von Pyridoxin (25 bis 50 mg) empfohlen (Hemmung des Pyridoxin-Stoffwechsels durch INH).
- Impfstamm BCG ist generell INH-empfindlich und Pyrazinamid-resistent.
- Bei INH-, Rifampicin- oder Pyrazinamid-Anwendung besonders zu Beginn Transaminasenerhöhung; wöchentliche Transaminasenkontrolle empfohlen.

Isoniazid (INH)   Isozid®, Tebesium®

Typisches Spektrum

+++   M. tuberculosis   M. kansasii

0   M.-avium-intracellulare-Komplex   M. marinum   M. fortuitum

Nebenwirkungen. Transaminasenanstieg, Hepatitis (insg. 1%; v.a. bei vorbestehendem Leberschaden, älteren Patienten, Schwangeren; nach Therapieunterbrechung bei Auftreten von Prodromalerscheinungen meist reversibel); periphere Neuropathie, ZNS-Störungen (Schwindel, Psychosen, Krämpfe, Optikusneuritis), gastrointestinale Beschwerden, allergische Reaktionen (Exanthem, Fieber), Anämie, verminderte Alkoholtoleranz. Pellagra (Dermatitis, Demenz, Diarrhoe) v.a. bei Mangelernährung. Antinukleäre Antikörper positiv in 20%.

Wechselwirkungen. INH kann zur Erhöhung der Serumspiegel und der Toxizität von Carbamazepin und Phenytoin führen (v.a. bei Langsaminaktivierern). Al-haltige Antazida vermindern die Resorption von INH. Erhöhte Hepatotoxizität bei gleichzeitiger Gabe von Rifampicin oder Alkoholgenuss. Unverträglichkeit von Disulfiram. Theophyllin-Serumspiegel können erhöht sein (kontrollieren!).

Schwangerschaft und Stillzeit. Mit Vorsicht zu verwenden (im Tierversuch embryotoxisch, beim Menschen nach umfangreicher Erfahrung jedoch keine Hinweise auf Teratogenität). Übertritt in die Muttermilch, Hepatotoxizität möglich. Der gestillte Säugling sollte Pyridoxin erhalten (Lit. 45).

Kontraindikationen. Akute Hepatitis, schwerer Leberschaden, INH-Allergie, periphere Neuropathie, Psychosen, Epilepsie; Vorsicht bei Alkoholikern, Langsaminaktivierern mit schwerer NI und Patienten mit Störungen der Hämatopoese.

Pharmakokinetik

Serum-HWZ	0,6-1,9 h (Schnellinaktivierer)
	2,2-7,6 h (Langsaminaktivierer)
Eiweißbindung:	30%
Penetration: +++	Gewebe, Liquor
Ausscheidung:	vorwiegend renal
Metabolisierung:	hoch
Dialysierbar:	HD+, PD+

Dosierung

	p.o. (nüchtern) / i.v. / i.m.
Erwachsene:	5(-10) mg/kg/d in einer Dosis
	(Durchschnitt 300 mg/d, max. 600 mg/d)
	oder 15 mg/kg 2 x wöchentlich
	(max. 900 mg)
Kinder:	10(-20) mg/kg/d in 1-3 Dosen
	(max. 300 mg/d)
Bei NI:	keine Dosisreduktion
	HD: normale Dosis nach HD geben

Kommentar. INH wirkt bakterizid. Es gehört zu den Tb-Therapeutika der ersten Wahl. Primäre Resistenz selten (1-4%). In Deutschland resistente M. tuberculosis-Isolate v.a. bei Patienten aus Osteuropa und der GUS. Schnelle Resistenzentwicklung unter Monotherapie, deshalb immer mit anderen Tuberkulostatika kombinieren. Regelmäßige Kontrollen der Leberfunktion, des Blutbildes und des neurologischen Status erforderlich. Bei ersten Symptomen einer Hepatitis INH absetzen. Zur Neuritis-Prophylaxe Pyridoxin 50 mg/d empfohlen (bei Kindern nicht erforderlich). Die Geschwindigkeit, mit der INH durch Acetylierung metabolisiert wird, ist genetisch bedingt ("Schnellinaktivierer", "Langsaminaktivierer"). Die Wirksamkeit von INH wird dadurch nicht beeinflusst, jedoch die Nebenwirkungsrate. Bei Schnellinaktivierern wirkt es häufiger hepatotoxisch und bei Langsaminaktivierern häufiger neurotoxisch.

Tuberkulostatika

Ethambutol

Myambutol® u.a.

Typisches Spektrum

+++   M. tuberculosis   M.-avium-intracellulare-Komplex   M. kansasii
      M. marinum

Nebenwirkungen. Dosisabhängige (v.a. ≥ 25 mg/kg/d), langsam reversible retrobulbäre Neuritis (Farbenfehlsichtigkeit, Visusverlust, Gesichtsfeldausfälle), selten allergische Reaktionen, periphere Neuropathie, ZNS-Störungen, Hyperurikämie, gastrointestinale Beschwerden.

Wechselwirkungen. Keine klinisch relevanten.

Schwangerschaft und Stillzeit. Weitgehend unbedenklich.

Kontraindikationen. Vorschädigung des N. opticus, Überempfindlichkeit gegen Ethambutol.

Pharmakokinetik

Serum-HWZ	4-6 h
Penetration: +++	Gewebe, Liquor (bei Meningitis)
Ausscheidung:	vorwiegend renal (70-80%)
Metabolisierung:	8-15%
Dialysierbar:	HD+, PD+

Dosierung   p.o. / i.v. / i.m.

Erwachsene:	25 mg/kg/d in einer Dosis für 2 Monate, dann
	15 mg/kg/d in einer Dosis oder
	50 mg/kg/d zweimal wöchentlich
Kinder:	15-25 mg/kg/d (max. 2,5 g/d)
	in einer Dosis

Bei NI:	Cr-Clearance (ml/min)	Max. Dosis (mg/kg)	/	Intervall (h)
	<10	25	/	48
	HD	25	/	48
		Dosis nach HD geben		
	CAPD	25	/	48
	CVVH/CVVHD	25	/	48

Kommentar. Ethambutol wirkt bakteriostatisch auf proliferierende Keime. Primärresistenz ca. 4%. Resistenzentwicklung unter Monotherapie, deshalb immer mit anderen Tuberkulostatika kombinieren. Ophthalmologische Kontrolle (Farbsehen, Gesichtsfeld, Visus) alle 4 Wochen während der Therapie durchführen.

Rifampicin
Rifa® u.a.

Typisches Spektrum

+++	M. tuberculosis	Streptokokken	Legionellen	Chlamydien
	M. leprae	Pneumokokken	Brucellen (k)	Rickettsien
	Staphylokokken	M. catarrhalis	Rhodococcus equi (k)	
++	M. kansasii	E. faecalis	Meningokokken	H. influenzae
	M. marinum			
+/0	M.-avium-intracellulare-Komplex		M. fortuitum	

Nebenwirkungen. Transaminasenanstieg, Ikterus, selten Hepatitis, selten allergische Reaktionen (Erythem, Fieber, Eosinophilie, Vasculitis, Thrombozytopenie, Hämolyse, interstitielle Nephritis), Grippe-artige Symptomatik (zum Teil mit Thrombozytopenie) bei intermittierender hochdosierter Therapie, Neutropenie, gastrointestinale Beschwerden, ZNS-Störungen, Rotfärbung von Speichel, Urin Tränenflüssigkeit, Schweiß und Stuhl; sehr selten Nierenversagen.

Wechselwirkungen. Rifampicin führt zu beschleunigtem Wirkverlust von Amprenavir, Azathioprin, Barbituraten, Betablockern, Chinidin, Chloramphenicol, Cimetidin, Clarithromycin, Clofibrat, Glukokortikoiden, Ciclosporin, Delavirdin, Diazepam, Digitoxin, Digoxin, Diltiazem, Disopyramid, Efavirenz, Fluconazol, Haloperidol, Indinavir, Itraconazol, Ketoconazol, Methadon, Mexiletin, Nelfinavir, Nevirapin, Nortriptylin, oralen Antikoagulanzien, oralen Kontrazeptiva, Phenytoin, Propafenon, Ritonavir, Saquinavir, Sulfonylharnstoffe, Tacrolimus, Theophyllin, Tocainid, Verapamil und Zidovudin. Erhöhte Serumspiegel von Rifampicin bei Kombination mit Amprenavir, Clarithromycin, Cotrimoxazol, Delavirdin, Fluconazol, Indinavir, Itraconazol, Ketoconazol (auch schon erniedrigter Serumspiegel von Rifampicin beobachtet), Nelfinavir und Ritonavir. Resorption von Rifampicin durch Antazida vermindert. Verzögerung der biliären Ausscheidung von Röntgenkontrastmitteln.

Schwangerschaft und Stillzeit. 1. Trimenon: bei aktiver Tuberkulose Behandlung möglich, sonst kontraindiziert (potentiell embryotoxisch), 2. und 3. Trimenon: strenge Indikationsstellung. Stillzeit: kontraindiziert.

Weitere Kontraindikationen. Schwerer Leberschaden, Verschlussikterus, akute Hepatitis, Allergie gegen Rifamycine, Säuglinge < 2 Monaten. Nicht anwenden bei gleichzeitiger Behandlung mit HIV-Proteaseinhibitoren oder Itraconazol (Alternative: Rifabutin).

Pharmakokinetik

Serum-HWZ:	1,5–5
Eiweißbindung:	70-90%
Penetration: +++	Gewebe, Liquor (bei Meningitis), intrazelluläre Penetration
Ausscheidung:	renal 30%, biliär 40%
Metabolisierung:	50-90%
Dialysierbar:	HD-, PD-

Dosierung
p.o. / i.v.

Erwachsene	10 mg/kg/d in einer Dosis	(Durchschnitt 600 mg/d)
Kinder:	10-20 mg/kg/d in einer Dosis	(max. 600 mg/d)
Bei NI:	keine Dosisreduktion keine Elimination durch HD, CAPD, CVVH oder CVVHD	

Kommentar. Bakterizides Tb-Therapeutikum der ersten Wahl. Primäre Resistenz in Europa und den USA selten, in Zentralamerika und Südostasien aber gebietsweise > 10%. In Deutschland resistente M. tuberculosis-Isolate v.a. bei Patienten aus Osteuropa und der GUS. Schnelle Resistenzentwicklung unter Monotherapie, daher immer Einsatz in Kombination. Während der Therapie Leberfunktion und Blutbild kontrollieren. Anwendung zur Meningitis-Prophylaxe siehe "Organinfektionen". Einsatz bei Staphylokokken-Infektionen (Osteomyelitis, v.a. Fremdkörper-/Endoprothesen assoziiert, Endokarditis) umstritten. Sehr gute Gewebegängigkeit und intrazelluläre Penetration vorteilhaft, in-vitro-Antagonismus bei Kombination mit ß-Laktam-Antibiotika und Chinolonen beschrieben, klinische Studien ergaben jedoch teilweise Vorteile bei Kombinationstherapien mit Rifampicin. Auch bei Staphylokokken-Infektionen Einsatz immer in Kombination, da sonst eine schnelle Resistenzentwicklung erfolgt.

Tuberkulostatika
Rifabutin
Mycobutin®, Alfacid®

Typisches Spektrum

+++	M. tuberculosis	M. marinum	M. kansasii	M. leprae
++	M.-avium-intracellulare-Komplex		
+/0	M. fortuitum		

Nebenwirkungen. Gastrointestinale Beschwerden, Transaminasenanstieg, Ikterus, sehr selten Hepatitis, selten allergische Reaktionen (Exantheme, Fieber, Eosinophilie), Neutropenie, Thrombozytopenie; Polymyalgie, Arthralgie, Rotfärbung von Speichel, Urin, Tränenflüssigkeit, Schweiß und Stuhl, gelbliche Verfärbung der Haut (Pseudoikterus), Uveitis (v.a. bei Kombination mit Clarithromycin und in Dosen > 300 mg/d).

Wechselwirkungen. Rifabutin induziert ähnlich wie Rifampicin zum Cytochrom P450-System gehörige Enzyme, jedoch in geringerem Ausmaß (ca. 50% im Vergleich zu Rifampicin). Es ist daher zu erwarten, dass es bei gleichzeitiger Verabreichung von Rifabutin zu einer Wirkungsreduktion von Substanzen, die durch diese Enzyme metabolisiert werden, kommt (siehe Rifampicin). HIV-Proteaseinhibitoren, Fluconazol und Clarithromycin erhöhen die Serumspiegel von Rifabutin. Resorption von Rifabutin durch Antazida vermindert.

Schwangerschaft und Stillzeit. Kontraindiziert wegen mangelnder klinischer Erfahrung.

Weitere Kontraindikationen. Schwerer Leberschaden, Verschlussikterus, akute Hepatitis, Allergie gegen Rifamycine. Nicht anwenden bei gleichzeitiger Behandlung mit Ritonavir, Saquinavir, Delavirdin, Nevirapin oder Efavirenz. Wegen mangelnder klinischer Erfahrung nicht bei Kindern anwenden.

Pharmakokinetik

Serum-HWZ:		35-40 h
Eiweißbindung:		80%
Penetration:	+++	Gewebe
Ausscheidung:		renal und fäkal
Metabolisierung:		hoch
Dialysierbar:		?

Dosierung	p.o.
Erwachsene:	1 x 300 mg

Bei NI:	keine Dosisreduktion
	wahrscheinlich keine Elimination durch HD, CAPD,CVVH oder
	CVVHD (keine klinischen Daten)

Kommentar. Rifabutin ist ein Ansamycinderivat und verwandt mit Rifampicin. Es besitzt eine höhere In-vitro-Aktivität gegen M. tuberculosis und M.-avium-intracellulare-Komplex als Rifampicin. Etwa 25% der Rifampicin-resistenten Stämme sind gegen Rifabutin empfindlich. Bei Tuberkulose bei AIDS-Patienten unter antiretroviraler Therapie sollte Rifampicin durch Rifabutin ersetzt werden, da dieses zu einer geringeren Induktion der entsprechenden Cytochrom P450-Isoenzyme führt (siehe Wechselwirkungen). Bei diesen Patienten als Protease-Inhibitoren entweder Indinavir (3 x 1 g) oder Nelfinavir (2 x 1250 mg) verwenden, Rifabutin dabei max. 150 mg/d. Vorsicht bei Kombinationen von Rifabutin mit nicht-nukleosidischen Inhibitoren der reversen Transkriptase (NNRTIs), da deren Serumspiegel stark erniedrigt werden können und resistente HIV-Mutanten auftreten können (Lit. 46). Auch bei einer gleichzeitigen Behandlung mit Itraconazol sollte Rifabutin durch Rifabutin ersetzt werden (Dosiserhöhung für Itraconazol, Serumspiegelkontrollen!). Rifabutin (300 mg/d) wird zur Prophylaxe und Therapie (in Kombination mit Clarithromycin und Ethambutol) (Lit. 47) von Infektionen mit M.-avium-intracellulare-Komplex eingesetzt.

Tuberkulostatika

Pyrazinamid   Pyrafat®

Typisches Spektrum

+++   M. tuberculosis

0   atypische Mykobakterien

Nebenwirkungen. Dosisabhängige Hepatotoxizität, Arthralgien, Hyperurikämie mit Gichtanfällen, gastrointestinale Beschwerden, Photosensibilisierung.

Wechselwirkungen. Pyrazinamid vermindert die Wirkung von Urikosurika.

Schwangerschaft und Stillzeit. Strenge Indikationsstellung, Sicherheit nicht erwiesen.

Kontraindikationen. Akute Hepatitis, schwerer Leberschaden, Vorsicht bei Gicht.

Pharmakokinetik

Serum-HWZ:	10-12 h
Penetration: +++	Gewebe, Liquor, intrazelluläre Anreicherung
Ausscheidung:	renal
Metabolisierung:	> 70%

Dosierung   p.o.

Erwachsene und Kinder: 35 mg/kg einmal tägl.
oder
50 mg/kg zweimal wöchentlich

Bei NI:

Cr-Clearance (ml/min)	Max. Dosis (mg/kg)	/	Intervall (h)
<10	20	/	24
HD	40	/	48
	Dosis 24 h vor HD geben		
CAPD	20	/	24
CVVH/CVVHD	keine Daten		

Kommentar. Pyrazinamid wirkt bakterizid. Gut wirksam bei saurem pH. Mittel der ersten Wahl in Kombination mit anderen Tuberkulostatika wie z.B. Rifampicin und INH für die Kurzzeittherapie der Tuberkulose (Erstbehandlung). 50% der INH- und Rifampicin-resistenten M. tuberculosis-Isolate sind auch gegen Pyrazinamid resistent. Kontrolle der Serumtransaminasen und Harnsäure während der Therapie.

Tuberkulostatika

Streptomycin
Streptomycin u.a.

Typisches Spektrum

+++	M. tuberculosis	Brucellen	Yersinia pestis	F. tularensis
++	Staphylokokken Enterobakterien	Enterokokken	Streptokokken	P. aeruginosa
+/0	atypische Mykobakterien			

Nebenwirkungen. Ototoxizität (häufiger bei Tagesdosis > 1 g und Behandlungsdauer > 60 Tage, v.a. vestibuläre Störungen, Parästhesien; Tinnitus und Hochtonverlust in 1%), selten Nephrotoxizität, allergische Reaktionen (Exanthem, Fieber).

Wechselwirkungen. Gleichzeitige Gabe von Vancomycin, Furosemid, Torasemid oder Ethacrynsäure steigert die Ototoxizität, gleichzeitige Gabe von Amphotericin B, Ciclosporin, Cisplatin, Vancomycin oder Aciclovir erhöht die Nephrotoxizität. Erhöhtes Risiko für neuromuskuläre Blockaden bei Kombination mit Muskelrelaxantien.

Schwangerschaft und Stillzeit. Kontraindiziert (potentiell embryotoxisch und fetotoxisch).

Weitere Kontraindikationen. Terminale NI, Überempfindlichkeit gegen Streptomycin (Kreuzallergie mit anderen Aminoglykosiden möglich), relative Kontraindikation bei Früh- und Neugeborenen und Patienten mit Vorschädigung des Innenohres oder Gleichgewichtsorgans.

Pharmakokinetik

Serumspiegel:	mg/l	h	Dosis	
	56-64	1	15 mg/kg i.v.	
	< 1	24	15 mg/kg i.v.	
Serum-HWZ(h):	norm. NF	starke NI	HD	
	1,6-2,5	39-86	3,8-5,6	
Eiweißbindung:	30-35%			
Penetration:	+++	Gewebe (mit Ausnahme von Knochen)		
	0	Liquor		
Ausscheidung:	renal 50-60%, biliär 2%			
Metabolisierung:	10-40%			
Dialysierbar:	HD+, PD+			

Dosierung	i.v. / i.m.
Erwachsene:	15 mg/kg/d (Durchschnitt 1 g/d, > 50 Jahre: 0,5 g/d) in einer Dosis für die ersten 2-8 Wochen, dann 20 mg/kg zweimal wöchentlich
Kinder:	20-30 mg/kg/d in einer Dosis

Bei NI:

Initialdosis: 15 mg/kg			
Cr-Clearance (ml/min)	Max. Dosis (mg/kg)	/	Intervall (h)
80-50	7,5	/	24
50-10	7,5	/	48
< 10	7,5	/	72
HD	7,5	/	48
	Dosis nach HD geben		
CAPD	7,5	/	48-72
CVVH/CVVHD	7,5	/	24-48

Dosis- bzw. Dosierungsintervallanpassung nach Serumspiegel-bestimmung! (siehe Pharmakokinetik)

Kommentar. Streptomycin wirkt bakterizid. Rasche Resistenzentwicklung während der Therapie, deshalb nur in Kombination einsetzen. 80% der INH- und Rifampicin-resistenten M. tuberculosis-Isolate sind auch gegen Streptomycin resistent. Regelmäßige Prüfung von Gleichgewichtsinn und Gehör erforderlich. Patienten darauf hinweisen, ototoxische Symptome sofort zu melden. Bei älteren Patienten (> 55 Jahre) möglichst nicht anwenden (ggf. Dosis-reduktion). Sonstige Indikationen: Tularämie, Pest und Brucellose.

Tuberkulostatika
Protionamid   Peteha®, Ektebin®

Typisches Spektrum

+++   M. tuberculosis   M. kansasii

Nebenwirkungen. Gastrointestinale Beschwerden, Transaminasenanstieg, Leberschädigung, Neurotoxizität (Kopfschmerz, Schwindel, periphere Neuropathie, erhöhte Krampfbereitschaft bei Epileptikern und Alkoholikern), psychische Störungen, Photodermatosen, Neutropenie, verminderte Alkoholtoleranz.

Wechselwirkungen. Erhöhte Serumspiegel von Protionamid und Potenzierung der Nebenwirkungen bei Kombination mit INH (deshalb max. Protionamid-Dosis 10 mg/kg).

Schwangerschaft und Stillzeit. Strenge Indikationsstellung (potentiell embryotoxisch). Stillzeit: Kontraindiziert wegen mangelnder Daten.

Weitere Kontraindikationen. Akute Hepatitis, schwerer Leberschaden, Vorsicht bei Psychosen und Alkoholismus.

Pharmakokinetik

Serum-HWZ:	3 h
Penetration: +++	Gewebe, Liquor
Ausscheidung:	renal
Metabolisierung:	> 95%

Dosierung   p.o.

Erwachsene:	3-4 x 250 mg bei Kombination mit Isoniazid: 2 x 250 mg
Kinder:	15-20 mg/kg/d in 2-3 Dosen bei Kombination mit Isoniazid: 10 mg/kg in 2 Dosen

Kommentar. Gut wirksames Tuberkulostatikum der Reserve mit hoher Nebenwirkungsrate. Kontrolle der Serumtransaminasen. Rasche Resistenzentwicklung während der Therapie. Vorwiegend bei Patienten mit INH-resistenter Tb.

Antimykobakterielle Substanz

Dapson
Dapson-Fatol®

Typisches Spektrum

+++ M. leprae   Pneumocystis carinii

Nebenwirkungen. Dosisabhängige, hämolytische Anämie und Methämoglobinämie (besonders ausgeprägt bei G6PD-Mangel), gastrointestinale Beschwerden (Übelkeit, Erbrechen, Anorexie), periphere Neuropathie, sehr selten allergische Reaktionen, „Dapsone syndrome" (Symptomatik ähnlich wie bei infektiöser Mononukleose mit Fieber, Unwohlsein, Ikterus, Hautausschlägen, Lymphknotenschwellung) Erythema nodosum leprosum (häufig bei Patienten mit lepromatöser Lepra).

Wechselwirkungen. Dapson vermindert die Resorption von Didanosin. Rifampicin und Rifabutin erniedrigen die Dapson-Spiegel. Erhöhter Dapson-Spiegel unter Delavirdin. Bei Kombination mit Trimethoprim erhöhe Spiegel von beiden Medikamenten. Pyrimethamin und eventuell Zidovudin potenzieren die hämatologischen Nebenwirkungen. Erhöhtes Risiko für periphere Neuropathien unter Kombination mit Didanosin oder Zalcitabin. Orale Kontrazeption unsicher.

Schwangerschaft und Stillzeit. Strenge Indikationsstellung, Sicherheit nicht erwiesen. Kontraindiziert in den letzten 4 SSW und in der Stillzeit.

Weitere Kontraindikationen. Allergie gegen Dapson (Kreuzallergie bei Sulfonamid-Unverträglichkeit möglich), ausgeprägte Anämie, schwere Lebererkrankungen. Strenge Indikationsstellung bei Glukose-6-Phosphat-Dehydrogenase-Mangel (evtl. 1/2 Dosis).

Pharmakokinetik

Serum-HWZ:		20-30 h
Penetration:	+++	Gewebe
		intrazelluläre Anreicherung
Ausscheidung:		renal
Metabolisierung:		70-80%

Dosierung

	p.o.
Erwachsene:	1 x 100 mg
Kinder:	1 mg/kg/d in einer Dosis

Kommentar. Mittel der Wahl bei allen Formen der Lepra in Kombination mit Rifampicin und eventuell zusätzlich Clofazimin. Die Primär- und Sekundärresistenz variiert geographisch. Dapson in Kombination mit Trimethoprim wird auch als Alternativtherapie und zur Prophylaxe der Pneumocystis-Pneumonie eingesetzt.

Virustatika

Einteilung

Nukleosid-Analoga	Penetrations-Inhibitoren	Phosphat-Analoga
Aciclovir	Amantadin	Foscarnet
Valaciclovir		
Famciclovir	Zytokine	Neuraminidase-Inhibitoren
Brivudin	Interferon-alfa	Zanamivir
Ganciclovir		Oseltamivir
Cidofovir		
Ribavirin		
Lamivudin		

Charakterisierung

- Aciclovir: Standardsubstanz für Herpes simplex und Varicella-Zoster-Virus.
- Valaciclovir: Prodrug von Aciclovir wird besser resorbiert – deshalb für die orale Therapie des Zoster besser geeignet.
- Famciclovir: bessere Bioverfügbarkeit als Aciclovir. Vorteile bei der oralen Therapie von Herpes zoster und rezidivierendem genitalem Herpes.
- Brivudin: besonders bei Zoster bei immunkompetenten Erwachsenen als Alternative zu Aciclovir i.v.. Nicht gegen HSV-2 wirksam.
- Ganciclovir: häufiger Nebenwirkungen als bei Aciclovir. Hauptindikation: Prävention und Therapie von Zytomegalie-Virus-Infektionen.
- Foscarnet: Alternative zu Ganciclovir bei CMV-Retinitis, ggf. bei gastrointestinalen CMV-Infektionen. Kombination von Ganciclovir und Foscarnet vorteilhaft.
- Cidofovir: aktiv gegen Ganciclovir- bzw. Aciclovir-resistente HSV-Stämme. Nephrotoxisch. Nur für CMV-Retinitis bei AIDS-Patienten zugelassen. In vitro wirksam gegen andere DNA-Viren (Pocken, Adeno-, Papillomaviren, HHV-6, HHV-8, EBV).
- Amantadin: zur Prophylaxe und Therapie der Influenza A.
- Zanamivir: hemmt die Neuraminidase von Influenza A und B. Zugelassen für die Therapie von Erwachsenen und Jugendlichen > 12 Jahre.
- Oseltamivir: zur Prophylaxe und Therapie der Grippe.
- Ribavirin: in Kombination mit Interferon-alfa Standardtherapie der chronischen Hepatitis C. Monotherapie bei Lassa-Fieber, RS-Virus Bronchiolitis bei Säuglingen.
- Lamivudin: für die Monotherapie der chronischen Hepatitis B.
- Interferon-alfa: Standardtherapie in Kombination mit Ribavirin bei chronischer Hepatitis C. Teilweise wirksam bei chronischer Hepatitis B.

Aciclovir

Zovirax® u.a.

Indikationen. Herpes genitalis, Herpes zoster, Herpes-simplex-Enzephalitis, neonatale Herpes-simplex-Infektionen, Infektionen durch Herpes-simplex- und Varicella-Zoster-Virus bei immungeschwächten Patienten, Prophylaxe einer HSV-Reaktivierung unter immunsuppressiver Therapie.

Nebenwirkungen. Reversibler Harnstoff- und Kreatininanstieg, Hämaturie (durch Auskristallisation von Aciclovir in den renalen Tubuli vor allem bei Dehydratation und zu schneller Verabreichung), Phlebitis, Übelkeit, Erbrechen, Kopfschmerzen, Transaminasenanstieg, selten Hautausschläge und ZNS-Störungen (Verwirrtheit, Tremor, Krampfanfälle).

Wechselwirkungen. Verstärkte Nephrotoxizität bei Kombination mit Ciclosporin oder anderen nephrotoxischen Substanzen. Somnolenz bei Kombination mit Zidovudin. Cimetidin und Probenecid verlängern die HWZ von Aciclovir.

Schwangerschaft und Stillzeit. Strenge Indikationsstellung in der Schwangerschaft, vor allem im 1. Trimenon (im Tierversuch potentiell embryotoxisch, die klinische Bedeutung ist jedoch fraglich). Stillzeit: Kontraindiziert. Übertritt in die Muttermilch.

Weitere Kontraindikationen. Überempfindlichkeit gegen Aciclovir.

Pharmakokinetik

Serum-HWZ:	2,5-3,0 h, bei NI 20 h
Ausscheidung:	renal
Eiweißbindung:	< 20%
Metabolisierung:	9-14%
Penetration: ++	Gewebe, Liquor
Dialysierbar:	HD+, PD±

Dosierung

	i.v. , Infusion über 1 Stunde	p.o.
Erwachsene u. Kinder > 12 J:	15-30 mg/kg/d in 3 Dosen	5 x 200-800 mg im Abstand von 4 Std. (max. Dosis bei Kindern > 2 J: 80 mg/kg/d)
Kinder 3 Mo – 12 J:	750-1500 mg/m²/d in 3 Dosen	
Neugeborene und Säuglinge < 3 Mo:	15-30 mg/kg/d in 3 Dosen	
Zur Prophylaxe:	4 x 200-400 mg	
Bei NI: i.v.	Initialdosis: 5-10 mg/kg	

Cr-Clearance (ml/min)	Dosis (mg/kg)	/	Intervall (h)
50-25	5 - 10	/	12
25-10	5 - 10	/	24
< 10	2,5 - 5	/	24
HD	2,5 - 5	/	24
	Dosis nach HD geben		
CAPD	2,5 - 5	/	24
CVVH/CVVHD	3 - 6	/	24

p.o.	Cr-Clearance (ml/min)	Dosis (mg)	/	Intervall (h)
	50-25	800	/	5
	25-10	800	/	8
	< 10	800	/	12
	HD	800	/	12
		1 Dosis nach HD geben		
	CAPD	800	/	12
	CVVH/CVVHD	nicht empfohlen		

Kommentar. Aciclovir besitzt eine sehr gute Aktivität gegen Herpes-simplex-Virus. Die Wirksamkeit gegen Varicella-Zoster-Virus ist jedoch schwächer. Gegen EBV und CMV zeigt Aciclovir nur eine geringe Aktivität. Das Präparat ist gut verträglich. Bei oraler Verabreichung Bioverfügbarkeit nur 10-20%. Hohe Dosierung (30 mg/kg/d) nur bei Herpes-Enzephalitis, Infektionen von Neugeborenen und Varicella-Zoster-Infektionen. Resistenz von HSV und VZV kommt vor. Alternative: Foscarnet.

Virustatika
Valaciclovir   Valtrex®

Indikationen. Akuter, unkomplizierter Herpes zoster (Gürtelrose), Herpes genitalis.

Nebenwirkungen. Übelkeit, Erbrechen, Kopfschmerzen, Durchfall, Müdigkeit. Vereinzelt thrombotische Mikroangiopathie bei Patienten mit fortgeschrittener HIV-Infektion.

Wechselwirkungen. Cimetidin und Probenecid verlängern die HWZ von Aciclovir (aktiver Metabolit von Valaciclovir).

Schwangerschaft und Stillzeit. Strenge Indikationsstellung vor allem im 1. Trimenon (im Tierversuch potentiell embryotoxisch, die klinische Bedeutung ist jedoch fraglich). Stillzeit: Kontraindiziert. Übertritt in die Muttermilch.

Weitere Kontraindikationen. Überempfindlichkeit gegen Valaciclovir bzw. Aciclovir.

Pharmakokinetik

Metabolisierung zu Aciclovir (60-90%)

Serum-HWZ (Aciclovir):	2,5-3,0 h, bei NI 20 h
	Serumspiegel von Valaciclovir nach 3 h unter der Nachweisgrenze
Eiweißbindung:	< 20% (Aciclovir)
Ausscheidung:	renal
Penetration: ++	Gewebe
Dialysierbar:	HD+

Dosierung
	p.o.			
Erwachsene:	2-3 x 0,5-1 g			
Bei NI:	Cr-Clearance (ml/min)	Dosis (g)	/	Intervall (h)
	30-15	1	/	12
	< 15	1	/	24

Cr-Clearance (ml/min)	Dosis (g)	/	Intervall (h)
HD	1	/	24
	Dosis nach HD geben		
CAPD	1	/	24
CVVH/CVVHD	1	/	12

Kommentar. Valaciclovir ist ein Prodrug (L-Valylester) von Aciclovir. Es wird rasch resorbiert und in seinen aktiven Metaboliten umgewandelt. Auf diese Weise wird die orale Bioverfügbarkeit von Aciclovir verbessert (von 10-20% auf 55%). Außerdem hat es den Vorteil, dass es nur zwei- bis dreimal täglich eingenommen werden muss. In einer randomisierten Doppelblindstudie hat sich Valaciclovir im Vergleich zu Aciclovir p.o. als wirksamer erwiesen bezüglich der Verkürzung der akuten Schmerzen sowie der postherpetischen Neuralgien bei immunkompetenten Patienten mit Herpes zoster. Valaciclovir hat sich bei primärem und rezidivierendem Herpes genitalis als gleich wirksam erwiesen wie Aciclovir (Lit. 48, 49). Bei Patienten nach Nierentransplantation wurde Valaciclovir erfolgreich zur Prophylaxe von CMV-Neuinfektionen und -Reaktivierungen eingesetzt (Lit. 50). Bei Patienten mit fortgeschrittener HIV-Infektion erwies sich Valaciclovir als geeigneter zur CMV-Prophylaxe als Aciclovir (Lit. 51, 52). Aufgrund der relativ vielen Studienabbrecher ist der Stellenwert einer Valaciclovir-Prophylaxe bei Patienten mit fortgeschrittener HIV-Infektion jedoch noch unklar (Lit. 53).

Virustatika
Famciclovir   Famvir®

Indikationen. Akuter, unkomplizierter Herpes zoster (Gürtelrose), Herpes genitalis.

Nebenwirkungen. Kopfschmerzen, Übelkeit, Diarrhoe, Müdigkeit.

Wechselwirkungen. Keine klinisch relevanten.

Schwangerschaft und Stillzeit. Kontraindiziert mangels klinischer Erfahrung.

Weitere Kontraindikationen. Überempfindlichkeit gegen Famciclovir oder Penciclovir.

Pharmakokinetik

Metabolisierung zu Penciclovir

Serum-HWZ (Penciclovir):	2,3-3,0 h, bei NI 13 h
Eiweißbindung:	< 20% (Penciclovir)
Ausscheidung:	renal (70%), fäkal (30%)
Penetration: ++	Gewebe
Dialysierbar:	HD+

Dosierung   p.o.

Erwachsene: 2-3 x 125-250 mg

Bei NI:

Cr-Clearance (ml/min)	Dosis (mg)	/	Intervall (h)
60-30	125-250	/	12
30-10	125-250	/	24
HD	125-250	/	24
	Dosis nach HD geben		
CAPD	keine Daten		
CVVH/CVVHD	250-500	/	12-48

Kommentar. Famciclovir ist ein Prodrug von Penciclovir. Es wird rasch resorbiert und in seinen aktiven Metaboliten Penciclovir umgewandelt. Im Vergleich zu Aciclovir bessere Bioverfügbarkeit. Die antiviralen Aktivitäten von Penciclovir und Aciclovir gegen HSV und VZV sind vergleichbar. Bei der Behandlung von primärem und rezidivierendem Herpes genitalis sowie bei immunkompetenten Patienten mit akutem Herpes zoster zeigten Famciclovir und Aciclovir p.o. eine vergleichbare Wirksamkeit (Lit. 48, 49). Famciclovir bewirkte auch gegenüber Placebo eine signifikante Verkürzung postherpetischer Neuralgien. Bei HIV-Patienten können HSV-Reaktivierungen durch Famciclovir supprimiert werden (Lit. 54, 55). Bei Patienten nach allogener Knochenmarkstransplantation konnte eine Reaktivierung von Hepatitis B-Virus durch Famciclovir verhindert werden (Lit. 56), nach Lebertransplantation gelang dies zumindest zeitweise (Lit. 57). Famciclovir war im Tierversuch in hohen Dosen mutagen. Penciclovir ist für die lokale Behandlung von rezidivierendem Herpes labialis erhältlich.

Virustatika

Brivudin   Zostex®

Indikationen. Herpes zoster im ersten Anfangsstadium bei immunkompetenten Erwachsenen (innerhalb 72 Stunden nach Auftreten der Hauterscheinungen). Siehe auch Kommentar!

Nebenwirkungen. Gastrointestinale Beschwerden (v.a. Übelkeit/Erbrechen), Kopfschmerzen, Schwindel, Müdigkeit. Vereinzelt Überempfindlichkeitsreaktionen der Haut.

Wechselwirkungen. Bei Kombination mit 5-Fluoruracil oder Tegafur Akkumulation und Erhöhung der Toxizität dieser Substanzen. Wegen der starken Eiweißbindung von Brivudin kann es bei Kombination mit anderen Medikamenten mit ebenfalls starker Eiweißbindung zu gegenseitiger Verdrängung aus der Eiweißbindung kommen.

Schwangerschaft und Stillzeit. Kontraindiziert mangels klinischer Erfahrung.

Weitere Kontraindikationen. Nicht während oder innerhalb 4 Wochen nach einer Behandlung mit 5-Fluorpyrimidinen (z.B. 5-Fluoruracil oder Tegafur) einnehmen. Überempfindlichkeit gegen Brivudin. Nicht bei immunsupprimierten Patienten anwenden.

Pharmakokinetik

Serumspitzenspiegel:	1,7 mg/l im steady state
terminale Serum-HWZ:	16 h
Eiweißbindung:	> 95%
Metabolisierung:	hoch
Ausscheidung:	vorwiegend renal

Dosierung   p.o.

Erwachsene:	1 x 125 mg für 7 Tage
Bei NI:	keine Dosisreduktion

Kommentar. Früherer Handelsname: Helpin. Zugelassen für Infektionen durch Varicella-Zoster-Virus und schwere mukokutane Erkrankungen durch Herpes-simplex-Virus Typ 1 (nicht HSV-2), empfohlene Dosierung für Erwachsene 4 x 125 mg. Im Rahmen der deutschen Wiedervereinigung wurde eine Neuzulassung des aus der ehemaligen DDR stammenden Präparates erforderlich. Diese Neuzulassung erfolgte 2000 zunächst nur für Herpes zoster bei immunkompetenten Erwachsenen.

Ganciclovir   Cymeven®

Indikationen. Zytomegalievirus-Infektionen bei Patienten nach Transplantationen oder mit fortgeschrittener HIV-Infektion.

Nebenwirkungen. Neutropenie (40% bei AIDS-Patienten), Thrombozytopenie, Anämie, Exantheme, Fieber, gastrointestinale Beschwerden, Phlebitis, ZNS-Störungen (insg. 5-15%, Verwirrtheit, Krämpfe, Psychosen), Erhöhung der Leberfunktionswerte.

Wechselwirkungen. Kombination mit Zidovudin oder Azathioprin erhöht das Risiko hämatologischer Schäden. Erhöhte Serumspiegel und Toxizität von Didanosin. Erhöhte Nephrotoxizität und Myelotoxizität bei Kombination mit nephrotoxischen Substanzen. Generalisierte Krampfanfälle können unter Kombinationstherapie mit Imipenem auftreten. Probenecid kann die Serumspiegel von Ganciclovir erhöhen.

Schwangerschaft und Stillzeit. Kontraindiziert (potentiell teratogen und mutagen).

Weitere Kontraindikationen. Überempfindlichkeit gegen Ganciclovir, Neutropenie (< 500/µl), Thrombozytopenie(< 25 000/µl). Wegen der möglichen Teratogenität sollten männliche Patienten während der Behandlung und bis 6 Monate danach kein Kind zeugen.

Pharmakokinetik

Bioverfügbarkeit (p.o.):	6-9%
Serumspitzenspiegel:	8,3 mg/l (5 mg/kg i.v.), 1,2 mg/l (1 g p.o.)
Serum-HWZ:	2,9-3,7 h, bei NI 16-28 h
Metabolisierung:	keine
Eiweißbindung:	1-2%
Ausscheidung:	renal
Penetration: ++	Gewebe
+	Liquor
Dialysierbar:	HD+, PD?

Dosierung

	i.v. Infusion über 1 Std.	p.o. (mit der Mahlzeit)
Erwachsene:	10 mg/kg/d in 2 Dosen	
Suppressionstherapie:	5 mg/kg/d täglich oder 6 mg/kg/d an 5 Tagen/Wo	3 x 1 g
Bei NI: i.v.	Initialdosis: 5 mg/kg	

Cr-Clearance (ml/min)	Max. Dosis (mg/kg) (Induktion)	/	Intervall (h)
70-50	5	/	12
50-10	1,5-2,5	/	24
< 10	1,25	/	48-72
HD	1,25	/	48-72
	Dosis nach HD geben		
CAPD	1,25	/	48-72
CVVH/CVVHD	1,25	/	24

p.o.	Cr-Clearance (ml/min)	Dosis (g)	/	Intervall (h)
	80-50	1,5	/	24
	50-10	0,5-1	/	24
	< 10	0,5	/	48-72
	HD	0,5	/	48-72
		Dosis nach HD geben		
	CAPD	0,5	/	48-72
	CVVH/CVVHD	nicht empfohlen		

Kommentar. Die Aktivität von Ganciclovir gegen CMV ist im Vergleich zu Aciclovir um mehr als das 10-fache höher, gegen Herpes-simplex-Virus und Varicella-Zoster-Virus etwa gleich. Nach oraler Gabe von Ganciclovir werden nur 6-9% resorbiert. Daher zur Induktionstherapie parenterale Gabe. Die besten Therapieerfolge wurden bei CMV-Retinitis erzielt. Bei CMV-Pneumonie ist die Ansprechrate geringer. Gleichzeitige Verabreichung von spezifischen Immunglobulinen empfehlenswert. Wegen häufiger Rückfälle besonders bei AIDS-Patienten Suppressionstherapie notwendig. Alternative bei resistenten CMV-Stämmen (selten): Foscarnet.

Virustatika

Foscarnet
Foscavir®

Indikationen. Lebens- bzw. augenlichtbedrohende Zytomegalievirus-Infektionen sowie akute mukokutane Infektionen mit Aciclovir-resistenten Herpes-simplex-Stämmen. Infektionen bei AIDS-Patienten, wenn es keine therapeutischen Alternativen gibt.

Nebenwirkungen. Nephrotoxizität (30%), Hyper- oder Hypokalzämie, Hyper- oder Hypophosphatämie, Hypomagnesiämie, ZNS-Störungen (Verwirrtheit, Krämpfe, Psychosen), Kopfschmerzen, Müdigkeit, Übelkeit, Erbrechen (bis 50%), Diarrhoe (30%), Anämie, Exantheme, Fieber (25-65%), Phlebitis, Erhöhung der Leberfunktionswerte, genitale Ulzerationen.

Wechselwirkungen. Schwere Hypokalzämie bei Kombination mit Pentamidin (i.v.). Kombination mit anderen potentiell nephrotoxischen Substanzen wie z.B. Aminoglykoside, Aciclovir, Amphotericin B, Ciclosporin, Cisplatin erhöht das Nephrotoxizitätsrisiko.

Schwangerschaft und Stillzeit. Kontraindiziert (potentiell teratogen und mutagen/kanzerogen).

Weitere Kontraindikationen. Überempfindlichkeit gegen Foscarnet. Gleichzeitige Behandlung mit Pentamidin (i.v.). Wegen der möglichen Teratogenität sollten männliche Patienten während der Behandlung und bis 6 Monate danach kein Kind zeugen.

Pharmakokinetik

Mittlere Serumspiegel:	30-150 mg/l
Metabolisierung:	keine
Eiweißbindung:	< 20%
Ausscheidung:	renal
Penetration: +	Liquor
Dialysierbar:	HD+, PD?

Dosierung
i.v.

Erwachsene:	CMV-Infektionen:
Induktionstherapie:	180 mg/kg/d in 3 Dosen (Infusion über 1 Std.) über 2-3 Wochen
Erhaltungstherapie:	90-120 mg/kg/d in einer Dosis (Infusion über 2 Std.)

HSV-Infektionen:
120 mg/kg/d in 3 Dosen (Infusion über 1 Std.)

Bei NI:

Serum-Kreatinin (mmol/l)	Max. Tagesdosis (mg/kg)
90-110	172-200
111-130	129-171
131-150	115-128
151-170	100-114
171-190	86- 99
191-210	72- 85
211-230	43- 71
231-250	21- 42
> 250	nicht empfohlen

Kommentar. Therapie nur bei positivem CMV-Nachweis bzw. nachgewiesener Aciclovir-Resistenz von HSV, bei Rezidiven ist eine erneute Überprüfung erforderlich. Vor der Verabreichung von Foscarnet Hydratation mit bis zu 2 l physiologischer Kochsalzlösung, zu Beginn der Behandlung jeden 2. Tag Serum-Kreatinin-Bestimmung (einmal wöchentlich während der Erhaltungstherapie), gegebenenfalls Dosisanpassung. Elektrolytkontrolle (vor allem Calcium!) anfangs mindestens zweimal wöchentlich, gegebenenfalls Substitution. Bei genitalen Ulzerationen großzügiges Spülen mit klarem Wasser nach dem Wasserlassen. Synergismus bei Kombination mit Ganciclovir, Bei rezidivierender CMV-Retinitis bei AIDS-Patienten war die Kombination von Ganciclovir und Foscarnet der Monotherapie jeder einzelnen dieser Substanzen überlegen (Lit. 48).

Virustatika
Cidofovir   Vistide®

Indikationen. Lebens- bzw. augenlichtbedrohende Zytomegalievirus-Infektionen bei AIDS-Patienten, wenn es keine therapeutischen Alternativen gibt.

Nebenwirkungen. Dosisanhängige Nephrotoxizität (> 40%) (proximale tubuläre Dysfunktion mit Proteinurie, Glukosurie, Bicarbonaturie, metabolischer Azidose, Phosphaturie, Polyurie), Serumkreatinin-Anstieg. (Reduktion durch starke Hydratisierung und gleichzeitige Verabreichung von oralem Probenecid.) Bei Behandlung mit Cidofovir und Probenecid: Neutropenie (20%), Fieber, Übelkeit/Erbrechen, Diarrhoe, Kopfschmerzen, Exanthem, Alopezie, Asthenie, okuläre Hypotonie.

Wechselwirkungen. Erhöhte Nephrotoxizität bei Kombination mit Aminoglykosiden, Pentamidin (i.v.), Amphotericin B, Foscarnet, Schleifendiuretika, nichtsteroidalen Antiphlogistika, Röntgenkontrastmitteln. Das immer in Kombination gegebene Probenecid vermindert die Clearance von tubulär sezernierten Medikamenten; z.B. bei gleichzeitiger Behandlung mit Zidovudin sollte deshalb am (Cidofovir-)Behandlungstag die Zidovudin-Dosis halbiert werden.

Schwangerschaft und Stillzeit. Kontraindiziert (potentiell embryotoxisch).

Weitere Kontraindikationen. Niereninsuffizienz (Kreatinin-Clearance < 55 ml/min, Proteinurie 1 g/l), nicht während oder innerhalb von 7 Tagen nach Verabreichung von anderen nephrotoxischen Medikamenten anwenden. Überempfindlichkeit gegen Cidofovir oder Probenecid.

Pharmakokinetik

Serumspitzenspiegel:	12,4-26,8 mg/l nach 5 mg/kg Cidofovir i.v. und Probenecid p.o.

Terminale Serum-HWZ:	2,2 h
Eiweißbindung:	10%
Metabolisierung:	keine
Ausscheidung:	renal

Dosierung	i.v., Infusion über 1 Stunde
Erwachsene:	initial: 5 mg/kg einmal wöchentlich für 2 Wochen Erhaltungsdosis: 5 mg/kg alle 2 Wochen
	Zusätzlich muss verabreicht werden: 2 g Probenecid p.o. 3 Stunden vor Cidofovir-Infusion 1 g Probenecid p.o. 2 Stunden nach Cidofovir-Infusion 1 g Probenecid p.o. 8 Stunden nach Cidofovir-Infusion mind. 1 l physiol. Kochsalzlösung vor Cidofovir-Infusion
Bei NI:	Cr-Cl < 50: nicht anwenden

Kommentar. Ebenso wie Foscarnet ist Cidofovir auch gegen Ganciclovir-resistente CMV- bzw. Aciclovir-resistente HSV-Stämme aktiv. Aufgrund der ausgeprägten Toxizität jedoch bis jetzt nur für CMV-Retinitis bei AIDS-Patienten zugelassen (positiver CMV-Nachweis!). Nierenfunktionskontrolle und Differentialblutbestimmung 24 Stunden vor jeder Cidofovir-Verabreichung. Cidofovir-Therapie abbrechen und i.v. Hydratisierung durchführen, wenn Serum-Kreatinin um ≥ 5 mg/l ansteigt oder sich eine persistierende Proteinurie ≥ 100 mg/dl entwickelt. Regelmäßige ophthalmologische Kontrollen. Der Übelkeit während der Cidofovir-Infusion kann vorgebeugt werden, wenn die Patienten vorher etwas essen oder ein Antiemetikum einnehmen. Überempfindlichkeitsreaktionen können durch Antihistaminika oder Paracetamol abgemildert werden.

Virustatika

Amantadin   Infex®, InfectoFlu® u.a.

Indikationen. Prophylaxe und Therapie der Influenza A, v. a. bei ungeimpften Risikopatienten (Bewohner von Alten- und Pflegeheimen, Personen > 65 Jahre, Patienten mit chronischen kardiovaskulären oder pulmonalen Erkrankungen, Diabetes mellitus, Nierenerkrankungen, Hämoglobinopathien und Immundefizienz), während einer Epidemie oder bei nosokomialen Ausbrüchen.

Nebenwirkungen. ZNS-Störungen (insg. 13%, Nervosität, Konzentrationsstörungen, Schwindel, Schlafstörungen), Übelkeit, Appetitlosigkeit. Bei hohen Plasmaspiegeln (z.B. bei ältern Patienten oder Niereninsuffizienz ohne Dosisanpassung) Krampfanfälle, Delirium, Halluzinationen. Bei längerer Anwendung Livedo reticularis („marmorierte Haut"), Ödeme im Knöchelbereich, orthostatische Dysregulation, Herzinsuffizienz, Harnretention.

Wechselwirkungen. Verstärkung der Toxizität von Anticholinergika, Verstärkung der Wirkung und Nebenwirkung von Antiparkinsonmitteln. Diuretika (Triamteren / Hydrochlorothiazid) können die ZNS-Toxizität erhöhen. Verminderte Alkoholtoleranz.

Schwangerschaft und Stillzeit. Kontraindiziert (potentiell embryotoxisch).

Weitere Kontraindikationen. Überempfindlichkeit gegen Amantadin. Engwinkelglaukom, Prostatahypertrophie, Vorsicht bei Niereninsuffizienz, Epilepsie, Psychosen oder deliranten Syndromen in der Anamnese.

Pharmakokinetik

Serumspitzenspiegel:	0,5-0,8 mg/l im steady state bei 2 x 100 mg
Serum-HWZ:	12-18 h
Eiweißbindung:	65%
Ausscheidung:	renal
Metabolisierung:	keine

Gute Penetration in Gewebe, Nasensekret, Speichel, Liquor

Dialysierbar:	HD-, PD-

Dosierung

p.o. (Einnahme morgens und ggf. nachmittags)

Erwachsene:	< 65 J.	2 x 100 mg
	> 65 J.	1 x 100 mg
Kinder:	> 10 J.	2 x 100 mg
	5-10 J.	5 mg/kg in 1 Dosis

Bei NI:

Cr-Clearance (ml/min)	Dosis (mg)	/	Intervall (Tage)
80-50	100	/	1-2
50-10	100	/	2-3
< 10	100	/	7
HD	100	/	/
	Dosis nach HD geben		
CAPD	100	/	7
CVVH/CVVHD	100	/	2-3

Kommentar. Einsatz für Prophylaxe und Therapie möglichst frühzeitig nach Exposition bzw. Auftreten der Symptome (möglichst innerhalb von 48 Stunden). Bei Therapiebeginn innerhalb von 30-36 Stunden Abschwächung der Symptome und Verkürzung der Krankheitsdauer um etwa 50%. Ob mit Amantadin Komplikationen der Influenza verhindert werden können, ist bekannt. Resistenzentwicklung unter Therapie kann vorkommen (bis zu 30%), deshalb Therapie nicht länger als es die klinische Situation erfordert. Einer CDC-Empfehlung zufolge soll die Behandlung im Regelfall 3-5 Tage dauern oder 1-2 Tage nach dem Abklingen der Symptome beendet werden (Lit. 58). Zur Prophylaxe soll Amantadin nur während der Zeit der höchsten Influenzaaktivität in der näheren Umgebung gegeben werden. Amantadin kann bei einer Epidemie gleichzeitig mit einem inaktivierten Impfstoff gegeben werden, da die Antikörperproduktion hiervon nicht beeinflusst wird.

Virustatika

Zanamivir   Relenza™

Indikationen. Therapie der Influenza A und B v. a. bei ungeimpften Risikopatienten (Bewohner von Alten- und Pflegeheimen, Personen > 65 Jahre, Patienten mit chronischen kardiovaskulären oder pulmonalen Erkrankungen, Diabetes mellitus, Nierenerkrankungen, Hämoglobinopathien und Immundefizienz), während einer Epidemie oder bei nosokomialen Ausbrüchen.

Nebenwirkungen. Sehr selten Bronchospasmus und/oder Verminderung der Lungenfunktion.

Wechselwirkungen. Keine.

Schwangerschaft und Stillzeit. Strenge Indikationsstellung. Keine ausreichenden klinischen Erfahrungen. Stillzeit: Kontraindiziert mangels klinischer Erfahrung.

Weitere Kontraindikationen. Keine. Vorsicht bei Asthma bronchiale oder chronisch obstruktiver Atemwegserkrankung. Bisher keine Zulassung für Kinder.

Pharmakokinetik

Systemische Resorption nach Inhalation: <20%.
Verteilung im Respirationstrakt: hauptsächlich Oropharynx, 15% unterer Respirationstrakt.

Dosierung	inhalativ
Erwachsene und Jugendliche > 12 J.:	2 x 10 mg (entspricht 4 Inhalationen täglich)

Kommentar. Zanamivir hemmt spezifisch die Neuraminidase von Influenza A und B-Virus. Behandlungsbeginn möglichst innerhalb von 30 Stunden nach dem Auftreten von Symptomen. In mehreren randomisierten, Placebo-kontrollierten Studien zeigte sich unter Zanamivir eine Verkürzung der Krankheitsdauer um 25-50% und eine signifikante Abschwächung der Symptome nach 24 Stunden (Lit. 59, 60, 61). Bei einer geringen Zahl von Risikopatienten traten unter Zanamivir weniger Komplikationen auf (Lit. 61). Bisher nur für die Therapie von Erwachsenen und Jugendlichen > 12 Jahren zugelassen, die Wirksamkeit und sehr gute Verträglichkeit wurde jedoch auch schon für die Behandlung von Kindern (Lit. 62) und für den präventiven Einsatz gezeigt (Lit. 63, 64). Bisher ist keine Resistenzentwicklung unter der Therapie beobachtet worden. Behandlungsdauer normalerweise 5 Tage (Lit. 58).

Virustatika

Oseltamivir   Tamiflu™

Indikationen. Prophylaxe (Erwachsene und Jugendliche > 13 Jahre) und Therapie (Erwachsene und Kinder > 1 Jahr) der Influenza A und B.

Nebenwirkungen. Übelkeit, Erbrechen.

Wechselwirkungen. Keine klinisch relevanten.

Schwangerschaft und Stillzeit. Kontraindiziert mangels klinischer Daten.

Weitere Kontraindikationen. Überempfindlichkeit gegen Oseltamivir.

Pharmakokinetik

Metabolisierung	(< 90%) zu Oseltamivir-Carboxylat (aktiver Wirkstoff).
Serumspitzenspiegel:	330-366 µg/l Oseltamivir-Carboxylat im steady state bei 150 mg/d p.o.
Serum-HWZ:	7-9 h
Eiweißbindung:	3% (Oseltamivir-Carboxylat) bzw. 42% (Oseltamivir)
Ausscheidung:	renal (Prodrug und aktiver Wirkstoff)

Dosierung	p.o. (mit Mahlzeit)
Erwachsene:	2 x 75 mg
Bei NI:	Cr-Cl < 30 ml/min: 1 x 75 mg
	Cr-Cl < 10 ml/min: keine Daten

Kommentar. Oseltamivir ist ein oral applizierbarer Prodrug, der die Neuraminidase von Influenzaviren hemmt. Studien an ansonsten gesunden Erwachsenen belegen die Wirksamkeit hinsichtlich Krankheitsverkürzung und Abmilderung der Symptome bei unkomplizierter Influenza sowie den erfolgreichen Einsatz für die Prophylaxe. Bisher ist keine Resistenzentwicklung unter der Therapie beobachtet worden. Behandlungsbeginn möglichst früh, Behandlungsdauer normalerweise 5 Tage (58). In Deutschland ist die Zulassung beantragt.

Virustatika
Ribavirin   Virazole®, Rebetol®

Indikationen. Orale Verabreichung (Rebetol®): Chronische Hepatitis C (in Kombination mit Interferon-alfa). Aerosoltherapie (Virazole®): Schwere Infektionen der unteren Atemwege mit Respiratory-Syncytial-Virus (RSV), vor allem bei Frühgeborenen und Säuglingen mit hohem Komplikationsrisiko (bei bronchopulmonaler Dysplasie und entsprechend schweren Lungenveränderungen, Herzfehlern mit Links-Rechts-Shunt, bei immunsupprimierten, insbesondere Knochenmark-Transplantierten sowie unter Chemotherapie bei Malignomen). Nur bei positivem Erregernachweis.

Nebenwirkungen. Bei systemischer Gabe: hämolytische Anämie, Anstieg der Transaminasen. Aerosoltherapie: selten Exantheme, initialer Bronchospasmus, Konjunktivitis.

Wechselwirkungen. Keine klinisch relevanten.

Schwangerschaft und Stillzeit. Kontraindiziert (potentiell embryotoxisch).

Weitere Kontraindikationen. Systemische Therapie: Terminale Niereninsuffizienz, Anämie, Hämoglobinopathien, schwere Herzerkrankungen. Sichere Konzeptionsverhütung bei Männern und Frauen im gebärfähigen Alter während der Behandlung und bis 6 Monate danach (mutagen und teratogen im Tierversuch). Vorsicht bei unkontrollierter arterieller Hypertension und hohem Alter.
Aerosoltherapie: Bei beatmeten Patienten nur unter sorgfältiger Überwachung einsetzen. Ribavirin-Ausfällungen in den Beatmungsschläuchen können zu Verstopfungen führen (Filter alle 2-4 Stunden wechseln). Aerosol-Exposition des Pflegepersonals vermeiden. Schwangere sollten nicht mit Ribavirin umgehen.

Pharmakokinetik

Nach tgl. 20 h Inhalation für 5 Tage: Konzentration im Serum 6,8 µmol/l, im Trachealsekret 1250-28500 µmol/l.

Mittlere Plasmakonzentration im steady state bei 2 x 600 mg/d p.o. über 4 Wochen: 2,2 mg/l.

Eliminations-HWZ:	9-10 h nach Inhalation
	79 h nach oraler Aufnahme einer Einzeldosis
	298 h nach Erreichen des steady states
Ausscheidung:	renal (~30%)
Metabolisierung:	teilweise
Eiweißbindung:	keine

Starke Anreicherung im Gewebe.

Dosierung	p.o. (Hepatitis C)	inhalativ (RSV-Infektionen)
Erwachsene: > 75 kg	2 x 600 mg	
< 75 kg	400 mg morgens + 600 mg abends	
		20 mg/ml aqua dest. Applikation mittels SPAG (small particle aerosol generator) Inhalation 12-18 Std. täglich für 3-7 Tage
Bei NI:	Cr-Cl < 50 ml/min: nicht empfohlen	

Kommentar. Ribavirin p.o. in Kombination mit Interferon-alfa ist zur Standardtherapie der chronischen Hepatitis C geworden (Lit. 65). Behandelt werden sollten alle chronisch HCV-Infizierten mit mäßiger bis schwerer entzündlicher Infiltration der Leber und/oder Leberzirrhose sofern keine Kontraindikation besteht. Bei anhaltend normalen Aminotransferasewerten ist eine Therapie auch bei nachgewiesener HCV-RNA nicht indiziert; die Betroffenen sollen aber alle 4-6 Monate kontrolliert werden. Die Behandlungsdauer richtet sich nach dem Genotyp und der Viruslast. Bei Patienten mit Genotyp 1 und > 2 Mio. Kopien/ml (schlechtere Prognose) soll 12 Monate behandelt werden, bei Genotyp 1 und < 2 Mio. Kopien/ml oder Genotyp 2 oder 3 unabhängig von der Viruslast 6 Monate. Mit der Kombinationstherapie wird bei nicht vorbehandelten Patienten in 10-33% (Genotyp 1) bzw. 60-64% (Genotyp 2 oder 3) ein anhaltend negativer HCV-RNA-Befund erreicht (Lit. 66).

Studien zur Wirksamkeit von Ribavirin bei RSV-Infektionen erbrachten kontroverse Ergebnisse (Lit. 67). Eine Kombination von Ribavirin und i.v. Immunglobulin führte bei einer kleinen Anzahl Erwachsener nach Knochenmarktransplantation zu einer höheren Überlebensrate im Vergleich zu unbehandelten Patienten mit RSV-Infektion (Lit. 67). In den USA wurde ein Immunglobulin-Präparat mit hohen RSV-Antikörper-Spiegeln sowie ein monoklonaler Antikörper (Palivizumab) für die Prophylaxe von RSV-Infektionen bei Säuglingen zugelassen.

Weitere Indikationen für Ribavirin: Lassa-Fieber, Krim-Kongo-Fieber und hämorrhagisches Fieber durch verschiedene andere Viren.

Virustatika

Lamivudin   Zeffix™

Indikationen. Chronische Hepatitis B. Außerdem in höherer Dosierung zur Kombinationstherapie der HIV-Infektion (Epivir®).

Nebenwirkungen. Selten (bei Einsatz bei chronischer Hepatitis B) Müdigkeit, Kopfschmerzen, gastrointestinale Beschwerden (Übelkeit, Erbrechen, Diarrhoe).

Wechselwirkungen. Trimethoprim führt zu Erhöhung der Lamivudin-Spiegel.

Schwangerschaft und Stillzeit. Kontraindiziert im 1. Trimenon (embryotoxisch im Tierversuch) und in der Stillzeit. Strenge Indikationsstellung im 2. und 3. Trimenon.

Weitere Kontraindikationen. Überempfindlichkeit gegen Lamivudin.

Pharmakokinetik

Serum-HWZ:	5-7 h
Bioverfügbarkeit:	80%
Eiweißbindung:	niedrig

Metabolisierung:	in der Leber (~10%)				
Ausscheidung:	vorwiegend renal				
Dialysierbar:	HD+				

Dosierung — p.o.

Erwachsene: 1 x 100 mg

Bei NI:

Cr-Clearance (ml/min)	Initialdosis (mg)	Dosis (mg)	/	Intervall (h)
50-30	100	50	/	24
30-10	100	20	/	24
<10	35	10	/	24
HD	35	10	/	24
		Dosis nach HD geben		
CAPD		keine Daten		
CVVH/CVVHD		keine Daten		

Kommentar. Lamivudin ist ein Nukleosid-Analogon, das außer für die Kombinationstherapie von HIV-Infektionen jetzt auch für die Monotherapie der chronischen Hepatitis B zugelassen wurde. In der Dosierung von 100 mg/d sind Nebenwirkungen nicht häufiger als bei Placebo (Lit. 68). In 3 großen Placebo-kontrollierten Studien mit Patienten ohne Vorbehandlung (Lit. 68, 69) bzw. nach Nichtansprechen einer Therapie mit Interferon alfa (Lit. 70) ergaben sich unter Lamivudin (100 mg/d) für 1 Jahr signifikant häufiger histologische Besserungen (bei 52-56%), ALT-Normalisierungen, HBeAg-Serokonversionen und HBV-DNA-Negativierungen in der Hybridisierung. Nach Beendigung der Therapie kam es jedoch häufig zu einem Wiederansteigen von ALT (bei 25% > dreifacher Anstieg gegenüber Ausgangswert) und HBV-DNA, wobei der HBV-DNA-Spiegel nach einer einjährigen Lamivudin-Therapie nicht mehr die Werte vor Therapiebeginn erreichten (16 Wochen nach Therapieende Median 55% unter Ausgangswert) (Lit. 69). Eine akute Exazerbation nach dem Absetzen von Lamivudin ist jedoch auch schon beschrieben worden (Lit. 71).

Unter der Therapie können resistente HBV-Mutanten (Mutationen des Polymerase-Gens im YMDD-Locus) auftreten (16-32% nach 1 Jahr Therapie). Diese Mutanten vermehren sich jedoch langsamer als das Wildtyp-Virus. Bei den davon betroffenen Patienten wird die Virusvermehrung unter Lamivudin teilweise weiterhin unterdrückt, die ALT geht oft zurück und es kann einer histologischen Besserung kommen. Wenn aber das Wildtyp-Virus nach Absetzen von Lamivudin diese Mutanten wieder ersetzt, kann es zu einer akuten Exazerbation kommen (Lit. 72).

Die optimale Behandlungsdauer ist unbekannt. Im Allgemeinen wird für mindestens 1 Jahr oder bis zum Auftreten einer HBeAg-Serokonversion (in 2 aufeinanderfolgenden Proben nachgewiesen) therapiert. Behandlung > 1 Jahr scheint die Ansprechrate zu erhöhen (Lit. 73). Die bisherigen Beobachtungen an kleinen Patientenkollektiven über den weiteren Verlauf nach HBeAg-Verschwinden/ -Serokonversion sind unterschiedlich. Alle 9 von 24 amerikanischen Patienten mit HBeAg-Verschwinden waren stabil über 6 Monate nach Therapie (Lit. 73). Bei koreanischen Patienten mit HBeAg-Serokonversion kam es bei 49% zum Wiederanstieg von HBV-DNA innerhalb von 2 Jahren nach Therapieende (Lit. 74). Somit könnte eventuell auch eine unbegrenzte Suppressionstherapie sinnvoll sein.

Im Gegensatz zu Interferon-alfa ist Lamivudin auch zur Therapie von Patienten mit Precore-Mutanten geeignet, die Ergebnisse sind ähnlich wie bei HBeAg-positiven Patienten (Lit. 75). Weiterhin wurde es auch erfolgreich für die Prophylaxe zur Vermeidung einer HBV-Reaktivierung nach Leber- und Nierentransplantationen eingesetzt, YMDD-Mutanten können jedoch bei immunsupprimierten Patienten zu einer akuten Exazerbation führen (Lit. 76). Bei Patienten mit Koinfektion mit HIV müssen höhere Lamivudin-Dosen verabreicht werden, da sonst resistente HIV-Mutanten auftreten können. Lamivudin ist bisher nur für die Monotherapie der chronischen Hepatitis B zugelassen, Kombinationen, z.B. mit IFN alfa (Lit. 77) oder Famciclovir (Lit. 78) haben aber vielversprechende Ergebnisse gezeigt.

Vorteile im Vergleich zu IFN: gute Verträglichkeit, orale Verabreichung, histologische Besserung bei den meisten Patienten – nicht nur bei HBeAg-Serokonversion. Nachteile: Therapie über mindestens 1 Jahr, Auftreten von resistenten HBV-Mutanten.

Virustatika
Interferon-alfa
Roferon®-A, Intron A®, Inferax®, PegIntron®

Indikationen. Chronische Hepatitis B und C.

Nebenwirkungen. Häufig transiente grippeartige Symptome wie Müdigkeit, Fieber, Schüttelfrost, Appetitlosigkeit, Muskel- und Gelenkschmerzen, gastrointestinale Beschwerden (Übelkeit, Erbrechen, Durchfall), Leuko- und Thrombopenie, Anämie, psychiatrische und neurologische Störungen (Depression, Verwirrtheit, Schlafstörungen, Schwindel, Krampfanfälle, Tinnitus, Sehstörungen), Autoimmunreaktionen, Hypo- und Hyperthyreose, Diabetes mellitus, Erhöhung von Leberenzymen, Herzrhythmusstörungen, Bildung von neutralisierenden Antikörpern gegen IFN.

Wechselwirkungen. Gleichzeitige Gabe von Zidovudin und anderen myelosuppressiven Substanzen erhöht das Risiko von Knochenmarksschäden. Interferon-alfa erhöht die Serumspiegel von Theophyllin und Phenobarbital. Weitere Wechselwirkungen mit Medikamenten, die über das Cytochrom P 450-System abgebaut werden, sind prinzipiell möglich.

Schwangerschaft und Stillzeit. Strenge Indikationsstellung, Sicherheit nicht erwiesen.

Kontraindikationen. Überempfindlichkeit gegen Interferon-alfa, Psychosen oder schwere Depressionen (auch in der Anamnese), Neutropenie, Thrombopenie, Organtransplantationen (außer Leber), symptomatische Herzerkrankung, unkontrollierbare Epilepsie, dekompensierte Leberzirrhose. Relative Kontraindikationen: unkontrollierbarer Diabetes, Autoimmunerkrankungen, vor allem Thyreoiditis.

Pharmakokinetik

Serum-HWZ:		
IFN alfa, s.c.	2-7 h	
PEG-IFN, s.c.	27-33 h	
Ausscheidung:		
IFN alfa	hauptsächlich renal	
PEG-IFN	30% renal, Rest ?	
Metabolisierung:	hoch	
Dialysierbar:	HD-	

Dosierung	IFN alfa 2a / 2b s.c.	IFN alfacon-1 s.c.	PEG-IFN alfa s.c.
Erwachsene:	Chron. Hepatitis C: 3 x 3(-6) Mio. E 3 x wöchentlich Behandlungsdauer richtet sich nach Genotyp und Viruslast	(7,5-)9 µg 3 x wöchentlich für 12 Monate	0,5-1 µg/kg 1 x wöchentlich für 6-12 Monate
	Chron. Hepatitis B: 5-10 Mio. E 3 x wöchentlich für 4-6 Monate		
Bei NI:	keine Daten		

Kommentar

Behandlungsergebnisse bei chronischer Hepatitis B: Negativer HBV-DNA-Nachweis in der Hybridisierung und Serokonversion von HBeAg zu Anti-HBe in jeweils 30-40%, Serokonversion von HBsAg zu Anti-HBs (d.h. Ausheilung) bei etwa 6% mehr als im Vergleich zu Spontanverlauf. Prognostisch günstig für ein Ansprechen der IFN-Therapie: HBV-DNA < 200 pg/ml, ALT > 200 U/l, kurzer Verlauf, akute ikterische Hepatitis in der Vorgeschichte, Fehlen von Koinfektionen (HDV, HCV, HIV). Ungeeignet für eine IFN-Therapie sind Patienten mit Transaminasen im Normbereich, dekompensierter Zirrhose, Precore-Mutanten (HBV-DNA positiv, HBeAg-negativ) oder unter Immunsuppression (Lit. 72). Kombinationen z.b. mit Lamivudin (Lit. 77) haben vielversprechende Ergebnisse gezeigt.

Für die Behandlung der chronischen Hepatitis C ist die Kombination von IFN und Ribavirin p.o. zur Standardtherapie geworden (Lit. 65). Behandelt werden sollten alle chronisch HCV-Infizierten mit mäßiger bis schwerer entzündlicher Infiltration der Leber und/oder Leberzirrhose sofern keine Kontraindikation besteht. Bei anhaltend normalen Aminotransferasewerten ist eine Therapie auch bei nachgewiesener HCV-RNA nicht indiziert; die Betroffenen sollen aber alle 4-6 Monate kontrolliert werden. Die Behandlungsdauer richtet sich nach dem Genotyp und der Viruslast. Bei Patienten mit Genotyp 1 und > 2 Mio. Kopien/ml (schlechtere Prognose) soll 12 Monate behandelt werden, bei Genotyp 1 und < 2 Mio. Kopien/ml oder Genotyp 2 oder 3 unabhängig von der Viruslast 6 Monate. Mit der Kombinationstherapie wird bei nicht vorbehandelten Patienten in 10-33% (Genotyp 1) bzw. 60-64% (Genotyp 2 oder 3) ein anhaltend negativer HCV-RNA-Befund erreicht (Lit. 66) .

Bei Patienten mit Kontraindikationen gegen Ribavirin wird IFN als Monotherapie (3 x 3 Mio. E bzw. 3 x 9 μg Konsensus-IFN wöchentlich) für 12 Monate verabreicht. Abbruch der Therapie, falls nach 3 Monaten noch HCV-RNA nachweisbar ist.

Die neueren Präparate Konsensus-Interferon und pegyliertes Interferon (mit Polyethylenglykol [PEG] gekoppeltes Interferon) sind bislang nur für die Monotherapie der chronischen Hepatitis C zugelassen. Die Kopplung an PEG bewirkt eine Retardierung, sodass das Präparat nur einmal wöchentlich verabreicht werden muss und konstantere Wirkstoffspiegel im Vergleich zu herkömmlichem IFN resultieren. Die klinischen Ergebnisse sind vielversprechend, die Ansprechraten einer PEG-IFN-Monotherapie sind denen einer Kombinationstherapie von Ribavirin und IFN etwa vergleichbar.

Literaturverzeichnis Antiinfektiva

1. Ragg M: Flucloxacillin warning. Lancet 1994;344:676

2. Fairley ChK: Risk factors for development of flucloxacillin associated jaundice. BMJ 1993;306:233-235

3. Biron P et al: Cefepime versus imipenem-cilastin as empirical monotherapy in 400 febrile patients with short duration neutropenia. JAC 1998;42:511-518

4. Hellinger WC et al: Carbapenems and monobactams: imipenem, meropenem, and aztreonam. Mayo Clin Proc 1999;74:420-34

5. Norrby SR: Neurotoxicity of carbapenem antibiotics: consequences for their use in bacterial meningitis. JAC 2000;45:5-7

6. Turner PJ et al: The MYSTIC (meropenem yearly susceptibility test information collection) programme. Int J Antimicrob Agents 1999;13:117-125

7. Gilbert DN: Aminoglycosides. In: *Principles and Practice of Infectious Diseases*, edited by Mandell GL, Bennett JE and Dolin R. Philadelphia: Churchill Livingstone, 2000

8. Kresken M et al: Resistenzsituation bei klinisch wichtigen Infektionserregern gegenüber Chemotherapeutika in Mitteleuropa. Chemother J 2000;9:51-86

9. Hooper DC: New uses for new and old quinolones and the challenge of resistance. CID 2000;30:243-254

10. Vogel F et al: Parenterale Antibiotika bei Erwachsenen. Chemother J 1999;8:3-49

11. Dresser LD et al: Cost-effectiveness of gatifloxacin vs ceftriaxone with a macrolide for the treatment of community-acquired pneumonia. Chest 2001;119:1439-1448

12. Grasela DM: Clinical pharmacology of gatifloxacin, a new fluorochinolone. CID 2000; 31:51-58

13. Tarshis GA et al: Once-daily oral gatifloxacin versus oral levofloxacin in treatment of uncomplicated skin and soft tissue infections: double-blind, multicenter, randomized study. Antimicrob Chemother 2001;45:2358-2362

14. von Rosenstiel N-A et al: Makrolidantibiotika: Ist eine Neubewertung notwendig? Arzneimitteltherapie 1998;16:305-313

15. Alvarez-Elcoro S et al: The macrolides: erythromycin, clarithromycin, and azithromycin. Mayo Clin Proc 1999;74:613-634

16. Reed MD et al: Azithromycin: a critical review of the first azilide antibiotic and its role in pediatric practice. Pediatr Infect Dis J 1997;16:1069-1083

17. Zervos M et al: Five-day telithromycin, a new ketolide, is as effective as standard 10-day comparators in the treatment of acute exacerbation of chronic bronchitis. 41st ICAAC 2001;Abstract 916

18. Hagberg L et al: Telithromycin is effective in the treatment of pneumococcal bacteremia associated with community-acquired pneumonia. 41st ICAAC 2001;Abstract 861

19. Dalmau D et al: Clindamycin resistance in the Bacteroides fragilis group: association with hospital-acquired infections. CID 1997;24:874-877

20. Burtin P et al: Safety of metronidazole in pregnancy: a meta-analysis. Am J Obstet Gynecol 1995;172:525-529

21. Cantu ThG et al: Serum vancomycin concentrations: reappraisal of their clinical value. CID 1994;18:533-543

22. Saunders NJ et al: Assay of vancomycin by fluorescence polarisation immunoassay and EMIT in patients with renal failure. JAC 1995;36:411-413

23. Nichols RL et al: Treatment of hospitalized patients with complicated gram-positive skin and skin structure infections: two randomized, multicentre studies of quinupristin/dalfopristin versus cefazolin, oxacillin or vancomycin. JAC 1999;44:263-273

24. Lode H: Quinupristin-Dalfopristin im Vergleich mit Vancomycin bei der Behandlung der nosokomialen Pneumonie. Chemother J 2000;9:Suppl. 19:69-73

25. Drew RH et al: Treatment of methicillin-resistant staphylococcus aureus infections with quinupristin/dalfopristin in patients intolerant for a failing prior therapy. JAC 2000;46:775-784

26. Moellering RC et al: The efficacy and safety of quinupristin/dalfopristin for the treatment of infections caused by vancomycin-resistant Enterococcus faecium. JAC 1999;44:251-261

27. Plouffe JF: Emerging therapies for serious gram-positive bacterial infections: a focus on linezolid. CID 2000;31(Suppl. 4):144-149

28. Wingard JR et al: Clinical significance of nephrotoxicity in patients treated with amphotericin B for suspected or proven aspergillosis. CID 1999;29:1402-1407

29. Ellis M et al: An EORTC international multicenter randomized trial (EORTC Number 19923) comparing two dosages of liposomal amphotericin B for treatment of invasive aspergillosis. CID 1998;27:1406-1412

30. Walsh TJ et al: Liposomal amphotericin B for empirical therapy in patients with persistent fever and neutropenia. NEJM 1999;340:764-771

31. Prentice HG et al: A randomized comparison of liposomal versus conventional amphotericin B for the treatment of pyrexia of unknown origin in neutropenic patients. Br J Haematol 1997;98:711-718

32. Patel R: Antifungal agents. Part I. Amphotericin B preparations and flucytosine. Mayo Clin Proc 1998;73:1205-1225

33. Rex JH et al: Practice guidelines for the treatment of candidiasis. CID 2000;30:662-678

34. Edwards JE: International conference for the development of a consensus on the management and prevention of severe candidal infections. CID 1997;25:43-59

35. Rex JH et al: A randomized trial comparing fluconazole with amphotericin B for the treatment of candidemia in patients without neutropenia. NEJM 1994;331:1325-1330

36. Rex JH et al: Development of interpretive breakpoints for antifungal susceptibility testing: conceptual framework and analysis of in vitro-in vivo correlation data for fluconazole, itraconazole, and candida infections. CID 1997;24:235-247

37. Schumann P et al: Weekly fluconazole for the prevention of mucosal candidiasis in women with HIV infection. A randomized, double-blind, placebo-controlled trial. Ann Intern Med 1997;126:689-696

38. McKinsey DS et al: Itraconazole prophylaxis for fungal infections in patients with advanced human immunodeficiency virus infection: randomized, placebo-controlled, double-blind study. CID 1999;28:1049-1056

39. Glasmacher A et al: Breakthrough invasive fungal infections in neutropenic patients after prophylaxis with itraconazole. Mycoses 1999;42:443-451

40. Menichetti F et al: Itraconazole oral solution as prophylaxis for fungal infections in neutropenic patients with hematologic malignancies: a randomized, placebo-controlled, double-blind, multicenter trial. CID 1999;28:250-255

41. Glasmacher A et al: Antifungal prophylaxis with itraconazole in neutropenic patients with acute leukaemia. Leukemia 1998;12:1338-1343

42. Graybill JR: Fluconazole and itraconazole: a primer for the professional - Part II. Inf Dis in Clinical Practice 2000;9:51-58

43. Pfaller MA et al: International surveillance of bloodstream infections due to candida species: frequency of occurrence and in vitro susceptibilities to fluconazole, ravuconazole, and voriconazole of isolates from 1997 through 1999 in the SENTRY antimicrobial surveillance program. J Clin Microbiol 2001;39:3254-3259

44. Ally R et al: A randomized, double-blind, double-dummy, multicenter trial of voriconazole and fluconazole in the treatment of esophageal candidiasis in immunocompromised patients. CID 2001;33:1447-1454

45. *Red Book,* El Grove Village: American Academy of Pediatrics, 2000;Ed. 25th pp. 51-58

46. Havlir DV et al: Tuberculosis in patient with human immunodeficiency virus infections. NEJM 1999;340:367-373

47. Shafran StD et al: A comparison of two regimes for the treatment of Mycobacterium avium complex bacteriemia in AIDS: rifabutin, ethambutol, and clarithromycin versus rifampicin, ethambutol, clofazimine and ciprofloxacin. NEJM 1996;335:377-383

48. Keating MR: Antiviral agents for non-human-immunodeficiency virus infections. Mayo Clin Proc 1999;74:1266-1283

49. Balfour HH: Antiviral drugs. NEJM 1999;340:1255-1268

50. Lowance D et al: Valaciclovir for the prevention of cytomegalovirus disease after renal transplantation. NEJM 1999;340:1462-1470

51. Feinberg JE et al: A randomized, double-blind trial of valaciclovir prophylaxis for cytomegalovirus disease in patients with advanced immunodeficiency virus infection. CID 1998;177:48-56

52. Emery VC et al: Quantitative effects of valaciclovir on the replication of cytomegalovirus (CMV) in persons with advanced human immunodeficiency virus disease: baseline CMV load dictates time to disease and survival. CID 1999;180:695-701

53. Ormrod D et al: Valaciclovir: a review of its long term utility in the management of genital herpes simplex virus and cytomegalovirus infections. Drugs 2000;59:839-863

54. Schacker T et al: Famciclovir for the suppression of symptomatic and asymptomatic herpes simplex virus reactivation in HIV-infected persons. Ann Intern Med 1998;128:21-28

55. Romanowski B et al: Efficacy and safety of famciclovir in treating mucocutaneous herpes simplex infection in HIV-infected individuals. AIDS 2000;14:1211-1217

56. Lau GK et al: Use of famciclovir to prevent HBV reactivation in HBsAg-positive recipients after allogeneic bone marrow transplantation. J Hepatol 1998;28:359-368

57. Rayes N et al: Long-term results of famciclovir for recurrent or de novo hepatitis B virus infection after liver transplantation. Clin Transplant 1999;13:447-452

58. Bridges CB et al: Prevention and control of influenza. MMWR 2000;49 (no. RR-3):16-27

59. Boivin G et al: Rapid antiviral efficacy of inhaled zanamivir in the treatment of naturally occurring influenza in otherwise healthy adults. JID 2000;181:1471-1474

60. Mäkelä MJ et al: Clinical efficacy and safety of the orally inhaled neuraminidase inhibitor zanamivir in the treatment of influenza: European study. J Infect 2000;40:42-48

61. MIST (Management of Influenza in the Southern Hemisphere Trialists): Randomised trial of efficacy and safety of inhaled zanamivir in treatment of influenza A and B virus infections. Lancet 1998;352:1877-1881

62. Hedrick JA et al: Zanamivir for treatment of symptomatic influenza A and B infection in children five to twelve years of age: a randomized controlled trial. Pediatr Infect Dis J 2000;19:410-417

63. Monto A: Zanamivir in the prevention of influenza amongst healthy adult. A randomized controlled trial. JAMA 1999;282:31-35

64. Hayden FG et al: Inhaled zanamivir for the prevention of influenza in families. NEJM 2000;343:1282-1289

65. EASL International consensus conference on hepatitis C. J Hepatol 1999;30:956-961

66. Wejstal R et al: Chronic hepatitis C - Swedish experts' meeting recommends combinant treatment. Scand J Infect Dis 2000;32:465-470

67. Simoes EA: Respiratory syncytial virus infection. Lancet 1999;354:847-852

68. Lai Ch-L et al: A one-year trial of lamivudine for chronic hepatitis B. NEJM 1998;339:61-68

69. Dienstag JL et al: Lamivudine as initial treatment for chronic hepatitis B in the United States. NEJM 1999;341:1256-1263

70. Schiff E et al: A placebo-controlled study of lamivudine and interferon alpha-2b in patients with chronic hepatitis B who previously failed interferon therapy. Hepatology 1998;28:388A

71. Honkoop P et al: Acute exacerbation of chronic hepatitis B virus infection after withdrawal of lamivudine therapy. Hepatology 2000;32:635-639

72. Malik AH et al: Chronic hepatitis B virus infection: treatment strategies for the next millenium. Ann Intern Med 2000;132:723-731

73. Dienstag JL et al: Extended lamivudine retreatment for chronic hepatitis B: maintenance of viral suppression after discontinuation of therapy. Hepatology 1999;30:1082-1087

74. Song BC et al: Hepatitis B e antigen seroconversion after lamivudine therapy is not durable in patients with chronic hepatitis B in Korea. Hepatology 2000;32:803-806

75. Tassopoulos NC et al: Efficacy of lamivudine in patients with hepatitis B e antigen-negative/hepatitis B virus DNA-positive (precore mutant) chronic hepatitis B. Hepatology 1999;29:889-896

76. Peters MG et al: Fulminant hepatic failure resulting from lamivudine-resistant hepatitis B virus in a renal transplant recipient. Transplantation 1999;68:1912-1914

77. Schalm SW et al: Lamivudine and alpha interferon combination treatment of patients with chronic hepatitis B infection: a randomised trial. Gut 2000;46:562-568

78. Lau GK et al: Combination therapy with lamivudine and famciclovir for chronic hepatitis B-infected Chinese patients: a viral dynamics study. Hepatology 2000;32:394-399

Freinamen und Handelsnamen der Antiinfektiva

Freinamen	Handelsnamen (Auswahl)	Seite
Ganciclovir	Cymeven	119
Gatifloxacin	Bonoq	68
Gentamicin	Refobacin	53
Imipenem/Cilastatin	Zienam	46
Interferon-alfa	Roferon-A, Intron A, Inferax, PegIntron	128
Isoniazid (INH)	Isozid, Tebesium	106
Itraconazol	Sempera, Siros	101
Ketoconazol	Nizoral	98
Lamivudin	Zeffix	126
Levofloxacin	Tavanic	63
Linezolid	Zyvoxid	92
Loracarbef	Lorafem	40
Meropenem	Meronem	47
Metronidazol	Flagyl, Clont	86
Mezlocillin	Baypen	20
Minocyclin	Klinomycin	71
Moxifloxacin	Avalox	66
Netilmicin	Certomycin	53
Norfloxacin	Barazan	59
Ofloxacin	Tarivid	60
Oseltamivir	Tamiflu	124
Oxacillin	Stapenor	16
Penicillin G	div. Präparate	13
Penicillin V	div. Präparate	15
Penicillin V-Kalium	Isocillin, Megacillin oral	15
Piperacillin	Pipril	20
Procain-Penicillin G	Jenacillin	13
Propicillin	Baycillin	15
Protionamid	Peteha, Ektebin	112
Pyrazinamid	Pyrafat	110
Quinupristin/Dalfopristin	Synercid	90
Ribavirin	Virazole, Rebetol	125
Rifabutin	Mycobutin, Alfacid	109
Rifampicin	Rifa	108
Roxithromycin	Rulid	74
Sparfloxacin	Zagam	65
Streptomycin	Streptomycin	111
Sulbactam	Combactam	23
Sulbactam/Ampicillin	Unacid	25
Sultamicillin	Unacid PD oral	25
Tazobactam/Piperacillin	Tazobac	26
Teicoplanin	Targocid	89
Telithromycin	Ketek	78
Tobramycin	Gernebcin, Brulamycin	53
Valaciclovir	Valtrex	116
Vancomycin	Vancomycin	87
Voriconazol	VFEND	102
Zanamivir	Relenza	123

Handelsnamen	Freinamen	Seite
Alfacid	Rifabutin	109
Ambacamp	Bacampicillin	18
AmBisome	Amphotericin B	95
Amoxypen	Amoxicillin	18
Amphotericin B	Amphotericin B	95
Ancotil	Flucytosin	96
Augmentan	Clavulansäure/Amoxicillin	22
Avalox	Moxifloxacin	66
Azactam	Aztreonam	50
Barazan	Norfloxacin	59
Baycillin	Propicillin	15
Baypen	Mezlocillin	20
Biaxin	Clarithromycin	75
Biklin	Amikacin	55
Binotal	Ampicillin	18
Bonoq	Gatifloxacin	68
Brulamycin	Tobramycin	53
Caspofungin MSD	Caspofungin	104
Cephoral	Cefixim	41
Ceporexin	Cefalexin	37
Certomycin	Netilmicin	53
Ciprobay	Ciprofloxacin	61
Claforan	Cefotaxim	33
Clamoxyl	Amoxicillin	18
Clemizol-Penicillin	Clemizol-Penicillin G	13
Clont	Metronidazol	86
Combactam	Sulbactam	23
Cyllind	Clarithromycin	75
Cymeven	Ganciclovir	119
Dapson-Fatol	Dapson	113
Dichlor-Stapenor	Dicloxacillin	16
Diflucan	Fluconazol	99
DiflucanDerm	Fluconazol	99
Ektebin	Protionamid	112
Elobact	Cefuroxim-Axetil	39
Elzogram	Cefazolin	30
Erysec	Erythromycin-Stinoprat	72
Erythrocin	Erythromycin	72
Eusaprim	Cotrimoxazol	81
Famvir	Famciclovir	117
Flagyl	Metronidazol	86
Fortum	Ceftazidim	34
Foscavir	Foscarnet	120
Fucidine	Fusidinsäure	85
Fungata	Fluconazol	99
Gernebcin	Tobramycin	53
Globocef	Cefetamet-Pivoxil	41
Grüncef	Cefadroxil	37
InfectoBicillin	Benzathin-Penicillin V	15
InfectoFlu	Amantadin	122
Infectofos	Fosfomycin	83
Inferax	Interferon-alfa	128
Infex	Amantadin	122

136

Erregerspezifische Therapie

Erreger	Therapie der 1. Wahl	Alternativen, ggf. nach Antibiogramm
Acinetobacter baumannii	Ceftazidim (k)	Imipenem, Meropenem Amikacin (k), Ciprofloxacin(k)
Acinetobacter lwoffii	Ampicillin + Sulbactam	Imipenem, Meropenem
Actinomyces species	Amoxicillin + Clavulansäure Ampicillin + Sulbactam	Penicillin G, Doxycyclin
Aerococcus urinae	Penicillin G	Amoxicillin
Aeromonas hydrophila	Ciprofloxacin	Cotrimoxazol
Arcanobacterium haemolyticum	Erythromycin	Penicillin G, Ciprofloxacin
Bacteroides fragilis	Amoxicillin + Clavulansäure Ampicillin + Sulbactam Imipenem, Meropenem Metronidazol	Clindamycin
Bartonella species	Erythromycin Clarithromycin Doxycyclin Azithromycin	Ciprofloxacin
Bordetella pertussis	Erythromycin	Cotrimoxazol
Borrelia burgdorferi	Amoxicillin, Ceftriaxon Cefuroximaxetil, Doxycyclin Azithromycin	Penicillin G
Brucella species	Gentamicin (k) Doxycyclin (k)	Cotrimoxazol (k) Rifampicin (k)
Burkholderia cepacia	Cotrimoxazol	Meropenem, Ciprofloxacin Ceftazidim
Calymmatobacterium granulomatis	Doxycyclin	Erythromycin, Cotrimoxazol
Campylobacter jejuni	Erythromycin	Clarithromycin, Azithromycin Ofloxacin, Ciprofloxacin
Cardiobacterium hominis	Penicillin G (k) Gentamicin (k)	Doxycyclin
Chlamydia pneumoniae	Azithromycin Doxycyclin	Erythromycin
Chlamydia trachomatis	Azithromycin Doxycyclin	Erythromycin
Chromobacterium violaceum	Ciprofloxacin	Doxycyclin, Cotrimoxazol
Citrobacter freundii	Imipenem, Meropenem	Fluorchinolone
Citrobacter koseri	Imipenem, Meropenem	Ciprofloxacin
Clostridium perfringens	Penicillin G	Doxycyclin, Clindamycin (k)
Corynebacterium diphtheriae	Erythromycin	Penicillin G, Clindamycin
Corynebacterium jeikeium	Vancomycin, Teicoplanin	Penicillin G +/- Gentamicin
Corynebacterium urealyticum	Vancomycin, Teicoplanin	
Coxiella burnetii	Doxycyclin	Ciprofloxacin, Rifampicin
Ehrlichia species	Doxycyclin	Rifampicin
Eikenella corrodens	Penicillin G Ampicillin	Cefuroxim, Ceftriaxon
Enterobacter aerogenes	Imipenem Meropenem	Piperacillin + ß-Laktamase-Hemmer Ciprofloxacin

Erreger	Therapie der 1. Wahl	Alternativen, ggf. nach Antibiogramm
Enterobacter cloacae	Imipenem, Meropenem Ciprofloxacin	Piperacillin + ß-Laktamase-Hemmer
Enterococcus faecalis	Ampicillin Amoxicillin	Vancomycin, Teicoplanin
Enterococcus faecium	Quinupristin / Dalfopristin Linezolid Vancomycin, Teicoplanin	
Erysipelothrix rhusiopathiae	Penicillin G	Ceftriaxon, Ciprofloxacin
Escherichia coli	Cefuroxim Cefotiam	Ofloxacin, Ciprofloxacin
Francisella tularensis	Gentamicin	Doxycyclin
Fusobacterium species	Amoxicillin + Clavulansäure Ampicillin + Sulbactam	Metronidazol
Gardnerella vaginalis	Metronidazol	Clindamycin
Haemophilus ducreyi	Azithromycin	Ceftriaxon
Haemophilus influenzae	Amoxicillin + Clavulansäure Ampicillin + Sulbactam Ceftriaxon	Cefuroximaxetil
Helicobacter pylori	Omeprazol + Amoxicillin + Clarithromycin	Omeprazol + Metronidazol + Clarithromycin
Klebsiella species	Ofloxacin, Ciprofloxacin Ceftriaxon, Cefotaxim	Cefuroxim, Cefotiam
Legionella pneumophila	Azithromycin Ciprofloxacin, Levofloxacin	Clarithromycin
Leptospira species	Penicillin G	Doxycyclin
Leuconostoc species	Penicillin G	Clindamycin, Amoxicillin
Listeria monocytogenes	Ampicillin (k) Gentamicin (k)	Cotrimoxazol
Moraxella catarrhalis	Amoxicillin + Clavulansäure Ampicillin + Sulbactam	Cefuroximaxetil Clarithromycin
Morganella morganii	Imipenem Meropenem	Cefepim, Ciprofloxacin
MRSA	Quinupristin / Dalfopristin Linezolid Vancomycin, Teicoplanin	Kombinationstherapie mit Cotrimoxazol
Mycoplasma hominis	Doxycyclin	Clindamycin
Mycoplasma pneumoniae	Erythromycin Roxithromycin Clarithromycin Azithromycin	Doxycyclin
Neisseria gonorrhoeae	Ceftriaxon Cefixim	Fluorochinolone
Neisseria meningitidis	Penicillin G hochdosiert	Ceftriaxon, Cefotaxim
Nocardia asteroides	Cotrimoxazol	Imipenem (k), Amikacin (k)
Pasteurella multocida	Penicillin G, V Ampicillin, Amoxicillin	Doxycyclin
Peptostreptococcus species	Penicillin G	Metronidazol, Clindamycin
Prevotella species	Amoxicillin + Clavulansäure Ampicillin + Sulbactam	Metronidazol
Propionibacterium species	Doxycyclin	Erythromycin

Erreger	Therapie der 1. Wahl	Alternativen, ggf. nach Antibiogramm
Proteus mirabilis	Cefuroxim Cefuroximaxetil	Amoxicillin + Clavulansäure Ampicillin + Sulbactam, Cefixim, Ceftibuten
Proteus vulgaris	Ceftriaxon, Ciprofloxacin	Cefixim, Ceftibuten
Providencia species	Ceftriaxon Cefotaxim, Cotrimoxazol	Amikacin, Cotrimoxazol
Pseudomonas aeruginosa	Ceftazidim (k)	Piperacillin (k), Tobramycin (k) Ciprofloxacin (k), Carbapeneme
Rhodococcus equi	Imipenem, Erythromycin Rifampicin (k)	
Salmonella typhi	Ofloxacin Ciprofloxacin	Cotrimoxazol, Ceftriaxon
Serratia marcescens	Ceftazidim	Ceftriaxon, Cefotaxim Imipenem, Meropenem, Ciprofloxacin
Shigella species	Ofloxacin Ciprofloxacin	Cotrimoxazol Azithromycin
Spirillum minus	Penicillin G	Doxycyclin
Staphylococcus aureus ß-Laktamase-negativ	Penicillin G Penicillin V	Clindamycin
Staphylococcus aureus ß-Laktamase-positiv	Flucloxacillin	Cefazolin, Cefuroxim Amoxicillin + Clavulansäure Ampicillin + Sulbactam
Staphylococcus epidermidis	Vancomycin Teicoplanin	Quinupristin / Dalfopristin Linezolid
Staphylococcus haemolyticus	Vancomycin	Quinupristin / Dalfopristin Linezolid
Staphylococcus hominis	Vancomycin Teicoplanin	Quinupristin / Dalfopristin Linezolid
Stenotrophomonas maltophilia	Cotrimoxazol	Ceftazidim
Streptobacillus moniliformis	Penicillin G	Doxycyclin
Streptococcus agalactiae (Gruppe B)	Penicillin G	Ampicillin, Cefuroxim
Streptococcus bovis	Penicillin G	Ampicillin, Vancomycin
Streptococcus dysgalactiae (Gruppe C, G)	Penicillin G Penicillin V	Erythromycin, Azithromycin Clindamycin
Streptococcus intermedius (Gruppe F)	Penicillin G Penicillin V	Erythromycin, Azithromycin Clindamycin
Streptococcus mitis	Penicillin G hochdosiert	Moxifloxacin
Streptococcus pneumoniae	Penicillin G Amoxicillin	Cefuroxim, Cefuroximaxetil Moxifloxacin
Streptococcus pyogenes (Gruppe A)	Penicillin G, V Cefuroximaxetil Cefpodoxim-Proxetil	Clindamycin
Treponema pallidum	Penicillin G	Doxycyclin
Ureaplasma urealyticum	Doxycyclin	Erythromycin
Veillonella species	Metronidazol	Penicillin G
Vibrio cholerae	Ciprofloxacin	Doxycyclin, Cotrimoxazol
Yersinia enterocolitica	Ofloxacin Ciprofloxacin	Cotrimoxazol Cephalosporine Gr. 3

(k) Kombinationstherapie grundsätzlich empfohlen

Prophylaxe der Infektionskrankheiten

Prophylaxe in der Inneren Medizin

Endokarditis

Risikogruppen

Hohes Endokarditis-Risiko
- Herzklappenprothesen inkl. Conduits/Grafts
- Z. n. bakterieller Endokarditis
- Angeborene zyanotische Vitien.

Mäßiges Endokarditis-Risiko
- Angeborene Herzfehler (außer Vorhofseptumdefekt vom Sekundumtyp)
- Erworbene Herzklappenfehler (inkl. degenerative Veränderungen, z.B. verkalkte Aortenklappen)
- Operierte Herzfehler mit Restbefund; ohne Restbefund nur für ein Jahr
- Mitralklappenprolaps mit Mitralinsuffizienz
- Hypertrophe obstruktive Kardiomyopathie.

Kein erhöhtes Endokarditis-Risiko
- Mitralklappenprolaps ohne Mitralklappeninsuffizienz
- Z. n. aorto-koronarem Bypass
- Z. n. Schrittmacher- oder Kardioverterimplantation (ICD)
- Z. n. Verschluss eines Ductus Botalli, Septumdefekt oder Ventrikeldefekt (ohne bleibende Schäden 6 Monate nach der Operation)
- Operierte Herzfehler ohne Restbefund nach dem ersten postoperativen Jahr
- Rheumatisches Fieber ohne Klappendysfunktion
- Kawasaki Syndrom ohne Klappendysfunktion
- Funktionelle, physiologische oder hämodynamisch nicht wirksame Herzgeräusche.

Indikationen für Endokarditis-Prophylaxe

Bei hohem oder mäßigem Endokarditis-Risiko
- Eingriffe am Oropharynx, Respirations- und oberen Verdauungstrakt:
    - Zahnärztliche Eingriffe mit Blutungsgefahr (Zahnsteinentfernung, Parodontalkürettage, Parodontalchirurgie, Wurzelbehandlungen, zahnchirurgische Eingriffe, Zahnimplantate)
    - Tonsillektomie, Adenotomie
    - Bronchoskopie mit starrem Instrument, Sklerosierung von Ösophagusvarizen, Ösophagus- und Bronchusdilatation und/oder Stentimplantation
    - Chirurgische Eingriffe an den oberen Luftwegen
- Eingriffe am Intestinaltrakt:
    - Chirurgische Eingriffe inklusive mikroinvasiver Technik am Gastrointestinaltrakt und den Gallenwegen
    - Lithotripsie im Bereich der Gallen-Pankreas-Wege
- Eingriffe am Urogenitaltrakt:
    - Zystoskopie, Lithotripsie, chirurgische Eingriffe
- Eingriffe an infizierten Herden (Abszesse, Phlegmone)
- Langdauernde Herzkatheterisierung wie Valvuloplastik (keine Prophylaxe bei Routinekatheter, PTCA oder Stentimplantation).

Nur bei hohem Endokarditis-Risiko
- Geburt, Dilatation und Kürettage, Hysterektomie (keine Prophylaxe bei Blasenkatheterisierung, intra uterine device) Einlage/Entfernung
- Rekto-Sigmoideo-Koloskopie (keine Prophylaxe bei Kontrasteinlauf)
- Gastroskopie mit und ohne Biopsie, ERCP, TEE, nasotracheale Intubation, flexible Bronchoskopie (keine Prophylaxe bei orotrachealer Intubation)

Indikation	Prophylaxe
Erwachsene mit hohem Endokarditis-Risiko, nicht hospitalisiert	Amoxicillin 3 g (2 g bei KG < 70 kg) p.o., 1 h vor dem Eingriff, gefolgt von 1 g p.o., 6 h nach dem Eingriff. Bei Penicillinallergie: Clindamycin (nur bei Eingriffen im Oropharynx) 600 mg p.o., 1 h vor dem Eingriff, gefolgt von 300 mg, 6 h nach dem Eingriff oder Vancomycin 1 g i.v. als Infusion über 1 h, mind. 1 h vor dem Eingriff.
Erwachsene mit hohem Endokarditis-Risiko, hospitalisiert	Amoxicillin 2 g p.o., 1 h vor dem Eingriff, gefolgt von 1 g, 6 h nach dem Eingriff, jeweils kombiniert mit 1,5 mg/kg KG i.v. Gentamicin. Bei Penicillinallergie: Vancomycin 1 g i.v. als Infusion über 1 h, mindestens 1 h vor dem Eingriff, gefolgt von 1 g, 12 Stunden nach dem Eingriff, kombiniert jeweils mit 1,5 mg/kg KG i.v. Gentamicin.
Erwachsene mit mäßigem Endokarditis-Risiko, nicht hospitalisiert	Amoxicillin 3 g (2 g bei KG < 70 kg) p.o., 1 h vor dem Eingriff. Bei Penicillinallergie: Clindamycin (nur bei Eingriffen im Oropharynx) 600 mg p.o., 1 h vor dem Eingriff oder Vancomycin 1 g i.v. als Infusion über 1 h, mind. 1 h vor dem Eingriff.
Erwachsene mit mäßigem Endokarditis-Risiko, hospitalisiert	Amoxicillin 3 g (2 g bei KG < 70 kg) p.o., 1 h vor dem Eingriff. Bei Penicillinallergie, jeweils kombiniert mit 1,5 mg/kg KG i.v. Gentamicin: Clindamycin (nur bei Eingriffen im Oropharynx) 600 mg p.o., 1 h vor dem Eingriff oder Vancomycin 1 g i.v. als Infusion über 1 h, mind. 1 h vor dem Eingriff.
Erwachsene mit infizierten Herden der Haut und lang dauerndem Herzkatheter	Clindamycin 600 mg p.o., 1 h vor dem Eingriff, gefolgt von 300 mg, 6 h nach dem Eingriff oder Vancomycin 1 g i.v. als Infusion über 1 h, mind. 1 h vor dem Eingriff.
Kinder mit hohem Endokarditis-Risiko, nicht hospitalisiert	Amoxicillin 50 mg/kg KG (max. 3 g) p.o., 1 h vor dem Eingriff, gefolgt von 15 mg/kg KG (max. 1 g) p.o., 6 h nach dem Eingriff. Bei Penicillinallergie: Clindamycin (nur bei Eingriffen im Oropharynx) 15 mg/kg KG (max. 600 mg) p.o., 1 h vor dem Eingriff, gefolgt von 7,5 mg/kg KG (max. 300 mg), 6 h nach dem Eingriff oder Vancomycin 20 mg/kg KG (max. 1 g) i.v. als Infusion über 1 h, mind. 1 h vor dem Eingriff.
Kinder mit hohem Endokarditis-Risiko, hospitalisiert	Amoxicillin 25 mg/kg KG (max. 2 g) p.o., 1 h vor dem Eingriff, kombiniert mit 2 mg/kg KG i.v. Gentamicin, gefolgt von 15 mg/kg Amoxicillin p.o., 6 h nach dem Eingriff. Bei Penicillinallergie: Vancomycin 10 mg/kg KG (max. 1 g) i.v. als Infusion über 1 h, mindestens 1 h vor dem Eingriff, kombiniert mit 2 mg/kg KG i.v. Gentamicin, gefolgt von 1 g Vancomycin i.v., 12 Stunden nach dem Eingriff.
Kinder mit infizierten Herden der Haut und lang dauerndem Herzkatheter	Clindamycin (nur bei Eingriffen im Oropharynx) 15 mg/kg KG (max. 600 mg) p.o., 1 h vor dem Eingriff, gefolgt von 7,5 mg/kg KG (max. 300 mg), 6 h nach dem Eingriff oder Vancomycin 20 mg/kg KG (max. 1 g) i.v. als Infusion über 1 h, mind. 1 h vor dem Eingriff

Tuberkulose

Indikationen	Personen mit folgenden Risikofaktoren: positiver Tuberkulintest bei HIV-Infizierten, bei Patienten mit Hinweis auf TB-Infektion im Röntgen-Thorax oder bei i.v.-Drogenabhängigen; positiver Tuberkulintest ohne weitere Risikofaktoren bei Personen unter 35 Jahren; Personen mit Kontakt zu Tuberkulosebakterien-Ausscheidern, Personen mit Konversion eines Tuberkulin-Hauttests, positiver Tuberkulintest bei Personen mit Risikofaktoren (aus Hochendemie-Regionen, Obdachlose, Personen in Gefängnissen, Bewohner von Pflegeheimen, Personen mit hämatologischen oder myeloproliferativen Erkrankungen, Patienten mit Langzeit-Hochdosis-Cortison-Therapie).
Prophylaxe	Isoniazid 300 mg/d p.o. oder 900 mg 2x/Woche für 6 –12 Monate; bei Alter >65 Jahre zusätzlich Supplementierung mit Pyridoxal 50 mg/d.
Verdacht auf / Nachgewiesene Resistenz von M. tuberculosis	Isoniazid 300 mg/d + Rifampicin 600 mg/d + Streptomycin 1 g (>50 kg KG)/d bzw. 750 mg (< 50 kg KG)/d + Pyrazinamid 2,5 g (>75 kg KG)/d bzw. 2 g (50-74 kg KG)/d bzw. 1,5 g (< 50 kg KG)/d über 2 Monate, gefolgt von Isoniazid 300 mg/d + Rifampicin 600 mg/d über 4 Monate.

Akutes Rheumatisches Fieber

Indikationen	Alle Patienten mit diagnostiziertem Rheumatischem Fieber.
Primärprophylaxe	Therapie einer akuten Streptokokken-Pharyngitis.
Sekundärprophylaxe	Prophylaxe rekurrierender Schübe eines Rheumatischen Fiebers nach einer Episode eines akuten Rheumatischen Fiebers. Benzathin-Penicillin 1,2 Millionen IE i.m. einmal alle 4 Woche. Alternativ: Penicillin V 2 x 250 mg/d p.o. oder Sulfadiazin 1 g/d p.o. oder Erythromycin 2 x 250 mg/d p.o..
Dauer der Sekundärprophylaxe	Rheumatisches Fieber mit Karditis und bleibenden Klappenschäden: mindestens 10 Jahre nach letzter Episode und mindestens bis zum 40. Lebensjahr; ggf. lebenslang. Rheumatisches Fieber mit Karditis und ohne bleibende Klappenschädigung: 10 Jahre oder bis Erreichen des Erwachsenenalters. Rheumatisches Fieber ohne Karditis: 5 Jahre oder bis zum Erreichen des 21. Lebensjahres.

Meningokokken-Infektion

Indikationen	Enger Kontakt (Haushaltskontakt, Personal von Tagesheimen, Personen mit direkten Kontakt zu Sekreten des Mundes, z.B. Küssen, Mund-zu-Mund-Beatmung, endotracheale Intubation, Pflege eines endotrachealen Tubus) mit einem Meningokokken-Erkrankten.
Prophylaxe	Ciprofloxacin 500 mg p.o. Einmaldosis (Erwachsene > 18 Jahre). Alternativ: Ceftriaxon 250 mg i.m. Einmaldosis (Ceftriaxon 125 mg i.m. für Kinder < 12 Jahre) oder Rifampicin 2 x 600 mg/d p.o. für 2 Tage.

Spontane bakterielle Peritonitis bei Leberzirrhose

Indikationen	Hochrisiko-Patienten mit Gesamt-Bilirubin im Serum > 42,5 µmol/l und Proteine im Aszites < 10 g/l oder nach vorausgegangener Peritonitis-Episode.
Primärprophylaxe	Patienten mit Leberinsuffizienz (Bilirubin > 2,5 mg/dL).
Sekundärprophylaxe	Patienten mit durchgemachter Episode einer primären bakteriellen Peritonitis. Trimethoprim/Sulfamethoxazol 160/800 mg p.o. für 5-7 Tage. Alternativ: Norfloxacin 400 mg/d p.o. oder Ciprofloxacin 750 mg/Woche p.o.. Cave: Resistenzentwicklung bei Chinolonen!

B-Streptokokken (GBS)-Infektion bei Neugeborenen

Indikationen	Es werden zwei unterschiedliche Strategien diskutiert und in einzelnen Zentren verfolgt: 1. Prophylaxe bei allen Schwangeren mit einem mikrobiologischen Nachweis einer GBS-Besiedlung in Vagina oder Rektum in der 35.-37. Schwangerschaftswoche. 2. Prophylaxe aufgrund folgender klinischer Kriterien mit oder ohne mikrobiologischem GBS-Nachweis: - Bakteriurie mit GBS im Verlauf der aktuellen Schwangerschaft - GBS-Infektion im Rahmen einer früheren Schwangerschaft - Frühgeburtlichkeit vor der 37. Schwangerschaftswoche - Vorzeitiger Blasensprung (mehr als 18 Stunden vor der Entbindung - Intrapartales Auftreten von Fieber (> 38°C). Mikrobiologisches Screening auch in der Praxis durchführbar (Farbumschlag in kommerziell verfügbarem GBS-Medium).
Prophylaxe	Penicillin G 5 Mio. IE i.v. initial, dann 2,5 Mio. IE alle 4 Stunden bis zur Entbindung, Beginn mindestens 4 Stunden vor der Entbindung (mindestens 2 Dosen vor der Entbindung). Alternativ: Ampicillin 2 g i.v. initial, dann 1 g i.v. alle 4 Stunden bis zur Entbindung oder Cefazolin 2 g i.v. initial, dann 1 g alle 4 Stunden: Beginn ebenfalls mindestens 4 Stunden vor der Entbindung (mindestens 2 Dosen vor der Entbindung). Alternativ bei ß-Laktam-Allergie: Clindamycin 900 mg i.v. alle 8 Stunden bis zur Entbindung oder Erythromycin 500 mg i.v. alle 6 Stunden bis zur Entbindung.

Pneumokokken-Infektion bei asplenischen Patienten

Indikation	Patienten (insbesondere Kinder bis zum 18. Lebensjahr) mit anatomischer oder funktioneller Asplenie.
Prophylaxe	Penicillin V 2 x 250 mg (Kinder < 5 Jahre 2 x 125 mg)/d p.o. oder Benzathin-Penicillin 1,2 Mio. IE alle 4 Wochen. Alternativ: Erythromycin 4 x 500 mg/d p.o.. Alternativ bei Kindern < 5 Jahren zur gleichzeitigen Haemophilus-influenzae-Prophylaxe: Amoxicillin 20 mg/kg/d oder Trimethoprim/Sulfamethoxazol 5-20 mg/kg/d. Dauer der Prophylaxe: bis zum 18. Lebensjahr, mindestens aber für 2 Jahre.

Immunprophylaxe	Kinder < 2 Jahre: Pneumokokken-Konjugatimpfstoff (7 valent), Dosierung entsprechend den Angaben des Herstellers. Kinder > 2 Jahre: Pneumokokken-Polysaccharid-Impfstoff (23 valent), Dosierung entsprechend den Angaben des Herstellers. Alle Patienten: Haemophilus-influenzae-b-Konjugatimpfstoff, ggf. Meningokokken-Konjugat-Impfstoff (insbesondere für Kinder in Gemeinschaftseinrichtungen).

Rezidivierende unkomplizierte Harnwegsinfektionen

Indikation	Mehr als 3 Harnwegsinfektionen bei prämenopausalen, nichtschwangeren Frauen pro Jahr.
Prophylaxe	Trimethoprim/Sulfamethoxazol 40/200 mg p.o. (zur Nacht) oder Trimethoprim 1 x 100 mg p.o. oder Nitrofurantoin 1 x 50-100 mg p.o. oder Ciprofloxacin 100 mg/d oder Ofloxacin 200 mg/d oder Norfloxacin 400 mg/d. Dauer der Prophylaxe: üblicherweise 6 Monate. Bei Durchbruchinfektionen Fluorchinolone (Cave: Resistenzentwicklung) oder intermittierende Selbstbehandlung mit Trimethoprim/Sulfamethoxazol 2 x 160/800 mg p.o. für 3 Tage.

Kolonisierung mit Methicillin-resistentem S. aureus (MRSA)

Indikation	Bei schneller epidemischer Ausbreitung von MRSA in Einrichtungen. Eine routinemäßige Prophylaxe bei Risikopatienten oder bei Dauerbesiedlung von Einzelpersonen in bestimmten Einrichtungen nicht empfohlen. Nicht zur Langzeitanwendung (Resistenzentwicklung möglich). Eliminationsrate anfangs hoch, allerdings häufig Rezidive. Resistenzsituation beachten.
Prophylaxe	Mupirocin-Salbe 2 x tgl. intranasal für 5 Tage.

Rezidivierende Cellulitis (Phlegmone)

Indikation	Patienten mit Lymphödem oder venöser Insuffizienz der Extremitäten mit mehr als drei Cellulitis-Episoden pro Jahr.
Prophylaxe	Penicillin V 2 x 400.000-800.000 IE p.o.. Benzathin-Penicillin G 1,2 Mio. IE i.m. alle 4 Wochen. Bei Penicillinallergie: Erythromycin 2 x 250 mg p.o..

Reisediarrhoe

Indikation
Kurzdauernde Aufenthalte in Hochrisikoländern von Geschäftsleuten, Sportlern, Politikern oder Personen mit Grunderkrankungen, bei denen eine Diarrhoe einen schweren Verlauf nehmen kann oder die Grunderkrankung verschlechtern kann (z.B. Diabetes mellitus, Herzinsuffizienz, Thromboserisiko).

Prophylaxe
Ciprofloxacin 500 mg/d oder Ofloxacin 300 mg/d.
Selbstmedikation („stand-by") im Erkrankungsfall:
Ciprofloxacin Einmaldosis 750 mg p.o. (leichte Verlaufsform) oder 2 x 500 mg p.o. über 3 Tage (schwere Verlaufsform).
Alternativ: Azithromycin Einmaldosis 1 g (bei Kindern 5-10 mg/kg KG).
Kein Loperamid bei Fieber oder blutigen/schleimigen Stühlen.

Neutropenische Patienten

Indikation
Hochrisiko-Patienten mit Neutropenie >10 Tage und Patienten nach allogener Stammzelltransplantation oder Knochenmarkstransplantation

Prophylaxe
Ciprofloxacin 2 x 500 mg/d oder
Ofloxacin 2 x 300 mg/d.
Bei allogener KMT/SZT Fluconazol 400 mg/d sowie Trimethoprim/Sulfamethoxazol 2 x 160/800 mg an 2-3 Tagen pro Woche oder Dapson (100 mg/d p.o.) oder Pentamidin (Inhalation von 300 mg alle 3-4 Wochen unter Verwendung definierbarer Geräte zur PCP-Prophylaxe.

Pest

Indikation
Direkter Kontakt mit erregerhaltigem Material (Patientenmaterial, Kulturmaterial); Kontakt (< 2 m Abstand) mit Patienten mit Pestpneumonie.

Prophylaxe
Doxycyclin 2 x 100 mg/d p.o. für 7 Tage.
Alternativ: Trimethoprim/Sulfamethoxazol 2 x 800/160 mg/d für 7 Tage.

Milzbrand

Indikation
Kontakt mit erregerhaltigem Material (Drainageflüssigkeit von Haut, infiziertes Fleisch, sporenhaltiges Aerosol).

Prophylaxe
Ciprofloxacin 2 x 500 mg/d für 60 Tage oder bis 30 Tage nach 3. Dosis der Milzbrand-Impfung.
Alternativ: Levofloxacin 500 mg/d für 60 Tage oder bis 30 Tage nach 3. Dosis der Milzbrand-Impfung
oder Ofloxacin 2 x 400 mg/d für 60 Tage oder bis 30 Tage nach 3. Dosis der Milzbrand-Impfung
oder Doxycyclin 2 x 100 mg/d über 60 Tage oder bis 30 Tage nach 3. Dosis der Milzbrand-Impfung.
Bei Penicillinempfindlichkeit des nachgewiesenen Stammes:
Amoxicillin 3 x 500 mg/d für 60 Tage oder bis 30 Tage nach 3. Dosis der Milzbrand-Impfung.

Keuchhusten

Indikation	Personen mit engem Kontakt (Haushalt, Kindergarten, Schule, Tagesheime, medizinische Pflege) zu Erkrankten.
Prophylaxe	Erythromycin 4 x 10-12,5 mg/kg KG (Maximaldosis 500 mg)/d p.o. über 14 Tage.

Diphtherie

Indikation	Kontakt (Haushalt, Kindergarten, Schule, Tagesheime, medizinische Pflege) mit Erkrankten; Durchführung der Chemoprophylaxe unabhängig vom Immunstatus.
Prophylaxe	Erythromycin 4 x 500 mg/d über 7 Tage. Alternativ: Benzathin-Penicillin 1,2 Millionen IE i.m. Einmaldosis.

Prophylaxe in der Chirurgie

Die perioperative Antibiotika-Prophylaxe soll oberflächliche und tiefe postoperative Wundinfektionen oder andere postoperative infektiöse Komplikationen (z.b. Pneumonie, Sepsis, Harnwegsinfekte) verhindern oder reduzieren.

Einteilung der Eingriffe nach Kontaminationsgrad

Aseptisch: Die Schleimhaut des Respirations-, Gastrointestinal- oder Urogenitaltrakts wird dabei nicht verletzt. Häufigste Keime sind Staphylokokken. Bei einer Wundinfektionsrate von <2% ist eine Antibiotika-Prophylaxe nicht notwendig. Ausnahme: Implantation von Fremdmaterial.

Kontaminiert: Die Schleimhaut des Respirations-, Gastrointestinal- oder Urogenitaltrakts wird verletzt. Häufigste Erreger im Respirationstrakt sind Streptokokken und Staphylokokken, im Gastrointestinal- und Urogenitaltrakt Enterobakterien, Enterokokken und Anaerobier.

Septisch: Eingriffe in Körperregionen mit massiver bakterieller Kontamination oder offene Traumata mit starker Verunreinigung. Meistens polymikrobielle Infektionen mit Escherichia coli und Anaerobiern. Die Wundinfektionsrate kann durch die Antibiotika-Prophylaxe von 25% auf 5% gesenkt werden.

Präoperative Risikofaktoren

Notfalleingriffe, kontaminierte Wunden, Hochrisiko-Eingriffe, Fremdkörperimplantationen, > 3 Wochen präoperativer Krankenhausaufenthalt, OP innerhalb 4 Wochen nach Akutaufnahme, Steine oder wiederholte Eingriffe in/an den Gallenwegen.

Perioperative Risikofaktoren

Erfahrungsstand des OP-Teams, OP-Dauer > 2 Stunden, ausgedehnte Blutungen, Notwendigkeit von Bluttransfusionen, OP-Komplikationen, mehrere operative Eingriffe, ausgedehnte Diathermie, Sauerstoffabfall, Unterkühlung.

Postoperative Risikofaktoren

Drainagedauer > 3 Tage, Respiratorische Sepsis, Unterkühlung, Harnkatheter, zentrale Venenkatheter, Nachweis von Enterokokken, Enterobakterien oder Anaerobiern im Wundareal.

Patientenspezifische Risikofaktoren für postoperative Infektionen

Hohes Lebensalter (>70 Jahre), reduzierter Allgemeinzustand, Mangelernährung, Adipositas, Dialysepflicht, Diabetes mellitus, Immuninkompetenz, Infektionen/Fieber vor Operation, MRSA-Trägertum, Drogenabusus, Leberinsuffizienz, arterielle Minderdurchblutung, periphere Ödeme, Lymphangitis, Neuropathie, weibliches Geschlecht bei bestimmten Indikationen.

Zeitpunkt und Dauer

Zur Erreichung ausreichender bakterizider Konzentrationen intravenöse Verabreichung 30 bis 60 Minuten vor chirurgischer Inzision (z.B. Zeitpunkt der Narkose-Einleitung); Die Antibiotikagabe erst nach Wundverschluss ist wirkungslos. Bei OP-Dauer > 2,5 bis 3 Stunden oder OP mit Blutverlust > 1 Liter sollte eine Wiederholungsdosis verabreicht werden. Generell sollte eine weitere Dosis verabreicht werden, wenn die OP länger dauert als das 2,5-fache der Halbwertszeit des verwendeten Antibiotikums. Bei bestimmten Indikationen (Katheter, Drainagen, septische Cholangitis, suppurative Peritonitis nach Appendix- oder Divertikelperforation u.a.) sollte eine postoperative Antibiotika-Prophylaxe > 24 Stunden nach OP durchgeführt werden. Bei OP unter Blutleere muss die präoperative Antibiotikagabe bis spätestens 10 Minuten vor Anlegen der Blutsperre und ggf. Wiederholung einer Gabe nach Öffnung der Blutsperre verabreicht werden. In der Kolonchirurgie ist eine Antibiotika-Prophylaxe auch bei durchgeführter Darmkontamination erforderlich.

Auswahl des Antibiotikums

Kriterien für die Auswahl eines geeigneten Antibiotikum sind Art und Dauer der OP, die zu erwartenden Erreger, Resistenzbildung, Pharmakokinetik (Halbwertszeit, Gewebekonzentration), Toxizität und vor allem klinische Erfahrung belegt durch prospektive klinische Studien.

OP-Gebiet	Mittel der Wahl	Alternative / Kommentar
Allgemeinchirurgie		
Kolon-Rektum-Chirurgie	Ampicillin/Sulbactam; Amoxicillin/Clavulansäure	Cefazolin oder Cefuroxim oder Cefotiam + Metronidazol Risikopatienten: Ceftriaxon + Metronidazol / Bei allen Eingriffen mit Eröffnung des Dickdarms
Appendektomie	Ampicillin/Sulbactam; Amoxicillin/Clavulansäure	Cefazolin + Metronidazol / Bei Perforation Therapie über 3 bis 5 Tage erforderlich.
Gallenwegschirurgie	Ampicillin/Sulbactam; Amoxicillin/Clavulansäure	Cefazolin oder Cefuroxim oder Cefotiam / bei Risikopatienten (>60 Jahre, Diabetes, Ikterus, komplizierter Verlauf, Cholangitis): Piperacillin/ Tazobactam oder Ceftriaxon + Metronidazol als Therapie über mehrere Tage
Magenchirurgie	Ampicillin/Sulbactam; Amoxicillin/Clavulansäure	Cefazolin oder Cefuroxim oder Cefotiam / bei Patienten mit hohem Risiko (blutendes Duodenalulkus, Magenulkus, Magenkarzinom, Adipositas): Ceftriaxon + Metronidazol
Leber-, Pankreas-, Ösophagusresektion	Cefazolin oder Cefuroxim oder oder Cefotiam ± Metronidazol,	Clindamycin + Gentamicin; Risikopatienten: Ceftriaxon + Metronidazol
Gynäkologie, Geburtshilfe		
Sectio	Cefazolin oder Cefuroxim oder Cefotiam	Ampicillin/Sulbactam; Amoxicillin/Clavulansäure; Clindamycin + Ceftriaxon / keine Prophylaxe bei geplanten, unkomplizierten Eingriffen
Kürettage, Abort im 2. Trimenon	Cefazolin oder Cefuroxim oder Cefotiam	Ampicillin/Sulbactam; Amoxicillin/Clavulansäure / keine Prophylaxe bei unkomplizierter Kürettage
Induzierter Abort im 1. Trimenon; anamnestisch Adnexitis	Doxycyclin	Cefazolin oder Cefuroxim oder Cefotiam
Abdominale oder vaginale Hysterektomie	Cefazolin oder Cefuroxim oder Cefotiam	Doxycyclin
Urologische Eingriffe		
an Harnwegen mit Eröffnung des Darmsegments	Ampicillin/Sulbactam; Amoxicillin/Clavulansäure	Cefuroxim o. Cefotiam + Metronidazol / bei antibiotischer Vorbehandlung oder vorheriger permanenter Harnableitung: Ceftriaxon

OP-Gebiet	Mittel der Wahl	Alternative / Kommentar
an Harnwegen ohne Eröffnung des Darmsegments	Ampicillin/Sulbactam; Amoxicillin/Clavulansäure	Ciprofloxacin; Cefuroxim oder Cefotiam / nur bei Risikopatienten; bei antibiotischer Vorbehandlung oder vorheriger permanenter Harnableitung: Ceftriaxon
Endoskopisch- urologische Eingriffe inkl. externe Steinzertrümmerung	Ampicillin/Sulbactam; Amoxicillin/Clavulansäure	Ciprofloxacin; Cefuroxim oder Cefotiam / nur bei Risikopatienten; bei antibiotischer Vorbehandlung oder vorheriger permanenter Harnableitung: Ceftriaxon
Implantate oder rekonstruktive Genitalchirurgie	Cefazolin oder Cefuroxim oder Cefotiam	Vancomycin / nur bei Sekundär- versorgung oder erhöhtem Risiko
Andere urologische Eingriffe außerhalb der Harnwege	Cefazolin oder Cefuroxim oder Cefotiam	Nur bei erhöhtem Infektionsrisiko
Transrektale Prostatabiopsie	Ampicillin/Sulbactam; Amoxicillin/Clavulansäure	Ciprofloxacin; Cefuroxim oder Cefotiam;

Thorax- und Gefäßchirurgie

OP-Gebiet	Mittel der Wahl	Alternative / Kommentar
Herz-, Gefäß-, Implantations- chirurgie	Cefazolin oder Cefuroxim oder Cefotiam	Vancomycin ± Gentamicin / Prophylaxe > 1 Tag führt nicht zu Senkung der Infektionsrate
Lobektomie, Pneumonektomie	Cefazolin oder Cefuroxim oder Cefotiam	Vancomycin
Eingriffe an peripheren Gefäßen	Cefazolin oder Cefuroxim oder Cefotiam	Vancomycin / insbesondere bei hohen Infektionsraten
Beinamputation	Ampicillin/Sulbactam; Amoxicillin/Clavulansäure	Cefuroxim oder Cefotiam + Metronidazol

Unfallchirurgie, Orthopädie

OP-Gebiet	Mittel der Wahl	Alternative / Kommentar
Arthroalloplastik	Cefazolin oder Cefuroxim oder Cefotiam ± Metronidazol	Clindamycin ± Gentamicin / Wirksamkeit von Antibiotika- haltigem Zement ähnlich systemi- scher Antibiotika-Therapie
Offene Fraktur	Ampicillin/Sulbactam; Amoxicillin/Clavulansäure	Cefazolin oder Cefuroxim oder Cefotiam ± Metronidazol / bei komplizierten offenen Frakturen Therapie bis zu 10 Tage
Plastische Chirurgie, Handchirurgie	Cefazolin oder Cefuroxim oder Cefotiam	Ampicillin/Sulbactam; Amoxicillin/Clavulansäure

Neurochirurgie

OP-Gebiet	Mittel der Wahl	Alternative / Kommentar
Liquor-Shunt- Operationen	Cefazolin oder Cefuroxim oder Cefotiam	Vancomycin / indiziert nur bei Infektionsraten > 10%.

OP-Gebiet	Mittel der Wahl	Alternative / Kommentar
Kraniotomie	Cefazolin oder Cefuroxim oder Cefotiam	Vancomycin / nur bei Eingriffen mit hohem Risiko
Oropharynx-, Larynx-Chirurgie	Ampicillin/Sulbactam; Amoxicillin/Clavulansäure	Clindamycin ± Gentamicin; Cefazolin oder Cefuroxim oder Cefotiam + Metronidazol
Augenchirurgie	topische Instillation vor OP: Aminoglykosid; Fluorchinolon; Neomycin-Gramicidin-Polymyxin B	subkonjunktival: Cefazolin (optional) Tobramycin (optional)
Bissverletzungen Mensch, Tier	Amoxicillin/Clavulansäure; Ampicillin/Sulbactam	

Modifizierte Zusammenfassung der Empfehlungen der PEG, des Hospital Infection Control Practices Advisory Committee und der American Heart Association.

Dosierung: in der Regel Maximal-Einzeldosis i.v.: Cefazolin 1-2 g, Cefuroxim 1,5 g, Cefotiam 2 g, Ceftriaxon 1-2 g, Metronidazol 500 mg, Ciprofloxacin 400 mg, Clindamycin 0,9 g, Vancomycin 1 g, Doxycyclin 300 mg, Gentamicin 1,5 mg/kg.

Zusätzliche Maßnahmen

Nachfolgende Maßnahmen senken das Wundinfektions-Risiko:
- kurzer präoperativer Krankenhausaufenthalt
- evtl. notwendige Haarentfernung erst kurz vor dem Eingriff
- Therapie und Elimination von präoperativ bestehenden Infektionsherden
- Eliminierung einer evtl. bestehenden nasalen Kolonisation mit Staphylococcus aureus
- möglichst kurze Operationsdauer

Postexpositionsprophylaxe

Hepatitis B

Die Indikation für eine Immunprophylaxe nach Exposition mit HBV-haltigem Material hängt vom Impfstatus ab. Als HBV-haltig gilt HBsAg-positives Material, z.B. Blut (ggf. Testung der Indexperson), oder Material, bei dem eine Kontamination wahrscheinlich, eine Testung aber nicht möglich ist, z.B. Kanüle im Abfall.

Situation der exponierten Person	Maßnahmen
Anti-HBs nach Grundimmunisierung ≥ 100 IE/l und letzte Impfung vor ≤ 5 Jahren oder Anti-HBs ≥ 100 IE/l innerhalb der letzten 12 Monate (unabhängig vom Zeitpunkt der Grundimmunisierung)	keine Impfung
Anti-HBs nach Grundimmunisierung ≥ 100 IE/l und letzte Impfung vor 5-10 Jahren	1 Dosis Hepatitis B-Impfstoff
Nicht oder unvollständig geimpft, Anti-HBs nach Grundimmunisierung < 100 IE/l ("Non-" oder "Low-Responder"), Impferfolg wurde nie kontrolliert oder letzte Impfung vor ≥ 10 Jahren.	Anti-HBs-Testung der exponierten Person, weiteres Vorgehen s. folgende Tabelle:

Aktueller Anti-HBs-Wert	
≥ 100 IE/l	keine Impfung
≥ 10 - < 100 IE/l	Hepatitis B-Impfstoff
< 10 IE/l	Hepatitis B-Impfstoff + HB-Immunglobulin
Nicht innerhalb von 48 h zu bestimmen	Hepatitis B-Impfstoff + HB-Immunglobulin

In vielen Ländern nach Dokumentation des Immunschutzes (≥ 100 IE/l) keine weiteren Auffrischimpfungen nach Exposition, unabhängig vom Anti-HBs-Titer.

Hepatitis C

Keine Immunprophylaxe möglich. Handelsübliche Immunglobulin-Präparate enthalten keine HCV-Antikörper (HCV-seropositive Blutspenden werden nicht für Plasmapools verwendet). HCV-Serologie und ALT-Bestimmung sofort und mindestens einmal nach 6 Monaten.

HIV

Nach jeder HIV-Exposition sollten zunächst die folgenden Sofortmaßnahmen unverzüglich in der nachfolgenden Reihenfolge eingeleitet werden:

Stich- oder Schnittverletzung	Kontamination von geschädigter Haut, Auge oder Mundhöhle
Blutfluss fördern durch Druck auf das umliegende Gewebe (≥1 Minute) (Chirurgische Intervention, nur wenn zeitgleich fachärztlich möglich)	Intensive Spülung mit nächstmöglich erreichbarem Wasser oder Kochsalz, ggf. PVP-Jodlösung

Intensive antiseptische Spülung bzw. Anlegen eines antiseptischen Wirkstoffdepots

Systemische, medikamentöse Postexpositionsprophylaxe

Unfalldokumentation (D-Arzt)

Erster HIV-Antikörper-Test, Hepatitis-Serologie

In jedem medizinischen Arbeitsbereich sind für die optimale Versorgung nach akzidenteller Exposition schnell erreichbar (Notfall!) neben einem sterilen Skalpell, sterilen Tupfern und Pflaster folgende Antiseptika bereitzuhalten:

für die Haut	Hautantiseptika mit einem Ethanolgehalt $\geq$ 80 Vol.%,
für die Wunde	Betaseptic® und Freka®-Derm farblos,
für die Mundhöhle	100 ml unvergällter Ethanol 80 Vol.%,
für das Auge	sterile, 5%-ige PVP-Jod-Lösung als Apothekenzubereitung gemäß DAC.

Das Übertragungsrisiko nach HIV-Exposition beträgt im Durchschnitt etwa 0,3%.

Art der Exposition	Prophylaxe
Indikation zur medikamentösen Postexpositionsprophylaxe bei beruflicher HIV-Exposition	
– Perkuntane Verletzung mit Infektionsnadel oder anderer Hohlraumnadel (Körperflüssigkeit mit hoher Viruskonzentration: Blut, Liquor, Punktatmaterial, Organmaterial, Viruskulturmaterial)	Empfehlen
• Tiefe Verletzung (meist Schnittverletzung), sichtbares Blut	Empfehlen
• Nadel nach intravenöser Injektion	Empfehlen
• Indexpatient hat AIDS oder eine hohe HI-Viruskonzentration	Empfehlen
• Oberflächliche Verletzung (z.B. mit chirurgischer Nadel)	Anbieten
– Perkutaner Kontakt mit anderen Körperflüssigkeiten als Blut (wie Urin oder Speichel)	Nicht empfehlen
– Kontakt zu Schleimhaut oder verletzter/geschädigter Haut mit Flüssigkeiten mit hoher Viruskonzentration	Anbieten
– Kontakt von intakter Haut mit Blut (auch bei hoher Viruskonzentration)	Nicht empfehlen
– Haut- oder Schleimhautkontakt mit Körperflüssigkeiten (z.B. Urin, Speichel)	Nicht empfehlen
Indikation zur Postexpositionsprophylaxe nach sexueller und anderer HIV-Exposition	
– Ungeschützter vaginaler oder analer Geschlechtsverkehr (z.B. in folge eines geplatzten Kondoms) mit einer HIV-infizierten Person	Empfehlen
– Gebrauch HIV-kontaminierten Injektionsbestecks durch mehrere Drogengebrauchende gemeinsam oder nacheinander	Empfehlen
– Ungeschützter oraler Geschlechtsverkehr mit der Aufnahme von Sperma des HIV-infizierten Partners in den Mund	Anbieten
– Küssen und andere Sexualpraktiken ohne Sperma-/Blut-Schleimhautkontakte sowie S/M-Praktiken ohne Blut-zu-Blut-Kontakte	Nicht empfehlen
– Verletzung an gebrauchtem Spritzenbesteck zur Injektion von Drogen, Medikamenten oder Insulin	Nicht empfehlen

Standardprophylaxe: Kombination von zwei Inhibitoren der Reversen Transkriptase (RTI) und einem Proteaseinhibitor (PI), z.B.
Zidovudin (Retrovir®) 2 x 250 mg +
Lamivudin (Epivir™) 2 x 150 mg +
Nelfinavir (Viracept®) 3 x 750 mg oder Indinavir (Crixivan®) 3 x 800 mg.
Zidovudin und Lamivudin sind auch als fixe Kombination (Combivir) mit der Dosierung 2 x 450 mg einsetzbar.

Beginn möglichst innerhalb von 2 Stunden, Einnahme für 4 Wochen.
Bei Schwangeren keine Protease-Inhibitoren verwenden.
Vorbehandlung des Indexpatienten berücksichtigen (Resistenzentwicklung?)!
Rücksprache mit der Betriebsmedizin und in der antiretroviralen Therapie erfahrenen Ärzten!

Tetanus

Die Immunprophylaxe richtet sich nach dem Impfstatus und der Art der Verletzung.

Immunisierung (Kontrolle der Impfdokumentation!)	Letzte Impfung	Saubere, geringfügige Wunden		Alle anderen Wunden*	
		DT/Td	TIG	DT/Td	TIG
vollständig	< 5 J.	-	-	-	-
vollständig	5-10 J.	-	-	+	-
vollständig	> 10 J.	+	-	+	-
unvollständig oder unbekannt		+	-	+	+

DT = Diphtherie-Tetanus-Toxoidimpfstoff für Kinder < 6 Jahren
Td = Diphtherie-Tetanus-Toxoidimpfstoff für Erwachsene und Kinder ab 6 Jahren
TIG = Tetanus-Immunglobulin 250 (-500) IE, simultane Verabreichung mit DT bzw. Td

* Tiefe und/oder verschmutzte (mit Staub, Erde, Speichel, Stuhl) Wunden, Verletzungen mit Gewebezertrümmerung und reduzierter Sauerstoffversorgung oder Eindringen von Fremdkörpern (z.B. Quetsch-, Riss-, Biss-, Stich-, Schusswunden); schwere Verbrennungen und Erfrierungen, Gewebsnekrosen, septische Aborte.

Tollwut

Exposition durch ein tollwutverdächtiges oder tollwütiges Wild- oder Haustier oder durch einen Tollwut-Impfstoffköder	Immunprophylaxe
Berühren/Füttern von Tieren, Belecken der intakten Haut oder Berühren von Impfstoffködern bei intakter Haut	keine
Knabbern an der unbedeckten Haut, oberflächliche, nicht blutende Kratzer durch ein Tier, Belecken der nicht intakten Haut oder Kontakt mit der Impfflüssigkeit eines beschädigten Impfstoffköders mit nicht intakter Haut	Impfung
Jegliche Bissverletzungen oder Kratzwunden, Kontamination von Schleimhäuten mit Speichel (z.B. durch Lecken, Spritzer) oder Kontamination von Schleimhäuten und frischen Hautverletzungen mit der Impfflüssigkeit eines beschädigten Impfstoffköders	Impfung und einmalig simultan mit der ersten Impfung passive Immunisierung mit Tollwut-Immunglobulin(20 IE/kg)

Möglicherweise kontaminierte Körperstellen und Wunden unverzüglich und großzügig mit Seife oder Detergenzien reinigen, gründlich mit Wasser spülen, anschließend mit 70%igem Alkohol oder Jodpräparat behandeln. Tollwut-Immunglobulin 20 IE/kg, mindestens zur Hälfte in und um die Wunde, den Rest i.m. injizieren.
Bei Exposition einer zuvor vollständig geimpften Person erneute Impfung nach Angaben des Herstellers. Bei unvollständiger Impfung oder Impfung mit in der EU nicht zugelassenen Impfstoffen im Falle einer Exposition vollständige Impfung durchführen (siehe S.171 und Herstellerangaben).
Immunprophylaxe unverzüglich beginnen, kein Abwarten bis zur Klärung des Infektionsverdachts beim Tier. Überprüfung der Tetanus-Impfdokumentation.

Hunde- und Katzenbisse

Antibiotika-Prophylaxe bei Katzenbissen immer indiziert, bei Hundebissen bei erhöhtem Risiko (Nähe zu Sehnen und Muskeln, tiefe, schlecht zu reinigende Wunden, Behandlung erst nach 8-10 Stunden, Patienten mit Immundefekt).
Vorherrschende Keime: Pasteurella, Capnocytophaga canimorsus (Hund), Staphylokokken, Streptokokken, Anaerobier.

Tetanusschutz überprüfen. An Tollwut-Immunprophylaxe denken!

Amoxicillin/Clavulansäure 2 x 875/125 mg oder 3 x 500/125 mg p.o. für 3-5 Tage.
Bei Penicillinallergie: Clindamycin 4 x 300 mg p.o. + Levofloxacin 1 x 500 mg p.o. für 3-5 Tage.

FSME

Immunprophylaxe nur indiziert nach Zeckenstich in einem FSME-Endemiegebiet. Nicht bei Kindern < 14 Jahren anwenden. Strenge Indikationsstellung (vereinzelt Berichte über schwere Nebenwirkungen).

FSME-Immunglobulin 0,2 ml/kg i.m. möglichst unverzüglich bis maximal 96 Stunden nach Zeckenstich.

Masern

Ungeimpfte bzw. einmal geimpfte Kinder mit Kontakt zu an Masern erkrankten Personen:
1 Dosis MMR-Impfstoff möglichst innerhalb von 3 Tagen.

Passive Immunisierung nur indiziert bei Personen mit hohem Komplikationsrisiko und Schwangeren: Standard-Immunglobulin 0,25-0,5 ml/kg (max. 15 ml) i.m. innerhalb von 2-3 Tagen nach Exposition, bei späterer Gabe bis zum 6. Tag ist noch eine Abschwächung der Erkrankung möglich.

Mumps

Ungeimpfte bzw. einmal geimpfte Kinder mit Kontakt zu an Mumps erkrankten Personen:
1 Dosis MMR-Impfstoff möglichst innerhalb von 3 Tagen.

Diphtherie

Bei Kontakt mit Sekreten des Respirationstraktes der Erkrankten (med. Personal, Haushalt u.a.) Prophylaxe unabhängig vom Impfstatus mit Erythromycin (125-500 mg 4 x täglich über 7 Tage) oder Benzathin-Penicillin (0,6-1,2 Mio. IE einmal).

Röteln

Ungeimpfte bzw. einmal geimpfte Kinder mit Kontakt zu an Röteln erkrankten Personen:
1 Dosis MMR-Impfstoff möglichst innerhalb von 3 Tagen.

Passive Immunisierung kann nicht-immunen Schwangeren, die einen Schwangerschaftsabbruch ablehnen, angeboten werden. Nach Immunprophylaxe ist eine weitere klinische und serologische Überwachung erforderlich. Bei Röteln-Infektion im 1. Trimenon Fehlbildungsrisiko bis zu 85%; Abort oder Fehlgeburt häufig.

Röteln-Immunglobulin 0,3 ml/kg (mind. 15 ml) i.m. innerhalb von 72 Stunden nach Exposition. Alle 4 Wochen wiederholen. Wirksamkeit fraglich.

Windpocken (Varizellen)

Eine Inkubationsimpfung kann bei empfänglichen Personen mit Kontakt zu Risikopersonen innerhalb von 5 Tagen oder innerhalb von 3 Tagen nach Beginn des Exanthems bei Indexfall in Erwägung gezogen werden ("Empfänglich" bedeutet: anamnestisch keine Windpocken, keine Impfung und kein Nachweis spezifischer Antikörper).

Passive Immunisierung indiziert bei:
- empfänglichen Immungeschwächten
- nicht-immunen Schwangeren
- Neugeborenen, deren Mütter 5 Tage vor bis 2 Tage nach der Entbindung an Varizellen erkrankt sind
- Frühgeborene bei negativer VZV-Anamnese der Mutter
- Frühgeborene < 28. SSW oder < 1000 g unabhängig von der VZV-Anamnese der Mutter.

Evtl. mit Aciclovir kombinieren, außer während der Schwangerschaft.

VZ-Immunglobulin (Dosierung nach Herstellerangaben) innerhalb von 96 Stunden nach Exposition.

Poliomyelitis

Alle Kontaktpersonen mit einem Poliomyelitis-Erkrankten sollen, unabhängig vom Impfstatus, ohne zeitliche Verzögerung eine Auffrischimpfung erhalten bzw. eine Grundimmunisierung mit IPV-Impfstoff beginnen. Bei Auftreten von Sekundärinfektionen Riegelungsimpfung und weitere Maßnahmen entsprechend Anordnung der Gesundheitsbehörden

Hepatitis A

Höhepunkt der Virusausscheidung ca. 1 Woche vor Ausbruch des Ikterus. Personen mit engem Kontakt (Haushalt, Gemeinschaftseinrichtungen) oder nicht ausreichender persönlicher Hygiene (Kindereinrichtungen, Einrichtungen für körperlich/geistig Behinderte) sollen ohne zeitliche Verzögerung aktiv mit einem Impfstoff geimpft werden, der ein 2-Dosen-Schema zulässt. Zusätzlich bei individuell besonders gefährdeten Personen passive Immunglobulin-Gabe bis spätestens 14 Tage nach Exposition.

Influenza A

Chemoprophylaxe indiziert während der Zeit der höchsten Influenzaaktivität in der näheren Umgebung bei ungeimpften Risikopatienten (Bewohner von Alten- und Pflegeheimen, Personen > 65 Jahre, Patienten mit chronischen kardiovaskulären oder pulmonalen Erkrankungen, Diabetes mellitus, Nierenerkrankungen, Hämoglobinopathien und Immundefizienz), während einer Epidemie oder bei nosokomialen Ausbrüchen.

Amantadin 2 x 100 mg (> 65 J. 1 x 100 mg) p.o..
Oseltamivir (75 mg/d) ist zur Influenza-Saison 2002/03 zur Prophylaxe bei Personen > 12 Jahre zugelassen.

Keuchhusten (Pertussis)

Für nicht-immunisierte Personen nur bei engem Kontakt mit dem noch unbehandelten, ansteckungsfähigen Patienten sinnvoll.
Antibiotika-Prophylaxe auch für geimpfte Kontaktpersonen sinnvoll (erkranken nicht, können aber vorübergehend mit Bordetellen besiedelt sein), wenn sie Umgang mit Säuglingen oder Kindern mit schweren kardialen oder pulmonalen Grundleiden haben.

Erythromycin 2 g (Kinder 50 mg/kg) p.o. in 2-4 Dosen für 14 Tage
oder Roxithromycin, Clarithromycin oder Azithromycin in Standarddosierung für 14 Tage
oder Cotrimoxazol 2 x 160/800 mg (Kinder 2 x 3-4 mg/kg TMP) für 14 Tage.

Haemophilus-influenzae-Typ-b-Meningitis

Indiziert bei allen Personen mit einem Hib-Meningitis-Fall in einem Haushalt mit nicht oder nicht ausreichend (Säuglinge 3 Dosen, ab 12 Monate mehr als eine Dosis eines Hib-Konjugat-Impfstoffes) immunisierten Kindern < 4 Jahren (Ausnahme Schwangere) oder einer Person mit relevantem Immundefekt. In Kindergärten mit Kindern < 4 Jahren sollten alle Kinder und das Personal Prophylaxe erhalten.

Rifampicin 1 x 600 mg p.o. für 4 Tage.
Kinder: < 1 Mo 1 x 10 mg/kg p.o., 1 Mo-12 Jahre 1 x 20 mg/kg p.o., > 12 Jahre 1 x 600 mg p.o., jeweils für 4 Tage.
Bei Schwangerschaft ggf. Ceftriaxon 250 mg i.m..

Meningokokken-Meningitis

Antibiotika-Prophylaxe indiziert bei allen Personen mit engem Kontakt zu einem an einer invasiven Meningokokken-Infektion erkrankten Patienten (Haushaltsmitglieder, Personal und

Kinder in Kindereinrichtungen) sowie bei allen Personen, die Kontakt zu oropharyngealen Sekreten eines solchen Patienten hatten. Nasen-Rachen-Abstriche bei Kontaktpersonen zum Nachweis von Meningokokken sinnlos. Die Durchführung der Chemoprophylaxe ist bis 10 Tage nach
letztem Kontakt mit Patienten sinnvoll. Bei Patienten mit invasiver Meningokokken-Infektion
nach Abschluss der Therapie ebenfalls Eradikation des Trägertums notwendig (Rifampicin,
Ciprofloxacin), soweit nicht Therapie mit Cephalosporin der 3. Generation erfolgte.

Rifampicin 2 x 600 mg p.o. (Kinder 2 x 10 mg/kg, < 1 Monat 2 x 5 mg/kg) für 2 Tage
oder Einmalgabe Ceftriaxon 250 mg i.m. (Kinder < 12 Jahren 125 mg i.m.)
oder Einmalgabe Ciprofloxacin 500 mg p.o. (Erwachsene).
Bei Schwangeren ggf. Ceftriaxon.

Tuberkulose

Nur bei engem Kontakt von Tuberkulin-negativen Personen zu Patienten mit offener Lungen-Tb.

Tuberkulin-neg. Kinder < 5 J.: INH 10 mg/kg/d zunächst für 3 Monate; danach Tuberkulin-Test:
wenn negativ, INH absetzen, wenn positiv, INH für insgesamt 6-9 Monate.
Tuberkulin-neg. ältere Kinder und Erwachsene: keine Prophylaxe; wenn nach 3 Monaten Tuber-
kulin-Konversion: INH-Prophylaxe für 6-9 Monate.
INH Erwachsene 5 mg/kg/d, Kinder 10 mg/kg/d, max. 300 mg/d,
evtl. Kombination mit Pyridoxin 50 mg p.o. bei älteren Patienten oder Patienten mit neurologischen Problemen.

Modifiziert nach verschiedenen nationalen und internationalen Empfehlungen:
- Impfempfehlungen der Ständigen Impfkommission (STIKO) am Robert-Koch-Institut / Stand:
  Juli 2002. Epidemiologisches Bulletin 28/2002:227
- Postexpositionelle Prophylaxe nach HIV-Exposition. Deutsch-Österreichische Empfehlungen.
  Stand: Mai 1998
  http://yellow-fever.rki.de/INFEKT/AIDS_STD/EXPO/HIV_HOME.HTM
- Osmon: Antimicrobial prophylaxis in adults. Mayo Clin Proc 2000;75:98-109
- CDC: Adoption of hospital policies for prevention of perinatal group B streptococcal disease
  - United States, 1997. MMWR 1998;47(No. 32):665
- Kern et al: Infektionsprophylaxe bei neutropenischen Patienten. Dtsch. med. Wschr. 2000;125:
  1582-1588
- Deutsche Gesellschaft für pädiatrische Infektiologie, Handbuch Infektionen bei Kindern und
  Jugendlichen, 3. Auflage 2000, Futuramed Verlag, München
- CDC: MMWR 2000;49(No.RR-3):16-27

Impfungen

Die jeweils aktuellen Empfehlungen der Ständigen Impfkommission (STIKO) am Robert-Koch-Institut können im Internet unter www.rki.de/GESUND/IMPFEN/STIKO/STIKO.HTM abgerufen werden.

Empfohlen werden Impfungen für Säuglinge, Kinder und Jugendliche sowie Indikations- und Auffrischimpfungen in späteren Lebensjahren. Letztere werden in folgende Kategorien eingeteilt:

A Breite Anwendung und erheblicher Wert für die Gesundheit der Bevölkerung,
I Indikationsimpfungen bei erhöhter Gefährdung von Personen bzw. Angehörigen von Risikogruppen,
R Reiseimpfungen.

Für die Abstände zwischen unterschiedlichen Impfungen gilt:
Lebendimpfstoffe entweder simultan oder nach Mindestabstand von 4 Wochen verabreichen. Bei Totimpfstoffen sind keine Mindestabstände zu anderen Impfungen (Tot- oder Lebendimpfstoffe) erforderlich.

Cholera

Totimpfstoff , parenteral	Cholera-Impfstoff Behring
Totimpfstoff, oral	Dukoral® (in Deutschland nicht zugelassen)
Lebendimpfstoff, oral	Orochol® (in Deutschland nicht zugelassen)

Indikationen. R Nur noch im Ausnahmefall; von der WHO nicht empfohlen. Evtl. von nationalen Gesundheitsbehörden bei der Einreise in Endemiegebiete oder bei deren Durchreise gefordert. Orale Impfstoffe bevorzugen.

Anwendung. Parenteraler Impfstoff: 1. Injektion 0,5 ml s.c., 2. Injektion 1,0 ml s.c. im Abstand von 1-4 Wochen. Kinder von 1-10 Jahren erhalten ½ Dosis. Auffrischimpfung (1,0 ml) nach 6 Monaten. Orale Impfstoffe: Anwendung nach Herstellerangaben.

Impfschutz. Parenteraler Impfstoff: 50-60%; Beginn ca. 2 Wochen nach Grundimmunisierung, Schutzdauer 3-6 Monate. Orale Impfstoffe: Schutzraten bis zu 90% für Serovar O 1, für Biovar El Tor geringer; Beginn des Impfschutzes ca. 8 Tage nach Einnahme (bei Totimpfstoff nach der letzten Dosis), Dauer mindestens 6 Monate.

Nebenwirkungen. Lokale Reaktionen mit Schwellung und Rötung (parenteraler Impfstoff); leichte Allgemeinreaktionen, gelegentlich gastrointestinale Beschwerden.

Schwangerschaft. Kontraindiziert (parenteraler Impfstoff, oraler Lebendimpfstoff).

Weitere Kontraindikationen. Parenteraler Impfstoff: akute und chronische Krankheiten (z.B. Herz, Leber, Niere), Allergie gegen Impfstoffbestandteile, Kinder < 6 Monaten. Orale Impfstoffe: Allergie gegen Impfstoffbestandteile, akute Erkrankungen, speziell Darminfektionen, Kinder < 2 Jahren, Immundefekte oder -suppression (nur Lebendimpfstoff ist kontraindiziert).

Kommentar. Die in einigen Ländern (z.B. Schweiz, Schweden) zugelassenen Schluckimpfstoffe zeigen deutlich bessere Verträglichkeit und Schutzwirkung gegen V. cholerae Serovar O 1. Formale Gültigkeit im Reiseverkehr: 6 Tage bis 6 Monate nach Impfung, Dokumentation im internationalen Impfpass. Gleichzeitige Verabreichung von Cholera-Lebendimpfstoff, oral und Chloroquin oder Mefloquin (Malariaprophylaxe) führt zur Beeinträchtigung der Wirksamkeit des Impfstoffs.

Diphtherie

Totimpfstoff
(D: ≥ 30 IE Toxoid, d: ≥ 2 IE Toxoid) Diphtherie-Adsorbat-Impfstoff Behring
Kombinationsimpfstoffe siehe S. 173

Indikationen. Grundimmunisierung ab dem 3. Lebensmonat (siehe Impfkalender für Kinder und Jugendliche). Applikation am besten unter Verwendung eines Kombinationspräparates z.B. Diphtherie - Tetanus - Pertussis - Haemophilus influenzae Typ b - Poliomyelitis - Hepatitis B (DTaP-Hib-IPV-HB).
A Alle Personen ohne ausreichenden Impfschutz (z.B. letzte Impfung vor > 10 Jahren).
I Bei erhöhtem Diphtherie-Risiko (Gefahr der Einschleppung, Reisen in Infektionsgebiete, z.B. Russland): Überprüfung des Impfschutzes und ggf. Impfung von Personen mit beruflicher Exposition, Aussiedlern, Flüchtlingen und Asylbewerbern aus entsprechenden Gebieten und in Gemeinschaftsunterkünften sowie Reisenden in betreffende Regionen (sicherer Schutz bei >0,1 IE/ml).

Anwendung. Säuglinge > 2 Monaten und Kleinkinder < 5 bzw. 6 Jahren (Altersbegrenzung entsprechend Herstellerangaben): 3 Dosen DTaP i.m. jeweils im Abstand von 4-6 Wochen; 4. Dosis frühestens 6 Monate nach der 3. Dosis, möglichst jedoch bis zum 15. Lebensmonat. Erwachsene, Jugendliche und Kinder ≥ 5 bzw. 6 Jahren: 2 Dosen Td i.m. im Abstand von 4-6 Wochen; 3. Dosis 6-12 Monate nach der 2. Dosis. Auffrischung alle 10 Jahre mit Td.

Impfschutz. ≥ 95%; Beginn nach der 2. (Impfling ≥ 5 (-6) Jahre) bzw. 3. (Impfling < 5 (-6) Jahre) Dosis, Dauer ca. 10 Jahre. Kein Impfschutz nach nur einmaliger Impfung mit Erwachsenendosis (d).

Nebenwirkungen. Flüchtige Lokal- und Allgemeinreaktionen, in Einzelfällen schwere Komplikationen (Thrombozytopenie, neurologische Störungen, Nierenfunktionsstörungen).

Schwangerschaft. Im 1. Trimenon nur bei erhöhtem Risiko (Reisen in Expositionsgebiete, Expositionsverdacht), sonst keine Einschränkungen.

Kontraindikationen. Akute Krankheiten, Allergie gegen Impfstoffbestandteile, schwere Unverträglichkeitsreaktionen bei vorangegangenen Impfungen.

Kommentar. Ab dem 7. Lebensjahr nur Impfstoffe mit verringertem Toxoidgehalt (d) verwenden. Durchgemachte Erkrankung führt nicht zu Immunität (Impfung!). Ausreichende Immunität erfordert mindestens 2 Impfungen im Rahmen der Grundimmunisierung. Immunisierung verhindert nicht Keimbesiedelung des Rachens (Postexpositionsprophylaxe mit Erythromycin oder Penicillin). Bei unterbrochener Grundimmunisierung oder längeren Abständen zwischen Auffrischimpfungen keine komplette neue Grundimmunisierung.

FSME

Totimpfstoff   Encepur®

Indikationen. I/R Berufliche Exposition (Forst- und Landwirtschaft, Laborpersonal) sowie Aufenthalt in FSME-Risikogebieten, in Deutschland zur Zeit insbesondere:
Bayern: südlicher Bayerischer Wald, Teile Frankens, Niederbayern entlang der Donau ab Regensburg (besonders Region Passau) sowie entlang der Flüsse Paar, Isar (ab Landshut), Rott, Inn, Vils, Altmühl. *Baden-Württemberg:* gesamter Schwarzwald (Gebiet zwischen Pforzheim, Offenburg, Freiburg, Villingen, Tübingen, Sindelfingen); Gebiete entlang der Flüsse Enz, Nagold und Nekkar sowie entlang des Ober-/Hochrheins, oberhalb Kehls bis zum westlichen Bodensee (Konstanz, Singen, Stockach). *Hessen:* Odenwald, Landkreis Marburg-Biedenkopf. *Rheinland-Pfalz:* Landkreis Birkenfeld.
Außerhalb Deutschlands: Österreich, Tschechien, Slowakei, Ungarn, Slowenien, Kroatien, Polen, Baltikum, Südschweden, RSSE-Gebiete (RSSE: russische Frühsommer-Meningoenzephalitis): gesamte Taiga-Region bis in Norden Japans (temperaturabhängig).
Saisonalität beachten: April-November.

Anwendung. 2 Dosen (à 0,5 ml) i.m. im Abstand von 1-3 Monaten, 3. Dosis 9-12 Monate nach der 2. Dosis. Zur Schnellimmunisierung je eine Dosis i.m. an den Tagen 0, 7 und 21. Auffrischimpfung alle 3 Jahre.

Impfschutz. > 95%, frühestens 14 Tage nach der 2. Teilimpfung bis mindestens 3 Jahre nach voller Grundimmunisierung.

Nebenwirkungen. Leichte Lokal- und Allgemeinreaktionen, häufig Fieber bei Kindern, besonders nach der 1. Teilimpfung, selten allergische Reaktionen, in Einzelfällen zentrale oder periphere neurologische Symptome oder Schub einer Autoimmunerkrankung zeitlich nach Impfung.

Schwangerschaft. Strenge Indikationsstellung mangels Erfahrung.

Kontraindikationen. Akute Krankheiten, Allergien, insbesondere gegen Impfstoffbestandteile (erhöhtes Risiko einer anaphylaktischen Reaktion), Kinder < 3 Jahren. Impfung bei Vorerkrankungen im Bereich des ZNS oder Autoimmunerkrankungen nur nach strenger Risiko-Abwägung.

Kommentar. Postexpositionell ist eine passive Immunisierung mit FSME-Immunglobulin 0,2 ml/kg i.m. bis maximal 96 Stunden nach Zeckenstich bei Erwachsenen und Jugendlichen > 14 Jahren möglich. Evtl. Beeinträchtigung des Impfschutzes bei vorausgegangener Gelbfieber-Impfung. FSME-Impfung schützt experimentell auch gegen RSSE. Nachweis einer Immunität mittels ELISA, bei vorbestehender Flavivirus-Immunität (Infektion oder Impfung) mittels Neutralisationstest.

Gelbfieber
Lebendimpfstoff   STAMARIL®

Indikationen. **R** Entsprechend den Impfanforderungen der Ziel- oder Transitländer, ferner sind die Hinweise der WHO zu Gelbfieber-Infektionsgebieten zu beachten (z.B. im Internet abrufbar unter www.who.int/ith/).

Anwendung. 1 Dosis (0,5 ml) s.c. mindestens 10 Tage vor der Einreise. Auffrischimpfungen alle 10 Jahre.

Impfschutz. > 95%; Beginn nach 10 Tagen.

Nebenwirkungen. Leichte Lokalreaktionen, nach 4-7 Tagen leichte Allgemeinreaktionen. Im höheren Lebensalter sehr selten Leberversagen.

Schwangerschaft. Strenge Risikoabwägung, insbesondere im 1. Trimenon. Bisher keine kindlichen Schäden nach Gelbfieberimpfung in der Schwangerschaft.

Kontraindikationen. Akute Krankheiten, Allergie gegen Impfstoffbestandteile, insbesondere gegen Hühnereiweiß, Immundefekte oder -suppression, Kinder < 6 Monaten. Kontaktpersonen von immundefizienten Patienten sollten ebenfalls nicht mit Lebendvakzinen geimpft werden.

Kommentar. Reiseimpfung durch staatlich zugelassene Stellen. Impfbefreiung aus medizinischen Gründen möglich. Das entsprechende Zeugnis ("exemption certificate") muss jedoch von den Einreiseländern, für die eine Impfpflicht besteht, nicht anerkannt werden.

Haemophilus influenzae Typ b
Totimpfstoff (Konjugatimpfstoff)   ACT-HiB®, HibTITER®, PedvaxHIB®
                                     Kombinationsimpfstoffe siehe S. 173

Indikationen. Grundimmunisierung ab dem 3. Lebensmonat (s. Impfkalender für Kinder und Jugendliche). Applikation am besten unter Verwendung eines Kombinationspräparates z.B. Diphtherie - Tetanus - Pertussis - Haemophilus influenzae Typ b - Poliomyelitis - Hepatitis B (DTaP-Hib-IPV-HB).

I Personen mit anatomischer oder funktioneller Asplenie.

Anwendung. Erstimpfung ab 3. Lebensmonat: 2-3 Dosen (à 0,5 ml) i.m. im Abstand von 4-8 Wochen, 3. bzw. 4. Dosis im Alter von 11-14 Monaten. Bei Verwendung eines Kombinations-impfstoffes, der eine Pertussiskomponente enthält, sind für die Grundimmunisierung vier Imp-fungen erforderlich. Bei Erstimpfung nach dem 15. Lebensmonat nur 1 Dosis Hib i.m..

Impfschutz. Bis 90%; Beginn nach der 2. Dosis.

Nebenwirkungen. Gelegentlich Lokalreaktionen, selten Temperaturerhöhung.

Kontraindikationen. Akute Krankheiten, Allergie gegen Impfstoffbestandteile.

Kommentar. Schutz nur gegen H. influenzae Typ b (Hib). Für die einzelnen Impfungen der Grundimmunisierung möglichst Impfstoff mit gleichem Trägerprotein verwenden. Nach dem 6. Lebensjahr Hib-Impfung nur in Ausnahmefällen indiziert (z.B. nach Splenektomie). Postexpo-sitionsprophylaxe s. S. 158

Hepatitis A

Totimpfstoff   EPAXAL®, HAVpur®, Havrix, VAQTA®
                                      Kombinationsimpfstoff Twinrix® (Hepatitis A und B)

Indikationen. I Personen mit besonderer beruflicher Exposition wie z.B. medizinisches Perso-nal (Pädiatrie, Infektionsmedizin, Psychiatrie, Laborbereich: Stuhluntersuchungen), Personen in Fürsorgeeinrichtungen für Zerebralgeschädigte oder Verhaltensgestörte, Kindergärtnerinnen, Kü-chenpersonal, Klärwerk-Arbeiter; homosexuelle Männer, Hämophilie, Personen, die an einer chronischen Leberentzündung leiden und keine HAV-Antikörper haben, Kontaktpersonen zu an Hepatitis A Erkrankten. Postexpositionsprophylaxe s. S. 158.
R Reisende in Länder mit hoher Hepatitis A-Prävalenz.

Anwendung. 2 Dosen zu 0,5 bzw. 1 ml i.m. im Abstand von 6-12 Monaten. Kinder und Jugend-liche erhalten ½ Dosis (Havrix 720 Kinder, VAQTA K pro infantibus). Auffrischimpfung alle 10 Jahre. Kombinationsimpfstoff: 2 Dosen im Abstand von 2-4 Wochen, 3. Dosis 6-12 Monate nach der ersten Dosis.

Impfschutz. > 97%; Beginn ca. 2 Wochen nach der 1. Dosis (ca. 2 Wochen nach 2. Dosis des Kombinationsimpfstoffs), Schutzdauer nach Grundimmunisierung mindestens 10 Jahre.

Nebenwirkungen. Lokal leichte Schmerzen, gelegentlich leichte Allgemeinreaktionen, selten allergische Reaktionen.

Schwangerschaft. Strenge Indikationsstellung mangels Erfahrung.

Kontraindikationen. Akute Krankheiten, Allergie gegen Impfstoffbestandteile.

Kommentar. Bei vor 1950 Geborenen, Personen aus Endemie-Gebieten sowie anamnestisch durchgemachter Hepatitis ist die Vortestung auf HAV-Antikörper sinnvoll; wenn vorhanden, ist eine Impfung auch künftig überflüssig. Die passive Immunisierung mit anti-HAV-haltigen Immunglobulinen wird bei einmalig benötigtem Schutz für wenige Tage oder simultan mit der aktiven Impfung bei Notwendigkeit eines sofortigen Impfschutzes, z.B. für Risiko-Personen bei akuter Exposition empfohlen. Die gleichzeitige Verabreichung von Immunglobulin beeinträch-tigt die Serokonversion nicht, kann aber zu niedrigeren Antikörpertitern führen.

Hepatitis B

Totimpfstoff (rekombinantes HBsAg) Engerix®-B, Gen H-B-Vax®
Kombinationsimpfstoff Twinrix® (Hepatitis A und B)

Indikationen. Kinder und Jugendliche gemäß Impfkalender, am besten unter Verwendung eines Kombinationspräparates z.B. Diphtherie - Tetanus - Pertussis - Haemophilus influenzae Typ b - Poliomyelitis - Hepatitis B (DTaP-Hib-IPV-HB).

I Medizinisches und zahnmedizinisches Personal, andere Personen, die durch Blutkontakte mit möglicherweise infizierten Personen gefährdet sind (z.B. Ersthelfer, Polizisten, Sozialarbeiter, Gefängnispersonal mit Kontakt zu Drogenabhängigen), Personal und Personen in Fürsorgeeinrichtungen für Zerebralgeschädigte oder Verhaltensgestörte, Dialysepatienten, Hämophile, Patienten vor ausgedehnten chirurgischen Eingriffen, Patienten mit chronischen Lebererkrankungen oder HIV-Positive, die HBsAg-negativ sind, durch Kontakt mit HBsAg-Trägern im näheren Umfeld gefährdete Personen, homosexuelle Männer, i.v.-Drogenabhängige, Prostituierte.

Postexpositionell: medizinisches Personal bei Verletzungen mit möglicherweise erregerhaltigen Gegenständen (z.B. Nadelstich), Neugeborene HBsAg-positiver Mütter oder von Müttern mit unbekanntem HBsAg-Status. Siehe S. 154.

R Reisende in Regionen mit hoher Hepatitis B-Prävalenz bei längeren Aufenthalten (> 1 Monat) und/oder zu erwartenden engen Kontakten zur einheimischen Bevölkerung oder erhöhtem Risiko von Krankenhausaufenthalten (Grunderkrankung, risikoreiche Aktivitäten).

Anwendung. 2 Dosen i.m. im Abstand von 4 Wochen, 3. Dosis 6 Monate nach der 1. Dosis. Abweichungen von diesem Schema sind möglich (siehe Herstellerangaben). Für Kinder und erwachsene Dialysepatienten gibt es Präparate mit ½ bzw. erhöhter Dosis. Bei Kindern sind bei Verwendung eines Kombinationsimpfstoffes, der eine Pertussiskomponente enthält, für die Grundimmunisierung vier Impfungen erforderlich.

Bei erwachsenen Risikopersonen Antikörperkontrolle 4-8 Wochen nach Abschluss der Grundimmunisierung. Im Kindes- und Jugendalter Kontrolle des Impferfolgs nicht erforderlich. Wenn Anti-HBs < 100 IE/l, sofort Wiederimpfung (1 Dosis) und erneute Kontrolle in 4-8 Wochen, sonst Auffrischung (1 Dosis) nach 10 Jahren. Bei Immundefizienz regelmäßige Kontrollen etwa alle 3-6 Monate. In verschiedenen Ländern (u.a. USA) nach erfolgreicher Immunisierung (Titer > 100 IE/l) keine weiteren Auffrischimpfungen mehr empfohlen.

Impfschutz. 90-95%; Beginn meist schon 14 Tage nach der 2. Dosis, Dauer nach erfolgreich abgeschlossener Grundimmunisierung in der Regel > 10 Jahre.

Nebenwirkungen. In 10-15% entzündliche Lokalreaktionen, gelegentlich leichte Allgemeinreaktionen.

Schwangerschaft. Strenge Indikationsstellung mangels Erfahrung.

Kontraindikationen. Akute Krankheiten, Allergie gegen Impfstoffbestandteile.

Kommentar. Postexpositionelle Verabreichung siehe S. 154.

Influenza

Totimpfstoff   ADDIGRIP™, Begrivac®, Fluad®, Grippe-Impfstoff PB,
Inflexal®,
(gereinigte Oberflächenantigene)   Influsplit SSW®, Influvac®, MUTAGRIP®

Indikationen. I Personen über 60 Jahre, Patienten mit bestimmten Grundleiden (chron. Erkrankungen der Atemwege, Herz-, Kreislauf-, Leber- oder Nierenerkrankungen, Diabetes mellitus, Hämoglobinopathien, Immundefizienz), Personen in Einrichtungen mit umfangreichem Publikumsverkehr, Schwangere mit Geburtstermin in Influenzasaison, Personen mit Aspirin-Langzeittherapie.

A Gesamtbevölkerung bei Auftreten von Epidemien.

Anwendung. Jährliche Impfung im Herbst mit einem Impfstoff mit aktueller Antigenkombination. 1 Dosis (0,5 ml) i.m.; Dosierung für Kinder nach Herstellerangaben.

Impfschutz. 60-90% gegen die im Impfstoff enthaltenen Typen A und B; Beginn 1-2 Wochen nach der letzten Dosis, Dauer ca. ½ Jahr.

Nebenwirkungen. Gelegentlich Lokal- und Allgemeinsymptome, selten allergische Reaktionen, in Einzelfällen neurologische Symptome.

Schwangerschaft. Bei Geburtstermin während der Influenzasaison Impfung vorzugsweise im 7. oder 8. Schwangerschaftsmonat empfohlen.

Kontraindikationen. Akute Krankheiten, Allergie gegen Impfstoffbestandteile, insbesondere gegen Hühnereiweiß. Die Impfstoffe mit Adjuvans (ADDIGRIP, Fluad) sind nur für Personen > 65 Jahre zugelassen.

Kommentar. Jährliche Wiederimpfung aufgrund der antigenen Veränderungen (Antigenshift, Antigendrift) des Virus notwendig. Im Deutschland kommen ausschließlich Subunit-/Spaltvakzinen mit geringer Nebenwirkungsrate zur Anwendung. Impfung von Kleinkindern < 2 Jahren aufgrund fehlender Immunogenität nicht sinnvoll (Polysaccharid-Impfstoff). Bei Patienten mit Immunsuppression Antikörper-Kontrolle empfohlen. Impfung kann die Clearance von Theophyllin und Phenytoin beeinflussen.

Japanische Enzephalitis

Totimpfstoff   JE-Vax® (in Deutschland nicht zugelassen)

Indikationen. **R** Risiko-Reisende in Endemiegebiete (SO-Asien) bei Aufenthalt > 4 Wochen, insbesondere bei Übernacht-Aufenthalten in Regionen mit Landwirtschaft (Reisanbau, Schweinehaltung) ohne ausreichenden Mückenschutz.

Anwendung. 3 Dosen s.c. an den Tagen 0, 7, 30 bzw. 0, 7, 14 für Schnellimmunisierung; Kinder < 3 Jahren erhalten ½ Dosis. Auffrischimpfung nach 1 Jahr, danach alle 1-4 Jahre.

Impfschutz. Nach der 2. Impfung ca. 80%, nach der 3. Impfung > 95% (mit Alter abnehmend). Beginn etwa 10 Tage nach der 2. Impfung, Dauer 1-4 Jahre.

Nebenwirkungen. Selten Fieber, Kopfschmerzen, leichte Lokalreaktionen, allergische Spätreaktionen (meistens innerhalb von 2 Tagen, selten nach > 10 Tagen). Alkohol für 2 Tage meiden! Höheres Risiko für allergische Nebenwirkungen bei allergischer Disposition. Impflinge sollten nach jeder Impfung jeweils 30 Minuten beobachtet werden und für 10 Tage im Bereich medizinischer Versorgungsmöglichkeit bleiben.

Schwangerschaft und Stillzeit. Strenge Indikationsstellung mangels Erfahrung.

Kontraindikationen. Akute und chronische Erkrankungen, Allergie gegen Impfstoffbestandteile (z.B. Thiomersal), unerwünschte Reaktionen auf vorangegangene Impfungen.

Kommentar. Der Impfstoff ist in Deutschland nicht zugelassen, Bezug über internationale Apotheken möglich. Die Immunisierung sollte mindestens 10 Tage vor Reisebeginn abgeschlossen sein.

Masern

Lebendimpfstoff   Masern-Impfstoff Mérieux®
                                             Kombinationsimpfstoffe siehe S. 173

Indikationen. Alle Kinder ab dem 12. Lebensmonat als Kombinationsimpfung gegen Masern, Mumps und Röteln (MMR-Impfstoff). In Ausnahmefällen, z.B. bei Aufnahme in eine Kindereinrichtung, schon ab 9. Lebensmonat; bei diesen Kindern jedoch Wiederholungsimpfung im 2. Lebensjahr.

I Alle ungeimpften bzw. empfänglichen Personen in Einrichtungen der Pädiatrie, in Kindergärten, Kinderheimen u.ä. (vorzugsweise mit MMR-Impfstoff). Schüler und Studenten ohne Immunschutz bei Schulbesuch oder Studium in USA.

Postexpositionell (MMR-Impfstoff): Ungeimpfte bzw. erst einmal geimpfte Kinder mit Kontakt zu an Masern erkrankten Personen; möglichst innerhalb von 3 Tagen nach Exposition.

Anwendung. 1 Dosis (0,5 ml) i.m. oder s.c. mit 11-14 Monaten; Auffrischimpfung mit 15-23 Monaten, Mindestabstand zwischen den Impfungen 4 Wochen.

Impfschutz. > 95%; Beginn nach 10 Tagen.

Nebenwirkungen. Gelegentlich leichtes Fieber und Exanthem in der 2. Woche, Kinder mit Fieberkrämpfen in der Anamnese oder cerebralen Schäden sollten sorgfältig beobachtet werden, ggf. fiebersenkende Maßnahmen. Sehr selten allergische Reaktionen und neurologische Symptome.

Schwangerschaft. Kontraindiziert, Konzeptionsverhütung für 3 Monate nach der Impfung. Eine versehentliche Impfung in der Schwangerschaft ist jedoch keine Indikation für eine Interruptio.

Weitere Kontraindikationen. Akute Krankheiten, Inkubation von Infektionskrankheiten, Allergie gegen Impfstoffbestandteile (z.B. Neomycin), Immundefekte oder -suppression (keine Kontraindikation bei asymptomatischer HIV-Infektion). Kontaktpersonen von immundefizienten Patienten sollten ebenfalls nicht mit Lebendvakzinen geimpft werden.

Kommentar. Die zweite Masern/Mumps/Röteln-Impfung, bisher im 5.-6. Lebensjahr empfohlen, wurde auf das 2. Lebensjahr vorverlagert, um möglichst frühzeitig einen vollständigen Schutz zu erreichen. 2. MMR-Impfung auch bei anamnestisch angegebener Masern-, Mumps- oder Rötelnerkrankung. Es gibt keine Altersbegrenzung für die MMR-Impfung. Nach Anwendung von Immunglobulinen kann es 3 Monate lang zur Inaktivierung von parenteral verabreichten Lebendimpfstoffen kommen. Postexpositionsprophylaxe mit MMR-Impfstoff oder Einmalantigen-Impfstoff möglich < 72 h nach Exposition (danach Verabreichung von Standard-Immunglobulin, s Postexpositionsprophylaxe siehe S. 157).

Meningokokken-Infektionen

Totimpfstoff (2 Formen):
1. Kapselpolysaccharide der Serogruppen A, C bzw. A, C, W135, Y   Mencevax ACWY, Meningokokken-Impfstoff A+C Mérieux®
2. Oligosaccharid der Serogruppe C konjugiert an Trägerprotein)   Meningitec®

Indikationen. I Personen mit Immundefekt, insbesondere Komplement-/Properdindefekte, Hypogammaglobulinämie, Asplenie. Gefährdetes Laborpersonal.
Bei gehäuften Erkrankungen oder Ausbrüchen auf Empfehlung der Gesundheitsbehörden.
R Reisende in epidemische/hyperendemische Länder, besonders bei engem Kontakt zur einheimischen Bevölkerung, Entwicklungshelfer, Pilger (Hadj). Schüler/Studenten vor Langzeitaufenthalten entsprechend den Empfehlungen der Zielländer.

Anwendung. Nicht konjugierter Polysaccharid-Impfstoff: 1 Dosis (0,5 ml) s.c.; Auffrischimpfung nach 3-5 Jahren nur bei anhaltendem Risiko. Konjugatimpfstoff: Säuglinge von 2-11 Monaten: 3 Dosen (à 0,5 ml) i.m., 1 Monat Mindestabstand zwischen den Dosen; Erwachsene und Kinder ab 1 Jahr: 1 Dosis (0,5 ml) i.m., nach dem vollendeten 2. Lebensjahr im Abstand von 6-12 Monaten ergänzt durch 1 Dosis A, C, W135, Y-Polysaccharid-Impfstoff.

Impfschutz. Nicht konjugierter Impfstoff: bis 90% (für die im Impfstoff enthaltenen Serogruppen); Beginn nach 1-2 Wochen, Dauer mindestens 3 Jahre.

Nebenwirkungen. Leichte Lokal- und Allgemeinreaktionen.

Schwangerschaft. Strenge Indikationsstellung mangels Erfahrung.

Kontraindikationen. Akute Krankheiten, Allergie gegen Impfstoffbestandteile.

Kommentar. Durch die Zulassung des konjugierten Meningokokken-Impfstoffes besteht jetzt die Möglichkeit, schon bei Säuglingen (ab 2 vollendeten Monaten) nach Impfung eine schützende T-Zell-abhängige Immunantwort zu erhalten, die durch eine wiederholte Applikation auch geboostert werden kann. Bei Kindern < 2 Jahren Impferfolg mit nicht konjugiertem Impfstoff v.a. für die Serogruppen C, W135 und Y fraglich.

Impfstoff unwirksam gegen Meningokokken-Infektionen mit anderen Serotypen (z.B. Typ B). Bei Indikationsimpfungen A, C (Immundefiziente, Laborpersonal) W135, Y-Polysaccharid-Impfstoff verwenden, bei Reiseimpfungen richtet sich die Wahl des Impfstoffes nach der epidemiologischen Situation im Zielland. Bei Hadj-Pilgern tetravalenter Impfstoff empfohlen. Eine Sanierung von Ausscheidern ist mit der Impfung nicht möglich. Bei längerfristig gefährdeten Personen (Risiko-patienten, Laborpersonal) ist eine Impfung mit konjugiertem Impfstoff, gefolgt von einer Impfung mit PS-Impfstoff im Abstand von 6 Monaten sinnvoll. Bei bereits mit PS-Impfstoff geimpften Personen ist auch eine Nachimpfung mit Konjugat-Impfstoff nach 6 Monaten sinnvoll (Verlängerung des Immunschutzes gegen Typ C). Postexpositionsprophylaxe siehe S. 158.

Mumps

Lebendimpfstoff   Mumpsvax®
                                    Kombinationsimpfstoffe siehe S. 173

Indikationen. Alle Kinder ab dem 12. Lebensmonat als Kombinationsimpfung gegen Masern, Mumps und Röteln (MMR-Impfstoff). In Ausnahmefällen, z.B. bei Aufnahme in eine Kinder-einrichtung, schon ab 9. Lebensmonat; bei diesen Kindern jedoch Wiederholungsimpfung im 2. Lebensjahr.
I Alle ungeimpften Personen in Einrichtungen der Pädiatrie, in Kindergärten, Kinderheimen u.ä. (vorzugsweise mit MMR-Impfstoff). Schüler und Studenten ohne Immunschutz bei Schulbesuch oder Studium in USA.
Postexpositionell (MMR-Impfstoff): Ungeimpfte bzw. erst einmal geimpfte Kinder mit Kontakt zu an Mumps erkrankten Personen; möglichst innerhalb von 3 Tagen nach Exposition.

Anwendung. 1 Dosis (0,5 ml) i.m. oder s.c. mit 11-14 Monaten; Auffrischimpfung mit 15-23 Monaten, Mindestabstand zwischen den Impfungen 4 Wochen.

Impfschutz. 90%; lebenslang.

Nebenwirkungen. Selten Parotitis, allergische Reaktionen, in Einzelfällen Orchitis, Pankreatitis, neurologische Komplikationen.

Schwangerschaft. Kontraindiziert, Konzeptionsverhütung für 3 Monate nach der Impfung. Eine versehentliche Impfung in der Schwangerschaft ist jedoch keine Indikation für eine Interruptio.

Weitere Kontraindikationen. Akute Krankheiten, Inkubation von Infektionskrankheiten, Allergie gegen Impfstoffbestandteile (z.B. Neomycin), Immundefekte oder -suppression. Kontaktpersonen von immundefizienten Patienten sollten ebenfalls nicht mit Lebendvakzinen geimpft werden.

Kommentar. Die zweite Masern/Mumps/Röteln-Impfung, bisher im 5.-6. Lebensjahr empfohlen, wurde auf das 2. Lebensjahr vorverlagert, um möglichst frühzeitig einen vollständigen Schutz zu erreichen. 2. MMR-Impfung auch bei anamnestisch angegebener Masern-, Mumps- oder Rötelnerkrankung. Es gibt keine Altersbegrenzung für die MMR-Impfung. Nach Anwendung von Immunglobulinen kann es über mehrere Wochen zur Beeinträchtigung der Wirksamkeit von parenteral verabreichten Lebendimpfstoffen kommen. Der Impfstoff ist extrem temperaturlabil; evtl. Impfversager durch inadäquate Impfstoffaufbewahrung.

Pertussis

Totimpfstoff (gereinigte Antigene) Pac Mérieux®
Kombinationsimpfstoffe siehe S. 173

Indikationen. Grundimmunisierung ab dem 3. Lebensmonat (siehe Impfkalender für Kinder und Jugendliche). Applikation am besten unter Verwendung eines Kombinationspräparates z.B. Diphtherie - Tetanus - Pertussis - Haemophilus influenzae Typ b - Poliomyelitis - Hepatitis B (DTaP-Hib-IPV-HB).
I Personal in Pädiatrie und Infektionsmedizin sowie in Gemeinschaftseinrichtungen für das Vorschulalter.

Anwendung. 3 Dosen (à 0,5 ml) i.m. im Abstand von 4-8 Wochen ab dem 3. Lebensmonat; 4. Dosis 6-12 Monate nach der 3. Dosis. Auffrischung mit 9-17 Jahren mit monovalentem Impfstoff (aP). Bei Erwachsenen Auffrischung mit "TdaP" alle 10 Jahre.

Impfschutz. Ca. 80% nach vollständiger Grundimmunisierung. Schutzdauer 6-8 Jahre.

Nebenwirkungen. Selten gastrointestinale Symptome, Fieber. Kinder mit Fieberkrämpfen in der Anamnese sollten sorgfältig beobachtet werden, ggf. fiebersenkende Maßnahmen.

Schwangerschaft. Im 1. Trimenon nur bei erhöhtem Risiko, sonst keine Einschränkungen.

Kontraindikationen. Akute Krankheiten, Allergie gegen Impfstoffbestandteile.

Kommentar. Der azelluläre Impfstoff (aP) verursacht deutlich seltener Nebenwirkungen als der früher gebräuchliche Ganzkeimimpfstoff (P). Postexpositionsprophylaxe siehe S. 158.

Pneumokokken-Infektionen

Totimpfstoff (2 Formen):
1. Polyvalentes Kapselpolysaccha- Pneumopur®, Pneumorix, Pneumovax® 23, PNU-Imune®
rid der 23 häufigsten Serotypen
2. Kapselpolysaccharide von 7 Sero- Prevenar®
typen konjugiert an Trägerprotein

Indikationen. I Personen > 60 Jahre. Frühgeborene (< 38 SSW), Kinder mit niedrigem Geburtsgewicht (< 2500 g), Säuglinge und Kinder mit Gedeihstörungen oder neurologischen Krankheiten. Risikopatienten, z.B. mit chronischen Lungen-, Herz-Kreislauf-, Leber- und Nierenkrankheiten, Diabetes und anderen Stoffwechselkrankheiten, Liquorfistel, Immundefekte, HIV-Infektion, neoplastischen Krankheiten, Sichelzellanämie, Erkrankungen der blutbildenden Organe, funktioneller oder anatomischer Asplenie, nach Knochenmarktransplantation, vor Beginn einer immunsuppressiven Therapie, vor Organtransplantation. Evtl. Kinder mit rezidivierender Otitis media durch im Impfstoff enthaltenen Pneumokokken-Serotyp.

Anwendung. Nicht konjugierter Polysaccharid-Impfstoff: Erwachsene und Kinder > 2 Jahren: 1 Dosis (0,5 ml) i.m. oder s.c.; Auffrischimpfung bei Erwachsenen nach frühestens 6 Jahren, bei Kindern < 10 Jahren nach 3-5 Jahren.
Konjugatimpfstoff: Säuglinge von 2-6 Monaten: 3 Dosen (à 0,5 ml) im Mindestabstand von je 1 Monat, 4. Dosis im 2. Lebensjahr; Kinder von 7-11 Monaten: 2 Dosen (à 0,5 ml) im Mindestabstand von 1 Monat, 3. Dosis im 2. Lebensjahr; Kinder von 12-23 Monaten: 2 Dosen (à 0,5 ml) im Mindestabstand von 2 Monaten.
Kinder mit erhöhter gesundheitlicher Gefährdung sollten in Ergänzung der Impfung mit Pneumokokken-Konjugatimpfstoff im 3. Lebensjahr eine Impfung mit Polysaccharid-Impfstoff erhalten (Mindestabstand 2 Monate nach der letzten Impfung mit Konjugatimpfstoff).

Impfschutz. Nicht konjugierter Impfstoff: ca. 60-70%, Beginn ca. 3 Wochen nach Impfung, Dauer nicht genau bekannt, Antikörper-Persistenz bis zu 6 Jahre.

Nebenwirkungen. Leichte Lokal- und Allgemeinreaktionen. Bei zu früher Auffrischimpfung mit herkömmlichem Impfstoff (23 Serotypen, nicht konjugiert) schwere Impfreaktionen möglich. Bei neuem Konjugatimpfstoff vor allem Lokalreaktionen, gastrointestinale Störungen, Reizbarkeit, Schläfrigkeit, unruhiger Schlaf und Fieber (ggf. Antipyretikagabe bei Kindern mit Anfallsleiden oder Fieberkrämpfen in der Anamnese).

Schwangerschaft. Strenge Indikationsstellung mangels Erfahrung.

Kontraindikationen. Akute Krankheiten, Allergie gegen Impfstoffbestandteile. Nicht konjugierter Impfstoff (23 Serotypen): Pneumokokken-Infektionen oder -Impfungen während der letzten 6 Jahre (Kinder: 3 Jahre), unerwünschte Reaktionen nach vorausgegangenen Impfungen.

Kommentar. Durch die Zulassung des konjugierten Pneumokokken-Impfstoffes besteht jetzt die Möglichkeit, schon bei Säuglingen (ab 2. vollendetem Monat) nach Impfung eine schützende T-Zell-abhängige Immunantwort zu erhalten, die durch eine wiederholte Applikation auch geboostert werden kann. Nicht konjugierter Impfstoff bei Kindern < 2 Jahren unwirksam. Impfschutz nur gegen die im Impfschutz enthaltenen Serotypen.

Poliomyelitis

Totimpfstoff	IPV Mérieux®, IPV-Virelon®
(inaktivierte Polio-Vakzine, IPV)	Kombinationsimpfstoffe siehe S. 173

Indikationen. Grundimmunisierung ab dem 3. Lebensmonat (siehe Impfkalender für Kinder und Jugendliche). Applikation am besten unter Verwendung eines Kombinationspräparates z.B. Diphtherie - Tetanus - Pertussis - Haemophilus influenzae Typ b - Poliomyelitis - Hepatitis B (DTaP-Hib-IPV-HB).
A Alle Personen bei fehlender oder unvollständiger Grundimmunisierung.
I Bei erhöhtem Poliomyelitis-Risiko Überprüfung des Impfschutzes und ggf. Impfung von Personen mit beruflicher Exposition, Personen mit engem Kontakt zu Erkrankten, Aussiedlern, Flüchtlingen und Asylbewerbern aus entsprechenden Gebieten und in Gemeinschaftsunterkünften sowie Reisenden in betreffende Regionen (aktuelle epidemische Situation beachten, insbesondere Meldungen der WHO).
A Bei einem Polio-Ausbruch Riegelungsimpfung mit oraler Polio-Vakzine (Lebendimpfstoff) entsprechend den Anordnungen der Gesundheitsbehörden.

Anwendung. IPV-Virelon: 2 Dosen (à 1 ml) im Abstand von 8 Wochen bis 6 Monaten. IPV Mérieux: 2 Dosen (à 0,5 ml) im Abstand von 4-8 Wochen, 3. Dosis 12 Monate nach der zweiten. Bei Verwendung eines Kombinationsimpfstoffes, der eine Pertussiskomponente enthält, sind für die Grundimmunisierung vier Impfungen erforderlich; siehe Impfkalender für Kinder und Jugendliche. Auffrischimpfung mit 11-18 Jahren, später wird eine routinemäßige Auffrischung nach vollständiger Grundimmunisierung nicht mehr empfohlen. Polio-Ausrottung 2005 angestrebt. Bei erhöhtem Poliomyelitis-Risiko (s.o.) Auffrischung alle 10 Jahre. Postexpo-sitionsprophylaxe s. S. 158.

Impfschutz. Zuverlässig für alle 3 Typen nach vollständiger Grundimmunisierung; Impferfolg bei Immunschwäche fraglich; Kontrolle durch AK-Bestimmung möglich.

Nebenwirkungen. Selten leichte Lokal- und Allgemeinreaktionen, sehr selten Allergien.

Schwangerschaft. Unbedenklich.

Kontraindikationen. Akute Krankheiten, Allergie gegen Impfstoffbestandteile.

Kommentar. Die orale Polio-Vakzine (OPV, Lebendimpfstoff) wird von der STIKO seit Januar 1998 im Rahmen der Risiko-Abwägung nicht mehr generell empfohlen, sondern nur noch als Riegelungsimpfung bei Ausbrüchen auf Anordnung der Gesundheitsbehörden.

Röteln

Lebendimpfstoff
Röteln-Impfstoff HDC Mérieux®, Rubellovac®
Kombinationsimpfstoffe siehe S. 173

Indikationen. Alle Kinder ab dem 12. Lebensmonat als Kombinationsimpfung gegen Masern, Mumps und Röteln (MMR-Impfstoff). In Ausnahmefällen, z.B. bei Aufnahme in eine Kindereinrichtung, schon ab 9. Lebensmonat; bei diesen Kindern jedoch Wiederholungsimpfung im 2. Lebensjahr.
I Alle ungeimpften Personen in Einrichtungen der Geburtshilfe und Pädiatrie, in Kindergärten, Kinderheimen u.ä. (vorzugsweise mit MMR-Impfstoff); seronegative Frauen im konzeptionsfähigen Alter. Schüler und Studenten ohne Immunschutz bei Schulbesuch oder Studium in USA. Postexpositionell (MMR-Impfstoff): Ungeimpfte bzw. erst einmal geimpfte Kinder mit Kontakt zu an Röteln erkrankten Personen; möglichst innerhalb von 3 Tagen nach Exposition.

Anwendung. 1 Dosis (0,5 ml) i.m. oder s.c. mit 11-14 Monaten; Auffrischimpfung mit 15-23 Monaten, Mindestabstand zwischen den Impfungen 4 Wochen. Erwachsene: 1 Dosis (0,5 ml) i.m. oder s.c..

Impfschutz. 95%; Beginn nach 4-10 Wochen.

Nebenwirkungen. Selten Exantheme, Lymphknotenschwellung, Myalgien, Arthralgien und Arthritis (reversibel).

Schwangerschaft. Kontraindiziert, Konzeptionsverhütung für 3 Monate nach der Impfung. Eine versehentliche Impfung in der Schwangerschaft ist jedoch keine Indikation für eine Interruptio.

Weitere Kontraindikationen. Akute Krankheiten, Inkubation von Infektionskrankheiten, Allergie gegen Impfstoffbestandteile (z.B. Neomycin), Immundefekte oder -suppression. Kontaktpersonen von immundefizienten Patienten sollten ebenfalls nicht mit Lebendvakzinen geimpft werden.

Kommentar. Die zweite Masern/Mumps/Röteln-Impfung, bisher im 5.-6. Lebensjahr empfohlen, wurde auf das 2. Lebensjahr vorverlagert, um möglichst frühzeitig einen vollständigen Schutz zu erreichen. 2. MMR-Impfung auch bei anamnestisch angegebener Masern-, Mumps- oder Rötelnerkrankung. Es gibt keine Altersbegrenzung für die MMR-Impfung. Nach Anwendung von Immunglobulinen kann es 3 Monate lang zur Inaktivierung von parenteral verabreichten Lebendimpfstoffen kommen. Eine zusätzliche monovalente Rötelnimpfung für Mädchen ist nicht erforderlich, wenn 2 MMR-Impfungen dokumentiert worden sind. Kontrolle des Impferfolges bei Frauen.

Tetanus

Totimpfstoff (Toxoid)
Tetamun SSW®, Tetanol®, Tetanus-Impfstoff Mérieux®, Tetasorbat SSW®
Kombinationsimpfstoffe siehe S. 173

Indikationen. Grundimmunisierung ab dem 3. Lebensmonat (siehe Impfkalender für Kinder und Jugendliche). Applikation am besten unter Verwendung eines Kombinationspräparates z.B. Diphtherie - Tetanus - Pertussis - Haemophilus influenzae Typ b - Poliomyelitis - Hepatitis B (DTaP-Hib-IPV-HB).
A Alle Personen ohne ausreichenden Impfschutz (fehlende oder unvollständige Grundimmunisierung, letzte Impfung vor > 10 Jahren).
I Postexpositionell siehe S. 156.

Anwendung. Säuglinge und Kleinkinder < 5 bzw. 6 Jahren (Altersbegrenzung entsprechend Herstellerangaben): 3 Dosen DTaP i.m. im Abstand von 4-6 Wochen ab dem 3. Lebensmonat; 4. Dosis frühestens 6 Monate nach der 3. Dosis, möglichst jedoch bis zum 15. Lebensmonat. Erwachsene, Jugendliche und Kinder ≥ 5 bzw. 6 Jahren: 2 Dosen Td i.m. im Abstand von 4-6 Wochen; 3. Dosis 6-12 Monate nach der 2. Dosis. Auffrischimpfung alle 10 Jahre mit Td.

Impfschutz. > 95%; Beginn nach der 3. Dosis.

Nebenwirkungen. Leichte Lokal- und Allgemeinreaktionen, bei Hyperimmunisierung gelegentlich stärkere Lokalreaktion, sehr selten allergische Reaktionen, in Einzelfällen neurologische Komplikationen, Thrombozytopenien, Nephropathien zeitlich nach Impfung.

Schwangerschaft. Unbedenklich.

Kontraindikationen. Akute Krankheiten, Inkubation von Infektionskrankheiten, Allergie gegen Impfstoffbestandteile, schwere Unverträglichkeitsreaktionen bei vorangegangenen Impfungen. Einzige Kontraindikation im Verletzungsfall: Tetanus-Impfung innerhalb der letzten 12 Monate (Ausnahme: Grundimmunisierung).

Kommentar. In der Regel Kombination mit Impfung gegen Diphtherie (Td), bei Kindern mit weiteren Impfungen gemäß Impfkalender. Bei unterbrochener Grundimmunisierung oder längeren Abständen zwischen Auffrischungsimpfungen muss keine komplette Grundimmunisierung nachgeholt werden ("Jede Impfung gilt.") Fraglicher Impferfolg bei Immundefekten, Antikörper-Bestimmung sinnvoll, Schutzschwelle 0,1 IE/ml. Keine Immunität nach durchgemachter Erkrankung. Postexpositionsprophylaxe siehe S. 156.

Tollwut

Totimpfstoff   Rabipur®, Rabivac®, Tollwut-Impfstoff (HDC) inaktiviert

Indikationen. I Präexpositionell: Tierärzte, Jäger, Forstpersonal u.a. bei Umgang mit Tieren in Gebieten mit Wildtiertollwut; Laborpersonal mit Tollwutrisiko.
R Reisende in Regionen mit hoher Tollwutgefährdung (z.B. durch streunende Hunde, insbesondere Südostasien, Mittel- und Südamerika, Afrika).
I Postexpositionell siehe S. 156.

Anwendung. (Herstellerangaben beachten!) Präexpositionell: jeweils 1 Dosis (1 ml) i.m. an den Tagen 0, 7, 21 oder 28 bzw. 0, 7, 21, 365 (je nach Hersteller). Postexpositionell: Jeweils 1 Dosis (1 ml) i.m. an den Tagen 0, 3, 7, 14, 28-30, (fakultativ Tag 90). Bei Exposition von bereits geimpften Personen erneute Impfung nach Angaben des Herstellers. Auffrischimpfung alle 2-5 Jahre oder entsprechend dem Antikörperspiegel.

Impfschutz. Bis 100% bei Titer > 0,5 IE/ml; Beginn ca. 2 Wochen nach der 3. Dosis, Dauer ca. 2-5 Jahre.

Nebenwirkungen. Leichte Lokal- und Allgemeinreaktionen, selten Allergien; in Einzelfällen neurologische Komplikationen zeitlich nach Impfung.

Schwangerschaft. Strenge Indikationsstellung mangels Erfahrung. Präexpositionell Impfung zurückstellen.

Kontraindikationen. Akute Krankheiten, Allergie gegen Impfstoffbestandteile, schwere Unverträglichkeitsreaktionen bei vorangegangenen Impfungen. Postexpositionell keine Kontraindikationen!

Kommentar. Fraglicher Impferfolg bei Immundefekten, Kontrolle durch Antikörperbestimmung, ggf. Nachimpfung. Schutz wird bei ≥ 0,5 IE/ml angenommen. Halbjährliche Antikörperbestimmung bei mit Tollwutvirus arbeitendem Laborpersonal. In Entwicklungsländern häufig Impfstoffe tierischen Ursprungs mit hoher Nebenwirkungsrate in Gebrauch. Deshalb bei Reisen ggf. präexpositionelle Impfung.

Tuberkulose
Lebendimpfstoff (BCG)

Die Impfung mit BCG-Impfstoff wird nicht mehr empfohlen.

Typhus
Lebendimpfstoff, oral   Typhoral L®, Vivotif®
Totimpfstoff, parenteral   Typherix®, TYPHiM Vi®
(gereinigtes Vi-Kapselpolysaccharid)

Indikationen. R Bei Reisen in Endemiegebiete.

Anwendung. Schluckimpfung: Beginn 14 Tage vor der Abreise; Jeweils 1 Kapsel eine Stunde vor einer Mahlzeit an den Tagen 1, 3 und 5. Auffrischimpfung bei ständigem Aufenthalt in einem Endemiegebiet nach 3 Jahren, sonst bei Reisen in Typhus-Gebieten nach 1 Jahr (Serie wiederholen). Totimpfstoff: 1 Dosis (0,5 ml) i.m.; Auffrischimpfung bei weiterer oder erneuter Exposition nach 3 Jahren.

Impfschutz. Befriedigend (in Feldversuchen unterschiedliche Schutzraten, kumulative Wirksamkeit mit < 60% für 3 Jahre nicht zuverlässig); Beginn nach 7-10 Tagen (bei Schluckimpfung nach Einnahme der letzten Kapsel).

Nebenwirkungen. Oraler Impfstoff: leichte gastrointestinale Beschwerden oder Allgemeinreaktionen, sehr selten allergische Reaktionen; parenteraler Impfstoff: leichte Lokal- und Allgemeinreaktionen.

Schwangerschaft. Strenge Indikationsstellung mangels Erfahrung (gilt für orale und parenterale Impfung).

Kontraindikationen. Oraler Impfstoff: Akute Krankheiten, besonders Darminfektionen, Inkubation von Infektionskrankheiten, Immundefekte oder -suppression, Kinder < 1 Jahr. Parenteraler Impfstoff: Akute Krankheiten, Allergie gegen Impfstoffbestandteile.

Kommentar. Keine Antibiotika oder Malariamittel unmittelbar vor, während und bis zu 3 Tage nach der Einnahmezeit des oralen Impfstoffs; keine Abführmittel während der Einnahme. Der parenterale Impfstoff ist indiziert bei Risikopatienten (> 2 Jahre), die nicht mit dem Lebendimpfstoff geimpft werden können. Wirksamkeit bei Kindern < 2 Jahren zweifelhaft, Impfung nur in Ausnahmefällen.

Varizellen
Lebendimpfstoff   Varilrix®

Indikationen. I Seronegative Patienten vor geplanter immunsuppressiver Therapie oder Organtransplantation, unter immunsuppressiver Therapie oder mit Leukämie. Voraussetzungen: klinische Remission für > 12 Monate sowie Gesamtlymphozytenzahl ≥ 1200/mm³ Blut. Empfängliche Patienten mit schwerer Neurodermitis. ("Empfänglich" bedeutet: anamnestisch keine Windpocken, keine Impfung und kein Nachweis spezifischer Antikörper). Empfängliche Kontaktpersonen zu den vorgenannten Patienten. Seronegative Frauen mit Kinderwunsch.
Ungeimpfte 12- bis 15-jährige Jugendliche ohne Varizellenanamnese. Seronegatives medizinisches Personal, insbesondere der Bereiche Pädiatrie, Onkologie, Gynäkologie/Geburtshilfe, Intensivmedizin und bei Betreuung von Immundefizienten. Seronegatives Personal bei Neueinstellungen in Gemeinschaftseinrichtungen für das Vorschulalter. Schul-, Universitätsbesuch in den USA.
Postexpositionell kann eine Impfung bei empfänglichen Personen mit Kontakt zu Risikopersonen innerhalb von 5 Tagen oder innerhalb von 3 Tagen nach Beginn des Exanthems beim Indexfall in Erwägung gezogen werden. Siehe S. 157.

Anwendung. Kinder von 9 Monaten bis 12 Jahren: 1 Dosis (0,5 ml) s.c., Kinder ab 13 Jahren, Jugendliche und Erwachsene: 2 Dosen (à 0,5 ml) im Abstand von mindestens 6 Wochen. Antikörperkontrolle bei Risikopatienten; Wiederholung der Impfung bei nach 3 Monaten noch seronegativen Impflingen.

Impfschutz. 80-97 %; Beginn nach 6-8 Wochen, Impfschutz mindestens 2 Jahre.

Nebenwirkungen. Selten vorübergehende Hautreaktionen, Fieber.

Schwangerschaft. Kontraindiziert, Konzeptionsverhütung für 3 Monate nach der Impfung. Eine versehentliche Impfung in der Schwangerschaft ist jedoch keine Indikation für eine Interruptio.

Weitere Kontraindikationen. Akute Krankheiten, Allergie gegen Impfstoffbestandteile, intensive immunsuppressive Therapie (Lymphozyten < 1200/mm^3), mangelnde zelluläre Immunkompetenz. Kontaktpersonen von immundefizienten Patienten sollten ebenfalls nicht mit Lebendvakzinen geimpft werden.

Kommentar. Bei Immunsuppression: Keine Impfung während der Anfangsphase (siehe oben), Erhaltungstherapie für je 1 Woche vor und nach der Impfung unterbrechen. Postexpositionsprophylaxe durch Inkubationsimpfung oder passive Immunisierung mit Varicella-Zoster-Immunglobulin siehe S. 157.

Kombinationsimpfstoffe

Kombination	Kurzform	Handelsnamen
Diphtherie - Tetanus	DT	DT-Impfstoff Behring DT-Impfstoff Mérieux®
	Td	Td-Impfstoff Mérieux® Td-pur Td-Rix
Diphtherie - Tetanus - Pertussis	DTaP TdaP	Infanrix® Boostrix
Diphtherie - Tetanus - Polio	Td-IPV	REVAXiS® Td-Virelon®
Diphtherie - Tetanus - Pertussis - Hib	DTaP-Hib	Infanrix® + Hib
Diphtherie - Tetanus - Pertussis - Polio	DTaP-IPV	Quatro-Virelon® TETRAVAC™
Diphtherie - Tetanus - Pertussis – Polio - Hib	DTaP-IPV-Hib	Infanrix®-IPV + Hib PENTAVAC™
Diphtherie - Tetanus - Pertussis – Polio - Hib - Hepatitis B	DTaP-IPV-Hib-HB	HEXAVAC® Infanrix® hexa
Hib - Hepatitis B	Hib-HB	PROCOMVAX™
Hepatitis A - Hepatitis B	HA-HB	Twinrix Erwachsene Twinrix Kinder
Masern - Mumps	MM	M-MVax®
Masern - Mumps - Röteln	MMR	MMR Triplovax® M-M-RVax® Priorix®

Impfungen und Prophylaxe im Reiseverkehr

Land	Gelbfieber	Hepatitis A	Polio	FSME	Hepatitis B	Typhus	Tollwut	Meningo-kokken	Cholera	Japanen-zephalitis
	Empfehlung generell bzw. ab Aufenthaltsdauer (in Wochen)									
Afghanistan	EG	+	+	-	4	4	4	4	-	-
Ägypten	EG	+	+	-	4	4	4	4	-	-
Albanien	EG	+	-	+	4	4	-	-	-	-
Algerien	EG	+	+	-	4	4	4	-	-	-
Andorra	-	4	-	-	-	-	-	-	-	-
Angola	EG	+	+	-	4	4	4	4	ggf.	-
Anguilla	EG	+	-	-	4	4	-	-	-	-
Antigua und Barbuda	EG	+	-	-	4	4	-	-	-	-
Äquatorialguinea	+	+	+	-	4	4	4	4	ggf.	-
Argentinien	-	4	-	-	4	4	4	-	-	-
Armenien	-	+	+	-	4	4	4	-	-	-
Aruba	-	+	-	-	4	4	-	-	-	-
Aserbaidschan	-	+	+	-	4	4	4	-	-	-
Äthiopien	EG	+	+	-	4	4	4	4	-	-
Australien	EG	4	-	-	4	-	-	-	-	-
Azoren	EG	+	-	-	4	-	-	-	-	-
Bahamas	EG	+	-	-	4	4	-	-	-	-
Bahrain	EG	+	+	-	4	4	-	-	-	-
Bangladesch	EG	+	+	-	4	4	4	-	-	4
Barbados	EG	+	-	-	4	4	-	-	-	-
Belgien	-	-	-	-	4	-	-	-	-	-
Belize	EG	+	-	-	4	4	4	-	ggf.	-
Benin	+	+	+	-	4	4	4	4	ggf.	-
Bermuda	-	+	-	-	4	4	-	-	-	-
Bhutan	EG	+	+	-	4	4	4	4	-	4
Bolivien	EG	+	-	-	4	4	4	-	-	-
Bonaire	_	+	-	-	4	4	-	-	-	-
Bosnien und Herzegowina	-	+	-	+	4	4	-	-	-	-
Botsuana	-	+	+	-	4	4	4	-	-	-

EG = Einreise aus Infektionsgebieten

| Malariaprophylaxe | | Weitere Infektionsrisiken |
Prophylaxe	Stand-by	
-	Mefloquin	Hepatitis E, Leishmaniose, Leptospirose, Rückfallfieber, Fleckfieber
-	-	Hepatitis C, Brucellose, Bilharziose, Leishmaniose
-	-	Brucellose, Echinokokkose, Lyme-Borreliose, Leishmaniose, Hämorrhagisches Fieber mit Renalem Syndrom, Krim-Kongo-Fieber, Leptospirose, Sandfliegenfieber
-	-	Leishmaniose, Brucellose, Sandfliegenfieber
-	-	
Mefloquin	-	Filariose, Schlafkrankheit, Bilharziose, Chikungunya, Rückfallfieber, Fleckfieber
-	-	Dengue
-	-	Dengue, Bilharziose
Mefloquin	-	Filariose, Schlafkrankheit, Fleckfieber, Bilharziose, Rückfallfieber, Chikungunya
-	-	Brucellose, Chagas, Echinokokkose, Hantavirus Pulmonales Syndrom
-	-	Lyme-Borreliose, Milzbrand, Brucellose
-	-	Dengue, Filariose, Leptospirose
-	-	Lyme-Borreliose, Brucellose, Milzbrand
Mefloquin	-	Leishmaniose, Filariose, Fleckfieber, Rückfallfieber, Bilharziose, Schlafkrankheit
-	-	Epidemische Polyarthritis, Dengue, Leptospirose, Melioidose,
-	-	Fleckfieber, Brucellose
-	-	Dengue
-	-	Leishmaniose
Chloroquin/ Proguanil	Mefloquin	Hepatitis E, Filariose, Leishmaniose, Dengue, Tsutsugamushi, Sandfliegenfieber
-	-	Dengue, Leptospirose, Filariose
-	-	Lyme-Borreliose
-	Chloroquin	Dengue, Leishmaniose, Chagas
Mefloquin	-	Filariose, Rückfallfieber, Bilharziose, Schlafkrankheit, Fleckfieber
-	-	
Chloroquin Proguanil	Mefloquin	Hepatitis E, Dengue, Leishmaniose Tsutsugamushi
-	Mefloquin	Dengue, Leishmaniose, Chagas, Hepatitis E, Brucellose
-	-	Dengue, Filariose, Leptospirose
-	-	Brucellose, Lyme-Borreliose, Fleckfieber, Echinokokkose, Hämorrhagisches Fieber mit Renalem Syndrom
Mefloquin	-	Chikungunya, Bilharziose, Brucellose, Schlafkrankheit, West Nil Fieber, Rückfallfieber

ggf. = Impfbescheinigung wird ggf. bei Einreise aus oder in Endemiegebiete verlangt   175

	Gelbfieber	Hepatitis A	Polio	FSME	Hepatitis B	Typhus	Tollwut	Meningo-kokken	Cholera	Japanen-zephalitis
Land	**Empfehlung generell bzw. ab Aufenthaltsdauer (in Wochen)**									
Brasilien	EG	+	-	-	4	4	4	4	-	-
Brunei Darussalam	EG	+	+	-	4	4	-	-	-	4
Bulgarien	-	+	+	+	4	4	4	-	-	-
Burkina Faso	+	+	+	-	4	4	4	4	ggf.	-
Burundi	+	+	+	-	4	4	4	4	-	-
Cayman Inseln	-	+	-	-	4	4	-	-	-	-
Chile	-	+	-	-	4	4	4	4	-	-
China	EG	+	+	-	4	4	4	-	-	4
Cook Inseln	-	+	-	-	4	4	-	-	-	-
Costa Rica	-	+	-	-	4	4	4	-	-	-
Curacao	EG	+	-	-	4	4	-	-	-	-
Dänemark	-	-	-	-	4	-	-	-	-	-
Deutschland	-	-	-	-	4	-	-	-	-	-
Djibuti	EG	+	+	-	4	4	4	4	-	-
Dominica	EG	+	-	-	4	4	-	-	-	-
Dominikanische Republik	-	+	-	-	4	4	4	-	-	-
Ecuador	+	+	-	-	4	4	4	-	-	-
Elfenbeinküste	+	+	+	-	4	4	4	4	-	-
El Salvador	EG	+	-	-	4	4	4	-	-	-
Eritrea	EG	+	+	-	4	4	4	4	-	-
Estland	-	+	-	+	4	-	4	-	-	-
Fidschi	EG	+	-	-	4	4	-	-	-	-
Finnland	-	-	-	+	4	-	-	-	-	-
Frankreich	-	+	-	+	4	-	-	-	-	-
Französisch Guayana	+	+	-	-	4	4	4	-	-	-
Französisch-Polynesien	EG	+	-	-	4	4	-	-	-	-
Gabun	+	+	+	-	4	4	4	4	ggf.	-

EG = Einreise aus Infektionsgebieten

| Malariaprophylaxe | | Weitere Infektionsrisiken |
Prophylaxe	Stand-by	
-	Mefloquin	Chagas, Filariose, Leishmaniose, Dengue, Leptospirose, Bilharziose
-	-	Dengue, Melioidose, Tsutsugamushi,
-	-	Lyme-Borreliose, West Nil Fieber, Brucellose, Krim-Kongo-Fieber, Rückfallfieber
Mefloquin	-	Filariose, Rückfallfieber, Bilharziose, Schlafkrankheit, Brucellose
Mefloquin	-	Filariose, Rückfallfieber, Bilharziose, Schlafkrankheit, Fleckfieber, Leishmaniose
-	-	Dengue
-	-	Echinokokkose, Chagas, Filariose, Hantavirus Pulmonales Syndrom
-	Mefloquin	Hepatitis E, Leishmaniose, Dengue, Clonorchiasis, Tsutsugamushi, Bilharziose, Lyme-Borreliose, Filariose, Hämorrhagisches Fieber mit Renalem Syndrom
-	-	Epidemische Polyarthritis, Dengue, Filariose
-	Chloroquin	Hepatitis E, Leishmaniose, Dengue, Leptospirose, Filariose, Chagas
-	-	Dengue, Leptospirose, Filariose
-	-	Lyme-Borreliose
-	-	Lyme-Borreliose, Echinokokkose
Mefloquin	-	Leishmaniose, Dengue, Rückfallfieber, Sandfliegenfieber
-	-	Dengue, Bilharziose, Leptospirose
-	Chloroquin	Dengue, Leishmaniose, Leptospirose, Bilharziose, Filariose
-	Mefloquin	Dengue, Leishmaniose, Filariose, Chagas, Brucellose, Bartonellose
Mefloquin	-	Filariose, Dengue, Rückfallfieber, Schlafkrankheit, Bilharziose, Lassa Fieber, Brucellose
-	Chloroquin	Hepatitis E, Dengue, Leishmaniose, Chagas, Leptospirose
Mefloquin	-	Leishmaniose, Filariose, Bilharziose, Fleckfieber, Rückfallfieber
-	-	Lyme-Borreliose
-	-	Dengue, Epidemische Polyarthritis, Filariose, Leptospirose
-	-	Lyme-Borreliose, Sindbis-Fieber, Hämorrhagisches Fieber mit Renalem Syndrom
-	-	Lyme-Borreliose, Fleckfieber, Brucellose, Leishmaniose, Sandfliegen Fieber
-	Mefloquin	Dengue, Leishmaniose, Chagas, Brucellose, Filariose
-	-	Dengue, Filariose, Leptospirose
Mefloquin	-	Filariose, Rückfallfieber, Bilharziose, Schlafkrankheit, Chikungunya

ggf. = Impfbescheinigung wird ggf. bei Einreise aus oder in Endemiegebiete verlangt

Land	Gelbfieber	Hepatitis A	Polio	FSME	Hepatitis B	Typhus	Tollwut	Meningo-kokken	Cholera	Japanen-zephalitis
	Empfehlung generell bzw. ab Aufenthaltsdauer (in Wochen)									
Gambia	+	+	+	-	4	4	4	4	-	-
Georgien	-	+	-	-	4	4	4	-	-	-
Ghana	+	+	+	-	4	4	4	4	-	-
Grenada	EG	+	-	-	4	4	4	-	-	-
Griechenland	-	+	-	-	4	-	-	-	-	-
Großbritannien	-	-	-	-	4	-	-	-	-	-
Guadeloupe	EG	+	-	-	4	4	-	-	-	-
Guam	-	+	-	-	4	4	-	-	-	-
Guatemala	EG	+	-	-	4	4	4	-	-	-
Guinea	+	+	+	-	4	4	4	4	-	-
Guinea-Bissau	+	+	+	-	4	4	4	4	-	-
Guyana	+	+	-	-	4	4	4	-	-	-
Haiti	EG	+	-	-	4	4	4	-	-	-
Hawaii	-	+	-	-	4	-	-	-	-	-
Honduras	EG	+	-	-	4	4	4	-	-	-
Indien	EG	+	+	-	4	4	4	4	-	4
Indonesien	EG	+	+	-	4	4	4	4	-	4
Irak	EG	+	+	-	4	4	4	-	-	-
Iran	-	+	+	-	4	4	4	-	-	-
Irland	-	-	-	-	4	-	-	-	-	-
Island	-	-	-	-	4	-	-	-	-	-
Israel	-	+	-	-	4	-	-	-	-	-
Italien	-	+	-	-	4	-	-	-	-	-
Jamaika	EG	+	-	-	4	4	-	-	-	-
Japan	-	-	-	-	4	-	-	-	-	4
Jemen	EG	+	+	-	4	4	4	-	-	-
Jordanien	EG	+	+	-	4	4	4	-	-	-
Jungferninseln	-	+	-	-	4	4	-	-	-	-
Kambodscha	EG	+	+	-	4	4	4	-	-	4

EG = Einreise aus Infektionsgebieten

| Malariaprophylaxe | | Weitere Infektionsrisiken |
Prophylaxe	Stand-by	
Mefloquin	-	Filariose, Rückfallfieber, Bilharziose, Leishmaniose, Chikungunya, Dengue, Fleckfieber, Schlafkrankheit, Rift Valley Fieber
-	Chloroquin	Lyme-Borreliose, Milzbrand
Mefloquin	-	Filariose, Rückfallfieber, Bilharziose, Schlafkrankheit, Chikungunya, Dengue, Lassa Fieber
-	-	Dengue
-	-	Leishmaniose, Fleckfieber, Brucellose, Sandfliegenfieber
-	-	
-	-	Dengue, Bilharziose, Fascioliasis
-	-	Dengue, Filariose
-	Chloroquin	Dengue, Leishmaniose, Chagas, Filariose, Leptospirose, Hepatitis E
Mefloquin	-	Filariose, Rückfallfieber, Bilharziose, Schlafkrankheit, Chikungunya, Dengue, Leishmaniose
Mefloquin	-	Filariose, Rückfallfieber, Bilharziose, Schlafkrankheit, Chikungunya, Dengue, Leishmaniose
-	Mefloquin	Dengue, Leishmaniose, Filariose, Chagas
-	Chloroquin	Dengue, Filariose, Leishmaniose, Leptospirose, Bilharziose
-	-	Dengue
-	Chloroquin	Dengue, Leishmaniose, Chagas, Filariose, Leptospirose, Hepatitis E
Chloroquin/ Paludrine	Mefloquin	Hepatitis E, Dengue, Leishmaniose, Tsutsugamushi, Filariose, Fleckfieber, Rückfallfieber, Chikungunya
-	Mefloquin	Hepatitis E, Dengue, Leishmaniose, Tsutsugamushi, Filariose, Fleckfieber, Rückfallfieber, Chikungunya
-	Mefloquin	Leishmaniose, Sandfliegenfieber, Krim-Kongo-Fieber, Brucellose
-	Mefloquin	Brucellose, Sandfliegenfieber, Bilharziose, Leishmaniose, Krim-Kongo-Fieber
-	-	
-	-	
-	-	Leishmaniose, Fleckfieber, Sandfliegenfieber, Rückfallfieber
-	-	Brucellose, Leishmaniose, Fleckfieber, Lyme-Borreliose, Sandfliegenfieber
-	-	Dengue, Leptospirose
-	-	Tsutsugamushi, Lyme-Borreliose, Clonorchiasis, Anisakiasis
-	Mefloquin	Leishmaniose, Sandfliegenfieber, Filariose, Bilharziose
-	-	Leishmaniose, Sandfliegenfieber, Bilharziose
-	-	Dengue
Atovaquon/ Proguanil	-	Dengue, Filariose, Tsutsugamushi, Chikungunya, Clonorchiasis, Bilharziose

ggf. = Impfbescheinigung wird ggf. bei Einreise aus oder in Endemiegebiete verlangt   179

Land	Gelbfieber	Hepatitis A	Polio	FSME	Hepatitis B	Typhus	Tollwut	Meningo-kokken	Cholera	Japanen-zephalitis
	Empfehlung generell bzw. ab Aufenthaltsdauer (in Wochen)									
Kamerun	+	+	+	-	4	4	4	4	ggf.	-
Kanada	-	-	-	-	4	-	-	-	-	-
Kanarische Inseln	-	+	-	-	4	-	-	-	-	-
Kap Verde	EG	+	-	-	4	4	-	-	-	-
Kasachstan	EG	+	+	+	4	4	4	-	-	-
Kenia	+	+	+	-	4	4	4	4	-	-
Kirgisistan	-	+	+	+	4	4	4	-	-	-
Kiribati	EG	+	-	-	4	4	-	-	-	-
Kolumbien	+	+	-	-	4	4	4	-	-	-
Komoren	-	+	+	-	4	4	-	-	-	-
Kongo Demokratische Republik	+	+	+	-	4	4	4	4	-	-
Republik Kongo	+	+	+	-	4	4	4	4	ggf.	-
Korea, Nord-	-	+	+	-	4	4	4	-	-	4
Korea, Süd-	-	+	+	-	4	4	4	-	-	4
Kroatien	-	+	-	+	4	4	4	-	-	-
Kuba	-	+	-	-	4	4	4	-	-	-
Kuwait	-	+	+	-	4	4	-	-	-	-
Laos	EG	+	+	-	4	4	4	-	-	4
Lesotho	EG	+	+	-	4	4	4	-	-	-
Lettland	-	+	-	+	4	-	4	-	-	-
Libanon	EG	+	+	-	4	4	4	-	-	-
Liberia	+	+	+	-	4	4	4	4	ggf.	-
Libyen	EG	+	+	-	4	4	4	-	-	-
Liechtenstein	-	-	-	+	4	-	-	-	-	-
Litauen	-	+	-	+	4	-	4	-	-	-
Luxemburg	-	-	-	-	4	-	-	-	-	-
Madagaskar	+	+	+	-	4	4	4	-	-	-
Madeira	EG	+	-	-	4	-	-	-	-	-
Malawi	EG	+	+	-	4	4	4	-	-	-
Malaysia	EG	+	+	-	4	4	4	4	-	4

EG = Einreise aus Infektionsgebieten

| Malariaprophylaxe | | Weitere Infektionsrisiken |
Prophylaxe	Stand-by	
Mefloquin	-	Leishmaniose, Filariose, Bilharziose, Chikungunya, Fleckfieber, Schlafkrankheit, Leptospirose
-	-	Borreliose, Rocky Mountain Fieber
-	-	Brucellose
-	Mefloquin	Dengue
-	Chloroquin	Sandfliegenfieber, Lyme-Borreliose, Krim-Kongo-Fieber, Milzbrand, Pest
Mefloquin	-	Leishmaniose, Filariose, Bilharziose, Rift Valley Fieber, Schlafkrankheit, Rückfallfieber, Fleckfieber, Dengue
-	Chloroquin	Sandfliegenfieber, Lyme-Borreliose, Krim-Kongo-Fieber, Milzbrand, Pest
-	-	Dengue, Filariose
-	Mefloquin	Dengue, Leishmaniose, Bartonellose, Rocky Mountain Fieber, Chagas
Mefloquin	-	Dengue
Mefloquin	-	Filariose, Bilharziose, Schlafkrankheit, Fleckfieber, Chikungunya, Leptospirose
Mefloquin	-	Filariose, Bilharziose, Schlafkrankheit, Fleckfieber, Chikungunya, Leptospirose
-	Chloroquin	Anisakiasis, Hämorrhagisches Fieber mit Renalem Syndrom, Tsutsugamushi
-	Chloroquin	Anisakiasis, Hämorrhagisches Fieber mit Renalem Syndrom, Tsutsugamushi,
-	-	Brucellose, Leishmaniose, Fleckfieber, Sandfliegenfieber, Hämorrhagisches Fieber mit Renalem Syndrom
-	-	Dengue, Fasziolose
-	-	Leishmaniose, Sandfliegenfieber, Krim-Kongo-Fieber
Atovaquon/ Proguanil	-	Dengue, Filariose, Tsutsugamushi, Chikungunya, Clonorchiasis, Bilharziose
-	-	Brucellose, Sindbis-Fieber, Dengue, West Nil Fieber, Fleckfieber, Krim-Kongo-Fieber, Bilharziose, Rift Valley Fieber,
-	-	Lyme-Borreliose
-	-	Leishmaniose, Sandfliegenfieber,
Mefloquin	-	Filariose, Rückfallfieber, Bilharziose, Chikungunya, Lassa
-	-	Sandfliegenfieber, Leishmaniose, Bilharziose
-	-	Lyme-Borreliose
-	-	Lyme-Borreliose
-	-	Lyme-Borreliose
Mefloquin	-	Filariose, Rift Valley Fieber, Pest, Bilharziose
-	-	Brucellose, Fleckfieber
Mefloquin	-	Fasziolose, Filariose, Schlafkrankheit, Pest, Bilharziose, Chikungunya
-	Mefloquin	Hepatitis E, Dengue, Leptospirose, Tsutsugamushi, Filariose, Fleckfieber, Rückfallfieber, Chikungunya

Land	Gelbfieber	Hepatitis A	Polio	FSME	Hepatitis B	Typhus	Tollwut	Meningo-kokken	Cholera	Japanen-zephalitis
	Empfehlung generell bzw. ab Aufenthaltsdauer (in Wochen)									
Malediven	EG	+	+	-	4	4	-	-	-	-
Mali	+	+	+	-	4	4	4	4	-	-
Malta	EG	+	-	-	4	-	-	-	-	-
Marianen	-	+	-	-	4	4	-	-	-	4
Marokko	-	+	+	-	4	4	4	-	-	-
Marshallinseln	-	+	-	-	4	4	-	-	-	-
Martinique	EG	+	-	-	4	4	-	-	-	-
Mauretanien	+	+	+	-	4	4	4	-	-	-
Mauritius	EG	+	+	-	4	4	-	-	-	-
Mayotte	-	+	-	-	4	4	-	-	-	-
Mazedonien	-	+	-	+	4	-	4	-	-	-
Mexiko	EG	+	-	-	4	4	4	-	-	-
Mikronesien	-	+	-	-	4	4	-	-	-	-
Moldawien	-	+	-	+	4	4	4	-	-	-
Mongolei	-	+	+	-	4	4	4	-	-	-
Montenegro	-	+	-	+	4	4	4	-	-	-
Montserrat	-	+	-	-	4	4	-	-	-	-
Mosambik	EG	+	+	-	4	4	4	-	-	-
Myanmar	EG	+	+	-	4	4	4	-	-	4
Namibia	EG	+	+	-	4	4	4	-	-	-
Nauru	EG	+	-	-	4	4	-	-	-	-
Nepal	EG	+	+	-	4	4	4	4	-	4
Neukaledonien	EG	+	-	-	4	4	-	-	-	-
Neuseeland	-	+	-	-	4	-	-	-	-	-
Nicaragua	EG	+	-	-	4	4	4	-	-	-
Niederlande	-	-	-	-	4	-	-	-	-	-
Niederländische Antillen	EG	+	-	-	4	4	-	-	-	-
Niger	+	+	+	-	4	4	4	4	-	-
Nigeria	+	+	+	-	4	4	4	4	ggf.	-
Niue	EG	+	-	-	4	4	-	-	-	-
Norwegen	-	-	-	+	4	-	-	-	-	-

EG = Einreise aus Infektionsgebieten

| Malariaprophylaxe | | Weitere Infektionsrisiken |
Prophylaxe	Stand-by	
-	-	Dengue
Mefloquin	-	Brucellose, Leishmaniose, Filariose, Rückfallfieber, Schlafkrankheit, Bilharziose, Chikungunya
-	-	Brucellose, Leishmaniose, Fleckfieber, Sandfliegenfieber
-	-	Dengue
-	-	Hepatitis E, Bilharziose, Fleckfieber, Leishmaniose, Sandfliegenfieber
-	-	Dengue, Filariose
-	-	Dengue, Bilharziose
Mefloquin	-	Leishmaniose, Rift Valley Fieber, Rückfallfieber, Krim-Kongo-Fieber
-	Chloroquin	Dengue, Bilharziose
Mefloquin	-	Dengue, Bilharziose
-	-	Brucellose, Sandfliegenfieber, Fleckfieber, Lyme-Borreliose, Krim-Kongo-Fieber, Hämorrhagisches Fieber mit Renalem Syndrom
-	Chloroquin	Dengue, Leishmaniose, Leptospirose, Filariose, Chagas, Brucellose, Rocky Mountain Fieber
-	-	Dengue, Filariose, Leptospirose
-	-	Lyme-Borreliose
-	-	Hepatitis E, Pest
-	-	Leishmaniose, Sandfliegenfieber, Brucellose, Lyme-Borreliose, Hämorrhagisches Fieber mit Renalem Syndrom, Krim-Kongo-Fieber, Fleckfieber
-	-	Dengue, Bilharziose
Mefloquin	-	Filariose, Dengue, Chikungunya, Schlafkrankheit, Bilharziose, Pest
Atovaquon/ Proguanil	-	Dengue, Filariose, Tsutsugamushi, Pest
Mefloquin	-	Brucellose, Pest, Schlafkrankheit, Bilharziose, Krim-Kongo-Fieber
-	-	Dengue, Filariose
Chloroquin/ Paludrine	Mefloquin	Dengue, Hepatitis E, Leishmaniose
-	-	Dengue, Filariose, Epidemische Polyarthritis, Leptospirose
-	-	
-	Chloroquin	Dengue, Leishmaniose, Chagas, Leptospirose
-	-	Lyme-Borreliose
-	-	Dengue, Leptospirose, Filariose
Mefloquin	-	Leishmaniose, Brucellose, Filariose, Bilharziose
Mefloquin	-	Leishmaniose, Filariose, Dengue, Rückfallfieber, Fleckfieber, Lassa, Schlafkrankheit, Bilharziose
-	-	Dengue, Filariose
-	-	Lyme-Borreliose, Hämorrhagisches Fieber mit Renalem Syndrom

ggf. = Impfbescheinigung wird ggf. bei Einreise aus oder in Endemiegebiete verlangt

Land	Gelbfieber	Hepatitis A	Polio	FSME	Hepatitis B	Typhus	Tollwut	Meningo-kokken	Cholera	Japanen-zephalitis
	Empfehlung generell bzw. ab Aufenthaltsdauer (in Wochen)									
Oman	EG	+	+	-	4	4	4	-	-	-
Österreich	-	-	-	+	4	-	-	-	-	-
Pakistan	EG	+	+	-	4	4	4	-	-	4
Palästinensische Gebiete	-	+	-	-	4	4	4	-	-	-
Palau	EG	+	-	-	4	4	-	-	-	-
Panama	-	+	-	-	4	4	4	-	-	-
Papua-Neuguinea	EG	+	+	-	4	4	4	-	-	4
Paraguay	EG	+	-	-	4	4	4	-	-	-
Peru	+	+	-	-	4	4	4	-	ggf.	-
Philippinen	EG	+	+	-	4	4	4	-	-	4
Pitcairn Inseln	EG	+	-	-	4	4	-	-	-	-
Polen	-	+	-	+	4	-	4	-	-	-
Portugal	-	+	-	-	4	-	-	-	-	-
Principé	+	+	+	-	4	4	-	-	-	-
Puerto Rico	-	+	-	-	4	4	-	-	-	-
Qatar	EG	+	+	-	4	4	-	-	-	-
Réunion	EG	+	+	-	4	4	-	-	-	-
Ruanda	+	+	+	-	4	4	4	-	-	-
Rumänien	-	+	-	+	4	-	4	-	-	-
Russland	-	+	-	+	4	4	4	-	-	-
Salomonen	EG	+	-	-	4	4	-	-	-	-
Sambia	+	+	+	-	4	4	4	-	-	-
Samoa (-Amerikanisch)	EG	+	-	-	4	4	-	-	-	-
Samoa (-West)	EG	+	-	-	4	4	-	-	-	-
San Marino	-	+	-	-	4	-	-	-	-	-
Sao Tomé	+	+	+	-	4	4	-	-	-	-
Saudi Arabien	EG	+	+	-	4	4	4	+	-	-
Schweden	-	-	-	+	4	-	-	-	-	-
Schweiz	-	-	-	+	4	-	-	-	-	-
Senegal	+	+	+	-	4	4	4	4	-	-

EG = Einreise aus Infektionsgebieten

| Malariaprophylaxe | | Weitere Infektionsrisiken |
Prophylaxe	Stand-by	
-	Mefloquin	Leishmaniose, Sandfliegenfieber, Krim-Kongo-Fieber, Bilharziose
-	-	Lyme-Borreliose
-	Mefloquin	Hepatitis E, Leishmaniose, Dengue
-	-	Leishmaniose, Fleckfieber, Sandfliegenfieber, Rückfallfieber, Krim-Kongo-Fieber, Tsutsugamushi
-	-	Filariose, Dengue
-	Mefloquin	Dengue, Chagas, Leishmaniose, Leptospirose
Mefloquin	-	Dengue, Filariose, Tsutsugamushi, Epidemische Polyarthritis
-	Mefloquin	Dengue, Chagas, Leishmaniose
-	Mefloquin	Dengue, Leishmaniose, Chagas, Leptospirose, Pest, Bartonellose
-	Mefloquin	Dengue, Filariose, Chikungunya, Tsutsugamushi, Bilharziose
-	-	Dengue, Filariose
-	-	Lyme-Borreliose
-	-	Brucellose, Leishmaniose, Fleckfieber
Mefloquin	-	Dengue, Bilharziose
-	-	Dengue, Fasziolose
-	-	Sandfliegenfieber, Leishmaniose, Brucellose, Krim-Kongo-Fieber
-	-	Dengue, Leptospirose
Mefloquin	-	Dengue, Chikungunya, Bilharziose, Filariose, Fleckfieber, Schlafkrankheit
-	-	West Nil Fieber, Lyme-Borreliose, Hepatitis C
-	-	Lyme-Borreliose, Sindbis-Fieber, Fleckfieber, Krim-Kongo-Fieber, Milzbrand, Hämorrhagisches Fieber mit Renalem Syndrom
Mefloquin	-	Dengue, Epidemische Polyarthritis, Filariose, Leptospirose, Tsutsugamushi
Mefloquin	-	Schlafkrankheit, Chikungunya, Pest, Bilharziose, Rift Valley Fieber
-	-	Dengue, Filariose
-	-	Dengue, Filariose
-	-	Lyme-Borreliose
Mefloquin	-	Dengue, Bilharziose
-	Mefloquin	Leishmaniose, Sandfliegenfieber, Krim-Kongo-Fieber, Brucellose, Bilharziose, Rift Valley Fieber,
-	-	Lyme-Borreliose, Hämorrhagisches Fieber mit Renalem Syndrom, Sindbis-Fieber
-	-	Lyme-Borreliose
Mefloquin	-	Filariose, Rückfallfieber, Bilharziose, Leishmaniose, Chikungunya, Dengue, Fleckfieber, Schlafkrankheit, Rift Valley Fieber

ggf. = Impfbescheinigung wird ggf. bei Einreise aus oder in Endemiegebiete verlangt

Land	Gelbfieber	Hepatitis A	Polio	FSME	Hepatitis B	Typhus	Tollwut	Meningo-kokken	Cholera	Japanen-zephalitis
	Empfehlung generell bzw. ab Aufenthaltsdauer (in Wochen)									
Serbien	-	+	-	+	4	4	4	-	-	-
Seychellen	EG	+	+	-	4	4	-	-	-	-
Sierra Leone	+	+	+	-	4	4	4	4	-	-
Simbabwe	EG	+	+	-	4	4	4	-	-	-
Singapur	EG	+	+	-	4	4	-	-	-	-
Slowakei	-	4	-	+	4	-	-	-	-	-
Slowenien	-	+	-	+	4	-	-	-	-	-
Somalia	+	+	+	-	4	4	4	4	ggf.	-
Spanien	-	+	-	-	4	-	-	-	-	-
Sri Lanka	EG	+	+	-	4	4	4	-	-	4
St. Barthélémy	-	+	-	-	4	4	-	-	-	-
St. Maarten	-	+	-	-	4	4	-	-	-	-
St. Martin	-	+	-	-	4	4	-	-	-	-
St. Helena	EG	+	+	-	4	4	-	-	-	-
St. Kitts und Nevis	EG	+	-	-	4	4	-	-	-	-
St. Lucia	EG	+	-	-	4	4	-	-	-	-
St. Vincent	EG	+	-	-	4	4	-	-	-	-
Sudan	+	+	+	-	4	4	4	4	-	-
Südafrika	EG	+	+	-	4	4	4	4	-	-
Surinam	+	+	-	-	4	4	4	-	-	-
Swaziland	EG	+	+	-	4	4	4	4	-	-
Syrien	EG	+	+	-	4	4	4	-	-	-
Tadschikistan	-	+	+	-	4	4	4	-	-	-
Taiwan	EG	+	+	-	4	4	-	-	-	4
Tanzania	+	+	+	-	4	4	4	4	ggf.	-
Thailand	EG	+	+	-	4	4	4	-	-	4
Togo	+	+	+	-	4	4	4	4	-	-

EG = Einreise aus Infektionsgebieten

| Malariaprophylaxe | | Weitere Infektionsrisiken |
Prophylaxe	Stand-by	
-	-	Leishmaniose, Sandfliegenfieber, Brucellose, Lyme-Borreliose, Hämorrhagisches Fieber mit Renalem Syndrom, Krim-Kongo-Fieber, Fleckfieber
-	-	Dengue
Mefloquin	-	Dengue, Chikungunya, Bilharziose, Rückfallfieber, Fleckfieber, Lassa, Schlafkrankheit, Filariose
Mefloquin	-	Schlafkrankheit, Chikungunya, Pest, Bilharziose, Rift Valley Fieber
-	-	Dengue
-	-	Lyme-Borreliose
-	-	Lyme-Borreliose, Fleckfieber
Mefloquin	-	Leishmaniose, Filariose, Bilharziose, Fleckfieber, Rückfallfieber, Dengue
-	-	Fleckfieber, Leishmaniose, Brucellose, Leptospirose, Lyme Borreliose, Sandfliegenfieber
-	Mefloquin	Dengue, Filariose, Tsutsugamushi, Rückfallfieber
-	-	Dengue
-	-	Dengue
-	-	Dengue
-	-	
-	-	Dengue
-	-	Dengue, Bilharziose, Leptospirose
-	-	Dengue, Leptospirose
Mefloquin	-	Dengue, Rückfallfieber, Fleckfieber, Sandfliegenfieber, Filariose, Leishmaniose, Bilharziose, Schlafkrankheit, Rift Valley Fieber,
Mefloquin	-	Sindbis-Fieber, Dengue, Chikungunya, Bilharziose, West Nil Fieber, Pest, Krim-Kongo-Fieber, Fleckfieber, Rift Valley Fieber, Brucellose
-	Mefloquin	Brucellose, Dengue, Leishmaniose, Filariose, Chagas, Leptospirose, Bilharziose
Mefloquin	-	Sindbis-Fieber, Dengue, Chikungunya, Bilharziose, West Nil Fieber, Pest, Krim-Kongo-Fieber, Fleckfieber, Rift Valley Fieber, Brucellose
-	Chloroquin	Leishmaniose, Bilharziose, Sandfliegenfieber
-	Mefloquin	Leishmaniose, Krim-Kongo-Fieber, Milzbrand, Lyme-Borreliose
-	-	Dengue, Tsutsugamushi, Clonorchiasis, Lyme-Borreliose, Anisakiasis
Mefloquin	-	Brucellose, Filariose, Chikungunya, Krim-Kongo-Fieber, Dengue, Rückfallfieber, Fleckfieber, Schlafkrankheit, Bilharziose, Pest
-	Atovaquon/ Proguanil	Dengue, Filariose, Chikungunya, Tsutsugamushi, Leptospirose, Melioidose
Mefloquin	-	Fleckfieber, Filariose, Rückfallfieber, Chikungunya, Dengue, Schlafkrankheit, Bilharziose

ggf. = Impfbescheinigung wird ggf. bei Einreise aus oder in Endemiegebiete verlangt

Land	Gelbfieber	Hepatitis A	Polio	FSME	Hepatitis B	Typhus	Tollwut	Meningo-kokken	Cholera	Japanen-zephalitis
	Empfehlung generell bzw. ab Aufenthaltsdauer (in Wochen)									
Tonga	EG	+	-	-	4	4	-	-	-	-
Trinidad und Tobago	EG	+	-	-	4	4	4	-	-	-
Tschad	+	+	+	-	4	4	4	4	-	-
Tschechien	-	4	-	+	4	-	-	-	-	-
Tunesien	EG	+	+	-	4	4	4	-	-	-
Türkei	-	+	+	-	4	4	4	-	-	-
Turkmenistan	-	+	+	-	4	4	4	-	-	-
Turks und Caicos Inseln	-	+	-	-	4	4	-	-	-	-
Tuvalu	-	+	-	-	4	4	-	-	-	-
Uganda	+	+	+	-	4	4	4	4	ggf.	-
Ukraine	-	+	-	+	4	4	4	-	-	-
Ungarn	-	4	-	+	4	-	-	-	-	-
Uruguay	-	+	-	-	4	4	4	-	-	-
USA	-	-	-	-	4	-	-	-	-	-
Usbekistan	-	+	+	+	4	4	4	-	-	-
Vanuatu	-	+	-	-	4	4	-	-	-	-
Venezuela	+	-	-	-	4	4	4	-	-	-
Vereinigte Arabische Emirate	EG	+	+	-	4	4	4	-	-	-
Vietnam	EG	+	-	-	4	4	4	-	-	4
Wake	-	+	-	-	4	4	-	-	-	-
Wallis und Futuna	-	+	-	-	4	4	-	-	-	4
Weißrussland	-	+	-	+	4	4	4	-	-	-
Zentralafrikanische Republik	+	+	+	-	4	4	4	4	-	-
Zypern	-	+	-	-	4	-	-	-	-	-

EG = Einreise aus Infektionsgebieten

| Malariaprophylaxe | | Weitere Infektionsrisiken |
Prophylaxe	Stand-by	
-	-	Dengue, Filariose, Epidemische Polyarthritis
-	-	Dengue, Leptospirose, Chagas
Mefloquin	-	Brucellose, Leishmaniose, Filariose, Rückfallfieber, Schlafkrankheit, Bilharziose
-	-	Lyme-Borreliose
-	-	Leishmaniose, Sandfliegenfieber, Fleckfieber, Bilharziose
-	Chloroquin	Leishmaniose, Sandfliegenfieber, Fleckfieber, Brucellose,
-	Chloroquin	Leishmaniose, Sandfliegenfieber, Lyme-Borreliose, Milzbrand
-	-	Dengue
-	-	Dengue, Filariose
Mefloquin	-	Leishmaniose, Filariose, Bilharziose, Schlafkrankheit, Pest, Chikungunya, Rückfallfieber, Dengue
-	-	Lyme-Borreliose, Sandfliegenfieber, Krim-Kongo-Fieber,
-	-	Lyme-Borreliose
-	-	Brucellose, Chagas, Milzbrand
-	-	Lyme-Borreliose, West Nil, Rocky Mountain Fieber, St. Louis Enzephalitis
-	Chloroquin	Leishmaniose, Sandfliegenfieber, Lyme-Borreliose, Milzbrand
-	Mefloquin	Dengue, Filariose, Epidemische Polyarthritis, Leptospirose, Tsutsugamushi
-	Mefloquin	Dengue, Leishmaniose, Filariose, Chagas, Bilharziose, Leptospirose
-	Mefloquin	Leishmaniose, Sandfliegenfieber, Krim-Kongo-Fieber
-	Atovaquon/ Proguanil	Filariose, Dengue, Tsutsugamushi, Bilharziose, Clonorchiasis
-	-	Dengue
-	-	Dengue, Filariose, Epidemische Polyarthritis
-	-	Lyme-Borreliose, West Nil Fieber
Mefloquin	-	Leishmaniose, Chikungunya, Rückfallfieber, Filariose, Rift Valley Fieber, Dengue, Schlafkrankheit, Bilharziose
-	-	Leishmaniose, Brucellose, Fleckfieber, Sandfliegen- fieber

Impfkalender für Säuglinge, Kinder und Jugendliche

Impfalter	Impfung	Kommentar
Neugeborene	Hepatitis B (HB)	Nach der 32. Schwangerschaftswoche das Serum auf HBsAg untersuchen. Bei pos. Ergebnis dem Neugeborenen innerhalb von 12 Std. post partum simultan HB-Impfstoff und HB-Immungobulin verabreichen. Nach einem Monat 2. und nach sechs Monaten eine 3. Impfung. Wenn Immunstatus der Mutter unbekannt, Impfung sofort post partum, bei nachträglicher Feststellung einer HBsAg-Positivität der Mutter passive Immunisierung des Neugeborenen innerhalb von sieben Tagen.
Vollendeter 2. Monat	1. Diphtherie, Tetanus, Pertussis (DTaP) 1. Haemophilus influenzae Typ b (Hib) 1. Poliomyelitis (IPV) 1. HB	Abstände zwischen den 1. und den folgenden Impfungen mindestens vier Wochen. Abstand zwischen vorletzter und letzter Impfung mindestens sechs Monate. Orale Polio-Vakzine (OPV) nicht mehr empfohlen (Risiko einer paralytischen Poliomyelitis). Eine mit OPV begonnene Grundimmunisierung kann mit inaktivierter Polio-Vakzine (IPV) vervollständigt werden.
Vollendeter 3. Monat	2. DTaP	Kombinationsimpfstoffe, die eine Pertussiskomponente enthalten, werden nach dem für DTaP angegebenen Schema benutzt (vier Impfungen für die Grundimmunisierung).
Vollendeter 4. Monat	3. DTaP 2. Hib, IPV, HB	
11-14 Monate	4. DTaP 3. Hib, IPV, HB 1. Masern, Mumps, Röteln (MMR)	Mindestabstand zwischen den MMR-Impfungen vier Wochen. Steht bei einem Kind die Aufnahme in eine Kindereinrichtung an, kann MMR auch zwischen 9. und 12. Monat erfolgen, nicht jedoch früher. In diesem Fall muss die MMR bereits im zweiten Lebensjahr wiederholt werden.
15-23 Monate	2. MMR	Ab diesem Zeitpunkt soll der gesamte Impfstatus des Kindes regelmäßig überprüft und gegebenenfalls vervollständigt werden.
4-5 Jahre	Diphtherie, Tetanus (DT/Td, Auffrischimpfungen)	Auffrischimpfungen sollten möglichst nicht früher als 5 Jahre nach der vorhergehenden letzten Dosis erfolgen. Ab einem Alter von 5 bzw. 6 Jahren (entsprechend Herstellerangaben) wird zur Auffrischung ein Impfstoff mit reduzierten Diphtherietoxoid-Gehalt (d) verwendet.
9-17 Jahre	Diphtherie, Tetanus, Pertussis (aP), Poliomyelitis (Auffrischimpfungen), Hepatitis B (Grundimmunisierung)	HB-Grundimmunisierung aller noch nicht geimpften Jugendlichen bzw. Komplettierung eines unvollständigen Impfschutzes. Für bereits viermal gegen Pertussis geimpfte Kinder wird eine weitere Dosis (aP) empfohlen. Zusätzliche Rötelnimpfung für Mädchen nicht erforderlich, wenn bereits zwei MMR-Impfungen dokumentiert sind.

Modifiziert nach STIKO 2002

Organinfektionen

Arthritis (septische)

Betroffen sind meist große Gelenke (Knie-, Schulter-, Hüftgelenke); Infektion erfolgt durch direktes Eindringen von außen (Trauma, medizinische Manipulation) oder hämatogen; Risikofaktoren sind vorgeschädigtes Gelenk (z. B. rheumatoide Arthritis), Immunsuppression (Alter, Diabetes mellitus), vorangegangene Infektionen; Gonokokken-Arthritis häufig bei Personen mit wechselnden Geschlechtspartnern.

Klinik. Schmerz, Rötung des betroffenen Gelenks; Schwellung durch Gelenkerguss; Fieber; Entzündungszeichen (Leukozytose, erhöhtes CRP, erhöhte BSG).

Diagnostik. Kulturelle und mikroskopische Untersuchung des Gelenkpunktats; wiederholte Blutkulturen sinnvoll; bildgebende Verfahren des betroffenen Gelenks (Röntgen, ggf. MRT).

Therapie

Häufige Erreger	Empirische/gezielte Therapie	Alternativen/Kommentar
Neugeborene (< 3 Monate)		
S. aureus	Flucloxacillin +	Flucloxacillin + Aminoglykosid;
Enterobakterien	Cefotaxim	Vancomycin o. Teicoplanin +
B-Streptokokken		Aminoglykosid (MRSA)
Gonokokken		
Kinder (3 Monate- 14 Jahre)		
S. aureus	Flucloxacillin +	Vancomycin o. Teicoplanin +
A- und G-Streptokokken	Ceftriaxon o. Cefotaxim	Ceftriaxon o. Cefotaxim
Pneumokokken		(MRSA)
H. influenzae		
Enterobakterien		
Erwachsene		
Gonokokken	Ceftriaxon	Flucloxacillin + Ciprofloxacin
S. aureus	± Flucloxacillin	
Streptokokken		
Enterobakterien		
nach Tier-, Menschenbissen		
Pasteurella spp.	Ampicillin/Sulbactam;	Clindamycin +
Eikenella spp.	Amoxicillin/Clavulansäure	Ciprofloxacin
Capnocytophaga spp.		
nach medizinischer Manipulation		
Staphylokokken	Ciprofloxacin +	Ciprofloxacin + Rifampicin /
Gramneg. Stäbchen	Flucloxacillin	Therapiedauer: 2-6 Wochen, ggf. erst i.v., dann oral für 3-9 Monate
MRSA, MRSE*	Vancomycin o. Teicoplanin	Linezolid; Quinupristin/ Dalfopristin
chronische Formen		
M. tuberculosis*	siehe entsprechende Kapitel	
Brucellen*		
Pilze*		

* gezielte Therapie bei Erregernachweis

Kommentar. Wiederholte Gelenkspunktion zur Sekretentleerung und Entlastung erforderlich; intraartikuläre Antibiotika-Instillation nicht empfohlen; differentialdiagnostisch reaktive Arthritis, rheumatisches Fieber, virale Infekte wie Parvovirus B19, Hepatitis B und Röteln sowie Borreliose und Lues ausschließen. (Lit. 90)

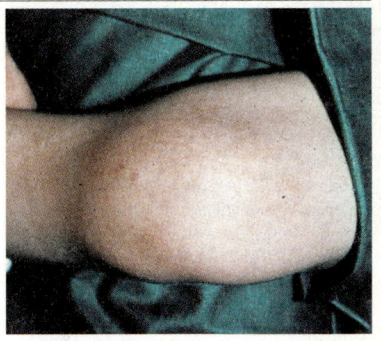

Gonarthritis im Rahmen einer Gonokokkeninfektion; Quelle: H.K. Hofmann, München

Bronchiolitis

Akute virale Infektion des unteren Respirationstrakts, insbesondere bei Kindern < 5 Jahre; hauptsächlich in den Wintermonaten auftretend; in der überwiegenden Zahl der Erkrankungen Respiratory-Syncytial-Virus (RSV), Parainfluenzavirus u.a. Viren als Ursache identifiziert.

Klinik. Meist beginnend mit Symptomen des oberen Respirationstrakts (Rhinitis, Pharyngitis, Husten); nach 2-3 Tagen zunehmender Husten, Tachypnoe, Tachykardie, vermehrte Atemarbeit ("Nasenflügeln"); Zyanose; paroxysmaler Husten, Erbrechen; Dehydratation. Komplikationen: Atemwegsspastik; Prädisposition für Allergien, respiratorische Insuffizienz.

Diagnostik. Ggf. Virusnachweis aus Nasenspülflüssigkeit durch Isolierung, Antigen-Nachweis für RSV oder molekularbiologischen Nachweis.

Therapie
Ribavirin-Vernebelung (fragliche Wirksamkeit, nur bei nachgewiesener RSV-Infektion sinnvoll); supportive Therapie mit Vernebelung von Bronchodilatatoren.

Kommentar. Besonders schwere Verläufe bei Frühgeborenen und bei alten Patienten mit pulmonalen oder kardialen Grunderkrankungen. Bei Risikopatienten Verabreichung monoklonaler Antikörper (Palivizumab®) gegen RSV während der epidemischen Periode möglich mit ca. 50% Reduktion der Erkrankungshäufigkeit; Antibiotika-Therapie nur bei bakterieller Superinfektion. (Lit. 91)

Bronchitis, Tracheobronchitis

Akute Bronchitis: überwiegend (90%) viral bedingt, in ca. 10% Bordetella, Mykoplasmen oder Chlamydien; überwiegend selbstlimitierend; bei viralen Infektionen (Influenza) bakterielle Superinfektion insbesondere bei Risikopatienten (Säuglinge, Patienten mit Grunderkrankungen der Atemwege).
Chronische Bronchitis: Husten und Auswurf über mehr als 3 Monate in mindestens 2 aufeinanderfolgenden Jahren; meist Entwicklung aus akuter Bronchitis bei vorhandenen Grund-erkrankungen oder Wirkung diverser Noxen auf Respirationstrakt (Rauchen, Kohlendioxid); Komplizierung des Verlaufs durch akute Exazerbationen der Symptomatik.

Klinik
Akute Bronchitis: Husten, auskultatorische Bronchospastik, bei bakterieller Superinfektion ggf. Fieber.
Chronische Bronchitis: Husten, eitriger Auswurf, zunehmende Atemnot, Hypoxie, Hyper-

kapnie, Zyanose, Tachykardie, auskultatorische Bronchospastik; bei bakterieller Superinfektion Fieber.

Einteilung nach Schweregraden:

Schweregrad I: Verlauf < 3 Jahre; < 3 Exazerbationen/Jahr; keine/leichte Obstruktion (FEV$_1$ > 50% Soll).

Schweregrad II: Verlauf > 3 Jahre; < 3 Exazerbationen/Jahr; leichte/mittelschwere Obstruktion (FEV$_1$ 35-50% Soll); Emphysem.

Schweregrad III: Verlauf > 6 Jahre; > 3 Exazerbationen/Jahr mit Klinikaufenthalten; schwere Obstruktion mit Bronchiektasen; mittleres/schweres Emphysem.

Komplikationen: Hypoxämie und respiratorische Insuffizienz mit Zyanose und Polyzythämie, pulmonaler Hypertonus und Cor pulmonale und nachfolgender Hepatomegalie, periphere Ödeme und Rechtsherzinsuffizienz.

Diagnostik

Akute Bronchitis: überwiegend viral bedingt; bei Kindern Respiratory-Syncytial-Virus-Antigen-Nachweis in Nasenspülflüssigkeit; Mykoplasmen bzw. Chlamydien serologisch abklären (ELISA, Immunfluoreszenz); Genomnachweis mittels PCR möglich.

Chronische Bronchitis: makroskopische Inspektion und mikroskopische Untersuchung des Sputums (Granulozytenzahl > Plattenepithelzellzahl); Kultur von Sputum oder Trachealsekret; Lungenfunktionstest; bildgebende Verfahren (Röntgen-Thorax, CT); Blutbild, Blutgase.

Therapie

Häufige Erreger	Empirische/gezielte Therapie	Alternativen/Kommentar
Akute Bronchitis		
Adenovirus	keine antivirale Therapie	
Influenzavirus*	Oseltamivir, Zanamivir	
Parainfluenzavirus	keine antivirale Therapie	
Respiratory-Syncytial-Virus	keine antivirale Therapie	
Bordetella pertussis*	Makrolid	Cotrimoxazol; Azithromycin
Mycoplasma spp.*	Makrolid	Azithromycin; Doxycyclin
Chlamydia pneumoniae*	Makrolid	Azithromycin; Doxycyclin
Chronische Bronchitis		
Schweregrad I:		
Pneumokokken	Cefuroximaxetil;	Bei leichteren Fällen Notwen-
H. influenzae	Ampicillin/Sulbactam;	digkeit der Antibiotika-
	Amoxicillin/Clavulansäure	Therapie umstritten
Schweregrad II:		
Pneumokokken	Cefuroximaxetil;	Gatifloxacin; Moxifloxacin;
H. influenzae	Ampicillin/Sulbactam;	Levofloxacin
Moraxella catarrhalis	Amoxicillin/Clavulansäure	
Klebsiella pneumoniae		
S. aureus		
Schweregrad III:		
H. influenzae	Ceftazidim;	Ciprofloxacin
P. aeruginosa	Piperacillin +	
K. pneumoniae	ß-Laktamase-Hemmer	
E. coli		
Pneumokokken		
Enterobakterien		

* gezielte Therapie bei Erregernachweis

Kommentar. Bei akuter Bronchitis in der Regel keine Antibiotika-Therapie; bei jugendlichen Patienten und entsprechender epidemiologischer Situation an Mykoplasmen denken (Therapie mit Makrolid oder Doxycyclin); bei Schweregrad II/III in bis zu 80% positive Sputumkultur; bei Patienten mit pulmonalen Grunderkrankungen oder chronischer Bronchitis Impfung gegen Pneumokokken und Influenza dringend empfohlen. (Lit. 153, 177)

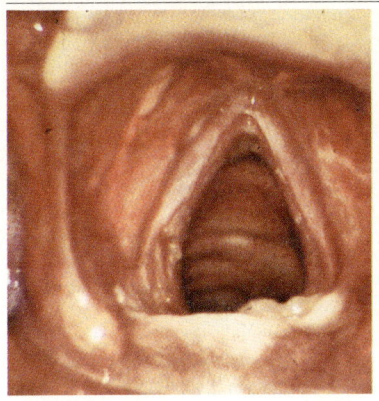

Akute fibrinöse Laryngitis, Laryngoskopie; Quelle: Archiv der Verfasser

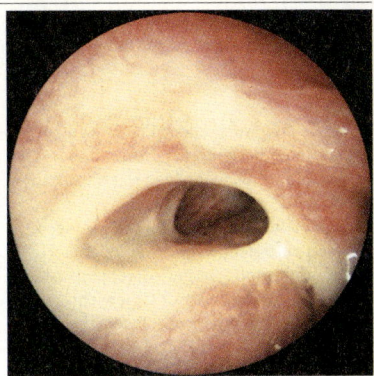

Eitrige Bronchitis, Bronchoskopie; Quelle: Archiv der Verfasser

Cholangitis, Cholezystitis

Akute Cholangitis: meist als Folge eines mechanischen Verschlusses des Ductus choledochus (Konkrement, Tumor, Papillenstenose, Pankreatitis, Helminthen-Infektion).
Akute Cholezystitis: meist als Folge eines Gallenblasenkonkrements.

Klinik. Kolikartige, dumpfe Oberbauchschmerzen mit Ausstrahlung in Rücken und rechte Schulter; Fieber, Schüttelfrost, Übelkeit, Erbrechen.
Komplikationen: Abszess-Bildung, Pankreatitis, Perforation mit Peritonitis, Sepsis.

Diagnostik. Bildgebende Verfahren (Sonographie); ERCP; Blutkultur; mikrobiologische Untersuchung von OP-Material.

Therapie

Häufige Erreger	Empirische Therapie	Alternativen
meistens Mischinfektion Enterobakterien Enterokokken Anaerobier	Piperacillin + ß-Laktamase-Hemmer; Ampicillin/Sulbactam i.v.; Amoxicillin/Clavulansäure i.v.	Imipenem; Meropenem

Kommentar. Bei Patienten mit Grunderkrankung (z.B. Diabetes mellitus) oder Zeichen einer gramnegativen Sepsis kombinierte Antibiotika-Therapie anwenden; wichtigste Voraussetzung für Heilung ist endoskopische oder chirurgische Beseitigung des Abfluss-Hindernisses. (Lit. 96)

Endocarditis infectiosa

Entzündliche Veränderungen der Herzklappen aufgrund infektiöser Prozesse.
Native Klappen: Risikofaktoren sind angeborene Herzfehler, rheumatische Herzkrankheit, Mitralklappenprolaps, degenerative Klappen-Läsionen, intravenöser Drogenabusus.

Akute Endokarditis: rasch ulzerierend und damit klappenzerstörend, häufig mit begleitender Myokarditis.
Subakute Endokarditis: meist bei vorbestehendem Klappenfehler; schleichender Verlauf.

Endokarditis nach Klappenprothese: Frühform < 8 Wochen postoperativ, Spätform > 8 Wochen postoperativ.

Klinik

Akute Endokarditis: hohes Fieber, neu auftretendes oder verändertes Herzklappen-Geräusch; binnen weniger Tage Herzinsuffizienz mit Schock.

Subakute Endokarditis: subfebrile Temperaturen; neu auftretendes oder verändertes Herzgeräusch; beeinträchtiger Allgemeinzustand, Müdigkeit, Appetitlosigkeit, Gewichtsabnahme, nächtliches Schwitzen; Petechien, Osler-Knötchen; Splenomegalie.

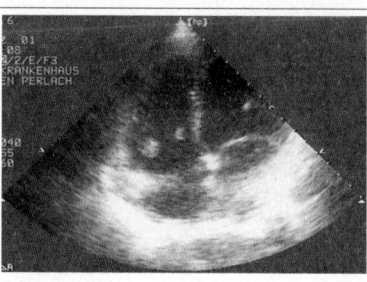

Trikuspidalklappen-Endokarditis, Sonographie; Quelle: T. Heller, München

Komplikationen: Myokarditis, Perikarditis; Embolisierung in periphere Organe (Gehirn, Retina, Milz, Niere, Haut); Lungenembolie; Lungenabszess; Pilzaneurysma; Hirninfarkt, intrazerebrale Blutung; Herzinsuffizienz, Sepsis.

Diagnostik. Blutkulturen: 3 Paare (aerob, anaerob) vor Therapiebeginn; Antikörper-Nachweis bei negativen Blutkulturen bzw. Verdacht auf Coxiella burnetii, Brucellen, Bartonellen und Chlamydien; Entzündungsparameter (CRP, Leukozytose, BSG-Erhöhung); bildgebende Verfahren (Röntgen-Thorax, CT, MRT); Echokardiographie.

Therapie

Häufige Erreger	Therapie	Alternativen/Kommentar
Empirische Therapie bei Nativklappe		
Akuter Verlauf		
S. aureus	Vancomycin 2 x 15 mg/kg/d	Ampicillin + Cefazolin +
Enterokokken	(max. 2 g/d)	Gentamicin (für 3-5 Tage)
	Gentamicin 3 x 1 g/d	
Subakuter Verlauf		
Streptococcus viridans	Penicillin G 20 Mill. IE/d	Vancomycin 2 x 15 mg/kg/d
u. a. Streptokokken	o. Ampicillin 12 g/d +	(max. 2 g/d) o. Teicoplanin
Enterokokken	Gentamicin 3 x 1 mg/kg/d	400 mg/d + Gentamicin (MRSA)
Staphylokokken		
Erregerspezifische Therapie bei Nativklappe		
S. viridans-Gruppe u. a. Streptokokken		
- Penicillin-empfindlich	Penicillin G 12-18 Mio. IE/d	Ceftriaxon 2 g/d für 4 Wochen;
(MHK < 0,1 μg/ml)	+ Gentamicin 3 x 1 mg/kg/d	Ceftriaxon 2 g/d + Gentamicin
	für 2 Wochen	1 x 3 mg/kg/d für 2 Wochen
- Penicillin-tolerant	Penicillin G 18 Mio. IE/d	Vancomycin 2 g/d für
(MHK 0,1-1,0 μg/ml)	für 4 Wochen + Gentamicin	4 Wochen
	3 x 1 mg/kg/d für 2 Wochen	
- Penicillin-resistent	Ampicillin 12 g/d +	Vancomycin 2 g/d +
(MHK > 1,0 μg/ml)	Gentamicin 3 x 1-1,5 mg/kg/d	Gentamicin für 4-6 Wochen
	für 4-6 Wochen	
Enterokokken		
- Ampicillin-empfindlich	Ampicillin 12 g/d +	Vancomycin 2 g/d + Gentamicin
Gentamicin	Gentamicin	für 4-6 Wochen /
"low-level"-resistent	3 x 1-1,5 mg/kg/d	Kombinationstherapie obligat
(MHK< 500 μg/ml)	für 4-6 Wochen	

Häufige Erreger	Therapie	Alternativen/Kommentar
- Ampicillin-empfindlich Gentamicin "high-level"-resistent (MHK > 500 µg/ml)	Ampicillin 12 g/d für 8-12 Wochen	Kombinationstherapie nicht sinnvoll
- Ampicillin-resistent Gentamicin "high-level"-resistent	Linezolid 2 x 600 mg/d	Vancomycin 2 g/d, falls empfindlich
S. aureus - Methicillin-sensitiv (MSSA)	Flucloxacillin 9-12 g/d für 4-6 Wochen + Gentamicin 3 x 1 mg/kg/d für 3-5 Tage	Cefazolin 6 g/d für 4-6 Wochen + Gentamicin für 3-5 Tage
- Methicillin-resistent (MRSA)	Vancomycin 2 g/d für 4-6 Wochen	Linezolid 2 x 600 mg/d; Quinupristin/Dalfopristin 3 x 7,5 mg/kg/d
HACEK (s. Kommentar)	Ceftriaxon 2 g/d für 4 Wochen	Ampicillin 12 g/d + Gentamicin 1 mg/kg/d für 4 Wochen

Empirische Therapie bei Kunstklappen-Infektion

Frühform

Staphylokokken Enterobakterien Corynebakterien	Vancomycin 2 x 15 mg/kg/d (max. 2 g/d) + Gentamicin 3 x 1 mg/kg/d + Rifampicin 600 mg/d, p.o.	

Spätform

S. viridans Staphylokokken (v.a. koagulase-negative) Enterokokken	Vancomycin 2 x 15 mg/kg/d (max. 2 g/d) + Gentamicin 3 x 1 mg/kg/d + Rifampicin 600 mg/d, p.o.	

Erregerspezifische Therapie bei Kunstklappen-Infektion

koagulase-negative Staphylokokken MRSA	Vancomycin 2 x 15 mg/kg/d (max. 2 g/d) + Rifampicin 3 x 300 mg/d für 6 Wochen + Gentamicin 3 x 1 mg/kg/d für 2 Wochen	bei Methicillin-Empfindlichkeit Flucloxacillin statt Vancomycin
S. aureus (MSSA)	Flucloxacillin 9-12 g/d + Rifampicin 3 x 300 mg/d p.o. für 6 Wochen + Gentamicin 3 x 1 mg/kg/d für 2 Wochen	
Streptokokken Enterokokken	siehe Nativklappen	
Enterobakterien P. aeruginosa	Ceftazidim 3 x 2 g/d	Gentamicin/Tobramycin 3 x 1 mg/kg/d + Piperacillin 3 x 2 g/d
Candida spp. Aspergillus spp.	Amphotericin B (± Flucytosin)	Fluconazol / meist frühzeitige chirurgische Intervention notwendig. Postoperativ Weiterbehandlung für 6-8 Wochen

Kommentar. Bei mehreren negativen Blutkulturen an schwer anzüchtbare Erreger (sog. HACEK-Gruppe: Haemophilus, Actinobacillus, Cardiobacterium, Eikenella, Kingella) bzw. auch an Q-Fieber, Psittakose, Brucellose, Bartonella denken; Aminoglykosid-Therapie in 3 Dosen/Tag effektiver als einmalige Dosierung; Fortbestehen der Symptomatik nach Klappenersatz (periphere Embolien in Retina, Fieber, Herzinsuffizienz, Niereninsuffizienz) ist Hinweis auf Therapieversagen und Indikation für frühzeitige chirurgische Intervention; für besonders gefährdete Personen Endokarditisprophylaxe bei entsprechenden Eingriffen mit Endokarditis-Risiko (siehe S. 143). (Lit. 92, 93, 94, 95, 165)

Endophthalmitis

Entzündlicher Prozess der Augenhöhle und ihrer angrenzenden Strukturen; Hauptursachen: Folgen einer chirurgischen Intervention oder Trauma, selten hämatogene Ausbreitung von anderem Herd im Körper (z.B. Meningitis).

Klinik. Schmerzen, v.a. bei Augenbewegungen; verschwommenes Sehen; Lidödem; Konjunktivitis; Tränenfluss; Lichtscheu; Hornhaut-Ödem; entzündliche Reaktion der Vorderkammern und des Glaskörpers.

Diagnostik. Spaltlampe; direkte oder indirekte Ophthalmoskopie; mikrobiologische Untersuchung von Glaskörper-Flüssigkeit, Kammerwasser, Abszess-Material; Wunddehiszenz-Material.

Therapie

Häufige Erreger	Empirische Therapie	Kommentar
Chirurgischer Eingriff (Katarakt)		
- akuter Beginn		
Staphylokokken	Vancomycin + Amikacin,	aggressive, schnelle
P. aeruginosa	intravitreal, Wiederholung nach einigen Tagen	Therapie erforderlich
- protrahierter Beginn		
Propionibakterien	Vancomycin (± Amikacin),	
Koag.-neg. Staphylokokken	intravitreal	
S. aureus		
Penetrierendes Trauma		
Bacillus spp.	Vancomycin + Amikacin, intravitreal +	
Koag.-neg. Staphylokokken	systemisch Clindamycin o. Vancomycin	
Hämatogene Ausbreitung		
Pneumokokken	Ceftriaxon + Vancomycin systemisch	
Meningokokken	+ Vancomycin intravitreal	
S. aureus		

Kommentar. Bakterielle Endophthalmitis ist immer ein Notfall; bei schweren Verläufen innerhalb 24 Stunden Verlust des Augenlichts möglich; Therapie sollte bis zur Erreger-Differenzierung breit erfolgen mit lokaler (intravitrealer Instillation) und systemischer Verabreichung von Antibiotika. Bei vorliegenden Grunderkrankungen (Diabetes mellitus, chronische Niereninsuffizienz, Immunsuppression) Pilz-Endophthalmitis (Candida, Aspergillus u.a. Fadenpilze) ausschließen.

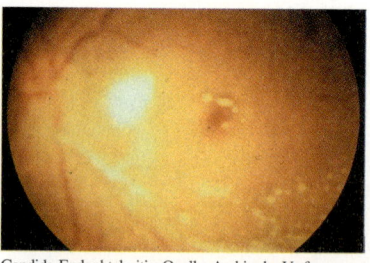

Candida-Endophthalmitis; Quelle: Archiv der Verfasser

Enzephalitis

Infektiöse oder postinfektiöse entzündliche Reaktion des neuronalen Parenchyms des Gehirns.

Meningoenzephalitis: gleichzeitige Beteiligung der Hirnhäute.

Meningoenzephalomyelitis: gleichzeitige Beteiligung des Rückenmarks.

Myelitis: alleinige Beteiligung des Rückenmarks.

Eindringen von Krankheitserregern ins ZNS erfolgt über retrograden axonalen Transport, hämatogen oder über Nervus olfactorius in der Schleimhaut der Nase.

Klinik

Meningoenzephalitis: Fieber, Kopfschmerz, Nackensteife, Übelkeit, Erbrechen, Desorientiertheit, Eintrübung, Koma, fokale neurologische Ausfälle, Abnahme geistig kognitiver Leistungen, epileptische Anfälle (generalisiert, fokal), abgeschwächte Reflexe, abnorme Bewegungsmuster, Tremor; Halluzinationen, Aphasie, Persönlichkeitsänderungen; Änderungen der Körpertemperatur (Hyperthermie,

Poikilothermie), Diabetes insipidus; Papillenödem (als Zeichen eines erhöhten Hirndrucks); selten spastische Lähmung.

Meningoenzephalomyelitis: zusätzlich zu Enzephalitis schlaffe Lähmungen der Extremitäten, Darmlähmung, Blasenlähmung; Sensibilitätsstörung.

Myelitis: aufsteigende motorische Lähmungen; ggf. Sensibilitätsstörungen, Darmlähmung, Blasenlähmung (nicht bei Poliomyelitis).

Symptome der Grunderkrankung: Exanthem (z.B. bei Rickettsiose, Lyme-Borreliose, Herpes simplex, Herpes zoster, Enterokokken).

Diagnostik. Nachweis des Erregers (Kultur, Antigen-Nachweis, PCR) im Liquor oder Hirnbiopsie; Nachweis einer autochthonen Antikörperproduktion (Bestimmung in Liquor und Serum); mikroskopische Beurteilung des Liquors (Zellzahl, Zelltyp); klinisch-chemische Untersuchung des Liquors (Eiweiß, Glukose); EEG; bildgebende Verfahren (CT, MRT).

Therapie

Häufige Erreger	Gezielte Therapie	Alternativen
Virale Enzephalitis		
Herpes-simplex-Virus	Aciclovir	Valaciclovir*; Famciclovir*
Varicella-zoster-Virus	Aciclovir	Valaciclovir*; Famciclovir *
Zytomegalievirus	Ganciclovir	Foscarnet; Cidofovir
Adenovirus	Cidofovir*	
Enteroviren	supportiv	
FSME	supportiv	
Bakterielle Enzephalitis		
Mycobacterium spp.	Tuberkulostatika	
Listerien	Ampicillin + Aminoglykosid	Cotrimoxazol
Mycoplasma spp.	Makrolid; Doxycyclin	Moxifloxacin; Levofloxacin
Chlamydia spp.	Makrolid; Doxycyclin	Moxifloxacin; Levofloxacin
Borrelia spp.	Ceftriaxon	
Pilz-Enzephalitis		
Cryptococcus neoformans	Amphotericin B + Flucytosin gefolgt von Fluconazol	Fluconazol
Histoplasma capsulatum	Amphotericin B	
Protozoen-Enzephalitis		
Toxoplasma gondii	Pyrimethamin + Sulfadiazin + Folinsäure	Pyrimethamin + Sulfadiazin + Clindamycin; Pyrimethamin + Sulfadiazin + Clarithromycin o. Azithromycin

* Therapie in Einzelfällen bisher erfolgreich; keine Zulassung für diese Indikation.

Kommentar. In kleineren Studien bei Herpes-simplex-Enzephalitis bessere Ergebnisse mit Kombinationstherapie aus Aciclovir und Glukokortikoid (4 x 0,15-0,4 mg/kg/d für 2-4 Tage); neben spezifischer Therapie supportive, meist intensivmedizinische Unterstützung vitaler Funktionen von entscheidender Bedeutung; selten als Folge einer Masern-, Mumps- oder Röteln-Infektion; seltene virale Erreger sind Arboviren, Tollwutvirus oder LCM-Virus (Virus der lymphozytären Choriomeningitis); seltene bakterielle Erreger sind Leptospira spp., Brucella spp. und Rickettsien, selten freilebende Amöben (Acanthamoeba, Naegleria); Toxoplasmose und Pilz-Enzephalitis insbesondere bei Immunsuppression. (Lit. 166, 167)

Epididymitis

Zumeist aszendierende Infektion des Urogenitaltrakts (sekundär nach Urethritis); prädisponierende Faktoren bei jüngerem Alter sind sexuelle Aktivität, Homosexualität, bei höherem Alter Harnblasen-Entleerungsstörungen (Katheter, Prostatitis) oder instrumentelle Diagnostik bzw. Therapie im Urogenitaltrakt.

Klinik. Akute, unilaterale skrotale Schmerzen, Berührungsempfindlichkeit, intraskrotale Schwellung, Skrotalerythem.
Komplikationen: eitrige Orchitis mit Abszess-Bildung, Hoden-Infarzierung, chronische Epididymitis, Sterilität.

Diagnostik. Erregernachweis mittels Kultur oder Antigen-Nachweis im Urethralabstrich, -sekret, Urin, ggf. Ejakulat oder Prostatasekret.

Therapie

Häufige Erreger	Empirische Therapie	Alternativen
Patienten < 40 Jahre		
Chlamydien	Ceftriaxon 250 mg i.m. Einmal-	
Gonokokken	dosis o. Cefixim 400 mg p.o.	
Ureaplasmen	o. Cefuroximaxetil 1 g p.o.	
	Einmaldosis, dann Doxycyclin	
	100 mg p.o. 10 Tage o.	
	Azithromycin 1g p.o. Einmaldosis	
Homosexuelle Patienten		
Chlamydien	Ceftriaxon + Doxycyclin	Ciprofloxacin; Ofloxacin
Gonokokken		
Enterobakterien		
Patienten > 40 Jahre		
Enterobakterien	Ciprofloxacin; Ofloxacin	Ceftriaxon;
P. aeruginosa		Ampicillin/Sulbactam;
		Piperacillin +
		ß-Laktamase-Hemmer

Kommentar. Bei Gonokokken-Epididymitis immer Therapie der häufig simultan vorkommenden Chlamydien-Infektion. Bei Infektion mit Gonokokken oder Chlamydien muss der Sexualpartner ebenfalls behandelt werden.

Epiduralabszess

Lokalisierte Infektion zwischen Hirnhaut (Dura mater) und Schädelknochen.
Kranialer Epiduralabszess: häufig gemeinsam mit Osteomyelitis und subduralem Empyem vorkommend; Ätiologie und Verlauf ähnlich subduralem Empyem.

Vertebraler Epiduralabszess im Wirbelkanal: meist durch hämatogene Ausbreitung oder über kontinuierliche Ausbreitung von vertebraler Osteomyelitis ausgehend; häufig bei i.v.-Drogenabhängigen; selten postoperativ oder nach Lumbalpunktion oder Epiduralanästhesie.

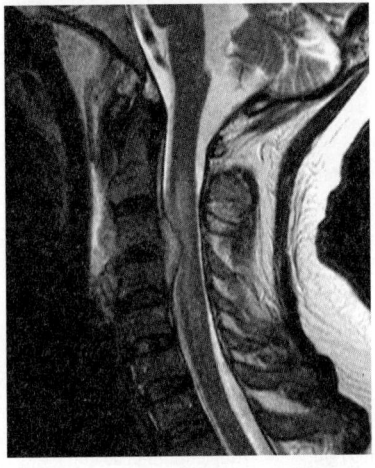

Abszess zwischen C3-4, MRT; Quelle: E.J. Rummeny, München

Klinik
Kranialer Epiduralabszess: Symptomatik ähnlich Subduralabszess; Verlauf anfänglich meist weniger fulminant; progredienter lokaler Kopfschmerz; fokale epileptische Anfälle, fokale neurologische Ausfälle, mit progredienter Entwicklung einer generalisierten neurologischen Symptomatik entsprechend einem subduralem Abszess.

Vertebraler Epiduralabszess: akute (innerhalb Stunden) Verlaufsform, insbesondere bei hämatogener Ausbreitung; chronische (innerhalb von Tagen bis Monaten) Verlaufsform vorzugsweise als Folge einer kontinuierlichen Ausbreitung bei Vertebralosteomyelitis; Anfangssymptomatik: lokale Schmerzen, gefolgt von radikulitischen Schmerzen der betroffenen Nervenwurzeln; bei weiterer Ausbreitung Kompressionssymptomatik mit Lähmungen; bei zervikalem Epiduralabszess klinische Symptomatik ähnlich Guillain-Barré-Syndrom; bei chronischem Epiduralabszess Tumor ausschließen.

Diagnostik. Bildgebende Verfahren (MRT Diagnostik der Wahl); keine diagnostische Punktion des Abszesses; mikrobiologische Kultur von Eiter, Abstrich im Rahmen der chirurgischen Versorgung.

Therapie

Häufige Erreger	Empirische Therapie	Alternativen
Kranialer Epiduralabszess		
Staphylokokken	Ceftriaxon +	Ceftriaxon +
S. viridans	Metronidazol +	Metronidazol +
H. influenzae	Flucloxacillin	Vancomycin o. Teicoplanin
Pneumokokken		
Enterokokken		
Anaerobier		
Vertebraler Epiduralabszess		
S. aureus	Ceftazidim +	Ceftazidim +
S. viridans-Gruppe	Flucloxacillin +	Metronidazol +
E. coli	Metronidazol	Vancomycin o. Teicoplanin
P. aeruginosa		
Anaerobier		

Kommentar. Bei Entwicklung einer Allgemeinsymptomatik (Fieber, Leukozytose) immer chirurgische Intervention und zusätzliche Antibiose; bei lokaler Symptomatik evtl. nur Antibiose ausreichend; Dauer der Antibiotika-Therapie bei unkomplizierten Fällen mindestens 3-4 Wochen, bei begleitender Osteomyelitis 8 Wochen; bei verzögerter chirurgischer Intervention > 24 Stunden nach Auftreten von Lähmungen schlechte neurologische Prognose.

Epiglottitis

Akute oder perakute Entzündung der Epi-
glottis; Vorkommen insbesondere bei Kindern
(2. bis 6. Lebensjahr); bei Erwachsenen selten.

Klinik. Fieber, Atemnot, hochgradiger inspiratorischer Stridor, Schluckstörung, kloßige
Sprache, nicht-bellender Husten.

Diagnostik. Hochgerötete, ödematöse Epi-
glottis (Untersuchung nur unter Intubations-
bereitschaft!); mikrobiologische Kultur eines
Epiglottis-Abstrichs; Blutkultur; ggf. bildgebende Verfahren.

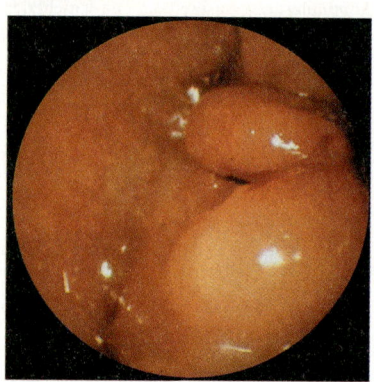

Glottisödem bei aktuer H.-influenzae-b-Epiglottis,
Laryngoskopie; Quelle: Kinderklinik, München-
Schwabing

Therapie

Häufige Erreger	Empirische Therapie	Alternativen
Kinder		
H. influenzae	Ceftriaxon 1 x 50 mg/kg/d;	Ampicillin/Sulbactam;
A-Streptokokken	Cefotaxim 3 x 50 mg/kg/d	Amoxicillin/Clavulansäure
Pneumokokken		
S. aureus		
Erwachsene		
A-Streptokokken	Ceftriaxon 1 x 2 g/d	Cotrimoxazol
H. influenzae		

Kommentar. Bereits bei Verdacht auf akute
Epiglottitis bei Kindern stationäre Einweisung;
evtl. Intubation (meist < 24 Stunden); durch
Einführung der Hib-Impfung im Rahmen der
Säuglings-Grundimmunisierung deutlicher
Rückgang der Inzidenz, heute seltenes Krank-
heitsbild; bei Personen mit engen Kontakten
(Haushalt, Kindergarten) zu Erkrankten Rifam-
picin-Prophylaxe (2 x 300 mg/d für 2 Tage).
(Lit. 97)

Gastroenteritis

Entzündliche Prozesse, meist infektiöser Art,
des Magens, Dünn- und/oder Dickdarms; Leitsymptome sind Diarrhoe und Erbrechen.
Invasive Enteritis (Ruhr-Typ): Invasion des
Erregers in die Darmwand mit entzündlichen
Veränderungen bis zur Ulzeration der Darmwand.
Nichtinvasive Enteritis (Cholera-Typ): durch
bakterielle Enterotoxine Sekretion großer Mengen Flüssigkeit und Elektrolyte.

Übertragung erfolgt direkt fäkal-oral oder über
Aufnahme kontaminierter Nahrung (Eier,
Fleisch, Fisch, Milchprodukte) oder kontami-
nierten Wassers.

Klinik

Invasive Gastroenteritis: blutige, schleimige
Durchfälle; Fieber, Übelkeit, Erbrechen,
Bauchkrämpfe (Tenesmen), Schmerzen; beein-
trächtigter Allgemeinzustand, Exsikkose.

Nichtinvasive Gastroenteritis: wässrige Durchfälle, meist wenig/kein Blut oder Schleim; ansonsten ähnliche Symptomatik wie invasive Enteritis.

Diagnostik
Invasiv: im mikroskopischen Stuhlpräparat Granulozyten.
Nichtinvasiv: im mikroskopischen Präparat keine/kaum Granulozyten.
Mikroskopische Untersuchung und mikrobiologische Kultur von Stuhl, ggf. Duodenalflüssigkeit, Biopsiematerial; Antigen-Nachweis (Viren, Parasiten) im Stuhl; Antikörper-Nachweis (Yersiniose, Amöbiasis, Kryptosporidiose); ggf. Gastroskopie, Koloskopie; bei C.-difficile-Infektion Toxin-Nachweis im Stuhl.

Therapie

Häufige Erreger	Therapie	Alternativen/Kommentar
ohne Erregernachweis	Ciprofloxacin	Cotrimoxazol
invasiv (mit Erregernachweis)		
Salmonellen	meist keine Antibiotika-Therapie erforderlich	bei Bedarf Ciprofloxacin o. Cotrimoxazol
Shigellen*	Ciprofloxacin; Azithromycin	Cotrimoxazol
Yersinien*	meist keine Antibiotika-Therapie erforderlich	bei Bedarf Cotrimoxazol, Doxycyclin + Aminoglykosid, Ciprofloxacin
Campylobacter*	Azithromycin	Clarithromycin; Erythromycin / milder Verlauf, Antibiotika-Therapie reduziert die Rezidivrate
Enteroinvasive E. coli (EIEC)	Ciprofloxacin	Cotrimoxazol
Enterohämorrhagische E. coli (EHEC, HUS)*	symptomatisch	
Listerien*	Ampicillin	Cotrimoxazol
Clostridium difficile*	Metronidazol p.o. ± Rifampicin bei Rezidiv	Vancomycin p.o. / wenn möglich, sonstige Antibiotika-Therapie absetzen
Entamoeba histolytica*	Metronidazol 10 Tage, dann Paromomycin 7 Tage	Iodochinol; Diloxanid
Giardia lamblia*	Metronidazol	Tinidazol; Furazolidone
Nichtinvasiv (mit Erregernachweis)		
Vibrio cholerae*	Ciprofloxacin Einmaldosis	Doxycyclin, Einmaldosis; Cotrimoxazol
Aeromonas spp.	Ciprofloxacin	Cotrimoxazol
S. aureus	symptomatisch	
Enterotoxische E. coli (ETEC)	symptomatisch	ggf. Ciprofloxacin o. Cotrimoxazol
Enteropathogene E. coli (EPEC)	symptomatisch	ggf. Ciprofloxacin o. Cotrimoxazol
Enteroaggregierende E. coli (EAggEC)	symptomatisch	ggf. Ciprofloxacin o. Cotrimoxazol
Bacillus cereus	symptomatisch	
Clostridium perfringens	symptomatisch	
Rotavirus	symptomatisch	

* siehe entsprechende Kapitel

Kommentar. Intensive Diagnostik und Antibiotika-Therapie insbesondere bei invasiven und schweren (systemische Symptomatik), länger anhaltenden Verlaufsformen; wichtig ist symptomatische Therapie; Flüssigkeits- und Elektrolyt-Ausgleich (nach WHO-Empfehlung: 3,5 g NaCl, 1,5 g KCl, 2,5 g Natriumbikarbonat, 40 g Glukose auf 1 Liter Wasser); bei Risikopatienten (Immunsuppression, höheres Alter, Säuglinge) Gefahr der schnelleren Flüssigkeits-, Elektrolytentgleisung; Therapie indiziert bei Campylobacter-Infektionen (Guillain-Barré-Syndrom-Risiko) und Shigellose; Ciprofloxacin-Dosierung 2 x 500 mg/d für 3 Tage bei Shigellose und Yersiniose, 5 Tage bei Salmonellosen und Campylobacter-Infektionen; orale Therapie bei C.-difficile-Infektion mit Metronidazol 3 x 500 mg/d bzw. 4 x 250 mg/d über 10-14 Tage oder Vancomycin 2 x 125 mg/d p.o. oder Teicoplanin 2 x 400 mg/d über 10 Tage; Antibiotikagabe bei EHEC-Infektion nicht sinnvoll, da Toxin-Freisetzung gefördert wird; Motilitätshemmer bei invasiven Gastroenteritiden kontraindiziert; evtl. verlängerte Salmonellen-Ausscheidung nach Antibiotika-Therapie; seltene Ursachen sind Infektionen durch Kryptosporidien, Cyclospora, Isospora und Caliciviren, Adenoviren und Astroviren. (Lit. 116, 118, 119, 120, 131, 132, 133, 151, 175, 154)

Gelenkimplantat-Infektionen

Infektionen bei etwa 1-2% der Gelenkimplantate; meist Osteitis in Knochen-Zement-Interphase, selten Sepsis in zementlosen Implantaten; Infektion erfolgt durch exogene Einbringung (Kontamination, fortgeleitete Wundinfektion) oder durch hämatogene Ausbreitung; Risikofaktoren für Implantat-Infektionen sind rheumatoide Arthritis, Immunsuppression, Diabetes mellitus, Psoriasis, hohes Alter, Adipositas, Wundheilungsstörungen, Wundinfektionen.

Klinik. Schmerzen im betroffenen Gelenk; Schonhaltung; Fieber; periartikuläre Rötung und Schwellung; eitrige Sekretabsonderung in betroffener Wundregion.

Diagnostik. Bildgebende Verfahren (Röntgen); bakteriologische Kultur von Abstrichen, Gewebematerial, Eiter.

Therapie

Häufige Erreger	gezielte Therapie	Alternativen
Staphylokokken	Flucloxacillin	Cefazolin; Clindamycin
MRSA, MRSE	Vancomycin o. Teicoplanin	Linezolid; Quinupristin/Dalfopristin
S. viridans	Penicillin	Cefazolin; Cefuroxim
A-Streptokokken	Penicillin	Cefazolin; Cefuroxim
Enterokokken	Ampicillin	Vancomycin o. Teicoplanin
Enterobakterien	Ceftriaxon; Piperacillin + ß-Laktamase-Hemmer	Imipenem; Meropenem
Anaerobier	Clindamycin; Metronidazol	Ampicillin/Sulbactam; Imipenem; Meropenem

Kommentar. Meist Austausch des Implantats notwendig; antibiotische Therapie gezielt nach Erreger-Identifizierung und Antibiogramm für 4 bis 6 Wochen; bei Keimen mit niedriger Pathogenität, guter Empfindlichkeit gegen ein orales Antibiotikum und fehlender Lockerung des Implantats orale antibiotische Therapie möglich. Bei kurzdauernder Infektion eines stabilen Implantats evtl. Implantat-Erhalt durch langdauernde Kombinationstherapie mit Rifampicin und Ciprofloxacin (3-6 Monate) möglich. (Lit. 134, 160, 168, 169, 148)

Granulomatöse Hepatitis

Bildung von Granulomen mit oder ohne entzündliche Reaktion des Leberparenchyms; in bis zu 50% Genese unbekannt; bei infektionsbedingter Ursache meist im Rahmen einer zyklischen Infektionskrankheit auftretend.

Klinik. Fieber; Ikterus, Hepatomegalie und Funktionsbeeinträchtigung der Leber in unterschiedlichem Ausmaß.

Diagnostik. Klinisch-chemische Parameter (alkalische Phosphatase; Transaminasen); bildgebende Verfahren (Ultraschall); Leberbiopsie. Bei nichtverkäsenden Granulomen an Sarkoidose denken.

Therapie

Häufige Erreger	gezielte Therapie	Alternativen
M. tuberculosis	INH + Rifampicin + Pyrazinamid	
M.-avium-intracellulare	Clarithromycin + Ethambutol + Clofazimin + Aminoglykosid	Clarithromycin + Ethambutol + Rifabutin
Brucella spp.	Doxycyclin + Aminoglykosid	Ciprofloxacin + Rifampicin
Listerien	Ampicillin	Cotrimoxazol
Francisella tularensis	Aminoglykosid	Doxycyclin; Ciprofloxacin
Treponema pallidum	Penicillin	Doxycyclin; Ceftriaxon
Coxiella burnetii	Doxycyclin	Erythromycin
Histoplasma capsulatum	Itraconazol	Amphotericin B
Cryptococcus neoformans	Amphotericin B	Fluconazol
Toxoplasma gondii	Pyrimethamin + Sulfadiazin; Cotrimoxazol	Pyrimethamin + Makrolid o. Pyrimethamin + Clindamycin
Schistosoma spp.	Praziquantel	Metrifonat; Oxamniquin
Epstein-Barr-Virus	—	—
Zytomegalie-Virus	—	—

Kommentar. Therapie der granulomatösen Hepatitis erfolgreich durch Therapie der zugrunde liegenden Infektion; Steroidtherapie nur nach Ausschluss einer Tuberkulose bzw. unter INH-Therapie.

Harnwegsinfektionen

Eine der häufigsten Ursachen für einen Arztbesuch, v.a. bei Frauen; Inzidenz ansteigend mit zunehmendem Alter; Einteilung nach Lokalisation, Ursache und Schweregrad:

Unkomplizierter Harnwegsinfekt: Infektion in einem anatomisch und neurologisch unauffälligen Harntrakt.

Komplizierter Harnwegsinfekt: Infektion bei urodynamisch wirksamer Abflussstörung durch Obstruktion (Fremdkörper, Steine, Prostatahyperplasie), Reflux, neurogene Entleerungsstörung oder katheterassoziierte Infekte.

Infekt der unteren Harnwege: Urethritis, Zystitis.

Infekt der oberen Harnwege: Pyelonephritis, Nephritis.

Symptomatische Bakteriurie: Symptomatik plus Nachweis von Bakterien im Urin.

Asymptomatische Bakteriurie: Nachweis von Bakterien im Urin ohne klinische Symptomatik.

Klinik
Akute Zystitis, Urethritis: Dysurie, Pollakisurie, suprapubische Schmerzen.
Akute Pyelonephritis: Fieber, Schüttelfrost, Nierenklopfschmerz, Übelkeit, Erbrechen, Entzündungszeichen (Leukozytose, BSG).

Diagnostik. Mikrobiologische Kultur des Urins (Keimzahlbestimmung), signifikante Keimzahl im Mittelstrahlurin >10^3/ml, im suprapubischen Aspirat 10^2/ml; ggf. Blutkultur; Sonographie zum Ausschluss einer Obstruktion, ggf. weiterführende urologische Diagnostik; bei negativen Urinkulturen Untersuchung auf Tuberkulose, Chlamydien, Mykoplasmen, Ureaplasmen durchführen; Therapie an Pyurie (>10 Leukozyten/µl) orientieren.

Therapie

Häufige Erreger	Empirische/gezielte Therapie	Alternativen/Kommentar
Unkomplizierte Zystitis		
Enterobakterien	Ciprofloxacin 2 x 250 mg/d;	Amoxicillin/Clavulansäure;
S. saprophyticus	Ofloxacin 2 x 200 mg/d;	Ampicillin/Sulbactam;
Enterokokken	Cotrimoxazol	
Urethritis bei Männern		
Chlamydia trachomatis	Ceftriaxon 250 mg i.m. Ein-	
Ureaplasmen	maldosis, dann Doxycyclin	
Gonokokken	2 x 100 mg/d p.o. für 7-10 Tage o.	
	Azithromycin 1 g p.o. Einmaldosis	
Unkomplizierte Pyelonephritis		
E. coli	Ciprofloxacin 2 x 500 mg/d	Amoxicillin/Clavulansäure;
Proteus spp.		Cotrimoxazol;
Klebsiella spp.		Cefuroximaxetil
Enterobakterien		
Staphylokokken		
Komplizierte Harnwegsinfektionen		
E. coli	Ciprofloxacin i.v.;	Ampicillin/Sulbactam +
Enterokokken	Ofloxacin i.v.;	Gentamicin;
P. aeruginosa	Piperacillin +	Imipenem; Meropenem
Staphylokokken	ß-Laktamase-Hemmer;	
Enterobakterien	Ceftazidim	
Candida spp. *	Fluconazol	Amphotericin B
Asymptomatische Bakteriurie		
Kinder		
E. coli	Amoxicillin; Cotrimoxazol	Oralcephalosporin / betroffen sind v.a. Mädchen
Alte Patienten		
E. coli		keine Antibiotika-Therapie
während der Schwangerschaft		
Enterobakterien	Amoxicillin;	Nitrofurantoin; Cotrimoxazol / The-
Staphylokokken	Cefuroximaxetil	rapie erforderlich; wiederholte bakte- riologische Untersuchung empfohlen

* cave: häufig Kontamination; gezielte Therapie bei Erregernachweis

Kommentar. Bei jüngeren Frauen mit unkomplizierter Zystitis Therapiedauer 3 Tage; bei Chlamydien-Urethritis des Mannes Einmaltherapie mit Azithromycin (1 g) ausreichend; bei rezidivierender Zystitis (> 3/Jahr) niedrig dosierte Rezidiv-Prophylaxe mit Cotrimoxazol über 6 Monate; bei rezidivierender Pyelonephritis gezielte Antibiose; bei Nachweis von S. aureus im Urin Bakteriämie und sekundäre Niereninfektionen ausschließen; bei postmenopausalen Frauen vaginale Östrogentherapie zur Senkung der Frequenz von Harnwegsinfektionen indiziert. (Lit. 115, 172, 177)

Haut- und Weichteilinfektionen

Breites Spektrum von gutartigen bis zu lebensbedrohlichen Infektionen. Einteilung häufig in oberflächliche und tiefe Infektionen und nach Schweregrad.

Klinik

Oberflächliche, gutartige Infektionen: Impetigo, Follikulitis, Rosacea, Solitärfurunkel. Meist lokale Therapie ausreichend; bei Ausbreitung oder Auftreten von Allgemeinsymptomatik systemische Antibiotika-Therapie indiziert.

Oberflächliche, mittelschwere Infektionen: Abszess, Panaritium, eitrige Bursitis, Erysipel (intrakutane Phlegmone), subkutane Phlegmone (Zellulitis). Therapie durch systemische Antibiotika-Therapie und ggf. durch chirurgische Intervention.

Tiefe Weichteilinfektionen: Gangrän, nekrotisierende Fasziitis, Gasbrand, Myonekrose. Immer lebensbedrohliche Krankheitsbilder; immer systemische Antibiotika-Therapie und chirurgische Intervention erforderlich.

Sonderformen: diabetische Gangrän (sekundär infizierte oberflächliche Hautulzerationen als Folge einer Mikroangiopathie und peripherer Neuropathie), Phlegmone durch Bisse oder Wasserkeime, Hautmanifestationen systemischer Infektionen (Endokarditis, Listeriose, Leptospirose, Rattenbissfieber, Melioidose, Tularämie, Milzbrand, Diphtherie, Fungämien).

Diagnostik. Klinisches Bild, ggf. mikroskopische und kulturelle Untersuchungen der Abstriche oder Flüssigkeitsaspiration aus Gewebe oder Bläscheninhalt, evtl. Blutkultur; Radiologie zur Bestimmung der Ausdehnung, Lokalisation vitaler Strukturen bei tiefen Weichteilinfektionen.

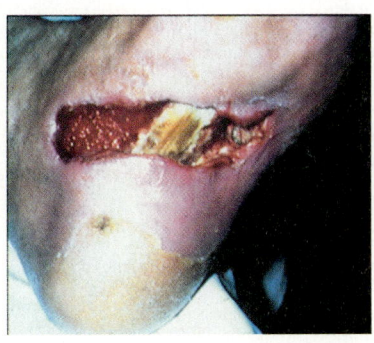

Tiefes Ulkus mit Beteiligung der Sehnen; Quelle: Pharmacia & Upjohn, Erlangen

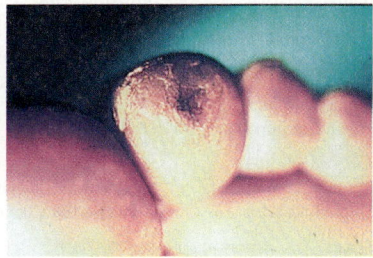

Oberflächliches Ulkus; Quelle: Pharmacia & Upjohn, Erlangen

Therapie

Häufige Erreger	Empirische/gezielte Therapie	Alternativen/Kommentar
Akne		
Propionibakterien	bei leichten Formen Salizylsäure, Benzolperoxyd, Erythromycin o. Clindamycin lokal	Doxycyclin 2 x 100 mg/d p.o.; Minocyclin 2 x 50 mg/d
Impetigo		
S. aureus	Flucloxacillin; Cefazolin;	Makrolid; Cefuroxim
Streptokokken	Penicillin V	
Abszess		
S. aureus	Flucloxacillin	Cefazolin; Cefuroxim
A-Streptokokken (selten)		

Häufige Erreger	Empirische/gezielte Therapie	Alternativen/Kommentar
Erysipel		
Streptokokken,	Penicillin G;	Cefazolin; Cefuroxim;
S. aureus (selten)	Flucloxacillin	Makrolid
Phlegmone, Ecthyma		
S. aureus	Cefazolin; Cefuroxim	Linezolid; Quinupristin/
A-Streptokokken	Flucloxacillin	Dalfopristin (MRSA)
Gangränöse Phlegmone		
Mischinfektion	Ampicillin/Sulbactam;	Piperacillin +
(aerob/anaerob)	Amoxicillin/Clavulansäure	ß-Laktamase-Hemmer;
S. aureus		Imipenem; Meropenem /
Streptokokken		sofortiges Débridement;
Clostridium spp.		bei Immunsupprimierten
Enterobakterien		P. aeruginosa erfassen
Pseudomonas spp.		
Myonekrose, nekrotisierende Fasziitis		
A-, C- oder G-	Penicillin G (hochdosiert)	Imipenem o. Meropenem
Streptokokken	+ Clindamycin	+ Clindamycin
Clostridium spp.		
Mischkultur (aerob/anaerob)		
Diabetischer Fuß		
S. aureus	Ampicillin/Sulbactam;	Piperacillin +
Anaerobier	Ceftriaxon + Clindamycin;	ß-Laktamase-Hemmer
Enterobakterien	Moxifloxacin	
Hundebiss		
Pasteurella multocida	Ampicillin/Sulbactam;	Clindamycin + Ciprofloxacin;
S. aureus	Amoxicillin/Clavulansäure	Clindamycin + Cotrimoxazol
Capnocytophaga sp.		
Fusobacterium spp.		
Katzenbiss		
Pasteurella multocida	Ampicillin/Sulbactam;	Cefuroximaxetil / Infektionen
Staphylokokken	Amoxicillin/Clavulansäure	häufiger (>50%) als nach
		Hundebiss (5%)
Rattenbiss		
Spirillum minus	Ampicillin/Sulbactam;	Doxycyclin
S. moniliformis	Amoxicillin/Clavulansäure	
Menschenbiss		
S. viridans	Amoxicillin/Clavulansäure	Clindamycin + Ciprofloxacin;
S. aureus	(5 Tage p.o.)	Clindamycin + Cotrimoxazol
Koag.-neg.		
Staphylokokken		
Corynebacterium spp.		
Eikenella corrodens		
Anaerobier		
Phlegmone nach Salzwasserkontakt		
Vibrio vulnificus	Doxycyclin	Ceftriaxon; Ciprofloxacin
Vibrio parahaemolyticus		
Phlegmone nach Süßwasserkontakt		
Aeromonas hydrophila	Ciprofloxacin	Ceftazidim ± Aminoglykosid
P. aeruginosa		

Kommentar. Bei Akne Verminderung der epidermalen Desquamation und Komedonen-Neubildung durch Vitamin A-Säure, Benzoylperoxid oder Salizylsäure, bei ausgedehnter nodulozystischer Akne Isoretionin-Therapie; bei rezidivierender Furunkulose Sanierung des Trägerstatus mittel nasaler Applikation von Mupirocin; bei Erysipel Therapiedauer 2 Wochen, bei rezidivierendem Erysipel Therapiedauer 6 Wochen; bei diabetischem Fuß Sequenztherapie mit 1-2 Wochen i.v. und nachfolgend 3 Wochen oraler Therapie (unter Einbeziehung der Gefäßchirurgie); bei Streptokokken-bedingtem "Toxic Shock Syndrom" Verabreichung von i.v.-Immunglobulin; bei nekrotisierender Fasziitis immer mit Clindamycin (hemmt die Toxin-Produktion) kombinieren. (Lit. 161, 162, 164, 170, 171, 177)

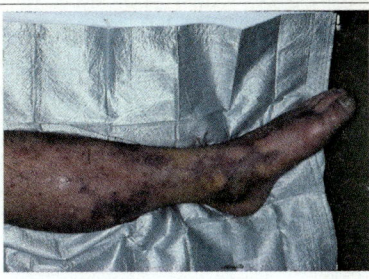

Girlandenförmige livide Hautverfärbung bei nekrotisierender Fasziitis; Quelle: P. Kujath, Lübeck

Hepatitis

Akute oder chronische Entzündung des Leberparenchyms toxischer, anoxischer, immunologischer oder infektiöser Genese; Infektionen überwiegend viral bedingt (s.a. Infektionen S. 277-281); seltener auch im Rahmen einer systemischen Infektion (sog. Begleithepatitis).
Akute Hepatitis: Symptomatik, klinisch-chemische Veränderungen und Infektion < 6 Monate.
Chronische Hepatitis: Symptomatik und Infektion > 6 Monate.
Fulminante Hepatitis: perakuter Verlauf, häufig mit Leberversagen.

Klinik
Akute Hepatitis: Oberbauchschmerzen; Unwohlsein; Übelkeit, Erbrechen, Durchfall; Appetitlosigkeit; Fieber; bierbrauner Urin; hellgrauer Stuhl; Ikterus.
Chronische Hepatitis: Unspezifische Oberbauch-Beschwerden; Unwohlsein; Appetitlosigkeit; Speisenunverträglichkeit; Übelkeit.
Fulminante Hepatitis: Fieber, Ikterus; Enzephalopathie (Lethargie, Somnolenz, Koma; "Foetor hepaticus"); Nierenversagen.

Diagnostik. Klinik; bildgebende Verfahren (Ultraschall); Laborchemie; Virusserologie; evtl. Biopsie.

Therapie

Häufige Erreger	gezielte Therapie	Alternativen
Hepatitis-A/E-Virus	supportiv	
Hepatitis-B/D-Virus	Interferon alfa; Lamivudin	
Hepatitis-C-Virus	Peg-Interferon alfa + Ribavirin	
Epstein-Barr-Virus	supportiv	
Zytomegalievirus	supportiv	evtl. Ganciclovir
Gelbfiebervirus	supportiv	
Leptospiren	Penicillin G	Doxycyclin; Amoxicillin
C. burnetii (Q-Fieber)	Doxycyclin	Fluorchinolon

Kommentar. Alkoholtoxische Leberschädigung häufigste Ursache einer Fettleberhepatitis in Deutschland; Hepatitis A und E meist durch Reisen oder enge Kontakte zu Reisenden erworben; chronischer Verlauf ausschließlich bei Hepatitis B, D und C; medizinische Betreuung von Patienten mit Hepatitis A oder B vorzugsweise durch immunes Personal; Unterscheidung einer primären Virushepatitis von Begleithepatitis meist durch Höhe der Transaminasen möglich (Virushepatitis > 25-facher Normalwert; Begleithepatitis < 20-facher Normalwert); Differenzierung von nicht-infektiösen Ursachen meist durch Relation der alkalischen Phosphatase, Laktat-Dehydrogenase und Transaminasen zueinander möglich.

Hirnabszess

Fokale, eitrige Infektion des Gehirnparenchyms; häufig kontinuierliche Ausbreitung von Ohr-, seltener von Nebenhöhlen- oder Zahninfektionen; hämatogene Entstehung (Endokarditis, Lungenabszess) und Entstehung durch Trauma, neurochirurgische Eingriffe möglich.

Klinik. Kopfschmerzen, Fieber, fokale neurologische Ausfälle; seltener generalisierte Krampfanfälle, Erbrechen, Nackensteifigkeit, Papillenödem.
Komplikationen: Durchbruch in Ventrikel- oder Epiduralraum.

Diagnostik. Bildgebende Verfahren (CT, MRT); mikrobiologische Untersuchung von Abszess-Eiter. Im CT oft differentialdiagnostisch schwer von ZNS-Lymphom oder Tumormetastasen zu unterscheiden!

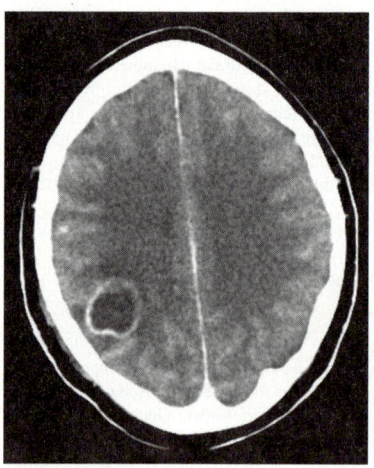

Hirnabszess; Quelle: E.J. Rummeny, München

Therapie

Häufige Erreger	Empirische/gezielte Therapie	Alternativen
Ausgangspunkt Ohr, Nebenhöhlen, Zahn		
Streptokokken	Ceftriaxon + Metronidazol	Penicillin G + Metronidazol
Bacteroides spp.		
Enterobakterien		
S. aureus		
Fusobacterium spp.		
Trauma, Neurochirurgie		
S. aureus	Flucloxacillin + Ceftriaxon	Vancomycin o. Teicoplanin +
Koag.-neg. Staphylokokken		Ceftazidim
Enterobakterien		
Streptokokken		
P. aeruginosa		
Neutropenische Patienten		
Enterobakterien	Ceftazidim	Imipenem; Meropenem
P. aeruginosa		
Aspergillus spp.*	Amphotericin B,	Voriconazol
Mucoraceen*	evtl. liposomal	

* gezielte Therapie bei Erregernachweis

Kommentar. Meist chirurgische Sanierung erforderlich; bei immunsupprimierten Patienten an Toxoplasmose, Nocardiose, Mykobakterien-Infektionen, Listeriose oder Kryptokokkose, bei HIV-Patienten an Toxoplasmose und Kryptokokkose denken. (Lit. 98)

Keratitis (infektiöse)

Infektion der Kornea; in industrialisierten Ländern Herpes simplex häufigste virale Ursache; Infektion erfolgt durch Fortleitung und Mitbeteiligung einer Konjunktivitis oder externes Trauma (Fremdkörper, operative Eingriffe, Kontaktlinsen, Lidhaare, Lidränder); immer mit Möglichkeit eines Verlusts der Sehkraft verbunden.

Klinik. Schmerzen im Auge, durch Lidschlag verstärkt; Photophobie, Blepharospasmus; Tränen; Verlust der Transparenz der Kornea; Vaskularisierung der Kornea; Kornea-Ödem; Vorderkammereiterung (Hypopyon).
Komplikationen: Keratolyse mit Korneaperforation; Glaukom.

Diagnostik. Ophthalmologische Untersuchung mit Abnahme von Kornealgeschabsel oder Korneabiopsie zur mikroskopischen und kulturellen Untersuchung.

Therapie

Häufige Erreger	Empirische/gezielte Therapie	Alternativen/Kommentar
S. aureus S. epidermidis	Cefazolin + Aminoglykosid, topisch	Vancomycin topisch
Pneumokokken* Moraxella spp.*	Penicillin topisch, Ciprofloxacin, topisch	
Aspergillus spp. Fusarium spp. Candida spp	Amphotericin B, topisch	Natamycin, topisch o. Chlorhexidin, topisch
Onchocerca volvulus* Acanthamoeba spp.*	Ivermectin Propamidine + Gramicidin o. Propamidine + Polymyxin, jeweils topisch	Polyhexamethylene o. Biguanide, topisch o. Chlorhexidin, topisch
Herpes-simplex-Virus* Varicella-zoster-Virus*	Trifluridin, topisch Famciclovir; Valaciclovir	Vidarabin, topisch Aciclovir
Kontaktlinsen: P. aeruginosa*	Ciprofloxacin o. Ofloxacin, topisch	Tobramycin + Piperacillin, topisch

* gezielte Therapie bei Erregernachweis

Kommentar. Topische Anwendung bevorzugt als Tropfen (besseres Eindringen ins Augengewebe); auch Tragen weicher Kontaktlinsen kann Antibiotika-Konzentration an Kornea erhöhen; systemische Verabreichung nur bei schweren Verlaufsformen mit Perforationsgefahr; daneben supportive Therapie; Therapie der Pilzkeratitis meist über längere Zeit notwendig; bei Mikrofilariose topische Begleit-Therapie mit Kortikosteroiden; bei Acanthamoeba-Keratitis häufig zusätzlich zu topischer Therapie Keratoplastik notwendig; bei Herpes-simplex-Keratitis zusätzlich zur topischen Therapie Abhobelung des Korneaepithels.

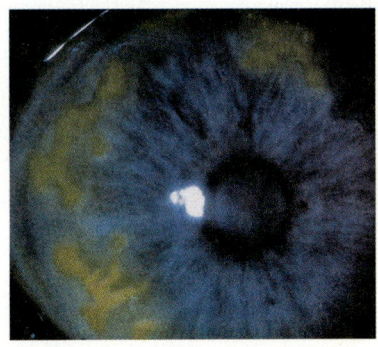

Fluoreszenzanfärbung dendritischer Hornhautläsionen; Quelle: M. Mertz, München

Konjunktivitis (infektiöse)

Entzündung des nicht-keratinisierten Plattenepithels mit darunter liegendem Bindegewebe im Auge; häufigste Form der Augeninfektion; Übertragung in den meisten Fällen durch Kontaktinfektion oder kontaminierte Kosmetika, selten fortgeleitete Infektion von Augenlidern, Tränenapparat, Kieferhöhlen.

Akute Konjunktivitis: Verlauf < 3 Wochen.
Chronische Konjunktivitis: Verlauf > 3 Wochen.
Perakute Konjunktivitis: schwerer Verlauf mit Beteiligung der Kornea und Korneaperforation innerhalb von 24 Stunden; verursacht durch Neisseria gonorrhoeae oder N. meningitidis.
Neugeborenen-Konjunktivitis: Infektion der Konjunktiva im Verlauf des Geburtsvorgangs bei Infektion der Mutter mit Neisseria gonorrhoeae, Chlamydia trachomatis oder Herpes-simplex-Virus.
Epidemische Keratokonjunktivitis: v.a. durch Adenoviren (Typ 8, 19).
Akute hämorrhagische Konjunktivitis: hauptsächlich durch Enterovirus Typ 70; selten durch Coxsackie-Virus Typ A24, Adenovirus Typ 11.
Pharyngokonjunktivales Fieber: systemische Symptomatik im Vordergrund; häufig im Rahmen systemischer Infektionen, z.B. bei Influenza.

Klinik. Hyperämie mit Rötung; Schwellung; Fremdkörpergefühl; Exsudat (purulent, fibrinös, serös); evtl. Zusammenkleben der Augenlider durch getrocknetes Exsudat; Schmerz; ggf. Lymphknotenschwellung; zum Teil Membranbildung (oberflächliche fibrinöse Membran).
Komplikationen: Keratitis mit Korneaperforation; chronische Konjunktivitis mit Narbenbildung und Erblindung.

Diagnostik. Erregernachweis im Konjunktivalabstrich oder Exsudat; ggf. serologischer Antikörper-Nachweis von Chlamydien, Viren.

Therapie

Häufige Erreger	Empirische/gezielte Therapie	Alternativen
Neugeborene		
2.-4. Tag		
Gonokokken*	Ceftriaxon	
Herpes simplex*	Aciclovir-Augensalbe	Idoxuridin-Augensalbe o. Trifluridin-Augensalbe
3.-10. Tag		
Chlamydia trachomatis*	Azithromycin	
Herpes simplex*	Aciclovir-Augensalbe	Idoxuridin-Augensalbe o. Trifluridin-Augensalbe
11.-16. Tag		
Herpes simplex*	Aciclovir-Augensalbe	Idoxuridin-Augensalbe o. Trifluridin-Augensalbe
Kinder, Erwachsene		
S. aureus	Aminoglykosid-Tropfen	Fluorchinolon-Tropfen; Bacitracin-Polymyxin B-Tropfen
Pneumokokken		
H. influenzae		
Chlamydia trachomatis*	Azithromycin	Doxycyclin
Herpes simplex*	Aciclovir-Augensalbe	Idoxuridin-Augensalbe o. Trifluridin-Augensalbe
Adenovirus	supportiv	
Enterovirus		

* gezielte Therapie bei Erregernachweis

Kommentar. In den meisten Fällen selbst-limitierende Infektion; nur in schwereren Verlaufsformen lokale Antibiotika-Therapie notwendig; bei Gonokokken-Konjunktivitis sofortige systemische Verabreichung von Ceftriaxon; viele Augencremes enthalten zusätzlich Kortikosteroide zur Abmilderung der entzündlichen Reaktion. Die epidemische Keratokonjunktivitis tritt v.a. im Frühjahr und Herbst auf, Übertragung durch kontaminierte Gegenstände (in Arztpraxen, privatem Umfeld) oder durch kontaminierte Finger (Prophylaxe: Handschuhe, Desinfektion der Gegenstände). Haemophilus influenzae Biotyp aegypticus bisher vereinzelt epidemisch in Brasilien (Brasilianisches Purpurfieber) aufgetreten; Prophylaxe der systemischen Infektion durch Eliminierung des Trägerstatus mittels Rifampicin; seltene Ursachen einer Konjunktivitis sind Mycobacterium tuberculosis, Bartonella henselae, Francisella tularensis, Borrelia burgdorferi, Varicella-zoster-Virus, Pilze und Parasiten (Mikrofilarien). (Lit. 101, 136, 163)

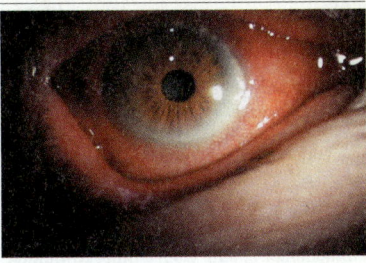

Rötung und Schwellung der Konjunktiva; Quelle: M. Mertz, München

Leberabszess

Meist sekundär im Rahmen einer Cholangitis, Appendizitis, Divertikulitis oder Peritonitis, hämatogen bei Sepsis oder nach Amöbiasis; zunehmende Bedeutung als Komplikation nach Lebertransplantation; häufig ist keine primäre Ursache identifizierbar.

Klinik. Schmerzen im rechten Oberbauch, Fieber, allgemeines Krankheitsgefühl.

Diagnostik. Bildgebende Verfahren (Ultraschall, CT); Erregernachweis im Punktat; bei Verdacht auf Amöbenabszess Amöbennachweis im Stuhl und Nachweis von Antikörpern gegen Amöben im Blut.

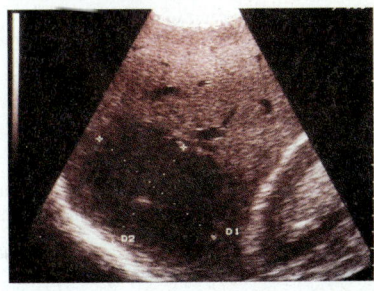

Leberabszess (Amöbiasis), Sonographie; Quelle: T. Löscher, München

Therapie

Häufige Erreger	Empirische Therapie	Alternativen
Enterobakterien	Piperacillin +	Imipenem o. Meropenem +
Anaerobier	ß-Laktamase-Hemmer +	Metronidazol;
Enterokokken	Metronidazol;	Ciprofloxacin + Metronidazol;
Staphylokokken	Ceftriaxon +	Ampicillin/Sulbactam +
Entamoeba histolytica	Metronidazol	Metronidazol

Kommentar. Bei größeren Abszessen Punktion, Drainage oder chirurgische Intervention; bei Amöbenabszess Monotherapie mit Metronidazol in der Regel ausreichend mit nachfolgender Therapie der Darm-Kolonisierung mit Diloxanid-Furoat (Furamide®) oder Iodoquinol (Yodoxin®, Diquinol®); bei Immunsupprimierten an hepatolienale Candidose oder Aspergillose denken; Yersinien-Leberabszess evtl. assoziiert mit Hämochromatose. Bei Ausschluss eines Amöbenabszesses unter Therapie mit Carbapenem oder Piperacillin + ß-Laktamase-Hemmer keine Kombination mit Metronidazol notwendig. (Lit. 145)

Lungenabszess

Primärer Lungenabszess: lokalisierte Nekrose des Lungenparenchyms (> 2 cm) durch Fremd-körper-Aspiration bei Personen ohne vorbeste-hende Grunderkrankung.

Sekundärer Lungenabszess: Nekrose des Lun-genparenchyms auf Basis einer vorliegenden Grunderkrankung (bronchiale Obstruktion, Bronchialkarzinom, Lungeninfarkt, Immun-suppression), bei Bronchialkarzinom und -infarkten auch ohne Fremdkörper.

Nekrotisierende Pneumonie: multiple kleine (< 2 cm) Abszesse des Lungenparenchyms; verur-sacht durch Fremdkörperaspiration oder häufi-ger hämatogen (septische Emboli).

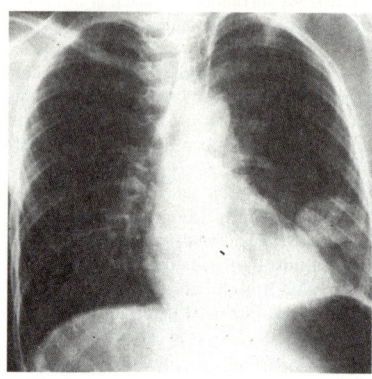

Lungenabszess durch S. aureus, linkes Lungen-unterfeld, Röntgen-Thorax; Quelle: Fotolabor, Univ.-Kinderklinik, Leipzig

Klinik. Fieber, Schüttelfrost, Husten, atem-abhängiger Thoraxschmerz; ggf. eitriges Sputum. Komplikationen: massive Hämoptyse, Ausbrei-tung in andere Lungenregionen, bronchopleu-rale Fistel, Pyopneumothorax, Hirnabszesse (hämatogen fortgeleitet).

Diagnostik. Bildgebende Verfahren (Thorax-Röntgen, CT), Bronchoskopie mit Material-entnahme; bildgeführte Punktion zur Erreger-isolierung.

Therapie

Häufige Erreger	Empirische Therapie	Alternativen
Primärer Lungenabszess		
Anaerobier	Ampicillin/Sulbactam;	Penicillin G o. Ampicillin
H. influenzae	Amoxicillin/Clavulansäure	+ Clindamycin; Penicillin G
Pneumokokken		o. Ampicillin + Metronidazol
Sekundärer Lungenabszess		
S. aureus	Ceftriaxon o. Ceftazidim	Imipenem; Meropenem;
Enterobakterien	+ Clindamycin	Piperacillin +
P. aeruginosa		ß-Laktamase-Hemmer

Kommentar. Antibiotika-Therapie in hohen Dosen über 4-6 Wochen empfohlen; ggf. chir-urgische Intervention notwendig; seltene Ursa-chen sind Tuberkulose, Echinokokkose, Amö-benabszess, Aktinomykose, Aspergillom (ins-besondere bei Immunsuppression), Krypto-kokkose (Immunsuppression), Melioidose (nach Südostasien-Aufenthalt).

Lymphadenitis

Entzündliche Reaktion eines oder mehrerer Lymphknoten aufgrund einer Infektion oder einer Autoimmunerkrankung. Unterscheidung zwischen regionaler und generalisierter Lymphadenitis (LA) und nach Histologie. Wichtige infektiöse Ursachen:

Generalisierte LA: EBV, Zytomegalievirus, HIV, Lues, Toxoplasmose, Tularämie, Lyme-Borreliose.

Zervikale LA: Toxoplasmose, Tularämie, Kat-zenkratzkrankheit, atypische Mykobakteriosen, A-Streptokokken-Infektionen, Staphylokok-ken-Infektionen.

Inguinale LA: HSV-Infektion, Lues, Weicher

Schanker, Lymphogranuloma inguinale, Lymphogranuloma venereum.

Axilläre LA: Tularämie, Pest, Katzenkratzkrankheit, Sporotrichose, Staphylokokken-Infektionen.

Einteilung nach Histologie:

Eitrige LA: Streptokokken-Infektionen, Staphylokokken-Infektionen, Pest.

Verkäsende LA: Tuberkulose, atypische Mykobakteriosen.

Granulomatöse LA: Lues, Histoplasmose, Kokzidioidomykose.

Nekrotisierend-granulomatöse LA: Tularämie, Leishmaniose, Lymphogranuloma venereum, Lymphogranuloma inguinale, Katzenkratzkrankheit, Toxoplasmose.

Klinik. Schwellung, Druckschmerzhaftigkeit des/der betroffenen Lymphknoten; ggf. Rötung und Erwärmung der darüber liegenden Haut; ggf. generalisierte Infektzeichen (Fieber, Abgeschlagenheit).

Diagnostik. Klinik (akute/chronische Symptomatik); Punktion eines eitrigen Lymphknotens mit kulturellem Erregernachweis; laborchemisch ggf. Leukozytose, erhöhtes CRP und/oder BSG; Blutkultur; serologischer Antikörper-Nachweis (EBV, Zytomegalie, Borreliose, Toxoplasmose, Lues); molekularbiologischer Erregernachweis (HIV); ggf. Biopsie / Exzision mit histologischer Untersuchung. Differentialdiagnose bei schmerzloser Lymphknotenschwellung: malignes Geschehen.

Therapie

Häufige Erreger	Gezielte Therapie	Alternativen
A-Streptokokken	Penicillin G	Cefazolin; Cefuroxim
S. aureus	Flucloxacillin	Cefazolin; Vancomycin; Teicoplanin

Bei Nachweis anderer Erreger: gezielte Therapie

Kommentar. Bei eitriger LA ohne Reiseanamnese empirische Therapie gegen Staphylokokken und Streptokokken bis zur Erregeridentifizierung empfohlen. Bei Reiseanamnese Ausschluss tropischer Infektionen (Schlafkrankheit, Leishmaniose, Chagas-Krankheit). Bei Kontakt mit Nagetieren Ausschluss von Tularämie und ggf. von Pest. Bei häufigen sexuellen Kontakten Ausschluss venerischer Infektionen (Lues, Lymphogranuloma inguinale, Lymphogranuloma venereum). Bei Immunsuppression an atypische Mykobakteriosen, Histoplasmose, Kokzidioidomykose und insbesondere Toxoplasmose denken. Bei Leistenlymphknoten-Drainage Gefahr der Fistelbildung, daher Exzision empfohlen. Bei Lymphknoten >2 cm Durchmesser und bei sich vergrößernden Lymphknoten trotz Therapie immer Exzision. Exzidierte Lymphknoten immer histopathologisch untersuchen.

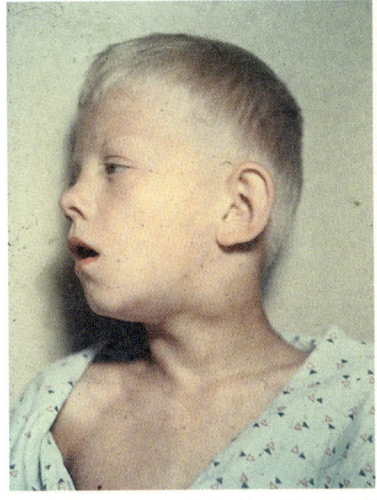

Lymphadenitis der zervikalen Lymphknoten bei Pfeifferschem Drüsenfieber; Quelle: Fotolabor, Univ.-Kinderklinik, Leipzig

Mastitis

Häufig in Zusammenhang mit Stillen; selten bei nicht-stillenden Frauen; Übertragung durch aufsteigende Infektion von der Brustwarze (Rhagaden, Fissuren); ungenügende Entleerung der Brust begünstigt das Keimwachstum.

Klinik. Schmerzen, Rötung, Überwärmung; häufig Fieber; häufig Lymphadenitis. Komplikation: Abszessbildung.

Diagnostik. Kultur; Mammasonographie.

Therapie

Häufige Erreger	Empirische Therapie	Alternativen
Laktierende Mamma		
S. aureus	Flucloxacillin	Cefazolin; Cefuroxim;
Koag.-neg. Staphylokokken		Vancomycin o. Teicoplanin
S. viridans		(MRSA)
Nicht-laktierende Mamma		
S. aureus	Clindamycin	Flucloxacillin + Metronidazol;
Bacteroides spp.		Ampicillin/Sulbactam
Peptostreptococcus spp.		

Kommentar. Antibiotische Therapie initial parenteral, dann oral empfohlen; supportive Maßnahmen (Ruhigstellen der Brust, Küh- lung); bei laktierender Brust auf vollkommene Entleerung achten; ggf. laktationshemmende Maßnahmen (Bromocriptin).

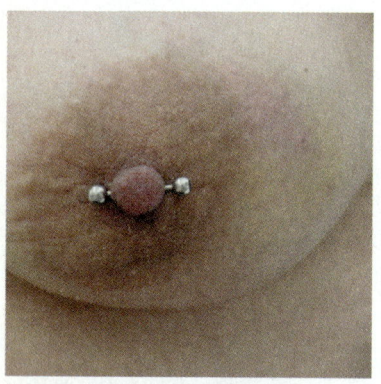

Rötung und Gelbfärbung (Eiter) bei Mastitis nach Piercing; Quelle: V.R. Jacobs, München

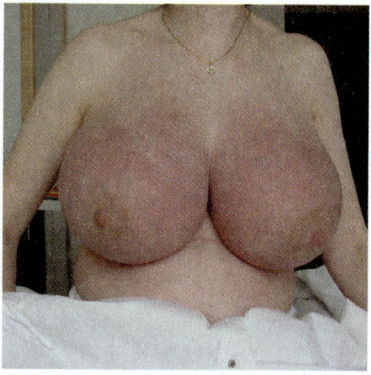

Gigantomastie bei Mastitis; Quelle: V.R. Jacobs, München

Mediastinitis

Infektion des Raums zwischen knöchernem Thorax und Pleura; meist durch Trauma (Fremdkörper, penetrierende Verletzung), fortgeleitete Infektion (Pleura, Hals-Bereich) oder in Folge einer Thorakotomie; im Verlauf von Infektionserkrankungen (Milzbrand, Brucellose, Melioidose).

Klinik. Abhängig von Ursache; bei fortgeleiteten Infektionen Symptomatik der Primärinfektion meist im Vordergrund; Schmerzen im Brustbereich, Atembeschwerden, Schluckbeschwerden; Pleuraschmerz (Begleitinfektion), Symptomatik eines akuten Abdomens; Fieber, Tachykardie, Nackenödem; Hamann-Zeichen

(auskultatorisches Knirschgeräusch synchron zum Herzschlag); abgeschwächtes Herzgeräusch.
Bei postoperativer Mediastinitis Fieber, Wundrötung und -schwellung, Phlegmone, Eiteraustritt; ggf. Instabilität des Sternums.
Komplikationen: Perikarditis mit Perikard-Tamponade, Pleuritis, Peritonitis; Sternum-Osteomyelitis nach thoraxchirurgischen Eingriffen.

Diagnostik. Bildgebende Verfahren: Röntgen-Thorax, CT, bei Ösophagus-Perforation Kontrastmittel-Darstellung; laborchemisch Leukozytose mit Linksverschiebung; mikrobiologische Kultur aus Abstrichmaterial bzw. Eiter oder Wundsekret.

Therapie

Häufige Erreger	Gezielte Therapie	Alternativen
Staphylokokken	Flucloxacillin	Cefazolin; Cefuroxim
MRSA, MRSE	Vancomycin; Teicoplanin	Linezolid; Quinupristin/Dalfopristin
Enterokokken	Ampicillin	Vancomycin; Teicoplanin; Linezolid
E. cloacae	Piperacillin + ß-Laktamase-Hemmer	Imipenem; Meropenem
E. coli	Piperacillin + ß-Laktamase-Hemmer	Imipenem; Meropenem
P. aeruginosa	Ceftazidim; Piperacillin ± Aminoglykosid	Imipenem ± Aminoglykosid;
Anaerobier	Metronidazol; Ampicillin/Sulbactam; Amoxicillin/Clavulansäure	Imipenem; Clindamycin

Kommentar. Neben antibiotischer Therapie immer chirurgische Intervention (Drainage, Débridement).

Meningitis (bakterielle)

Entzündung der Leptomeningen; Erregerspektrum abhängig von Alter, evtl. vorhandenen Grunderkrankungen und epidemischer Situation einzelner Erreger.
Akute Meningitis: Entwicklung der Symptomatik innerhalb von Stunden bis wenigen Tagen.
Chronische Meningitis: entzündliche Veränderung der Leptomeninx und Pleozytose des Liquors über > 4 Wochen.

Klinik. Fieber, Kopfschmerz, Meningismus, Übelkeit, Erbrechen, Lichtscheu, Verwirrtheit, gestörte Vigilanz, epileptische Anfälle; bei Neugeborenen plötzliche Atemstörung; Petechien an Stamm, unteren Extremitäten und Schleimhäuten (v. a. Meningokokken-Meningitis).
Frühkomplikationen: Hirnödem, zerebrale arterielle Gefäßkomplikationen, septische Arthritis, Meningokokkensepsis (Waterhouse-Friderichsen-Syndrom), Hydrozephalus.
Spätkomplikationen: Taubheit, psychische Auffälligkeiten, epileptische Anfalls-Neigung.

Diagnostik. Untersuchung des Liquors (Zellzahl, Zytologie, Protein, Glukose, Laktat), sofortiges mikroskopisches Grampräparat, Kultur; Blutkultur; Nachweis von Pneumokokken-, Meningokokken-Antigen in Liquor mittels Latex-Agglutination möglich.

Therapie

Häufige Erreger	Therapie	Alternativen
Empirische Therapie nach Gramfärbung		
Grampositive Kokken	Ceftriaxon; Cefotaxim	
Gramnegative Kokken	Penicillin G	Ceftriaxon; Cefotaxim
Grampositive Stäbchen	Ampicillin + Aminoglykosid	
Gramnegative Stäbchen	Ceftazidim + Aminoglykosid	
Empirische Therapie nach Alters- bzw. Risikogruppen		
Neugeborene		
B-Streptokokken	Ampicillin + Cefotaxim	Ampicillin + Gentamicin
E. coli		
Listerien		
Säuglinge, Kinder, Erwachsene		
H. influenzae	Ceftriaxon; Cefotaxim	Meropenem
Meningokokken		
Pneumokokken		
Ältere Patienten (> 60 Jahre)		
Pneumokokken	Ampicillin + Ceftriaxon	Meropenem ;
Listerien		Ampicillin + Gentamicin
Enterobakterien		
Immunsuppression		
Listerien	Ampicillin + Ceftriaxon	Ampicillin + Gentamicin
Gramnegative Stäbchen		
Post-neurochirurgisch		
Staphylokokken	Ceftazidim + Vancomycin	Meropenem + Vancomycin
Gramnegative Stäbchen		evtl. ± Rifampicin
Pneumokokken		
Propionibakterien		
Erregerspezifische Therapie		
Pneumokokken	Penicillin G	Ampicillin
Pneumokokken	Ceftriaxon o. Cefotaxim	Vancomycin o. Teicoplanin
(Pen.-resistent)		+ Rifampicin
H. influenzae	Ceftriaxon o. Cefotaxim	
Meningokokken	Penicillin G	
Listerien	Ampicillin + Aminoglykosid	
B-Streptokokken	Penicillin G + Aminoglykosid (für 72 Stunden)	
Enterobakterien	Ceftriaxon o. Cefotaxim + Aminoglykosid	
P. aeruginosa	Ceftazidim + Aminoglykosid	

Kommentar. Da im Liquor Antikörper und Komplement fehlen, hohe Antibiotikaspiegel mit bakterizider Wirkung zur Therapie notwendig; bei Meningitis generell hohe Dosierung: Ampicillin 4 x 2 g/d, Ceftriaxon 2 x 50 mg/kg/d (max. 2 x 2 g), Cefotaxim 4 x 50 mg/kg/d (bei Neugeborenen bevorzugen, sonst Ceftriaxon), Penicillin 300.000 IE/kg/d (max. 20 Millionen IE), Ceftazidim 3 x 50-100 mg/kg/d (max. 2 g), Meropenem 3 x 40 mg/kg/d; Vancomycin 4 x 15 mg/kg/d i.v. (max. 2 g/d). Cephalosporine sind gegen Listerien und Enterokokken unwirksam, daher zusätzlich Ampicillin; möglichst rasche Erregeridentifizierung und Resistenzbestimmung anstreben und gezielte Therapie beginnen; Dexamethason (2 x 0,4 mg/kg/d, erste Gabe 15 Minuten vor erster Antibiotikagabe, dann für weitere 2 Tage) reduziert signifikant Hörschäden durch H. influenzae bei Kindern > 6 Wochen, entsprechende Wirkung bei anderen Erregern und Erwachsenen bisher noch nicht sicher nachgewiesen; Postexpositions-Prophylaxe bei Meningokokken und H. influenzae siehe S. 158; durch konsequente Grundimmunisierung gegen H. influenzae Meningitis selten; konjugierte Pneumokokken-Vakzine für Säuglinge mit Risikofaktoren (ab 3. Lebensmonat) verfügbar; Meningokokken-Impfung (Serotyp AC bzw. ACWY) schützt nicht gegen in Deutschland vorherrschenden Typ B.

Dauer der Therapie: H. influenzae, Meningokokken: 7 Tage; Pneumokokken, Listerien, B-Streptokokken: 10-20 Tage; gramnegative Stäbchen: 3 Wochen; Kryptokokken-Meningitis siehe S. 289. (Lit. 124, 125, 158, 159, 177)

Ösophagitis

Infektiös bedingte Ösophagitis, ausschließlich bei Immunsupprimierten.

Klinik. Schluckbeschwerden; retrosternaler Schmerz beim Schlucken (Odynophagie).

Diagnostik. Endoskopische Probenentnahme zum Pilz- und Virusnachweis (Kultur, PCR); bei Verdacht auf Candida-Ösophagitis Bürstenabstrich, bei Herpes-, Zytomegalie-Ösophagitis Ulkus-Biopsie.

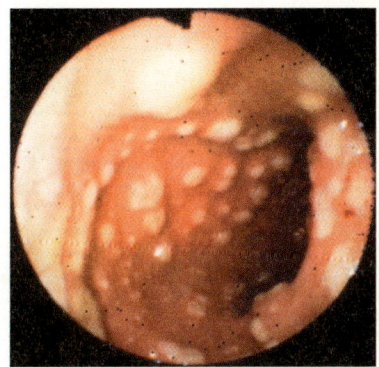

Candida-Ösophagitis; Quelle: Archiv des Ver-fassers

Therapie

Häufige Erreger	Gezielte Therapie	Alternativen
Candida albicans	Fluconazol	Itraconazol; Amphotericin B
Candida glabrata	Amphotericin B	Voriconazol
Candida krusei	Amphotericin B	Voriconazol
Herpes-simplex-Virus	Aciclovir	Famciclovir; Valaciclovir
Zytomegalievirus	Ganciclovir	Foscarnet

Kommentar. Durch HSV und CMV häufig Ulzera im distalen Drittel des Ösophagus; HSV-Ulzera rund, wie ausgestanzt; bei CMV-Ulzera unregelmäßiger Rand; bei Candida-Ösophagitis unterschiedliches endoskopisches Bild von grau-gelblichen Belägen (oberflächlich bis ausgedehnte Ulzera und Ösophagus-Perforation).

Osteomyelitis, Osteitis

Primäre, hämatogene Osteomyelitis: infektiöse Entzündung des Knochenmarkraums; Ausgangspunkt für hämatogene Streuung sind häufig Otitis media, Tonsillitis, Pyodermien, Pneumonie, urogenitale Infektionen, Enteritiden; bei Kindern bevorzugter Befall der Metaphysen der langen Röhrenknochen, bei Erwachsenen bevorzugter Befall der Wirbelknochen.

Sekundäre Osteomyelitis: infektiöse Entzündung des Knochenmarkraums durch fortgeleitete Infektion oder Trauma von außen.
Chronische Osteomyelitis: chronisch persistierender Entzündungsherd mit kontinuierlichem Abbau und Neuaufbau von Knochensubstanz; Erregernachweis positiv; meist als Komplikation einer sekundären Osteomyelitis nach Trau-

ma, selten nach hämatogener primärer Osteomyelitis.

Osteitis: Infektion aller Knochenelemente; in der Regel posttraumatisch oder postoperativ durch fortgeleitete Infektion oder Kontakt mit benachbartem Infektionsherd.

Klinik

Osteomyelitis der Röhrenknochen: Schmerzen, lokale Rötung und Schwellung über betroffenem Knochenareal, Bewegungseinschränkung, Fieber, Schüttelfrost; bei Säuglingen häufig nur Bewegungsarmut einer Extremität mit starken Schmerzen bei passiver Bewegung; Komplikationen: Sepsis, septische Arthritis.

Osteomyelitis der Wirbelknochen: heftiger dumpfer Rückenschmerz, insbesondere bei Bewegung; Komplikationen: epiduraler Abszess, Muskelschwäche, Lähmungen.

Diagnostik. Erhöhte Entzündungsparameter (BSG, CRP, Leukozytose); bildgebende Verfahren (Röntgen, CT, MRT, Szintigraphie); mikrobiologische Diagnostik für Therapie extrem wichtig; Nadelaspiration oder Knochenbiopsie; Blutkultur (insbesondere bei hämatogener Osteomyelitis).

Therapie

Häufige Erreger	Empirische/gezielte Therapie	Alternativen/Kommentar
Primäre hämatogene Osteomyelitis		
Säuglinge < 2 Monate		
S. aureus	Flucloxacillin + Cefotaxim;	Vancomycin o. Teicoplanin (MRSA)
B-Streptokokken	Clindamycin + Cefotaxim	+ Cefotaxim / Therapiedauer > 3 Wo.
Enterobakterien		Wochen; Blutkultur häufig positiv;
		Erregerisolierung bei hämatogener
		Form aus Blutkultur, bei anderen
		aus Biopsie versuchen
Kinder < 6 Jahre		
S. aureus	Flucloxacillin + Ceftriaxon;	Vancomycin o. Teicoplanin (MRSA)
A-Streptokokken	Clindamycin + Ceftriaxon	± Ceftriaxon / initial i.v.-Therapie,
Gramneg. Stäbchen		nach klinischer Besserung
		Umstellung auf Oraltherapie
Erwachsene		
S. aureus (häufig)	Amoxicillin/Clavulansäure;	Ciprofloxacin + Metronidazol
u. a. aerobe oder	Ampicillin/Sulbactam;	/ keine Umstellung auf Oraltherapie
anaerobe Bakterien	Imipenem o. Meropenem	bei Patienten mit Diabetes o.schweren peripheren, vaskulären Erkrankungen. Therapiedauer 4-6 Wochen; bei Versagen Débridement wiederholen, weitere 4-6 Wochen Therapie
Sekundäre Osteomyelitis (postoperativ, posttraumatisch bei Abwehrschwäche)		
Staphylokokken	Ceftazidim + Clindamycin o.	Vancomycin o. Teicoplanin (MRSA)
Streptokokken	Ciprofloxacin + Flucloxacillin	
Enterobakterien		
P. aeruginosa		
Anaerobier		
Chronische Osteomyelitis		
Staphylokokken*	Flucloxacillin (MSSA, MSSE) ± Rifampicin	Vancomycin o. Teicoplanin (MRSA, MRSE) + Rifampicin
Enterobakterien*	Cefotaxim; Ceftriaxon	Imipenem; Meropenem / gezielte Therapie nach Erregeridentifizierung und Resistenztestung
P. aeruginosa*	Ceftazidim o. Piperacillin + Tobramycin	Ciprofloxacin

* gezielte Therapie bei Erregernachweis

Kommentar Therapie immer nach Antibiogramm, sobald vorhanden; Therapiedauer > 3 Wochen; neuere Fluorchinolone wie Moxifloxacin sinnvoll (bisher keine Studie); bei Fisteln, Abszessen, Sequestern meist chirurgische Intervention notwendig; bei diabetischen Patienten häufig Hautulzera; bei diabetischen Patienten und bei sekundärer Osteomyelitis meistens Mischinfektionen; bei Dialysepatienten und i.v.-Drogenabhängigen häufig Staphylokokken (S. aureus, Koagulase-negative Staphylokokken) oder P. aeruginosa nachweisbar; seltene Erreger sind Brucella spp. (Sakroileitis), Treponema pallidum, Pilze (Kryptokokkose, Aktinomykose), Mykobakterien; bei Therapieversagen immer Tuberkulose (typisch Spondylitis/Spondylodiszitis) ausschließen. (Lit. 102, 103, 137, 173)

Otitis externa

Primäre Otitis externa: Entzündung des äußeren Gehörgangs aufgrund des Eindringens von Krankheitserregern von außen. Häufig bei Schwimmern ("swimmer's ear") oder nach Manipulationen / Mikrotrauma (Insektenstiche, Ekzeme, Fremdkörper wie Spielzeug) des äußeren Gehörgangs.
Sekundäre Otitis externa: bei sezernierender Otitis media chronica mit perforiertem Trommelfell.
Otitis externa maligna: fortschreitende Entzündung des Gehörknorpels und Osteomyelitis der Schädelbasis; entwickelt sich häufig aus Otitis externa bei Patienten mit reduzierter Immunabwehr (z.B. Diabetes mellitus); wichtigster Erreger Pseudomonas aeruginosa.

Klinik. Tragusschmerz und Ohrmuschelschwellung; Rötung und Schwellung im Gehörgang; Hörminderung. Bei Otitis externa maligna Hirnnervenausfall (Nn. VII, IX, X, XI).

Diagnostik. Nachweis des Erregers in entnommenem Probematerial; bei Otitis externa maligna ggf. bildgebende Verfahren.

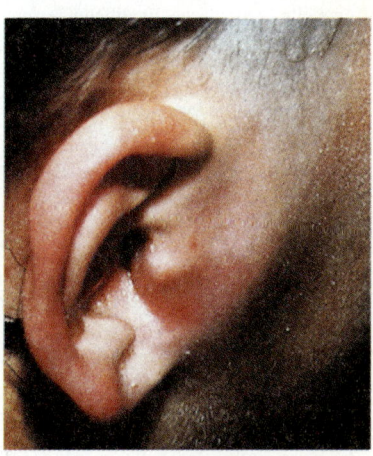

Rötung und Schwellung der äußeren Ohrregion; Quelle: Archiv der Verfasser

Therapie

Häufige Erreger	Empirische/gezielte Therapie	Alternativen
"Swimmer's ear" bzw. leichte Form		
P. aeruginosa	lokale Antibiotika-Therapie	Lokaltherapie mit
Enterobakterien	(Polymyxin B -Salbe, -Gaze);	Ciprofloxacin-
S. aureus	Neomycin + Tobramycin + Prednisolon-Salbe	Augentropfen
Schwere Formen, Otitis externa maligna		
P. aeruginosa	Ceftazidim + Aminoglykosid; Ciprofloxacin	Imipenem o. Meropenem + Aminoglykosid; Piperacillin + Aminoglykosid

Kommentar. Bei leichten Formen ist sorgfältige Reinigung des Gehörgangs und Lokalbehandlung mit Antibiotika-haltiger Salbe oder Gaze ausreichend. Bei Otitis externa maligna häufig chirurgische Therapie und prolongierte Antibiotika-Therapie (14 Tage i.v. und 4-6 Wochen orale Folgetherapie) notwendig.

Otitis media

Akute Otitis media: meist bei Kindern (6 Monate bis 5 Jahre) nach Infektionen der oberen Atemwege aszendierend über die Tuben.
Chronische Otitis media: meist Folge einer chronischen Tubenventilationsstörung; häufig aerob-anaerobe Mischinfektion.
Rezidivierende Otitis media: > 3 Episoden innerhalb von 6 Monaten oder > 4 Erkrankungen/Jahr.

Klinik. Fieber, Schmerzen, Hörminderung, Greifen nach dem Ohr ("Ohrzwang"); otoskopisch Hyperämie, Vorwölbung, Trübung der Trommelfell-Oberfläche, Entdifferenzierung des Trommelfell-Reliefs.
Komplikationen: Mastoiditis, chronisch rezidivierende Otitis media mit Erguss, Fazialisparese, Sinusthrombose, Meningitis, Hirnabszess, Labyrinthitis.

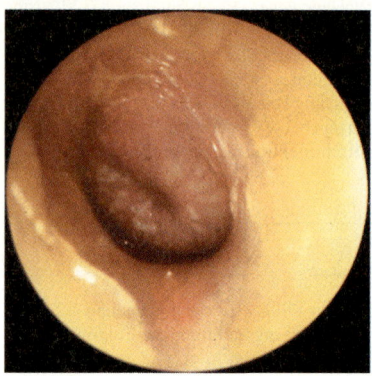

Vorgewölbtes, entzündlich gerötetes Trommelfell mit Übergreifen auf den oberen Gehörgang; Quelle: Archiv der Verfasser

Diagnostik. Symptomatik; otoskopischer Befund; Entzündungsparameter (CRP, Leukozytose); ggf. Erregernachweis durch Parazentese.

Therapie

Häufige Erreger	Empirische Therapie	Alternativen
Pneumokokken H. influenzae Moraxella catarrhalis S. aureus RS-Virus, Influenzavirus	Amoxicillin/Clavulansäure; Oralcephalosporin	Azithromycin; Clarithromycin

Kommentar. Bei Patienten mit subfebrilen Temperaturen bzw. ohne Fieber und ohne systemische Entzündungszeichen symptomatische Therapie mit Nasentropfen und Schmerzlinderung möglich, Kontrolle dann nach 48 bis 72 Stunden wichtig. Falls nach 48 bis 72 Stunden keine deutliche Besserung Ansetzen eines Antibiotikums bzw. Wechseln eines schon verabreichten Antibiotikums. Bei chronisch rezidivierender Otitis media Chemoprophylaxe mit Amoxicillin umstritten. Impfung mit Pneumokokken-Konjugat-Impfstoff (insbesondere, wenn verursachender Typ in Impfstoff enthalten); ggf. Verabreichung von Immunglobulin bei chronisch rezidivierender Otitis media. (Lit. 138, 139, 140, 157)

Pankreatitis, Pankreasabszess

Akute ödematöse Pankreatitis, in der Regel nichtinfektiös verursacht (ca. 40% biliäre Genese, in 30% äthyltoxische Genese, in 30% idiopathische Genese), daher primär keine Notwendigkeit einer antibiotischen Therapie; bei Entwicklung von Nekrosen mit zunehmender Dauer und Schweregrad der Erkrankung steigende Gefahr einer sekundären bakteriellen Superinfektion, deshalb prophylaktische Antibiotika-Therapie.

Klinik. Starke Schmerzen im Oberbauch, in den Rücken ausstrahlend; Übelkeit, Erbrechen, evtl. Fieber; Erhöhung der pankreasspezifischen Enzyme; erhöhte Entzündungsparameter (Leukozytose, CRP, BSG).

Diagnostik. Bildgebende Verfahren (Sono-graphie, CT); ggf. bildgeführte Feinnadel-Punktion mit mikrobiologischer Untersuchung des Punktats.

Therapie
Nur bei nekrotisierender Form:

Bakterielle Erreger	Empirische Therapie	Alternativen
Enterobakterien	Imipenem; Meropenem	Piperacillin +
Enterokokken		ß-Laktamase-Hemmer
Staphylokokken		Moxifloxacin
Anaerobier		
Candida		

Kommentar. Bei Pankreasabszess (= infizierte Nekrose) chirurgische Intervention mit Débridement notwendig. (Lit. 104)

Parotitis

Entzündung der Ohrspeicheldrüse; meist infektiöser Genese im Rahmen einer Mumps-Infektion, seltener als primäre, bakterielle, eitrige, "heiße" Parotitis; bei Mykobakterien als granulomatöse "kalte" Parotitis; Risikofaktoren sind Speichelstein im Parotis-Gang und zu geringe Flüssigkeitsaufnahme (Dehydrierung), bei granulomatöser Parotitis Grunderkrankungen (Sarkoidose, Sjögren-Syndrom, Diabetes mellitus, Leberzirrhose, Tumoren) und Immunsuppression.

Klinik
Mumps-Parotitis: langsame schmerzhafte Schwellung uni- oder bilateral; Schmerzinduktion durch Essen (Speichelfluss), Fieber, Kopfschmerz, Gelenkschmerz.

Primäre bakterielle Parotitis: plötzlicher Beginn einer schmerzhaften Parotis-Schwellung; meist unilateral, Palpation der Parotis sehr schmerzhaft; bei Palpation Austreten von Eiter aus Speichelgang in Mundhöhle induzierbar; häufig systemische Symptomatik (Fieber, Schüttelfrost).
Granulomatöse Parotitis: schmerzlose tumorartige Parotis-Schwellung ohne Entzündungszeichen.

Diagnostik
Mumps-Parotitis: Antikörper-Nachweis (IgM); ggf. Virusnachweis aus Speichel, Urin.
Primäre bakterielle Parotitis: Erregernachweis im Eiter; Leukozytose.
Granulomatöse Parotitis: Feinnadelbiopsie.

Therapie

Häufige Erreger	Empirische Therapie	Alternativen
Primäre bakterielle Parotitis		
S. aureus	Ampicillin/Sulbactam;	Cefuroxim
A-Streptokokken	Amoxicillin/Clavulansäure	
Streptococcus viridans		
H. influenzae		
Granulomatöse Parotitis		
M. scrofulaceum	Tuberkulostatika	
M.-avium-intracellulare		
M. malmoense		

Kommentar. Bei Mumps keine spezifische Therapie bekannt; bei bakterieller Parotitis neben antibiotischer auch supportive Therapie; ggf. Kortikosteroide zur Abschwellung und Abfluss des Sekretstaus; selten chirurgische Drainage notwendig; bei granulomatöser Parotitis Ausschluss von Parotis-Tumoren; bei immunsupprimierten Patienten seltene Ursachen (Epstein-Barr-Virus, Zytomegalievirus, Lymphome) ausschließen; in ca. 15% der Mumps-Geimpften leichte Parotis-Schwellung ca. vier Wochen nach Impfung; Parotitiden durch Mykobakterien zeigen unter Tuberkulostatika-Therapie gute Heilungstendenz, chirurgische Intervention meist unnötig.

Perikarditis

Entzündung des Herzbeutels. Entstehung durch hämatogene Infektion, durch iatrogene Infektion (Herzoperation, Trauma) oder per continuitatem (Myokarditis, Endokarditis, Pleuritis). Häufigste Erreger Viren (Coxsackieviren, Enteroviren), seltener Mykoplasmen, Mykobakterien, Bakterien und Pilze.

Klinik. Retrosternaler Schmerz mit Verstärkung im Liegen, Fieber, Palpitationen, Perikardreiben, Tachypnoe; bei starker Ergussbildung Zeichen der Rechtsherzinsuffizienz. Komplikationen: Herztamponade, konstriktive Perikarditis.

Diagnostik. Echokardiographie, Ultraschall, bildgebende Verfahren (Röntgen, ggf. CT, MRT); Punktion des Ergusses mit mikrobiologischer Diagnostik; Serologie auf Viren, Chlamydien, Lues, Mykoplasmen (Kälteagglutinine).

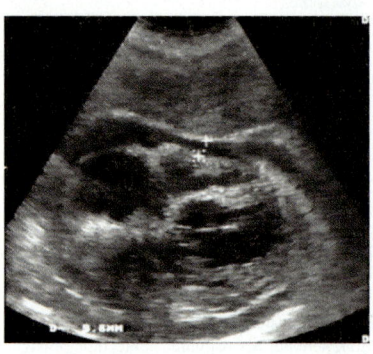

Ergussbildung zwischen den beiden Perikardblättern, Sonographie; Quelle: T. Heller, München

Therapie

Häufige bakterielle Erreger	Empirische Therapie	Alternativen
S. aureus Pneumokokken Enterobakterien A-Streptokokken	Flucloxacillin + Ceftazidim; Cefuroxim + Aminoglykosid	Imipenem; Meropenem; Ampicillin/Sulbactam; Piperacillin + ß-Laktamase-Hemmer

Kommentar. Bei viraler Perikarditis Verabreichung von nichtsteroidalen Antiphlogistika; bei Gefahr der Herztamponade Punktion des Ergusses. Bei subakuter Perikarditis ist insbesondere an Mycobacterium tuberculosis, an Pilze (Candida, Cryptococcus, Aspergillus) und Parasiten (Toxoplasmen, Amöben) zu denken, auch an nicht-infektiöse Genese (Bestrahlungsfolge).

Peritonitis

Primäre Peritonitis: hämatogene Genese im Verlauf einer systemischen Infektion; Disposition bei Patienten mit Aszites (spontane bakterielle Peritonitis). Im Kindesalter häufig assoziiert mit nephrotischem Syndrom nach Splenektomie oder Hepatopathien. Meist als Monoinfektion vorkommend.

Sekundäre Peritonitis: meist nach Perforation im Magen-Darm-Trakt (Appendizitis, Divertikulitis, Cholezystitis, Ulcus duodeni, Malignom, Trauma). Im allgemeinen aerob/anaerobe Mischinfektion.

Generalisierte Peritonitis: Disseminierung über größere Areale des Peritoneums.

Peritonitis bei kontinuierlicher ambulanter Peritonealdialyse (CAPD): im allgemeinen Monoinfektion durch Staphylococcus aureus, koagulase-negative Staphylokokken, Pseudomonas aeruginosa, selten Pilze.

Klinik. Abhängig von Ausdehnung des Befundes: lokalisierte (Peritonealabszess) oder diffuse (generalisierte Peritonitis) Schmerzen im Abdomen, Abwehrspannung, Fieber, Erbrechen, paralytischer Ileus, septischer Schock.

Diagnostik. Aszites- und Blutkultur in 30-40% positiv; Erhöhung der Ausbeute durch Kultur von 10 ml Aszites in Blutkulturflaschen; Rö-Abdomenübersicht, Sonographie; Laparoskopie, Laparotomie; bei CAPD-Peritonitis Grampräparat einer möglichst großen Menge zentrifugierten Dialysats.

Therapie

Häufige Erreger	Empirische Therapie	Alternativen
Primäre Peritonitis		
Enterobakterien	Ceftriaxon + Ampicillin;	Ampicillin/Sulbactam;
Pneumokokken	Piperacillin +	Imipenem; Meropenem;
Streptokokken	ß-Laktamase-Hemmer	Levofloxacin; Moxifloxacin
Enterokokken		
Sekundäre Peritonitis (meist Mischinfektionen)		
Enterobakterien	Piperacillin +	Ciprofloxacin + Metronidazol
Bacteroides spp.	ß-Laktamase-Hemmer;	± Ampicillin; Moxifloxacin
Enterokokken	Imipenem; Meropenem	
P. aeruginosa		
CAPD-Peritonitis		
S. aureus	Vancomycin o. Teicoplanin	Vancomycin o. Teicoplanin +
Koag.-neg. Staphylokokken	+ Ceftazidim	Aminoglykosid
P. aeruginosa		
Enterobakterien		
Candida spp.		

Kommentar. Bei Peritonealabszess und sekundärer Peritonitis Débridement und Drainage wichtig. Bei CAPD-Peritonitis ggf. Zusatz von Vancomycin oder Gentamicin zum Dialysat möglich; ggf. Entfernung des Peritonealkatheters. Bei Pilzinfektion Zusatz von Fluconazol (empfindliche Candida) oder Amphotericin B zum Dialysat; Prophylaxe der primären Peritonitis siehe S. 146. (Lit. 105, 106, 177)

Pleuraempyem

Ansammlung von Eiter im Pleuraspalt; Entstehung para-/postinfektiös (Pneumonie, Lungenabszess), bei Bronchialfistel, perforierender Verletzung der Thoraxwand oder fortgeleitet aus subphrenischen Abszessen, entzündlichen Prozessen des Mediastinums oder der Wirbelsäule; iatrogen nach Punktion von Abszessen oder Pleuraergüssen.

Klinik. Fieber, Atemnot, Druckgefühl, Schulterschmerz der betroffenen Seite.

Diagnostik
Bildgebende Verfahren (Röntgen, Ultraschall); Punktion des Ergusses mit mikrobiologischer (Mikroskopie, Kultur) und klinisch-chemischer Untersuchung.

Therapie

Häufige Erreger	Empirische/gezielte Therapie	Alternativen
Neugeborene		
S. aureus	Ampicillin + Gentamicin	Ampicillin/Sulbactam;
B-Streptokokken		Amoxicillin/Clavulansäure
Enterobakterien		
Listerien		
Kleinkinder		
S. aureus	Ampicillin/Sulbactam;	Cefuroxim + Flucloxacillin
Pneumokokken	Amoxicillin/Clavulansäure	
H. influenzae		
Kinder, Erwachsene		
Pneumokokken	Ceftriaxon +	Ceftriaxon +
A-Streptokokken	Flucloxacillin	Vancomycin o. Teicoplanin o.
S. aureus		Linezolid
Chronisches Empyem		
Streptokokken der	Ceftriaxon +	Ampicillin/Sulbactam;
Gruppen C und G	Clindamycin	Amoxicillin/Clavulansäure;
Anaerobier		Imipenem; Meropenem
Enterobakterien		
M. tuberculosis*	Tuberkulostatika	

* gezielte Therapie bei Erregernachweis

Kommentar. Drainage und Lavage dringend indiziert; Instillation von Antibiotika und von Streptokinase bzw. Urokinase mit positivem Effekt; nach Persistenz für 5 bis 6 Wochen chirurgische Dekortikation; immer Ausschluss einer Tuberkulose.

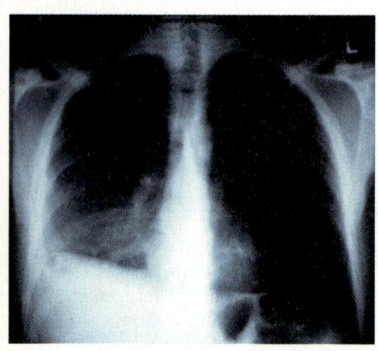

Pleuraempyem mit Flüssigkeitsspiegel , rechte Lunge, Röntgenthorax; Quelle: E.J. Rummeny, München

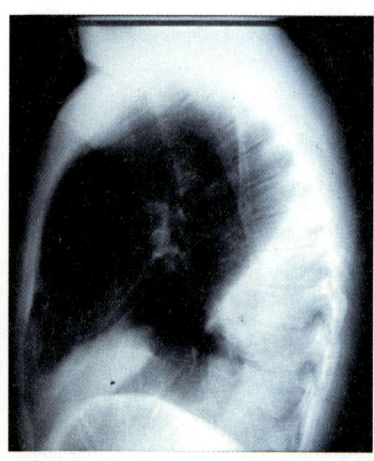

Dorsales Pleuraempyem, Röntgen-Thorax; Quelle: T. Heller, München

Pneumonie

Entzündliche Erkrankung des Lungenparenchyms.

Ambulant erworben: außerhalb des Krankenhauses auftretende Pneumonie; häufig assoziiert mit Risikofaktoren (Diabetes mellitus, Immunsuppression, Alkoholismus, hohes Alter).

Nosokomial erworben: mehr als 48 Stunden nach Krankenhaus-Einweisung auftretende Pneumonie; Risikofaktoren sind vorhandene Grunderkrankungen, längere Beatmungspflicht, Antibiotika-Therapie, hohes Alter, Operationen im Thorax- und Bauchraum, Adipositas, Immunsuppression, Immobilität, Bewusstseinstrübung.

Atypische Pneumonie: vom klinischen Verlauf her von anderen Pneumonien unterscheidbar; häufig bei Kindern (z.B. virale Infekte) und bei besonderen Risikofaktoren (z.B. Reisen, landwirtschaftliche Tätigkeit) auftretend; besonderes Erregerspektrum.

Klinik

Bronchopneumonie: hohes Fieber, Schüttelfrost, produktiver Husten, Atembeschwerden, Dyspnoe, Tachypnoe, evtl. Zyanose, Auskultationsbefund, gedämpfter Klopfschall.

Atypische Pneumonie: trockener, nicht produktiver Husten, diskreter Auskultationsbefund; stärkere Allgemeinsymptomatik (Kopfschmerz, Myalgie), hohes Fieber.

Diagnostik

Bronchopneumonie: Symptomatik, bildgebende Verfahren (Röntgen-Thorax), mikrobiologische Untersuchung, vorzugsweise von bronchoalveolärer Lavage oder Trachealsekret, ggf. Sputum; Blutkulturen! Allgemeine Entzündungsparameter (CRP, Leukozytose, BSG). Pneumokokken-Antigennachweis im Urin.

Atypische Pneumonie: Symptomatik, bildgebende Verfahren (Röntgen-Thorax, ggf. CT); mikrobiologische Untersuchung des Sputums; Antikörpernachweis auf verschiedene Viren, Mykoplasmen, Chlamydien, Legionellen-Antigennachweis im Urin.

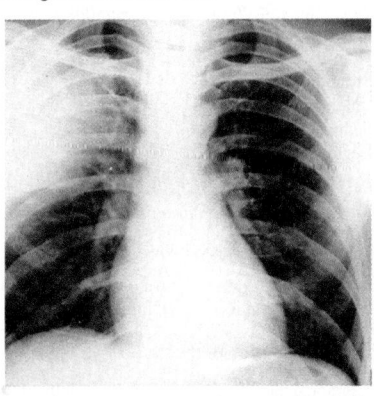

Lobärpneumonie, rechter Oberlappen; Quelle: Archiv der Verfasser

Therapie

Ambulant erworbene Pneumonie:

Bakterielle Erreger	Empirische/gezielte Therapie	Alternativen
Neugeborene		
B-Streptokokken	Ampicillin 3-4 x 50 mg/kg/d	Ampicillin + Cefotaxim
Listerien	+ Gentamicin 2 x 2,5 mg/kg/d;	
Enterobakterien		
(E. coli)		
Chlamydien*	Erythromycin 4 x 10-12-mg/kg/d	Azithromycin
Säuglinge (1-3 Monate)		
Chlamydia trachomatis	Erythromycin	Clarithromycin 2 x 7,5 mg/kg/d
B. pertussis	2-3 x 10 mg/kg/d i.v.	p.o. für 2 Wochen
	für 2 Wochen	o. Roxithromycin
Säuglinge (4-12 Monate)		
Pneumokokken	Cefuroxim	Ceftriaxon
H. influenzae	2-3 x 50 mg/kg/d i.v.	1 x 50-75 mg/kg/d i.v.

Bakterielle Erreger	Empirische/gezielte Therapie	Alternativen
Kleinkinder(1-5 Jahre)		
Mykoplasmen	Azithromycin	Clarithromycin 2 x 7,5 mg/kg/d
Pneumokokken	1 x 10 mg/kg/d p.o. dann	p.o. für 2 Wochen
Chlamydien	5 mg/kg/d, p.o.	o. Roxithromycin
Kinder/Jugendliche (5-18 Jahre)		
Mykoplasmen	Azithromycin 1 x 500 mg/d p.o.,	Clarithromycin
Chlamydia pneumoniae	dann 250 mg/d, p.o.	2 x 500 mg/d p.o.
	(Kinder 10 mg/kg/d)	o. Roxithromycin
Patienten < 60 Jahre keine Risikofaktoren, leichte / mittelschwere Form		
Pneumokokken	Azithromycin 1 x 500 mg/d,	Moxifloxacin
Mykoplasmen,	oral, dann 250 mg/d;	
Chlamydien	Cefuroxim ± Makrolid	
H. influenzae		
Legionellen		
Patienten > 60 Jahre mit Risikofaktoren, leichte / mittelschwere Form		
Pneumokokken	Cefuroxim ± Makrolid	Moxifloxacin; Levofloxacin
H. influenzae		
Moraxella catarrhalis		
Enterobakterien		
S. aureus		
Legionellen		
Patienten >60 Jahre mit Risikofaktoren, schwere Form (Befall mehrerer Lungenlappen, Aspirationspneumonie, Pleuraerguss); stationäre Behandlung erforderlich		
Pneumokokken	Ceftazidim +/- Makrolid;	Moxifloxacin;
H. influenzae	Piperacillin +	Imipenem; Meropenem
S. aureus	ß-Laktamase-Hemmer +/-	
Enterobakterien	Ciprofloxacin	
P. aeruginosa		
Legionellen		

Therapiedauer jeweils 7 bis 14 Tage, falls klinisch möglich Sequenztherapie (parenteraler Therapiebeginn, orale Weiterbehandlung nach einsetzender klinischer Besserung)

Atypische Pneumonie

Bakterielle Erreger	Empirische Therapie	Alternativen
M. pneumoniae	Azithromycin;	Moxifloxacin;
Chlamydia pneumoniae	Doxycyclin	Makrolide
Legionellen		

Nosokomial erworbene Pneumonie

Erreger	Empirische/gezielte Therapie	Alternativen
Patient ohne Risikosituation, leichte / mittelschwere Form		
Pneumokokken	Cefuroxim; Ceftriaxon	Ampicillin/Sulbactam;
Enterobakterien		Amoxicillin/Clavulansäure;
S. aureus		Levofloxacin o. Moxifloxacin
H. influenzae		
Patient auf Intensivstation		
Enterobakterien	Ceftazidim + Aminoglykosid	Piperacillin +
P. aeruginosa	± Vancomycin (MRSA)	ß-Laktamase-Hemmer +
S. aureus		Aminoglykosid ± Linezolid
Acinetobacter spp.		(MRSA); Imipenem o.
		Meropenem ± Ciprofloxacin
		± Vancomycin (MRSA)

Aspirationspneumonie

| Anaerobier | Ampicillin/Sulbactam o. | Imipenem o. Meropenem |
| S. aureus | Amoxicillin/Clavulansäure | |

Immunsuppression, hämatologische Systemerkrankung

Legionellen	Azithromycin + Ceftriaxon	Moxifloxacin
Enterobakterien		
S. aureus		
Aspergillus spp.*	Amphotericin B (frühzeitig)	
P. carinii*	Cotrimoxazol (hochdosiert)	

Neurochirurgische Eingriffe, Kopftrauma, Nierenversagen, Koma

| S. aureus | Cefazolin o. Cefuroxim | Linezolid; |
| | ± Vancomycin (MRSA) | Quinupristin/Dalfopristin |

Therapierbare virale Pneumonien

Erreger	Empirische/gezielte Therapie	Alternativen
Influenza	Zanamivir; Oseltamivir	Rimantadin o. Amantadin (nur bei Influenza A)
Respiratory-Syncytial-Virus	evtl. Ribavirin (Aerosol-Therapie)	
Zytomegalievirus	Ganciclovir + CMV-Immunglobulin	Foscarnet + CMV-Immunglobulin
Herpes-simplex-Virus	Aciclovir; Valaciclovir	Famciclovir
Varicella-Zoster-Virus	Aciclovir	

* gezielte Therapie bei Erregernachweis

Kommentar. Empirische Therapie nach Erregernachweis und Resistenzbestimmung entsprechend anpassen. Penicillin- und Makrolidresistente Pneumokokken breiten sich aus (u.a. Spanien, Frankreich, Ungarn, USA), in Deutschland bisher ca. 8% Penicillin-resistent, ca. 18% Makrolid-resistent; Patienten mit Grunderkrankungen sollten mit Pneumokokken-Impfstoff geimpft werden. Tuberkulose sollte ausgeschlossen werden. Unter Breitspektrumantibiotika-Therapie kann sich eine Pilzpneumonie entwickeln. (Lit. 149, 174, 177)

Prostatitis

Akute Prostatitis: akut auftretende Infektion mit lokalen und systemischen Entzündungszeichen, Bakteriurie und Entzündungszellen (Makrophagen, Neutrophile) im Prostata-Exprimat; häufig bakteriell bedingte, fortgeleitete Harnwegsinfektion; insbesondere bei Männern < 35 Jahren.

Chronische bakterielle Prostatitis: meist keine lokalen und systemischen Entzündungssymptome nachweisbar; Entzündungszellen und Bakterien im Prostata-Exprimat nachweisbar.

Nicht-bakterielle Prostatitis: keine systemische Entzündungssymptomatik, Entzündungszellen im Prostataexprimat können vorhanden sein, aber kein Erregernachweis; pathogenethische Rolle von Mykoplasmen und Chlamydien bisher weitgehend unklar.

Prostata-Abszess: meist bei Patienten mit Diabetes mellitus ohne ausreichende Therapie einer akuten Prostatitis; auch hämatogene Infektion (Staphylococcus aureus) beschrieben.

Klinik

Akute Prostatitis: Fieber, Schüttelfrost, Damm- und Rückenschmerzen, Dysurie, vergrößerte, äußerst schmerzempfindliche Prostata. Komplikationen bei insuffizienter Therapie: Prostata-Abszess, Epididymo-Orchitis, Urosepsis.

Chronische Prostatitis: intermittierende Pollakisurie, Harndrang und Dysurie; Fieber und Damm-/Rückenschmerzen fehlen meist. Symptomatisch keine Unterscheidung zwischen bakterieller und nicht-bakterieller chronischer Prostatitis möglich.

Prostata-Abszess: Fieber, septische Zeichen, Dysurie; schmerzempfindliche Prostata.

Diagnostik Mikrobiologische Untersuchung von Erst-, Mittelstrahlurin, Prostata-Exprimat und Urin nach Prostata-Massage; rektale Prostatauntersuchung; ggf. bei Verdacht auf Prostata-Abszess bildgebende Verfahren (Endosonographie, CT, MRT).

Therapie

Häufige Erreger	Empirische Therapie	Alternativen
Akute Prostatitis		
≤ 40 Jahre		
Chlamydia trachomatis	Ofloxacin 2 x 300 mg/d	Ceftriaxon 250 mg Einmaldosis,
Gonokokken	p.o. für 10 Tage	dann Doxycyclin 2 x 100 mg/d p.o.
		o. Azithromycin 1 g p.o. Einmaldosis
≥ 40 Jahre		
Enterobakterien	Ciprofloxacin 2 x 500 mg/d	Trimethoprim/Sulfamethoxazol
	p.o. für 10-14 Tage	
Chronische Prostatitis		
Enterobakterien	Ciprofloxacin 2 x 500 mg/d	Trimethoprim/Sulfamethoxazol
P. aeruginosa	p.o. für 2-12 Wochen	
Enterokokken		
Prostata-Abszess		
Enterobakterien	Ciprofloxacin +	Trimethoprim/Sulfamethoxazol
Staphylokokken	Flucloxacillin	

Kommentar Bei Personen mit häufig wechselnden Geschlechtspartnern Gonokokken-Infektion abklären; bei HIV-Patienten Infektion mit Cryptococcus neoformans beschrieben; bei Prostataabszess neben Antibiotika-Therapie transurethrale oder perianale Drainage; bei Verdacht auf Chlamydien- bzw. Ureaplasmen-Infektion Therapie mit Doxycyclin oder Makroliden; bei chronischen, rekurrierenden Verlaufsformen (häufig durch infizierte Prostatakonkremente) verlängerte Therapie (bis zu 12 Wochen) empfohlen. (Lit. 107, 141, 155, 156)

Salpingitis (Adnexitis, pelvic inflammatory disease)

In der Regel aszendierende Infektion von Endometrium und Tuben der sexuell aktiven Frau; Risikofaktoren sind häufig wechselnde Geschlechtspartner und intrauterine Einlagen.

Klinik. Fieber, Schmerzen im Unterbauch, Verschiebeschmerz der Portio, verdickte Adnexe, eitriger Ausfluss (Hinweis auf Begleit-Kolpitis, -Zervizitis); bei Gonokokken-Salpingitis häufig heftiger Verlauf, bei Chlamydien-Salpingitis meist protrahierter, milder Verlauf.

Komplikationen (insbesondere bei inadäquater Therapie): rezidivierende Beckenentzündungen, Tuboovarialverschluss, eitrige Peritonitis, Extrauterin-Gravidität.

Diagnostik. Bildgebende Verfahren (Ultraschall, ggf. CT); Laparoskopie; Erregernachweis aus Punktat und/oder Abstrich; erhöhte Entzündungsparameter (Leukozytose, BSG, CRP).

Therapie

Häufige Erreger	Empirische Therapie	Alternativen
Gonokokken Chlamydia trachomatis Gardnerella Enterobakterien Bacteroides spp. Peptostreptococcus spp. Mycoplasma hominis	Levofloxacin + Metronidazol; Ceftriaxon, dann Doxycyclin (s. Kommentar)	Levofloxacin + Clindamycin; Ampicillin/Sulbactam + Doxycyclin; Amoxicillin/Clavulansäure + Levofloxacin

Kommentar. Therapie über 14 Tage empfohlen; Ceftriaxon 250 mg i.m. einmalig, dann Doxycyclin für 10-14 Tage; bei schweren Verlaufsformen, mangelnder Compliance, Verdacht auf Abszess-Bildung oder vorliegender Schwangerschaft Therapie unter stationärer Aufnahme empfohlen; evtl. Sequenztherapie (96 h i.v., dann Weiterbehandlung mit oralen Antibiotika) möglich; bei möglicher oder gesicherter Schwangerschaft Erythromycin anstelle von Doxycyclin verwenden, keine Fluorchinolone; bei Tuboovarialabszess Größe > 6 cm ggf. chirurgische Intervention (perkutane oder transvaginale Drainage) notwendig; bei sexuell übertragbaren Infektionen Partner mitbehandeln; bei chronischer Adnexitis an Tuberkulose denken.

Sepsis

Systemische, überschießende Reaktion nach Eindringen von Mikroorganismen oder deren Toxinen ins Blut mit nachfolgender Aktivierung einer entzündlichen systemischen Reaktion über Ausschüttung pro- und antiinflammatorischer Zytokine und Mediatoren (u.a. TNF-alpha, IL-1, IL-6, IL-8, IFN-gamma, Leukotriene, plättchenaktivierender Faktor, Komplement, Gerinnungsfaktoren); Inzidenz bei Intensivpatienten 30-50/1.000; häufigste Infektionsquellen sind Lungen-, Abdominal-, Harnwegsinfektionen und primäre Bakteriämien.

Klinik

Bakteriämie: Nachweis von Bakterien in der Blutkultur ohne klinische Symptomatik
SIRS: zwei der vier folgenden Symptome:
- Fieber (>38°C) oder Hypothermie (< 36°C);
- Tachypnoe (20 Atemzüge pro Minute) oder pCO_2 < 32 mm Hg;
- Tachykardie;
- Leukozytose (> 12.000/µl) oder Leukopenie (< 4.000/µl) oder Linksverschiebung (> 10% Stabkernige).
Sepsis: Bakterien-Nachweis in Blutkultur und zusätzlich Symptomatik eines SIRS.
Schwere Sepsis: zusätzlich zur SIRS-Symptomatik: Laktazidose, Oligurie, Bewusstseinsstörung, niedriger Blutdruck als Zeichen einer beginnenden Organdysfunktion.

Septischer Schock: Symptome einer schweren Sepsis trotz adäquater Volumensubstitution; systolischer Abfall des Blutdrucks (< 90 mm Hg oder > 40 mm Hg vom Ausgangswert); Katecholaminpflichtigkeit.

Diagnostik. Erreger-Nachweis im Blut (wiederholte Blutkulturen), ggf. Kulturen von Urin, Liquor, Sputum, Punktionsmaterial aus Ausgangsherd, septischen Metastasen; Verlaufsparameter CRP; C3a (Komplementspaltprodukt) im Blut; evtl. Frühdiagnose mit Procalcitonin (PCT)

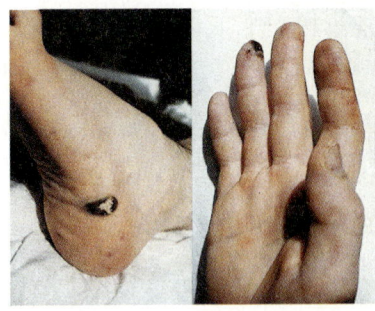

Mikrometastasen an Fingern und Fuß bei Staphylokokken-Sepsis; Quelle: Archiv der Verfasser

Therapie

Häufige Erreger	Therapie	Alternativen/Kommentar
Empirische Therapie		
Neugeborenen-Sepsis		
B-Streptokokken	Ampicillin 3 x 25 mg/kg/d	Ampicillin +
Enterobakterien	+ Cefotaxim 2 x 50 mg/kg/d	Gentamicin 2 x 2 mg/kg/d
Listerien		
H. influenzae		
Staphylokokken		
Kinder, nicht neutropenisch		
H. influenzae	Cefotaxim 3 x 50 mg/kg/d;	Flucloxacillin 80-100 mg/kg/d
Pneumokokken	Ceftriaxon 1 x 100 mg/kg/d	in 3 Dosen + Cefuroxim
Meningokokken		100-150 mg/kg/d in 3 Dosen
S. aureus		
Erwachsene, nicht neutropenisch		
Gramneg. Aerobier	Imipenem o. Meropenem	Piperacillin +
Enterokokken		ß-Laktamase-Hemmer +
Pneumokokken		Tobramycin;
Staphylokokken		Ceftazidim + Aminoglykosid
i.v.-Drogenabhängige		
S. aureus	Ampicillin/Sulbactam +	Vancomycin o. Teicoplanin +
Enterokokken	Aminoglykosid	Aminoglykosid; Linezolid;
		Quinupristin/Dalfopristin
Patienten nach Splenektomie		
Pneumokokken	Ceftriaxon	Piperacillin +
H. influenzae		ß-Laktamase-Hemmer
Meningokokken		
Neutropenische Patienten		
Enterobakterien	Ceftazidim;	Piperacillin +
P. aeruginosa	Imipenem; Meropenem	ß-Laktamase-Hemmer +
Staphylokokken		Tobramycin;
S. viridans		Ceftazidim + Aminoglykosid
Pilze*	Amphotericin B	Itraconazol; Voriconazol
Venenkathetersepsis		
S. aureus	Vancomycin; Linezolid	Flucloxacillin, wenn keine MR zu
Koag.-neg.		erwarten / wirksamste Maßnahme
Staphylokokken		ist die Entfernung des Katheters;
		siehe auch S. 236
Candida spp.*	Fluconazol; Amphotericin B	Itraconazol; Voriconazol /
		Katheter entfernen
Gezielte Therapie bei identifiziertem Erreger		
Staphylokokken	Flucloxacillin 9-12 g/d +	Cefazolin o. Cefuroxim +
(MSSA)	Aminoglykosid	Rifampicin;
		Flucloxacillin + Rifampicin
Staphylokokken	Vancomycin 2 g/d o.	Linezolid;
(MRSA)	Teicoplanin 800 mg/d für	Quinupristin/Dalfopristin
	3 Tage, dann 400 mg/d	
A-Streptokokken	Penicillin G + Clindamycin;	Ceftriaxon + Clindamycin
	Cefuroxim + Clindamycin	

Häufige Erreger	Therapie	Alternativen/Kommentar
Pneumokokken	Penicillin G	Ceftriaxon; Vancomycin
Meningokokken	Penicillin G	Cefotaxim; Ceftriaxon
Enterokokken	Ampicillin + Aminoglykosid	Linezolid; Quinupristin/Dalfopristin
E. coli Klebsiella spp. P. mirabilis	Ampicillin/Sulbactam	Ceftriaxon; Ciprofloxacin
Citrobacter spp. Enterobacter spp. Serratia spp.	Ceftriaxon + Aminoglykosid	Ciprofloxacin; Imipenem; Meropenem
P. aeruginosa	Ceftazidim ± Aminoglykosid	Imipenem o. Meropenem + Aminoglykosid; Piperacillin + Aminoglykosid
Clostridium perfringens	Penicillin G + Clindamycin	Penicillin G +Metronidazol

* gezielte Therapie bei Erregernachweis

Kommentar. Sofortige Therapie oft lebensrettend; neben antibiotischer Therapie wichtig: Sanierung lokaler Infektionsherde, Unterstützung von Kreislauf und Atmung, Behandlung einer evtl. vorbestehenden Grunderkrankung; bisher keine überzeugenden Ergebnisse bei Anti-Zytokin-Therapiestrategien; Ersatz von AT III von fraglichem Nutzen, Ersatz von aktiviertem Protein C evtl. prognostisch vorteilhaft, Gabe von Hydrokortison als Nebennierenrinden-Ersatztherapie zeitgleich mit Katecholamintherapie evtl. prognostisch vorteilhaft. (Lit. 111, 112, 142, 177)

Sinusitis (Rhinosinusitis)

Infektiös bedingte Entzündung der Gesichts-Nebenhöhlen; meist primär viral bedingt, häufig bakterielle Superinfektion; gelegentlich auch fortgeleitete Infektion nach Zahnerkrankungen.

Klinik. Fieber, Kopfschmerz, Druck- und Klopfschmerz über betroffener Nebenhöhle; eitriges Nasensekret; bei Kindern Husten möglich; Symptompersistenz > 7 Tage weist auf bakterielle Superinfektion eines viralen Infekts des oberen Respirationstrakts hin; bei chronischer Sinusitis meist unspezifische Schmerzlokalisation.
Komplikationen: Orbitalphlegmone, Subperiostalabszess, primäre Osteomyelitis, Meningitis, Sinus-cavernosus-Thrombose, sinusbronchiales Syndrom.

Diagnostik. Bildgebende Verfahren (Röntgen, CT, ggf. MRT); mikrobiologische Kultur von Spülflüssigkeit (Nasensekret wenig aussagekräftig).

Therapie

Häufige Erreger	Empirische Therapie	Alternativen
Pneumokokken H. influenzae Moraxella catarrhalis S. aureus	Cefuroximaxetil; Amoxicillin/Clavulansäure	Levofloxacin
Dentogene Entstehung Peptostreptokokken Prevotella spp. Anaerobier	Penicillin G; Amoxicillin/Clavulansäure	Clindamycin

Kommentar. Symptomatische Therapie (Schleimhautabschwellung, Sekretolytika, Antiphlogistika) wichtig; bei bakterieller Superinfektion (Verlauf > 7 Tage; systemische Symptome) Antibiotika-Therapie (Dauer 10 Tage) indiziert; bei chronischer Sinusitis des Erwachsenen antibiotische Therapie nicht immer erforderlich; evtl. Kombinationstherapie mit lokaler (intranasaler) Glukokortikoid-Applikation erwägen; bei Immunsuppression Ausschluss von Pilzinfektionen (z.B. Aspergillose, Mucormykose). (Lit. 113, 114)

Subdurales Empyem

Bakterielle eitrige Infektion im anatomischen Raum zwischen Hirnhaut und Gehirnparenchym; verantwortlich für 15-25% aller lokalisierten bakteriellen Gehirninfektionen; bedingt durch fortgeleitete Sinusitis (Ethmoidalhöhlen, Stirnhöhlen), Otitis media (Mastoid oder Mittelohr); selten nach Trauma, postoperativ, infiziertem subduralem Hämatom oder hämatogen (metastatisch) bei Pneumonie oder Sepsis.

Klinik. Fieber; lokaler, dann generalisierter Kopfschmerz; Erbrechen, Übelkeit; Meningitis-Zeichen; innerhalb von 24-48 Stunden Zeichen einer Hemiparese, hemisensorische Defizite, Hemianopsie; fokale epileptische Anfälle bei etwa der Hälfte der Patienten; progrediente Hirndruckzeichen mit Herniation und Tod.

Diagnostik. Klinik (meningitische Zeichen mit Hemiparese, hemisensorische Defizite); Anamnese (z. B. Sinusitis gefolgt von Meningitis); bildgebende Verfahren (MRT; CT); mikrobiologische Untersuchung von Material (Abstrich, Eiter) nach Kraniotomie bzw. Trepanation.

Therapie

Häufige Erreger	Empirische Therapie	Alternativen
S. viridans-Gruppe Staphylokokken H. influenzae Pneumokokken Anaerobier	Ceftriaxon + Metronidazol	Ampicillin/Sulbactam; Piperacillin + ß-Laktamase-Hemmer; Enterobakterien

Kommentar. Antibiotische Therapie für mindestens drei Wochen; häufig fulminanter Verlauf; Trepanation/Kraniotomie essentieller Bestandteil der Therapie. (Lit. 108)

Tonsillopharyngitis

Infektion der Tonsillen und des Rachenraums; virale Ursache in ca. 50% der Fälle; bakterielle Infektion in ca. 30-40%; saisonales Auftreten insbesondere im Winter und Frühjahr; am häufigsten bei Kindern im Alter von 5-10 Jahren; im Erwachsenalter abnehmende Inzidenz.

Klinik. Akuter Beginn mit Fieber, Schluckbeschwerden, geröteter ödematöser Rachenschleimhaut, vergrößerten, geröteten Tonsillen mit z.T. eitrigem Exsudat in den Krypten; Lymphadenitis der regionären Lymphknoten.

Komplikation: Peritonsillarabszess.

Diagnostik. Bei Verdacht auf Diphtherie Rachenabstrich obligat, bei Verdacht auf infektiöse Mononukleose Antikörper-Nachweis, Blutbild ("atypische Lymphozyten", "Pfeiffer-Zellen"); Streptokokken-Antigen-Schnellteste weisen hohe Spezifität (> 95%) auf bei geringer Sensitivität; erfassen nicht C- und G-Streptokokken. Deshalb Kultur aus Rachenabstrich bevorzugen (auch in der Praxis einfach durchzuführen).

Therapie

Häufige Erreger	Empirische Therapie	Alternativen
A-, C- und G-Streptokokken	Cefuroximaxetil, Cefpodoxim, Cefadroxil u. a. orale Cephalosporine; Penicillin V	Clindamycin

Kommentar. Aufgrund möglicher Poststreptokokken-Erkrankungen (akutes rheumatisches Fieber, Carditis rheumatica, Glomerulonephritis) und Komplikationen antibiotische Therapie dringend empfohlen; aufgrund erhöhter Raten an Therapieversagern unter Penicillin V wird heute orales Cephalosporin (teurer, aber klinisch wirksamer) bevorzugt; Dauer der Therapie bei Penicillin V 10 Tage, bei den meisten Cephalosporinen 5 Tage. Scharlach: Sonderform der Streptokokken-Angina, verursacht durch erythrogene Toxine. Symptomatik: generalisiertes Exanthem, Himbeer-Zunge, später kleieförmige Hautschuppung. (Lit. 153)

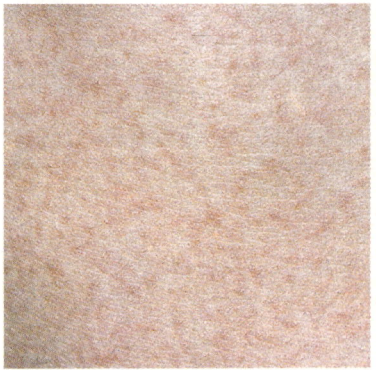

Kleinfleckiges, teils konfluierendes Scharlachexanthem; Quelle: Archiv der Verfasser

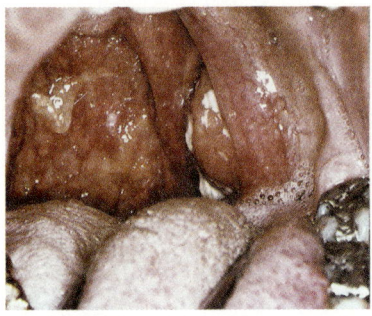

Rötung und Schwellung der Tonsillen bei akuter Tonsillitis; Quelle: Archiv der Verfasser

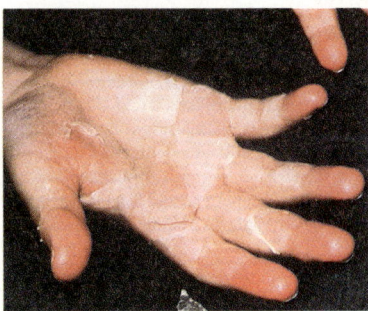

Ablösung der oberen Epidermisschicht durch erythrogenes Toxin bei Scharlach; Quelle: Archiv der Verfasser

Vaginitis

Bakterielle Vaginitis (Aminkolpitis): relativ häufig; Reduktion der physiologischen Flora zugunsten einer anaeroben Mischflora (v.a. Gardnerella vaginalis) mit Produktion des typischen fischartigen Geruchs des Vaginalsekrets nach Zusatz von 10% Kalilauge. *Vulvovaginale Candidiasis*: zweithäufigste Ursache der Vaginitis; prädisponierende Faktoren sind Schwangerschaft, Diabetes mellitus, langdauernde Antibiose, Immunsuppression. *Trichomonas-Vaginitis*: in der Regel Übertragung durch Intimkontakte; häufig asymptomatischer Verlauf; in den letzten Jahren Rückgang der Inzidenz.

Klinik

Bakterielle Vaginitis: selten Jucken, Brennen oder Schmerzen; dünnflüssiger, weißlicher oder grauer, homogener, gelegentlich schaumig-blasiger, übelriechender Fluor; Risikofaktor für zervikale Dysplasie, Salpingitis, vorzeitig einsetzende Wehen und Frühgeburtlichkeit.

Vulvovaginale Candidiasis: heftiger Juckreiz und Brennen; gerötete, ödematöse Schleimhaut mit abstreifbaren weißlichen Auflagerungen; Dysurie, Dyspareunie; weißlicher, geruchloser, oft krümelig-käsiger oder cremiger Fluor.

Trichomoniasis: Juckreiz, Dyspareunie; gerötete Zervixschleimhaut mit Petechien ("Erdbeer-Schleimhaut"); gelegentlich Schmierblutungen; bei Mitinfektion der Urethra Miktionsbeschwerden und Pollakisurie; profuser, purulenter, oft faulig riechender Fluor.

Diagnostik. Mikroskopischer Erreger-Nachweis bei Trichomoniasis, Candidiasis; bei Gardnerella vaginalis Nachweis von "clue"-Zellen (von kurzen gramnegativen Stäbchen umgebene Epithelzellen); pH-Wert des Fluors (bakterielle Vaginitis > 4,5; Candidiasis < 4,5; Trichomoniasis > 5); Kultur des Erregers aus Fluormaterial.

Therapie

Häufige Erreger	Empirische Therapie	Alternativen
Bakterielle Vaginitis		
Gardnerella	Metronidazol	Clindamycin (2%) lokal;
Anaerobier		Metronidazol-Vaginalgel
Mykoplasmen		
Vulvovaginale Candidiasis		
C. albicans	Fluconazol; Itraconazol	Miconazol; Nystatin lokal
C. glabrata		
C. krusei		
Trichomoniasis		
T. vaginalis	Metronidazol	Tinidazol; Paromomycin lokal

Kommentar. Bei Bläschen und Ulzera immer Herpes simplex ausschließen; bei Trichomoniasis Partner mitbehandeln; bei Candidiasis oder bakterieller Vaginitis Mitbehandlung des Partners nur bei bestehender Symptomatik; bei bakterieller Vaginitis Therapie mit Metronidazol 2 x 500 mg/d über 7 Tage; bei Trichomoniasis Metronidazol 2 g als Einmaldosis oder 2 x 500 mg/d für 7 Tage; Therapie des Sexualpartners mit Metronidazol 2 g als Einmaldosis; Fluconazol 150 mg p.o. als Einmaldosis; Itraconazol 2 x 200 mg an einem Tag. (Lit. 41, 143, 152)

Venenkatheter-assoziierte Infektionen

Häufigste Ursache für Bakteriämie im Krankenhaus; Inzidenz 2/1000 Krankenhaustage (Unfallchirurgie) bis 30/1000 Krankenhaustage bei Verbrennungspatienten; Inzidenz abhängig von Art des Katheters (zentral > peripher), Kathetermaterial (Polyethylen > Polyurethan, Polytetrafluorethylen), Verweildauer, Legetechnik und Katheterpflege; Infektion erfolgt auf verschiedenen Wegen: Kontamination des Katheters außen, Einbringung von Hautflora in Gefäß bei Katheteranlage, Einwanderung von Hautkeimen entlang Katheter nach Anlage, kontaminiertes Infusat.

Kolonisierter Katheter: Nachweis von Bakterien am intravasalen Teil des Katheters.

Lokale Infektion: entzündliche Reaktion < 2 cm um Hautaustrittsstelle des Katheters mit Nachweis von Erregern am intradermalen/intravasalen Anteil des Katheters.

Kathetertunnel-Infektion: entzündliche Reaktion > 2 cm um Hautaustrittsstelle und/oder über der Haut des Katheterkanals mit Nachweis von Erregern am intradermalen/intravasalen Anteil des Katheters.

Katheter-assoziierte Bakteriämie: Nachweis des identischen Erregers an Katheter und im peripheren Blut ohne andere erkennbare Infektionsquelle.

Infusat-assoziierte Bakteriämie: Nachweis des identischen Erregers im Infusat und im peripheren Blut ohne andere erkennbare Infektionsquelle.

Klinik

Lokale Infektion: Rötung und Schwellung der Haut um die Katheteraustrittsstelle < 2 cm.

Kathetertunnel-Infektion: Rötung und Schwellung der Haut über dem Katheter mit > 2 cm Durchmesser von Hautaustrittsstelle.

Katheterassoziierte Bakteriämie: klinisches Spektrum von fehlender Symptomatik bis zum septischen Schock, abhängig von Erregerart, Dauer und Schweregrad.

Infusat-assoziierte Bakteriämie: Spannweite der Symptomatik von Asymptomatik bis septischer Schock, abhängig von Erregerart, Dauer und Schweregrad.

Diagnostik. Mikrobiologischer Nachweis von adhärenten Keimen mittels semiquantitativer oder quantitativer Methoden vom gezogenen Katheter, vorzugsweise in Kombination mit Blutkulturen; Laborparameter (CRP, Leukozytose u.a.).

Therapie

Häufige Erreger	Gezielte Therapie	Alternativen
S. aureus	Flucloxacillin	Cefazolin; Cefuroxim
S. aureus (MRSA)	Vancomycin; Teicoplanin	Linezolid; Quinupristin/Dalfopristin
Koag.-neg. Staphylokokken	Flucloxacillin	Cefazolin; Cefuroxim
Koag.-neg. Staphylokokken (MRSE)	Vancomycin o. Teicoplanin	Linezolid; Quinupristin/Dalfopristin
Enterokokken	Ampicillin ± Aminoglykosid	Linezolid
Enterobakterien	Piperacillin + ß-Laktamase-Hemmer	Imipenem; Meropenem; Ampicillin/Sulbactam
P. aeruginosa	Ceftazidim + Aminoglykosid; Piperacillin + Aminoglykosid	Imipenem + Aminoglykosid; Ciprofloxacin + Aminoglykosid
Acinetobacter spp.	Imipenem; Meropenem	Ciprofloxacin
Candida	Fluconazol	Amphotericin B

Kommentar. Soweit möglich, infizierten Katheter entfernen oder durch neuen Katheter ersetzen; Therapie nach Identifizierung des Erregers entsprechend Empfindlichkeit anpassen. Unverzügliche Katheterentfernung bei Bakteriämie durch *S. aureus* oder *Bacillus* species, Candidämie durch infizierte Katheter, Tunnel- oder Tascheninfektion, septischer Thrombose/ Embolie sowie bei lokaler Abszedierung. Katheterentfernung nach primär antimikrobieller Therapie unter Belassung des Katheters bei persistierend positiven Blutkulturen nach 3 Tagen adäquater antibiotischer Therapie sowie bei Auftreten von Fieber unmittelbar nach Absetzen der antimikrobiellen Therapie. Soweit möglich, immer gezielt und nicht breit therapieren (Resistenzbildung!), Therapiedauer meist 10-14 Tage, bei sekundärer Endokarditis 4-6 Wochen; Prophylaxe durch Verwendung imprägnierter Katheter und Legen und Pflege des Katheters unter aseptischen Bedingungen. Bisherige Ergebnisse mit der Antibiotika-Locktherapie vielversprechend. (Lit. 99, 100, 146)

Virale hämorrhagische Fieber (VHF)

Begriff für eine Reihe unterschiedlicher Erkrankungen, die durch einen akuten, hochfieberhaften Verlauf mit einer pathologischen Blutungsneigung gekennzeichnet sind. Von unterschiedlichen Viren der Familien Flaviviridae, Bunyaviridae, Arenaviridae und Filoviridae verursacht.

Klinik. Akuter Beginn mit hohem Fieber, Myalgien, Arthralgien, Kopfschmerz, schwerem allgemeinen Krankheitsgefühl und pathologischer Blutungsneigung mit spontanen Blutungen in Gastrointestinal-, Urogenital-, Respirationstrakt und Haut, Nachbluten aus Punktionsstellen; Blutungsneigung ist bedingt durch unterschiedliche pathogenentische Faktoren. Teilweise hohe Letalitätsraten (>60%).

Diagnostik
Erreger-Nachweis*: mittels PCR, Viruskultur.
Antikörper-Nachweis: Nachweis von IgM-Antikörpern bzw. Titeranstieg in zwei aufeinander folgenden Serumproben. Meist erst im Krankheitsverlauf positiv, somit keine Akutdiagnose möglich. Aufgrund des häufig perakuten Verlaufs Tod vor Ausbildung von Antikörpern möglich.

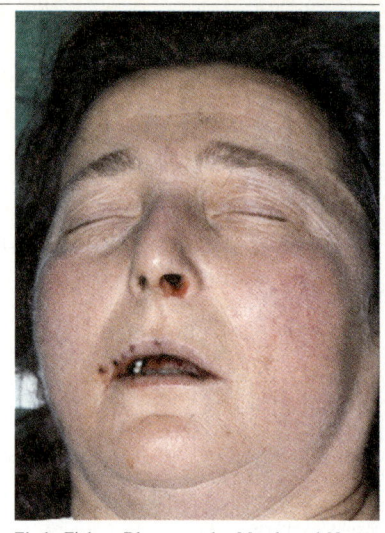

Ebola-Fieber: Blutungen der Mund- und Nasenschleimhaut; Quelle: E. Vanek, Ulm

Erkrankung (Erreger)	Natürliche Übertragung	Vorkommen	Häufigkeit Fälle/Jahr	Therapie (Letalität)
Dengue HF (Flavivirus)	Stechmücken	Südostasien, Mittel-, Südamerika	> 100.000	supportiv (5-15%)
Gelbfieber (Flavivirus)	Stechmücken	Afrika, Südamerika	> 100.000	supportiv (20-40%)
Rift-Valley-Fieber (Phlebovirus, Bunyaviridae)	Stechmücken, infizierte Tiere	Afrika	epidemisch > 1.000	Ribavirin** (1-3%)
Krim-Kongo-Fieber (Nairovirus, Bunyaviridae)	Zecken, infizierte Tiere	Afrika, Asien, Südost-Europa	endemisch, Einzelfälle	Ribavirin** (15-60%)
Kyasanur-Wald-Krankheit (Flavivirus)	Zecken	Indien	epidemisch, 50-1.000	supportiv (1-10%)
Arabisches HF (Flavivirus)	Zecken (?)	Arabische Halbinsel	endemisch, Einzelfälle	supportiv (?)
Omsk HF (Flavivirus)	Zecken, Nagetiere	Asien (Taiga)	endemisch Einzelfälle	supportiv (1-3%)
Argentinisches HF (Arenavirus)	Nagetiere	Argentinien	50-100	Ribavirin loading dose 2 g, dann 4 x 1 g/d für 4 Tage, dann 3 x 500 mg/d für weitere 6 Tage (10-20%)
Bolivianisches HF (Arenavirus)	Nagetiere	Bolivien	epidemisch 5-10	Ribavirin** (10-30%)

Erkrankung (Erreger)	Natürliche Übertragung	Vorkommen	Häufigkeit Fälle/Jahr	Therapie (Letalität)
Brasilianisches HF (Arenavirus)	?	Brasilien	bisher insgesamt 3	Ribavirin** (30%)
Venezolanisches HF (Arenavirus)	Nagetiere	Venezuela	epidemisch 20-100	Ribavirin** (15-25%)
Kalifornisches HF (Arenavirus)	Nagetiere (?)	Kalifornien	bisher insgesamt 3	Ribavirin (?)
Lassa-Fieber (Arenavirus)	Nagetiere	Westafrika	> 10.000	Ribavirin loading dose 2 g, dann 4 x 1 g/d für 4 Tage, dann 3 x 500 mg/d für weitere 6 Tage (15%)
HF mit renalem Syndrom (Hantavirus)	Nagetiere	Asien, Europa	> 10.000	Ribavirin i.v. loading dose 2 g, dann 4 x 1 g/d für 4 Tage, dann 3 x 500 mg/d für weitere 6 Tage (5-15%)
Ebola-Fieber (Filovirus)	?	Afrika	epidemisch 20-300	supportiv (50-80%)
Marburg-Fieber (Filovirus)	?	Afrika	epidemisch 1-40	supportiv (15-30%)

** Wirksamkeit nicht sicher erwiesen

Kommentar
Keine Übertragung von Mensch zu Mensch bei Dengue HF, Gelbfieber, Rift-Valley-Fieber, Kyasanur-Wald-Krankheit, Omsk HF, HF mit renalem Syndrom.
Übertragung von Mensch zu Mensch durch direkten Kontakt selten bei argentinischem HF, bolivianischem HF, mäßig häufig bei Marburg-Fieber, häufig bei Lassa-Fieber (auch durch Aerosol), Ebola-Fieber, Krim-Kongo-Fieber.
Übertragung von Mensch zu Mensch nicht gesichert bei arabischem HF, brasilianischem HF, venezolanischem HF, kalifornischem HF. (Lit. 126, 128)

HF: Hämorrhagisches Fieber

Zystische Fibrose (Mukoviszidose)

Häufigste genetische Erkrankung (1:3.300) bei Kaukasiern; autosomal-rezessiv; führt zu einem deutlich erhöhten Risiko an Pneumonie, zystischen Bronchiektasen und Lappenatelektasen, die ein großes therapeutisches Problem darstellen; Infektionen des unteren Respirationstrakts verantwortlich für >90% der frühzeitigen Todesfälle bei zystischer Fibrose.

Klinik. Trias aus Bronchiektasen, exogener Pankreas-Insuffizienz und erhöhter Chlorid-Konzentration des Schweißes; Beginn der Infektionen des Respirationstrakts meist im Kindesalter mit chronischem Husten, akuter Exazerbation einer Bronchitis, Bronchiektasen und Pneumonie; mit zunehmendem Alter chronischer Husten mit häufigen Exazerbationen, Reduktion der Lungenfunktion, die in eine respiratorische Insuffizienz mündet.

Diagnostik. Klinik; erhöhte Chloridkonzentration im Schweiß; Nachweis einer Mutation des "cystic fibrosis transmembrane conductance regulator" (CFTR-)Gens.

Nachweis der Infektion des Respirationstrakts durch bildgebende Verfahren (Rö-Thorax, ggf. CT) und mikrobiologische Kultur aus Sekret des Respirationstrakts (Sputum, Trachealsekret).

Therapie

Häufige Erreger	gezielte Therapie	Alternativen
P. aeruginosa	Ceftazidim + Tobramycin	Piperacillin + Tobramycin; Ciprofloxacin
S. aureus (MSSA)	Flucloxacillin	Cefazolin; Cefuroxim
S. aureus (MRSA)	Vancomycin; Teicoplanin	Linezolid; Quinupristin/Dalfopristin
H. influenzae	Ampicillin ± Sulbactam Amoxicillin/Clavulansäure	Ceftriaxon; Cefotaxim
Burkholderia cepacia	Cotrimoxazol	Ciprofloxacin; Imipenem; Meropenem

Kommentar. Wichtig ist die kontinuierliche und konsequente Toilette des Respirationstrakts; bei akuter Exazerbation Empfehlung einer i.v.-Therapie; insbesondere bei Pseudomonas-Infektion immer Therapie mit zwei Pseudomonas-wirksamen Antibiotika empfohlen; Tobramycin-Inhalation kann Zahl von P. aeruginosa senken; regelmäßige Serumspiegel-Bestimmung von Aminoglykosid; Influenza-Impfung dringend empfohlen; Pneumokokken-Impfung nicht indiziert, da keine erhöhte Pneumokokken-Inzidenzen bei zystischer Fibrose; mittlerweile deutliche Verbesserung der Prognose durch Verabreichung von Antibiotika (Aminoglykoside, Na-Colistimethat) und Antiproteasen als Aerosol; bei Lungeninsuffizienz im Endstadium Lungentransplantation. (Lit. 109, 110)

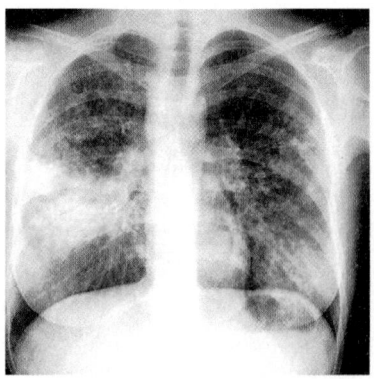

Infiltration des rechten Mittel- und Unterfeldes. Wabige Struktur beider Lungen bei zystischer Fibrose; Quelle: Archiv der Verfasser

Spezifische Infektionskrankheiten

Aktinomykose

Erreger. *Actinomyces israelii* und andere Aktinomyzeten, gelegentlich *Propionibacterium spp.*; grampositive, anaerobe oder fakultativ anaerobe Fadenbakterien.

Epidemiologie. Meist als Mischinfektion mit anderen Organismen: Staphylokokken, Streptokokken, Anaerobier, Enterobacteriaceae. Endogene Infektion, ausgehend von physiologisch mit dem Erreger besiedelten Schleimhäuten. Oft Parodontose, Zahnextraktion oder penetrierende Verletzung der Mundschleimhaut in der Anamnese. Risikofaktor: schlechte Mund- und Zahnhygiene, HIV. Keine Übertragung von Mensch zu Mensch.

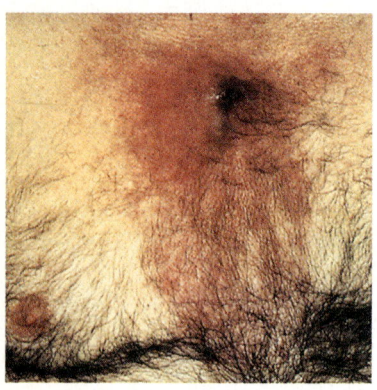

Thoraxwandfistel bei Aktinomykose der Lunge. Quelle: Archiv der Verfasser

Klinik. Inkubationszeit: Wochen bis Monate. Chronisch eitrige, anatomische Grenzen überschreitende, langsam progrediente, abszedierende, fistelbildende Erkrankung, oft holzartige Verhärtung des Gewebes, Husten, Fieber. Überwiegend oral, zervikofazial lokalisiert, gelegentlich thorakal (Rundherd, Pneumonie, Abszess) oder abdominal, selten ZNS, Knochen.

Diagnostik

Mikroskopie bzw. Makroskopie*: Nachweis von Drusen (gelb-braune Granula) hinweisend, evtl. mit bloßem Auge oder schwacher Vergrößerung sichtbar.
Kultur: aus Eiter, Fistelsekret, Granulationsgewebe, Dauer 5-28 Tage. Cave: "zufälliger" Nachweis von Aktinomyzeten aus Schleimhautabstrichen ohne prädiktiven Wert, deshalb keine Punktion durch die Schleimhaut.
Serologie: ohne Wert.
Die sichere Differenzierung zwischen Aktinomykose und Nocardiose ist für eine gezielte Therapie unabdingbar.

Therapie
Penicillin G 10-20 Mio. IE/d i.v. für 4-6 Wochen, dann Penicillin V 2-4 g/d oder Amoxicillin 1,5 g/d p.o. für 6-12 Monate. Alternativ: Ceftriaxon, Doxycyclin oder Clindamycin. Chirurgische Sanierung anstreben.

Prophylaxe. Adäquate Mund- und Zahnhygiene. (Lit. 1)

Amöbiasis

Erreger. *Entamoeba histolytica* (einzige pathogene Art), *E. dispar* (früher "apathogene" *E. histolytica*); Protozoen.

Epidemiologie. Vorwiegend in Tropen und Subtropen, etwa 10% der Weltbevölkerung sind infiziert, davon 90% asymptomatisch; Kolonisation mit *E. dispar* häufiger als mit *E. histolytica* (in Tropen dreimal, in gemäßigten Regionen zehnmal); Einschleppung aus Endemiegebieten in Länder mit gemäßigtem Klima; Übertragung fäkal-oral durch mit Zysten kontaminierte Speisen oder Trinkwasser (Fliegen); oft jahrelange Zysten-Ausscheidung von unbehandelten asymptomatischen Trägern. Leberabszesse bei jüngeren Männern ca. zehnmal häufiger, insbesondere bei Alkoholabusus!

* Methode der Wahl

Klinik

Intestinale Amöbiasis (Amöbenruhr): Inkubationszeit: ca. 2-6 Wochen; oft asymptomatisch oder mit milden intestinalen Beschwerden, Druckgefühl, Blähungen, leichten Durchfällen. Erst bei Invasion der Darmwand entwickelt sich eine Kolitis mit Bauchkrämpfen, Tenesmen, zunehmenden (5 bis 10/Tag) Durchfällen, mit Blut durchzogen, durch Schleimbeimengung glasig-glänzend, "Himbeer-Gelee-Stuhl"; bei starker Ausprägung Klinik ähnlich entzündlichen Darmerkrankungen mit Entwicklung eines toxischen Megakolon, einer fulminanten Kolitis oder (selten) Perforation; Darmstenosierung durch Amöbome (lokal begrenzte, entzündliche Tumoren, ähnlich Kolon-/Rektumkarzinomen) möglich.

Extraintestinale Amöbiasis: hämatogene Dissemination in Leber oder selten Lunge, Gehirn, mit solitären oder multiplen, mit braungelbem Eiter gefüllten Abszessen; akuter Verlauf mit Fieber, Hepatomegalie, dumpfem Spontanschmerz, starkem Druckschmerz, ggf. atemabhängigem Schmerz im rechten Oberbauch; bei subakutem Verlauf Fieber und Schmerzsymptomatik weniger häufig; Gefahr der Perforation in Peritoneum oder Perikard.

Diagnostik

Mikroskopie: eingeschränkt empfehlenswert, Amöben-Trophozoiten sind nur in frischem Stuhl (< 30 Min. Transportzeit) oder in endoskopisch entnommenem Material aus Darmläsionen nachweisbar, mindestens drei aufeinanderfolgende Stuhlproben untersuchen; geringe Sensitivität, ggf. schwierige Differenzierung verschiedener Amöbenarten.

Kultur und PCR: nur für Forschungszwecke in Speziallaboratorien verfügbar.

*Kopro-Antigennachweis** (aus Stuhl): Diagnostik der Wahl, Testsysteme ohne Kreuzreaktivität mit *E. dispar* verwenden.

Serologie: insbesondere bei extraintestinaler Amöbiasis (ELISA, IHA > 90% positiv), da häufig keine Amöben im Stuhl nachweisbar.

Radiologie: Sonographie, CT zum Nachweis von Abszessen in Leber, Lunge, Gehirn.

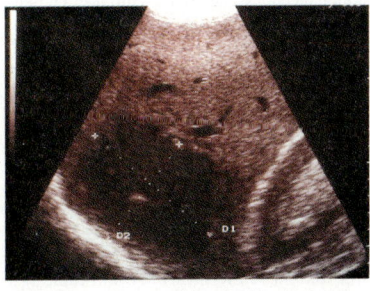

Leberabszess (Sonographie); Quelle: T. Löscher, München

Therapie

Kolonisierung
E. dispar: keine Therapie.
E. histolytica: Darmlumen-Amöbizid: Diloxanidfuroat (Furamid®) 3 x 500 mg/d p.o. für 10 Tage oder Paromomycin (Humatin®) 3 x 500 mg/d p.o. für 7 Tage.

Invasive Erkrankung (Kolitis, Leberabszess)
Metronidazol 3 x 750 mg/d p.o. oder 3 x 500 mg/d i.v. für 5 bis 10 Tage; Kinder 30-50 mg/kg/d in 3 Dosen.

Bei therapieresistenten Verläufen Kombination mit Chloroquin (600 mg/d für 2 Tage, dann 300 mg/d für 2-3 Wochen) oder Dehydroemetine 1-1,5 mg/kg i.m. für 5 Tage. Nach vollendeter Metronidazol-Therapie Verabreichung eines Darmlumen-Amöbizids (s.o.) zur Rezidiv-Prävention.

Aspiration bzw. Drainage von Leberabszessen heute nur noch bei drohender Perforation (Abszess-Durchmesser > 12 cm) mittels perkutaner Aspiration unter sonographischer Kontrolle.

Prophylaxe

In Endemiegebieten Trinkwasser abkochen, Obst schälen, Gemüse kochen, auf rohe Salate, Gemüse verzichten; persönliche Hygiene; Stuhluntersuchung bei allen Tropenrückkehrern mit ; keine Chemoprophylaxe. (Lit. 2)

Meldepflicht. Namentliche Meldepflicht bei Verdacht auf und Erkrankung an einer mikrobiell bedingten Lebensmittelvergiftung bei im Lebensmittelbereich Beschäftigten oder bei Auftreten mehrerer gleichartiger Erkrankungen, bei denen ein epidemiologischer Zusammenhang vermutet wird (§6, Abs.2 IfSG).

Askariasis

Erreger. *Ascaris lumbricoides* (Spulwurm); Nematode.

Epidemiologie. Weltweit verbreitet. Haupt-endemiegebiete sind tropische Länder, dort sind 50-90% der Bevölkerung befallen. Die Übertragung erfolgt fäkal-oral über mit Wurmeiern kontaminierte Lebensmittel (z.B. Salate). Ausscheidung von Eiern mit Stuhl; nach zwei bis drei Wochen in feuchtwarmem Boden Reifung zu infektionstüchtigem Stadium. Nach Aufnahme mit kontaminierter Nahrung Lungenpassage der geschlüpften Larven, Verschlucken der Larven, Entwicklung adulter Würmer im Dünndarm. Keine Immunität, daher Reinfektion möglich.

Klinik. Askariasis verläuft meist inapparent, mögliche Symptome:
Während Lungenpassage (Dauer ca. 8 Wochen) vorübergehend eosinophiles Infiltrat (Löffler-Syndrom) mit Fieber, Husten, möglicherweise blutigem Auswurf, Atembeschwerden; im Röntgenbild unscharf begrenzte Eintrübungen; im peripheren Blutbild Eosinophilie.
Bei schwerem intestinalem Befall Bauchschmerzen, Erbrechen, Appetitlosigkeit. Selten akuter mechanischer Ileus. Durch in Gallen- und Pankreasgänge eingewanderte Askariden: Cholangitis, Cholestase, Leberabszess, Pankreatitis. Bei Kindern mit schwerer chronischer Ascaris-Infektion evtl. Malabsorption mit Wachstums- und Entwicklungsverzögerung.
Selten Symptome durch von Askariden freigesetzte Allergene und Toxine: Fieber, urtikarielle Exantheme, obstruktive Bronchitis, Asthma bronchiale.

Diagnostik
Mikroskopie*: Eiernachweis im Stuhl, ggf. nach Anreicherung. Im Frühstadium (Löffler Syndrom) kein Eiernachweis möglich.
Makroskopie*: analer Abgang oder Erbrechen von adulten weißlichen Würmern (Länge: 15-35 cm).

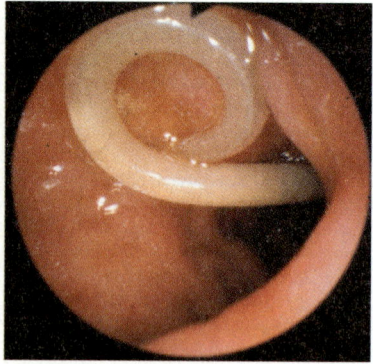

Spulwurm im Darm, endoskopische Aufnahme; Quelle: H.S. Füeßl, München

Therapie
Jede Askariasis muss behandelt werden:
Mebendazol (Vermox®) 1 x 500 mg. Nicht geeignet für Schwangere im 1. und 2. Trimenon und für Kinder < 1 Jahr.
Albendazol (Eskazole®) 400 mg p.o. als Einmalgabe. Bei Kindern < 6 Monaten mit Vorsicht wegen fehlender Erfahrung.

Alternativ: Pyrantel (Helmex®) 10 mg/kg (max. 1 g) p.o. als Einmaldosis. Nicht bei Kindern < 6 Monaten
Bei intestinaler oder biliärer Obstruktion: Piperazin oral 2 x 75 mg/kg/d initial (max. 3,5 g) für 2 Tage.

Prophylaxe. In Endemiegebieten Verzicht auf ungekochte Speisen, insbesondere Salat, Gemüse.

* Methode der Wahl

Aspergillose

Erreger. *Aspergillus fumigatus* (90%), *A. flavus* u.a., selten *A. niger*, andere Aspergillus-arten; Schimmelpilze.

Epidemiologie. Weltweit verbreitet, ubiquitär in Erde, Staub, Gewürzen (Pfeffer), Komposthaufen, Scheunen (bis zu 10^6 Keime pro m^3 Luft) und diversen organischen Materialien; Kolonisierung bzw. Infektion erfolgt durch Inhalation von Pilzsporen; nosokomiale Ausbrüche in Zusammenhang mit Bauarbeiten in Krankenhäusern. Risikofaktoren: Immunsuppression durch Stammzell- und Organstransplantation, langdauernde Neutropenie (Granulozytopenie < 500/µl über mehr als 10 Tage), langfristige Glukokortikoid-Therapie, AIDS, "septische Granulomatose".

Klinik

Allergische pulmonale Aspergillose: bei Patienten mit Asthma bronchiale oder Mukoviszidose; auf der Basis eines allergischen Prozesses verschlechtert sich die Symptomatik nach Besiedelung der respiratorischen Schleimhäute mit Aspergillus. Attacken von Atemnot, brauner zäher Schleim, subfebrile Temperaturen. Röntgenologisch flüchtige retikuläre, streifige Verschattungen in peripheren Lungenfeldern; Eosinophilie.

Aspergillom: ballartige Massen aus Pilzhyphen in präformierten Hohlräumen der Lunge (z.B. nach Tuberkulose, Sarkoidose), selten in den Nasennebenhöhlen; Risiko 15-25% bei Kavernen > 2 cm; keine Infiltration ins umgebende Lungengewebe, gelegentlich asymptomatisch, oft chronischer Husten, Dyspnoe, Schmerzen in der Brust. Haemoptoe (manchmal lebensbedrohlich, cave bei bronchoskopischen Biopsien), Gewichtsverlust. Aspergillom im Röntgenbild oder CT vorwiegend in den Lungenoberfeldern als Rundherd mit Luftsaum erkennbar.

Invasive pulmonale Aspergillose: bei ausgeprägter Abwehrschwäche plötzliches Auftreten von hohem Fieber, Husten, fleckigen Infiltraten. Bei geringerer Abwehrschwäche langsamer Beginn mit trockenem Husten, Fieber, pleuritischen Schmerzen, kennzeichnend typischer Aspekt im CT. "Halo"-Zeichen: oft pleuranahe Rundherde mit umgebender milchglasiger Trübung, später dann Kavitation mit "Lufthalbmond". Antibiotische Therapie erfolglos. Bei einem Teil der Fälle kommt es zu hämatogener Dissemination (Hirnabszess, Meningitis, Niere, Leber, Herz).

Diagnostik

Allergische bronchopulmonale Aspergillose: Erhöhtes Gesamt-IgE, IgG-Antikörper gegen *A. fumigatus*, Eosinophilie, Hautreaktion gegen *A. fumigatus*-Antigen stützen die klinische Verdachtsdiagnose.

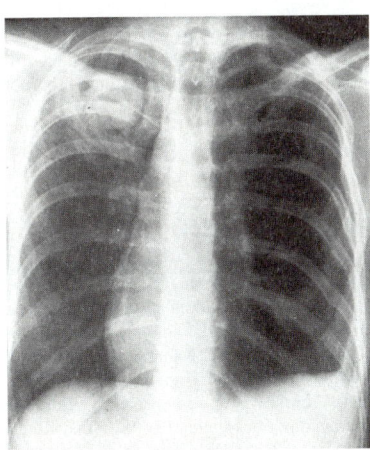

Aspergillose der Lunge, rechtes Lungen-Oberfeld, Röntgen-Thorax; Quelle: G.P. Bodey, Houston

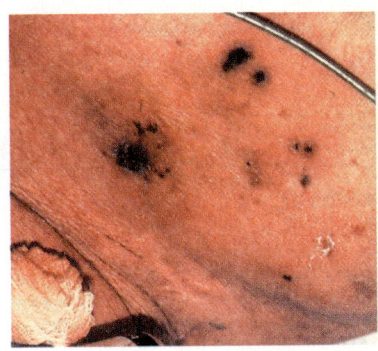

Aspergillose der Haut; Quelle: G.P. Bodey, Houston

Aspergillom: Verdachtsdiagnose radiologisch, kultureller Nachweis von Aspergillus im Sputum und hohe IgG-Titer (bei 95% der Fälle).

Invasive pulmonale Aspergillose:

Kultur und/oder Mikroskopie: Nachweis von Aspergillus aus Trachealsekret oder BAL ist bei abwehrgeschwächten Patienten verdächtig, kann aber auch Ausdruck einer Kontamination sein. Die definitive Diagnose ergibt sich aus dem kulturellen Nachweis von Aspergillus aus normalerweise sterilen Körpermaterialien (z.B. Biopsie). Sensitivität der Kultur 30-40%.

Serologie: Antikörpernachweis bei invasiver Aspergillose diagnostisch nicht hilfreich, Sensitivität nur 20-40%.

Antigennachweis: im Serum, in der BAL oder im Urin möglich, Mehrfachtestung empfohlen, Sensitivität um 50%. Relativ neu ist der Galactomannan-Sandwich- ELISA-Test.

Genomnachweis: aus BAL oder Blut: hochsensitive PCR in speziellen Laboratorien bereits etabliert.

Therapie

Allergische bronchopulmonale Aspergillose: Bronchodilatatoren, inhalative oder systemische Kortikosteroide; Antimykotika werden generell nicht empfohlen, ggf. nur bei Hinweis auf Gewebedestruktion. Ggf. Therapieversuch mit einem Azol (Voriconazol, Itraconazol).

Aspergillom: chirurgische Sanierung bei starker Hämoptyse erforderlich, ggf. auch bei Sarkoidose und bei Immunsuppression; Voraussetzung ist adäquate Lungenfunktion. Die Wirksamkeit von Antimykotika ist nicht bewiesen. Über eine erfolgreiche Itraconazol-Therapie liegen nur sporadische Berichte vor, ebenso über andere Antimykotika.

Invasive Aspergillose: Wenn bei immunsupprimierten Patienten Aspergillus aus Trachealsekret anzüchtbar ist und gleichzeitig therapieresistente Infiltrate mit Fieber bestehen, sollte eine antifungale Therapie begonnen werden: Mittel der ersten Wahl ist nach den Ergebnis sen einer großen Studie Voriconazol (signifikanter Überlebensvorteil gegenüber Amphotericin B bei invasiven Aspergillosen), 1. Tag 2 x 6 mg/kg KG i.v., danach 2 x 4 mg bzw. orale Gabe von 2 x 200 mg täglich. Bei Nicht-Ansprechen alternativ Amphotericin B 1-1,5 mg/kg i.v. täglich, bei Unverträglichkeit Umstellung auf liposomales Amphotericin B 4-5 mg/kg täglich. Die Anwendung von Itraconazol ist möglich, zur Überprüfung der Resorption werden jedoch Serumspiegelkontrollen empfohlen, dabei Wechselwirkung mit anderen Medikamenten beachten (z.B. Cyclosporin, Digoxin, Tacrolismus). Auch bei anderen Azolen Wechselwirkungen beachten. Bei Unwirksamkeit oder Unverträglichkeit von Amphotericin B, Itraconazol oder Voriconazol Zweitlinientherapie mit Caspofungin (70 mg i.v am Tag 1, 50 mg i.v. ab Tag 2).

Prophylaxe. Aspergillus-Exposition für immunsupprimierte Patienten vermindern, nicht in der Nähe von Baumaßnahmen unterbringen, keine Topfpflanzen, Lüftungsanlagen regelmäßig überprüfen. Bei Hochrisiko-Patienten, z.B. nach Knochenmarktransplantation, Filtern der Luft (HEPA) sinnvoll. (Lit. 3, 4, 11)

Atypische Mykobakteriosen

Erreger. *Mycobacterium-avium-intracellulare*, *M. kansasii*, *M. scrofulaceum*, *M. fortuitum*, *M. chelonae*, *M. abscessus*, *M. marinum*, *M. haemophilum*, *M. malmoense*, *M. simiae*, *M. szulgai*, *M. xenopi*, *M. smegmatis*, *M. genavense* u.a. seltenere Arten; säurefeste Stäbchenbakterien.

Epidemiologie. Vorkommen in der Umwelt (Boden, Wasser) und in Nahrungs- und Genussmitteln (z.B. Hartkäse, Zigaretten). Übertragung erfolgt durch orale Aufnahme in Gastro- intestinaltrakt oder durch aerogene Aufnahme in Respirationstrakt. Symptomatische Infektionen bei Immungeschwächten, Patienten mit pulmonalen Grunderkrankungen (z.B. zystische Fibrose, chronisch obstruktive Lungenerkrankung), bei älteren Patienten und Kleinkindern (Lymphadenitis).

Klinik

Lungensymptomatik: am häufigsten durch *M.-avium-intracellulare*, *M. kansasii*, *M. absces-*

sus, M. xenopi, M. malmoense. Meist uncharakteristische, langdauernde Symptomatik mit produktivem Husten, Gewichtsverlust (50%), Fieber (ca. 30%) und Hämoptyse (ca. 20%); langsamer Krankheitsverlauf mit kaum merkbarer Verschlechterung der Symptomatik über Jahre. Komplikation im Endstadium: respiratorische Insuffizienz.

Lymphadenitis: häufig verursacht durch *M.-avium-intracellulare, M. scrofulaceum* (in Tuberkulose-Endemiegebieten an *M. tuberculosis* denken). Fast ausschließlich bei Kinder zwischen 2 und 5 Jahren vorkommend. Einseitig vergrößerte, nicht druckschmerzhafte Lymphknoten, v.a. am Kopf (submandibulär, prä-, postaurikulär). Komplikationen sind Fistelbildung nach Inzision (selten) und Schädigung eines N.-facialis-Asts.

Hautmanifestationen: häufig durch *M. marinum, M. haemophilum, M. fortuitum, M. chelonae, M. abscessus; M. ulcerans* Erreger des Buruli-Ulkus in Afrika. Infektion primär oder im Rahmen einer disseminierten Infektion möglich. Weites Spektrum klinischer Manifestationen: rötlich-violette Papeln, Ulzera, Abszesse, Hautindurationen (lepraähnlich), tiefsitzende entzündliche Knötchen, selten auch Abszesse an Katheter-Eintrittsstellen.

Disseminierte Infektion: v.a. bei Immunsuppression (HIV, Transplantierte, Lymphompatienten). Häufig nachgewiesen werden *M.-avium-intracellulare, M. kansasii, M. chelonae, M. haemophilum*. Fieber, Nachschweiß, Gewichtsverlust, Hepatomegalie, Splenomegalie, Lymphadenopathie, Übelkeit, Erbrechen, Durchfall, Bauchschmerzen. Bei HIV-negativen Patienten häufiger pulmonale Sympto-matik. Unbehandelt in 2 bis 7 Monaten letaler Verlauf.

Seltene Erkrankungsformen: septische Arthritis, Osteomyelitis, Synovitis, Endokarditis, Peritonitis, Prostatitis, Nephritis, Keratitis.

Diagnostik

Mikroskopie: mittels Ziehl-Neelsen-, Fluorochromfärbung (Körperflüssigkeiten, Biopsien).

Kultur*: mittels radiometrischer Methoden aus Sputum, Blutkultur, Exsudat, Gewebebiopsie. Bei Nachweis aus primär nicht sterilen Materialien (Sputum, Urin, Magenspülflüssigkeit) wiederholter Erregernachweis und Ausschluss anderer Ursachen erforderlich.

Genomnachweis: mittels PCR aus Bronchialsekret. Speziesdifferenzierung mittels Gensonden nach kultureller Identifizierung.

Therapie

M.-avium-intracellulare: Clarithromycin oder Azithromycin plus Ethambutol plus Rifabutin (oder Rifampicin oder Clofazimin oder Ciprofloxacin oder Amikacin oder Streptomycin). Therapie für 3-6 (24) Monate bis Kultur negativ.

M. chelonae, M. abscessus: Clarithromycin für bis zu 6 Monate.

M. fortuitum: Amikacin plus Cefoxitin plus Probenecid für 2-6 Wochen, dann Cotrimoxazol oder Doxycyclin bis zu 6 Monate.

M. kansasii: INH plus Rifampicin plus Ethambutol für 12 Monate (15 Monate bei HIV-Patienten).

M. scrofulaceum: chirurgische Exzision plus ggf. Clarithromycin plus Clofazimin.

M. marinum: Clarithromycin oder Doxycyclin oder Cotrimoxazol oder Rifampicin plus Ethambutol für 3 Monate.

M. haemophilum, M. malmoense, M. szulgai, M. xenopi: Clarithromycin plus Rifampicin plus Ethambutol.

M. ulcerans: Chirurgische Exzision plus Rifampicin plus Amikacin oder Cotrimoxazol plus Ethambutol für 4-6 Wochen.

Dosierungen:
Cotrimoxazol (2 x 160/800 mg/d p.o.)
Doxycyclin (2 x 100 mg/d p.o.)
Amikacin (2 x 7,5-15 mg/kg/d i.m.)
INH (300 mg/d p.o.)
Cefoxitin (3 x 1 g/d i.v.)
Streptomycin (15 mg/kg/d i.v.)
Rifampicin (600 mg/d p.o.)
Clofazimin (100 mg/d p.o.)
Clarithromycin (2 x 500 mg/d p.o.)
Rifabutin (300 mg/d p.o.)
Azithromycin (500 mg/d p.o.)
Ciprofloxacin (2 x 750 mg/d p.o.)
Ethambutol (25 mg/kg/d p.o. für 2 Monate, dann 15 mg/kg/d)

Prophylaxe. Bei CD4-Zellzahlen von < 50/ml Primärprophylaxe mit Clarithromycin (2 x 50 mg/d) oder Azithromycin (1 x 1200 mg/Woche) oder Rifabutin (300 mg/d) durchführen.

Babesiose

Erreger. *Babesia microti, B. divergens, B. gibsoni, B. bovis*; Protozoen.

Epidemiologie. Malaria-ähnliche Protozoen-Erkrankung bei Wild- und Haustieren, die durch Zecken (Ixodes) übertragen wird. Gelegentlich erkranken auch Menschen. *B. microti* entlang der NO-Küste der USA, mittlerweile relativ häufig, *B. gibsoni* an der Pazifikküste der USA, *B. divergens* und *B. bovis* in Europa (selten).

Klinik
B. microti: 1-4 Wochen (bis zu 1 Jahr) nach Zeckenstich langsamer Beginn mit Fieber, Muskelschmerzen, Müdigkeit. Dauer Wochen bis Monate, bei intakter Milz in der Regel selbstlimitierend. *B. divergens* und *B. bovis*: bei splenektomierten Patienten schwerere Erkrankung, Fieber, Schüttelfrost, Ikterus; Retikulozyten erhöht, Proteinurie, Hämoglobinurie; oft letaler Ausgang.

Diagnostik
*Mikroskopie**: Giemsafärbung des Blutausstriches: intraerythrozytäre Parasiten ("Malteserkreuz-Formation").
Serologie: Antikörper ab 2. bis 4. Woche (zusätzlich zur Mikroskopie).
Genomnachweis: PCR in Entwicklung.

Therapie
Bei mildem Verlauf symptomatisch (*B. microti*), bei schwereren Formen Chininsulfat 3 x 650 mg/d p.o. plus Clindamycin 3 x 600 mg/d p.o. für 7-10 Tage, bei Versagen Atovaquon 2 x 750 mg/d plus Azithromycin 500 mg/d für 7 Tage, Kinder: Chininsulfat 25 mg/kg/d + Clindamycin 20-40 mg/kg/d. Ggf. Austauschtransfusion bei hoher Parasitämie (>10% aller Erythrozyten befallen).

Prophylaxe. Durch entsprechende Kleidung vor Zeckenstichen schützen. (Lit. 5, 6)

Bartonella-Infektionen

Erreger. *Bartonella henselae, B. quintana*; gramnegative Stäbchenbakterien.

Katzenkratzkrankheit

Epidemiologie. Alleiniger Erreger *B. henselae*, weltweit verbreitet, übertragen hauptsächlich durch Kratzverletzungen, seltener durch Bisse, möglicherweise auch über Katzenflöhe. Vorwiegend Kinder und Jugendliche betroffen. Keine Übertragung von Mensch zu Mensch. Häufung im Herbst und Winter.

Klinik. Nach 3-5 Tagen rote Papel oder Pustel an der Inokulationsstelle, etwa 1-2 Wochen später in mehr als 90% der Fälle meist einseitiges, schmerzloses Anschwellen der regionalen Lymphknoten bis zu einem Durchmesser von 5 cm und mehr. Zu dieser Zeit kann die Papel bereits spontan abgeheilt sein. Lymphknotenschwellung hält üblicherweise 2-4 Monate an, gelegentlich wesentlich länger, bei einem kleinen Teil Einschmelzungen. Nur in der Hälfte der Fälle systemische Reaktionen wie Fieber, gelegentlich Kopf- und Gliederschmerzen. Atypisch verlaufen 10% der Fälle, davon ca. die Hälfte als Parinaud's okuloglanduläres Syndrom (nichteitrige, selbstlimitierende Konjunktivitis mit prä- oder subaurikulärer Lymphadenitis). Weitere atypische Verläufe imponieren als granulomatöse Hepatitis, Splenitis, Pneumonitis, Osteitis, granulomatöse Neuro-

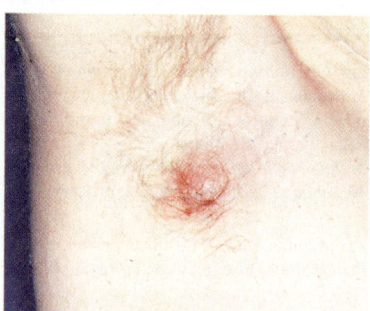

Hautmanifestation der Katzenkratzkrankheit; Quelle: M. Agathos, München-Schwabing

* Methode der Wahl

retinitis, Polyneuritis. Bei 2-4% als Enzephalopathie mit Kopfschmerzen, Wesensveränderung, Krampfanfällen. Dauer Monate bis 1 Jahr.

Diagnostik
Serologie: IFT, ELISA (Sensitivität und Spezi-fität je nach verwendetem Antigen variabel).
Genomnachweis*: PCR aus Eiter oder Biopsiematerial.
Histologie: Warthin-Starry-Silber-Färbung der Lymphknoten oder Hautbiopsien.
Kultur: auf Spezialmedien möglich, schwierig.

Therapie
Bei leichterem Verlauf keine Antibiotika-Therapie erforderlich, bei schwerem sinnvoll. Bislang wurde nur für Azithromycin ein Effekt in der Behandlung typischer Erkrankungsfälle nachgewiesen:

Azithromycin 1 x 500 mg/d p.o., dann 1 x 250 mg/d für 4 Tage.
Bei neurologischen Komplikationen evtl. Kombinationstherapie (z.B. Azithromycin + Rifampicin).

Prophylaxe. Immunsupprimierte und HIV-Infizierte sollten Kontakt zu Katzen vermeiden.

Bazilläre Angiomatose (BA) und bazilläre Peliose (BP)

Epidemiologie. Erreger *B. henselae* (Katzen, Katzenflöhe) und *B. quintana* (menschliche Kleiderlaus). Übertragung von *B. henselae* s.o.. Übertragung von *B. quintana* durch die menschliche Kleiderlaus, v.a. unter schlechten hygienisch-sanitären Verhältnissen.

Klinik
BA Kutane Erscheinungen: subkutane oder dermale Knoten, einzelne oder gruppierte Pa-peln, hautfarben oder purpurrot, oft inkrustiert, ulzerierend, blutend. Gelegentlich begleitende Lymphknotenschwellung. *Viszerale Läsionen* mit neovasaler Proliferation in unterschiedlichen Organen (Leber, Milz, Knochenmark) treten mit oder ohne kutane Erscheinungen auf und zeigen oft nur unspezifische Symptome (Fieber, Hepatosplenomegalie, Anämie, Transaminasenerhöhung).
BP: multiple blutgefüllte kleine Zysten in der Leber, manchmal auch in Milz.
B. quintana und *henselae* zunehmend als Erreger bei Endokarditis und Sepsis "ohne Erregernachweis", nur serologisch und über PCR nachweisbar.

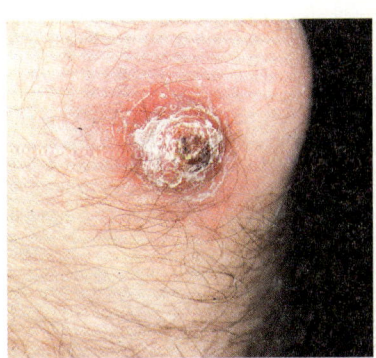
Hautmanifestation der BA; Quelle: M. Agathos, München-Schwabing

Diagnostik
Genomnachweis*: PCR aus Eiter oder Biopsiematerial.
Serologie: ELISA (Sensitivität und Spezifität je nach verwendetem Antigen variabel, z.B. Kreuzreaktionen mit Chlamydien und Coxiella); wegweisend 4-facher Titeranstieg.
Histologie: wichtig auch zum differentialdiagnostischen Ausschluss einer Neoplasie.
Kultur: auf Spezialmedien möglich, schwierig.

Therapie
Doxycyclin 2 x 100 mg/d p.o. für 4 Wochen, bei HIV 8-12 Wochen.
Alternativ: BA: Clarithromycin 2 x 500 mg/d p.o., Azithromycin 1 x 250 mg/d, Ciprofloxacin 2 x 500 mg/d.

Schwere Verläufe: Doxycyclin 2 x 100 mg/d p.o./i.v. + Rifampicin 2 x 300 mg/d p.o..

Prophylaxe. *B. quintana*: Hygienemaßnahmen zur Vermeidung von Körperläusen. *B. henselae*: s.o.. (Lit. 18, 145)

Blastomykose

Erreger. *Blastomyces dermatitidis*; dimorpher Pilz.

Epidemiologie. Der Pilz kommt im Erdboden von Endemiegebieten in Nordamerika (Anrainerstaaten von Mississippi und Ohio), sporadisch in Mittel- und Südamerika, Afrika und im mittleren Osten vor. Übertragung durch Inhalation von Sporen mit Staub. Keine Übertragung von Mensch zu Mensch. Seltene Erkrankung, bei Männern häufiger als bei Frauen (10:1).

Klinik
Pulmonale Form: selten als akute Pneumonie, öfter als chronische Lungenentzündung mit Fieber, Gewichtsverlust, Nachtschweiß, produktivem Husten.
Extrapulmonale Infektion: meist Hautläsionen (hämatogen), beginnend mit subkutanen Knötchen, dann langsam progredient zu verrukösen, ulzerierenden, blutenden Läsionen. Weitere Lokalisationen sind Knochen, Urogenitaltrakt (Prostata), ZNS.

Diagnostik
Kultur*: aus Sputum, Urin, Biopsie oder Liquor. Dauer 1-5 Wochen.
Mikroskopie: PAS-Färbung von Biopsien (Entsprechende Erfahrung erforderlich).
Genomnachweis: mittels PCR Nachweis von erregerspezifischer Nukleinsäure z.B. aus Biopsien.

Therapie
Symptomatische pulmonale Erkrankung und extrapulmonale Manifestationen: Itraconazol 1-2 x 200 mg/d p.o. für 6-12 Monate.
Bei Meningitis oder anderer vitaler Bedrohung: Amphotericin B für 8-10 Wochen 0,5 mg/kg/d, Gesamtdosis 1,5-2,5 g, nach Besserung orale Sequenztherapie mit Itraconazol möglich.
Alternativ: Fluconazol 400-800 mg/d für 6 Monate.

Prophylaxe. Keine. (Lit. 7)

Botulismus

Erreger. *Clostridium botulinum*, selten auch andere *Clostridium spp.*; grampositive, sporenbildende, anaerobe Stäbchenbakterien.

Epidemiologie. Weltweit im Erdboden verbreitet. Die Erreger vermehren sich nur unter Luftabschluss und produzieren die stärksten bakteriellen Neurotoxine (Typ A-G; letale Dosis unter 1 µg).
Nahrungsmittelbotulismus wird durch mit Sporen kontaminierte, meist selbst hergestellte, unsachgemäß verarbeitete Konserven (Gemüse, Obst, Gewürze, selten Wurst, Fleisch, Fisch) verursacht, in denen sich die Keime vermehren und das Toxin freisetzen.
Der *intestinale Botulismus* (früher: Säuglingsbotulismus) wird durch mit Sporen kontaminierte Nahrungsmittel (Hauptquelle Honig) verursacht. Das Toxin entsteht erst im Darm. Häufigste Form der Erkrankung.
Der seltene *Wundbotulismus* entsteht, wenn Wunden mit *C. botulinum* kontaminiert sind. Botulismus wird nicht von Mensch zu Mensch übertragen.

Klinik
Nahrungsmittelbotulismus: Einsetzen der Symptome üblicherweise 12-36 h nach Aufnahme des Toxins. Meist symmetrische, schlaffe Lähmung der Hirnnerven: Doppelbilder, Schluckbeschwerden, Dysarthrie, evtl. Ptosis, Mydriasis. Gelegentlich initial auch gastrointestinale Symptome (Übelkeit, Erbrechen Bauchschmerzen). Zunehmende Parese der Extremitäten- und Rumpfmuskulatur mit allgemeiner Schwäche und Schwierigkeiten bei der Atmung. Das Bewusstsein bleibt klar, kein Fieber, keine sensorischen Ausfälle. Zentrale Atemlähmung in 20-35% der Fälle, in Abhängigkeit von der aufgenommenen Toxinmenge, paralytischer Ileus, Harnverhalt.
Intestinaler Botulismus: betroffen sind meist Säuglinge < 6 Monate. Inkubationszeit: 3-30 Tage. Beginn mit Obstipation über einige Tage,

* Methode der Wahl

dann Nahrungsverweigerung, allgemeine Schwäche und Muskelhypotonie mit Verlust der Kopfkontrolle. Schluckstörungen, kraftloses Schreien, Ptosis und fehlende Pupillenreaktion kommen hinzu. Schwere Komplikationen sind Atemlähmung und Aspirationspneumonie. Kein Fieber. Bei leichten Formen nur uncharakteristische Symptome und Trinkschwäche. Bei fulminantem Verlauf plötzlicher Tod des Säuglings.

Wundbotulismus: Das klinische Bild entspricht dem des Nahrungsmittelbotulismus, keine gastrointestinalen Symptome, längere Inkubationszeit (etwa 10 Tage). Evtl. auftretendes Fieber ist auf begleitende Infektion mit anderen Bakterien zurückzuführen.

Diagnostik

Toxinnachweis mittels Tierversuch*: in Patientenserum (etwa 5 ml Blut einsenden), Mageninhalt und vermutlich kontaminierten Speiseresten (ca. 50 g einsenden). Der Nachweis kann bis zu 4 Tagen dauern. Bei klinischem Verdacht die Diagnose nicht abwarten.

Kultur: aus Mageninhalt, Speiseresten, Stuhl und Wundabstrich ist die Anzucht von *C. botulinum* gelegentlich erfolgreich, ohne Toxinnachweis jedoch nicht beweisend.

Therapie

Essentiell sind intensivmedizinische Überwachung und Therapie, vor allem der Atemstörung. Abführende Maßnahmen, Magenspülung. Bei Nahrungsmittelbotulismus frühzeitige Gabe von Botulismus-Antitoxin (Polyvalentes Pferdeserum, allergische Reaktionen möglich, evtl. Testdosis intradermal). 500 ml langsam infundieren, evt. nach 4 Std. weitere 250 ml. Bei Säuglingen ist Antitoxin meist nicht indiziert. Von Antibiotika kein sicherer Effekt zu erwarten. Aminoglykoside sind kontraindiziert (mit dem Toxin synergistische Wirkung an den motorischen Endplatten). Bei Wundbotulismus Antitoxin-Gabe und chirurgische Wundsanierung. Penicillin G (500.000 IE/kg KG täglich intravenös über 14 Tage) oder Amoxicillin.

Prophylaxe. Hohe Temperaturen bei der Herstellung von Konserven in Haushalt oder Industrie. Keine (durch Gasentwicklung) ausgebeulten Konserven verzehren. Kinder unter 12 Monaten sollten keinen Honig erhalten (s.o.).

Meldepflicht. Namentliche Meldepflicht bei Verdacht, Erkrankung, Tod (§6 IfSG) sowie bei direktem oder indirektem Erreger- oder Toxinnachweis (§7 IfSG). (Lit. 176)

Brucellose

Erreger. *Brucella melitensis* (Malta-Fieber), *B. abortus* (M. Bang), *B. suis, B. canis*; gramnegative Stäbchen.

Epidemiologie. In Deutschland selten, verbreitet in den Ländern des Mittelmeeres, Indien, Zentral- und Mittelamerika, Teilen von Afrika und im Nahen Osten. Erregerreservoir: verschiedene Tierarten wie Rinder (*B. abortus*), Schweine (*B. suis*), Ziegen und Schafe (*B. melitensis* = Malta-Fieber), Hunde (*B. canis*). Ausscheidung mit Urin, Milch, Plazenta. Übertragung durch direkten Kontakt mit infizierten Tieren oder ihren Sekreten bzw. durch den Genuss von nicht pasteurisierter Milch oder Milchprodukten (Ziegenkäse, Schafskäse). Die meisten Infektionen in Industrienationen werden auf Reisen in Endemiegebieten durch kontaminierte Nahrung erworben. Laborinfektionen möglich (hoch kontagiös!). Übertragung von Mensch zu Mensch sehr selten.

Klinik. Inkubationszeit: etwa 2-4 Wochen. Uncharakteristischer Beginn mit Müdigkeit, Kopf-, Rücken- und Gliederschmerzen, dann hohe Temperaturen mit undulierendem Verlauf (morgens niedrig, abends hoch; vorwiegend beim Malta-Fieber) oder auch Kontinua, Schüttelfrost, Schwächegefühl und Gewichtsverlust, Hepato- und/oder Splenomegalie (granulomatöse Entzündung, Abszesse), Lymphadenopathie. Lange Rekonvaleszenz. Häufig subklinischer Verlauf, gelegentlich "chronische" Brucellose mit Dauer > 1 Jahr und im Rhythmus von 2-3 Wochen wiederauftretenden Symptomen. In einigen Fällen treten Rezidive auch nach einem symptomfreien Intervall von mehreren Monaten auf. Mögliche Komplikationen: Meningoenzephalitis (Neurobrucellose), Endokarditis, Osteomyelitis (Sakroileitis, Spondylitis), eitrige Arthritis (Kniegelenk). Bei Endokarditis ist die Letalität hoch. Bei *B. melitensis* und *B. suis* schwerere Verläufe als bei *B. abortus* oder *B. canis*.

Diagnostik
Kultur: Blutkulturen, insbesondere bei Fieberanstieg; aus Knochenmarkpunktat, Lymphknoten- und Gelenkpunktat. Labor Sicherheitsstufe 3 erforderlich. Referenzzentrum kontaktieren. Dauer 1-3 Wochen.
Serologie*: Agglutinationstest oder ELISA. Etwa eine Woche nach Beginn der Symptome Titer > 1:80 oder mehr. Die meisten Brucella-Erkrankungen werden serologisch diagnostiziert. Kreuzreaktionen mit *Francisella tularensis*, *Yersinia enterocolitica* und *Vibrio cholerae* möglich.
Genomnachweis: mittels PCR, experimentell verfügbar.

Therapie
Doxycyclin 1 x 200 mg/d p.o. für 45 Tage + Gentamicin oder Netilmicin 3-5 mg/kg/d für 2-4 Wochen, dann mit Rifampicin (600-900 mg/d p.o.) bis Ende der Doxycyclin-Therapie.

Alternativ: Doxycyclin + Rifampicin für 45 Tage.
Bei Schwangeren und Kindern (<8 Jahre): Cotrimoxazol + Rifampicin.

Prophylaxe. Durch konsequente Sanierung der Brucellose bei Schlachttieren in Mittel- und Nordeuropa ist die Erkrankung hier selten geworden. Pasteurisieren von Milch und Milchprodukten. Personen in exponierten Berufen sollten sich mit Handschuhen und Schutzbrillen schützen, besonders beim Umgang mit Plazenta oder fetalem Material.

Meldepflicht. Namentliche Meldepflicht bei direktem oder indirektem Erregernachweis (§7 IfSG). (Lit. 8, 9)

Campylobacter-Enteritis

Erreger. *Campylobacter jejuni* (90%), *C. coli* und andere Spezies; kleine, gramnegative Schraubenbakterien mit vielen serologisch unterscheidbaren Typen.

Epidemiologie. Kommen im Darm vieler Haustiere vor (u.a. Geflügel, Rinder, Schafe, Schweine). Die Übertragung erfolgt durch kontaminiertes, nicht ausreichend erhitztes Fleisch (häufig Geflügel), rohe Milch oder kontaminiertes Wasser, selten auch von Mensch zu Mensch (fäkal-oral). Bei einem Teil der Patienten prolongierte Keimausscheidung über mehrere Wochen möglich. Größere Ausbrüche sind selten. Saisonale Häufung in den Sommer- und Herbstmonaten. In einigen industrialisierten Ländern mittlerweile häufiger als Salmonellose. Nicht selten Ursache von reiseassoziierten Durchfallerkrankungen.

Klinik. Inkubationszeit: im Durchschnitt 3 Tage. Etwa die Hälfte der Infektionen verläuft asymptomatisch. Die Stühle bei Enteritis sind meist schleimig und z.T. blutig. Zusätzlich werden meist Fieber und abdominelle Schmerzen, bei einem Drittel der Patienten allgemeine Symptome (Kopf-, Glieder-, Gelenkschmerzen) beobachtet. In der Regel Spontanheilung nach einigen Tagen.
Komplikationen: reaktive Arthritis bei Personen mit HLA-B27 Histokompatibilitätsantigen, systemische Infektionen (v.a. durch *C. fetus*) bei Säuglingen und alten Menschen sowie bei Patienten mit Grunderkrankungen (Diabetes mellitus, HIV, Hypogammaglobulinämie, Tumoren), Guillain-Barré-Syndrom (Inzidenz bis zu 1/2000 Erkrankungen); bis zu 50% aller Guillain-Barré-Erkrankungen sind Campylobacter-assoziiert.

Diagnostik
Mikroskopie: Verdachtsdiagnose im Nativ- oder Grampräparat von frischem Stuhl (typische Morphologie und Beweglichkeit von Campylobacter) durch erfahrene Untersucher möglich. Nachweis von Leukozyten und Erythrozyten im Stuhl.

* Methode der Wahl

*Kultur**: Erregeranzucht auf Selektivnährböden.
Serologie: bei Spätmanifestationen (Arthritis, Guillain-Barré-Syndrom) Nachweis von Antikörpern.

Therapie

Flüssigkeits- und Elektrolytersatz. Antibiotische Therapie von schweren Verlaufsformen mit Erythromycin (4 x 250 mg/d p.o. für 5-7 Tage), Azithromycin oder alternativ einem Fluorchinolon (Ciprofloxacin 2 x 500 mg/d für 5-7 Tage). In den letzten Jahren Zunahme der Resistenzen gegen Makrolide und Fluorchinolone, insbesondere bei in Thailand erworbenen Campylobacter-Infektionen. Eine generelle antibiotische Therapie aller Campylobacter-Infektionen zur Vermeidung der Komplikationen (insbesondere Guillain-Barré-Syndrom) wird diskutiert.

Prophylaxe. Fleisch ausreichend erhitzen, Milch pasteurisieren. Hände und Arbeitsgeräte nach Verarbeitung von rohem Fleisch sorgfältig reinigen.

Meldepflicht. Namentliche Meldepflicht bei direktem oder indirektem Erregernachweis (§7 IfSG) sowie bei Verdacht auf und Erkrankung an einer mikrobiell bedingten Lebensmittelvergiftung bei im Lebensmittelbereich Beschäftigten oder bei Auftreten mehrerer gleichartiger Erkrankungen, bei denen ein epidemiologischer Zusammenhang vermutet wird (§6, Abs.2 IfSG). (Lit. 117)

Candidiasis

Erreger. *Candida albicans, C. tropicalis, C. pseudotropicalis, C. glabrata, C. parapsilosis, C. krusei, C. lusitaniae* u.a.; Sprosspilze.

Epidemiologie. Weltweit verbreitet in der Umwelt, z.B. im Erdboden, häufig an Haut und Schleimhäuten, insbes. des Darmtraktes. Infektionswege: meist endogene Flora, Kolonisierung verstärkt unter Breitspektrumantibiotika-Therapie, genitale Partnerinfektionen, Schmierinfektion über Hände, iatrogene Infektion über Katheter, Infusionslösungen, medizinische Geräte. Disseminierte Candidiasis und Candidämie fast ausschließlich bei Immungeschwächten.

Klinik

Mukokutane Infektionen
Oropharyngeal: weiße cremige Plaques oder Pseudomembranen auf der Wangenschleimhaut und der Zunge. Nach Ablösen der Membranen schmerzhafte Oberflächenerosion, häufig bei Leukämie und AIDS-Patienten. Mögliche Folgeerscheinungen des akuten Mundsoors: akute atrophische Candidiasis mit erythematösen Läsionen am Zungenrücken. Chronisch atrophische Candidiasis, meist asymptomatisch, u.a. am Gaumen, kommt bei etwa 60% der Prothesenträger vor.
Ösophagitis: heftige Schluckbeschwerden und retrosternale Schmerzen bis zur Unfähigkeit der Nahrungsaufnahme. Endoskopisch punktförmige weißliche Herde entlang der Ösophagusfalten. Diagnose muss durch Kultur gesichert werden, häufig bei AIDS- und Leukämie-Patienten.
Vaginitis: Pruritus der Vulva, weißlicher Fluor, Dysurie. Vulva, Labien, Vaginalschleimhaut gerötet und geschwollen. Betroffen sind vor allem Patientinnen mit Diabetes, mit längerer Antibiotika-Therapie und Schwangere. Rezidive häufig.
Balanitis: Rötung, grau-weißliche Beläge an Eichel und Vorhaut.
Haut: intertriginös, interdigital, genital, perianal und als Paronychie. Entwickelt sich bei geändertem Milieu der Haut, z.B. Okklusion oder Feuchtigkeit. Bevorzugte Lokalisation: Hautfalten des Körpers, unter der Brust, in den Achselhöhlen, den Bauchfalten oder Leistenbeugen. Bei Säuglingen Windeldermatitis. Bei perianaler Candidose des Erwachsenen Pruritus, scharf begrenztes Erythem.
Chronisch-mukokutane Candidose: angeborene gestörte zelluläre Immunität, Hyperkeratosen der Haut, zerbröckelnde, dystrophische Nägel, partielle Alopezie.
Harnwege: Nachweis von Candida im Urin (häufig bei hospitalisierten, insbesondere katheterisierten Patienten) meist symptomlose Kolonisierung. Evtl. auch Hinweis auf systemische Candidose oder Candida-Nierenabszes-

se. Bei neutropenischen Patienten, Neugeborenen oder urologisch Operierten Candidurie als Ursache einer disseminierten Candidiasis möglich.

Systemische Infektionen

Tiefe Mykosen, auf ein Organ begrenzt oder disseminiert. Vorkommen fast nur bei Immungeschwächten, vor allem bei Patienten mit Neutropenie. Meist endogen, über den Gastrointestinaltrakt erworben, keine charakteristische klinische Symptomatik, Fieber kann, muss aber nicht auftreten. Auch eine einzige positive Blutkultur muss als klinisch signifikant angesehen werden.

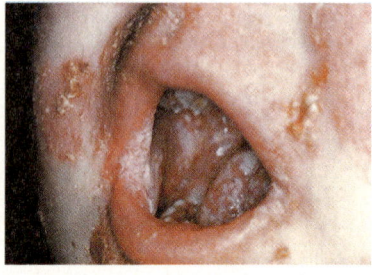

Candidiasis der Haut und Schleimhaut; Quelle: Archiv der Verfasser

Endophthalmitis ist eine Manifestation der disseminierten Candidiasis. Häufigkeit bis 50%, insbesondere wenn mehrere Organe betroffen sind. "Cotton-wool"-Herde der Netzhaut, schneller Befall des Glaskörpers. Prognose vom sofortigen Therapiebeginn abhängig.

Diagnostik

Mikroskopie: im Nativ- oder Grampräparat Hefen und Pseudohyphen; auch bei Punktaten sollten Präparate angefertigt werden.

Kultur*: Candida ist leicht anzüchtbar (24-48 h), Isolierung aus Sputum oder Trachealsekret von geringem diagnostischen Wert. Sprosspilze in Reinkultur aus bronchoskopisch gewonnenem Material bei Patienten mit Antibiotika-resistenter Pneumonie sollten Anlass zur Therapie sein. Nachweis in Körperflüssigkeiten wie Blut, Liquor, Punktaten oder Gewebeproben diagnostisch. Die Isolierungsrate bei den systemischen Mykosen schwankt beträchtlich, von 25-60%; deshalb immer mehrere Blutkulturen entnehmen.

Serologie: Wertigkeit von Antigen- und Antikörperbestimmungen ist umstritten, daher z.Z. nur von untergeordneter Bedeutung (häufig falsch-negativ).

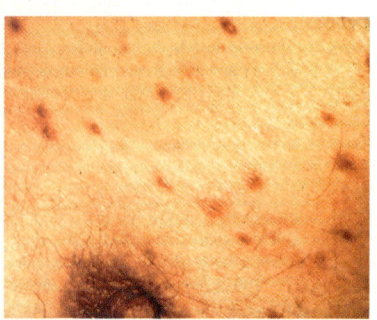

Disseminierte Candidose, Hautmanifestation; Quelle: Fa. Pfizer, Karlsruhe

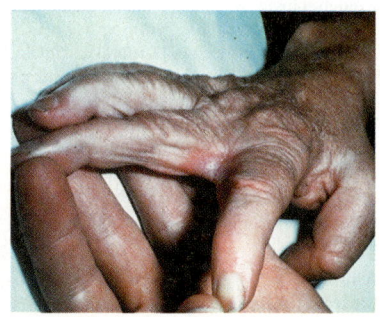

Intertriginöse Haut-Candidose; Quelle: Fa. Pfizer, Karlsruhe

Therapie

Entscheidend für die Wahl der antimykotischen Therapie sind Infektionslokalisation, Abwehrlage des Patienten und Erregerspezies. *C. albicans, C. parapsilosis, C. lusitaniae* sind meist empfindlich gegen Azole. Bei *C. krusei* sind die meisten Stämme Azol-resistent, bei *C. glabrata* etwa die Hälfte. Die meisten Stämme von *C. lusitaniae* sind gegen Amphotericin B resistent. (Lit. 14)

Manifestation	Therapie	Kommentar
Mukokutane Infektionen		
Oropharyngeale Candidiasis	Initiale Episoden: Clotrimazol oder Nystatin Lutschtabletten 5 x/d für 7-14 d, oder Fluconazol 100 mg/d p.o. für 7-14 d (besser wirksam bei Immunschwäche)	Bei Versagen der Fluconazol-therapie Itraconazol-Liquid > 200 mg/d. Bei Versagen von Itraconazol Ampho B orale Suspension oder 0,3 mg/kg/d i.v.
Ösophagitis	Fluconazol 100-200 mg/d p.o. für 14-21d oder Itraconazol-Liquid 200 mg/d p.o.	Bei Versagen der Therapie Ampho B, orale Suspension oder 0,3-0,7 mg/kg/d i.v.
Vaginitis	Unkomplizierte Form (90%): topische Anwendung von Azolen oder Nystatin: 1-7 Tage; auch Fluconazol 1 x 150 mg p.o. oder Itraconazol 2 x 200 mg p.o. für 1 d komplizierte Form: Therapie > 7 d, bei non-*C.-albicans*: topisch Borsäurepräparate oder topisches Flucytosin	Rezidivierende Vaginitis: kausale Faktoren ausschließen (z.B. Diabetes). 150 mg Fluconazol oral, 6x in wöchentl. Abstand, dann 3x in 2-wöchentl. Abstand, dann 2x in 3-wöchentl. Abstand, dann 1x monatlich für 6-8 Monate (Weissenbacher-Schema). Bei *C. glabrata*: Fluconazol 800 mg/d für 20 d
Hautinfektionen	Topische Azole (z.B. Clotrimazol) oder Nystatin	Für trockenes Milieu sorgen, Paronchie entlasten
Chronisch mukokutane Candidiasis	Systemische und längere Therapie mit Fluconazol oder Itraconazol; Dosis wie Ösophagitis	
Harnwegs-infekt	Fluconazol 200 mg/d für 7-14 d oder Amphotericin B 0,3-1 mg/kg/d für 1-7 d. Transurethralen Katheter wechseln, wenn möglich entfernen (Erfolgsrate dadurch 40%)	Therapieren nur bei Symptomen o. bei Neutropenie, Frühgeborenen, Nierentransplantierten und Patienten mit geplanten urologischen Eingriffen
Systemische Infektionen		
Candida-Spezies nicht bekannt	Stabile Patienten ohne Azol-Vorbehandlung: Fluconazol 12 mg/kg/d i.v.	Alle Verweilkatheter wechseln. Bei Candidämie Therapie bis zwei Wochen nach der letzten positiven Blutkultur. Liposomales Ampho B (Ambisome®) 0,6 mg/kg/d besser verträglich. Alternativ: Voriconazol oder Caspofungin
Candida-Spezies bekannt	*C. albicans*, *C. parapsilosis*, *C. tropicalis*: Fluconazol 6 mg/kg/d oder Ampho B 0,6 mg/kg/d; *C. glabrata*: Ampho B 0,7 mg/kg/d oder Fluconazol 800 mg/d; *C. krusei*: Ampho B 1 mg/kg/d; *C. lusitaniae*: Fluconazol 400 mg/d	
Candida-Endophthalmitis und -Meningitis	Initial Ampho B 0,7-1 mg/kg/d + Flucytosin 4 x 25 mg/kg/d	Frühe aggressive Therapie bei Endophthalmitis wesentlich für den Erhalt der Sehkraft; Fluconazol als Sequenztherapie für mindestens 6-12 Wochen, bei Meningitis 4 Wochen
Katheter-assoziierte Fungämie	Keine Symptome: Katheter entfernen und Fluconazol 400-800 mg/d für 10 d oder Ampho B 0,5 mg/kg/d für 5 d	s. systemische Infektionen

Chagas-Krankheit (Amerikanische Trypanosomiasis)

Erreger. *Trypanosoma cruzi*, Protozoen.

Epidemiologie. Verbreitet in Mittel- und Südamerika, selten im Süden der USA. Vorwiegend betroffen sind Land- und Slumbewohner. Erregerreservoire: verschiedene Säugetierarten und Mensch. Übertragung hauptsächlich durch Kot blutsaugender Raubwanzen, der in die Wanzenstiche gelangt, sekundär auch über Bluttransfusion (cave: asymptomatische Phase), Organtransplantate, transplazentar, auch oral durch mit Wanzenkot kontaminierte Lebensmittel. Laborinfektionen durch infektiöses Blut von akut Erkrankten.

Klinik

Akute Phase: Inkubationszeit eine Woche. Nur ein Drittel der akut Infizierten entwickeln klinische Symptome. Ist die Haut die Eintrittspforte, entsteht eine fokale Entzündung an der Inokulationsstelle (Chagom). Bei Eintrittspforte Konjunktiva in der Regel einseitige Rötung und Schwellung von Bindehaut, Augenlidern und Wange (Romaña-Zeichen). Nach 1-3 Wochen Parasitämie mit Fieber, generalisierte Lymphadenopathie, leichte Hepatosplenomegalie, Ödeme im Gesicht und an den Beinen, gelegentlich Muskelschmerzen, Übelkeit, Anorexie, akute Myokarditis mit Herzversagen und in seltenen Fällen Meningoenzephalitis.

Chronische Phase: Jahre bis Jahrzehnte nach der akuten und einer symptomlosen Intermediärphase bei einem Teil der Infizierten Myokarditis (kardiale Symptome: dilatative Kardiomyopathie mit Symptomen der Herzinsuffizienz, Herzrhythmusstörungen). Im Intestinaltrakt, durch Befall des Plexus mesentericus, Megaösophagus und Megakolon mit Dysphagie bzw. Obstipation.

Diagnostik

Akutes Stadium:
Mikroskopie*: In frisch gewonnenem Blut (Ausstrich oder "dicker Tropfen") sind häufig die sich heftig bewegenden Erreger mittels Giemsafärbung darstellbar. Knochenmark, Lymphknoten-Aspirat.
Xenodiagnose: Nachweis der Erreger im Darm von vorher gesunden Raubwanzen. Membranfütterung mit Patientenblut (Dauer > 1 Monat).
Kultur: Spezialmedien (Dauer > 1 Monat, schwierig).
Serologie: wenig hilfreich.
Chronisches Stadium:
Serologie: IgG-Nachweis mittels ELISA, IFT, KBR (Problem: falsch positiv, insbes. bei Malaria, Leishmaniasis, Lues).
Genomnachweis*: mittels PCR, bei entsprechender Infrastruktur Methode der Wahl.

Therapie

Nifurtimox (Hanepit®) für 90-120 Tage p.o. in 4 Dosen:
Erwachsene: 8-10 mg/kg/d
Jugendliche: 12,5-15 mg/kg/d

Kinder(1-10 J.): 15-20 mg/kg/d
Benznidazol (Radanil®) 5mg/kg/d für 60 Tage. Die Therapie der chronischen Phase ist oft erfolglos.

Prophylaxe. Kein Impfstoff verfügbar. Bekämpfung der Wanzen mit Insektiziden, Sanierung der Wohnverhältnisse, Aufklärung der Bevölkerung, ggf. Screenen von Blutkonserven. Cave: Laborinfektionen! (Lit. 15)

Cholera

Erreger. *Vibrio cholerae*, 140 Serotypen, Epidemien durch O1 (zwei Biotypen: "klassisch" und "El Tor") und O139 (Bengal); bewegliche, gramnegative, kommaförmige Stäbchenbakterien.

Epidemiologie. Verbreitet in Küstenbereichen, Brackwassergebieten und in endemischen Gebieten. O1 klassischer Biotyp in Indien und Bangladesch, O1 El Tor im Mittelmeerraum, in Vorderasien und Afrika, seit 1991 auch in Südamerika. Infektionen entstehen vorrangig durch mit menschlichen Fäkalien kontaminiertes Wasser oder Nahrungsmittel (Meeresfrüchte). Seit 1817 sechs Pandemien mit dem klassischen O1 Biotyp, seit 1961 Pandemie mit O1 El Tor, seit 1992 in Südostasien Epidemie mit *V. cholerae* O139 (Cotrimoxazol-resistent).

Klinik. Sehr kurze Inkubationszeit (1-3 Tage). Oft symptomlos oder uncharakteristisches Bild einer akuten Gastroenteritis. Klassische Chole-

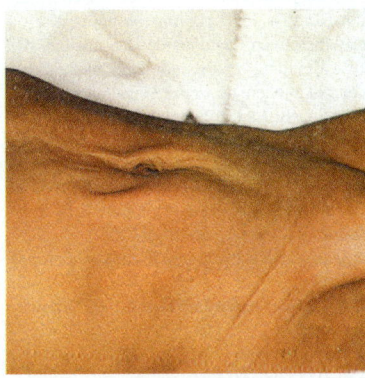

Stehende Hautfalte bei massiver Exsikkose der Cholera; Quelle: T. Löscher, München

ra: rasch einsetzende, zunächst breiige, dann wässrige Durchfälle mit charakteristischem Aussehen (entfärbt, grau mit Schleimflocken: "reiswasserähnlich", nicht stinkend), Erbrechen, kein Fieber. Flüssigkeitsverlust bis zu 10 Litern und mehr pro Tag. Durch Wasser- und Elektrolytverlust heisere Stimme, Durst, eingefallene Wangen und Augen, kahnförmig eingezogener Leib, Wadenkrämpfe. Mit fortschreitender Exsikkose Azidose, Hypokaliämie, Hypotonie, Tachykardie, Hypothermie und Oligurie. Bei Kindern oft Bewusstlosigkeit und zerebrale Krämpfe. Ohne Therapie Letalität etwa 60%, unter adäquater Therapie <1%. Eine überstandene Cholera hinterlässt langanhaltende Serotyp-spezifische Immunität.

Diagnostik
Mikroskopie: Dunkelfeldmikroskopie von frischem Stuhl: sehr bewegliche Vibrionen, werden bei Zugabe von spezifischem Antiserum immobilisiert; erfordert erfahrenen Untersucher.
Kultur*: auf Spezialmedien. Stuhl bzw. Rektalabstrich innerhalb von 3 Std. verarbeiten, ansonsten geeignete Transportmedien verwenden.

Therapie
Essentiell ist der schnelle Ersatz von Wasser und Elektrolyten, initial intravenös, v.a. bei Schock, Bewusstseinstrübung oder Ileus, sonst oral (WHO-ORS orale Rehydratationslösung: 3,5 g NaCl + 1,5 g KCl + 2,5 g NaHCO$_3$ + 20 g Glucose auf 1 Liter Wasser), evtl. in Kombination mit nicht spaltbarer Stärke. Antibiotika können die Dauer der Erkrankung und Erregerausscheidung reduzieren.

Erwachsene: Doxycyclin 300 mg Einzeldosis, in Gebieten mit Tetrazyklin-Resistenz Ciprofloxacin 1g als Einzeldosis oder 250 mg/d für 3 Tage.
Kinder: Erythromycin 40 mg/kg/d in 3 Dosen für 3 Tage.
Schwangere: Cotrimoxazol oder Erythromycin.
Cave: Serotyp O139 ist resistent gegen Cotrimoxazol.

Prophylaxe. Wesentlich zur Eindämmung von Epidemien/Pandemien ist die Gewährleistung einer einwandfreien Trinkwasserversorgung und Fäkalienentsorgung. Bei Epidemien Keimträger identifizieren und antibiotisch behandeln.
Klassische Totvakzine (z.B. Cholera-Impfstoff Behring) aus abgetöteten Choleravibrionen von der WHO nicht empfohlen (geringer Schutz, schlechte Verträglichkeit), in Ausnahmen auf Verlangen des Ziel- oder Transitlandes. Über das Schweizer Impf- und Seruminstitut ist ein rekombinanter Lebendimpfstoff (CVD 103-HgR) erhältlich, bei 75% der Geimpften Schutz gegen O1-Stämme. Außerdem ein oral applizierbarer Totimpfstoff (WC-BS) aus Ganzzell-Antigenen, kombiniert mit rekombinanter Choleratoxin-Untereinheit B (rBS) mit Schutz-

raten von ca. 50% nach 3-5 Jahren. Weitere Impfstoffe, auch gegen O139, sind in Entwicklung. Impfung s. S. 160.
Touristen in Endemiegebieten (gefährdet v.a. Rucksack- und Trekking-Reisende): nur abgekochtes Wasser, keine rohen Salate oder Gemüse, kein Eis, keine Meeresfrüchte. (Lit. 10)

Meldepflicht. Namentliche Meldepflicht bei Krankheitsverdacht, Erkrankung, Tod (§6 IfSG), bei direktem oder indirektem Erregernachweis (§7 IfSG) sowie bei Verdacht auf und Erkrankung an einer mikrobiell bedingten Lebensmittelvergiftung bei im Lebensmittelbereich Beschäftigten oder bei Auftreten mehrerer gleichartiger Erkrankungen, bei denen ein epidemiologischer Zusammenhang vermutet wird (§6, Abs.2 IfSG).

Clostridium-difficile-Diarrhoen (Pseudomembranöse Kolitis)

Erreger. *Clostridium difficile*; anaerobe gram-positive Sporenbildner.

Epidemiologie. Auftreten fast ausschließlich nach antibiotischer Therapie durch praktisch alle Antibiotika; besonders häufig nach Clindamycin und Cephalosporinen, weniger bei Aminoglykosiden und Chinolonen; Vorkommen des Erregers ubiquitär, auch im menschlichen Darm (v.a. bei Säuglingen); Symptomatik bei pseudomembranöser Kolitis durch gebildetes Toxin, Besiedlung allein führt nicht zu Beschwerden.

Klinik. Beginn meist 1 bis 2 Wochen nach Antibiotika-Therapie; bei milden Verlaufsformen wässrige Stühle, seltener mit Unterbauchkrämpfen; bei schweren Verlaufsformen ausge-prägte, z.T. blutige Durchfälle, starke Bauchschmerzen und Bauchkrämpfe, hohes Fieber, Übelkeit, Dehydratation. Schwerste Manifestationsform ist die pseudomembranöse Kolitis mit ulzerativen Läsionen der Darmwand, die zur Ausbildung von Pseudomembranen führen. Komplikationen: toxisches Megakolon, Peritonitis, Sepsis, Elektrolytentgleisung.

Diagnostik

Toxinnachweis*: Toxin A und/oder B im Stuhl (ELISA); ggf. Toxinnachweis mittels PCR.
Kultur: nicht aussagekräftig.
Endoskopie: Nachweis von Pseudomembranen im Kolon.
Sonographie: verdickte Darmwand (Verlaufskontrolle).

Therapie

Bisherige antibiotische Therapie absetzen. Spezifische Therapie: Metronidazol 3 x 500 mg/d p.o. oder Vancomycin 4 x 125 mg/d p.o.. Alternativ: Bacitracin 4 x 25.000 U p.o., Teicoplanin 2 x 400 mg/d p.o., Fusidinsäure 3 x 500 mg/d p.o.; Dauer der Therapie jeweils 10 Tage.

Falls orale Therapie nicht möglich, Metronidazol i.v. und sobald möglich auf orale Therapie umstellen.
Bei rezidivierender Form zusätzlich *Saccharomyces-boulardii-* oder Lactobacillus-GG-Präparate.

Prophylaxe. Unnötige Antibiotika-Therapie vermeiden. Einhalten strikter Hygienemaßnahmen zur Vermeidung einer nosokomialen Übertragung. (Lit. 83, 84, 118, 119)

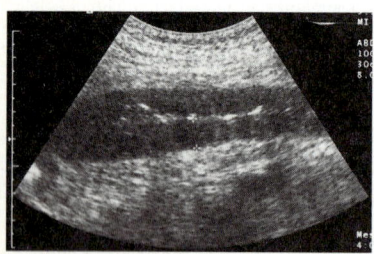

Massiv verdickte Kolonwand bei pseudomembranöser Kolitis, Sonographie; Quelle: T. Heller, München

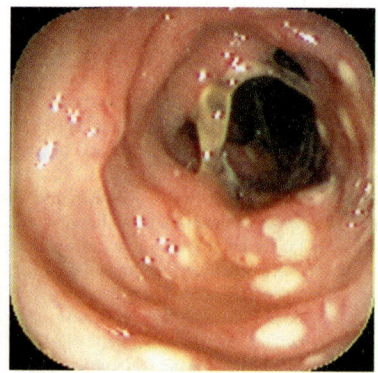

Ulkera mit „Pseudomembranen" bei pseudomembranöser Kolitis, koloskopisches Bild; Quelle: T. Heller, München

* Methode der Wahl

Clostridium-Infektionen

Erreger. *Clostridium perfringens, C. novyi, C. septicum, C. histolyticum, C. difficile* (s. S. 258) und andere Clostridien; grampositive, anaerobe, sporenbildende Stäbchen.

Epidemiologie. Weltweit verbreitet in Erde, Staub, menschlichen und tierischen Fäkalien, rohem Fleisch und Geflügel. Orale Aufnahme großer Mengen an Sporen mit Nahrung, nachfolgend Enterotoxin-Bildung im Darm. Tiefe, kontaminierte Wunden mit devitalem Gewebe oder Fremdkörpern prädestinieren zu Wundinfektionen mit Toxin-bildenden Clostridien. Auch endogene Kontamination aus dem besiedelten Kolon nach operativem Eingriff möglich.

Klinik

Lebensmittelvergiftung: häufig nach Genuss von Fleisch und Geflügel. 8-24 h nach Verzehr Übelkeit, wässriger Durchfall für 12-24 h, epigastrische Schmerzen. Fieber und Erbre-

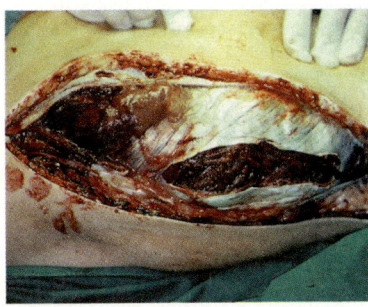

Gasbrand mit Gasbläschen auf der Faszie; Quelle: P. Kujath, Lübeck

chen selten.
Anaerobe Cellulitis: lokale Infektion mit Gasproduktion im Fettgewebe, geringe Schmerzen, Ausbreitung entlang der Faszien, keine Invasion von gesundem Gewebe, keine Bakteriämie; gute Prognose.
Gasbrand: Inkubationszeit: wenige Stunden bis 2 Tage. Erstes Anzeichen ist in der Regel massiver Schmerz bei oft äußerlich noch unauffälliger Wundsituation, dann rasch zunehmendes Ödem, gelbbraune bis blauschwarze Verfärbung der Haut, Gasbildung im Gewebe. Andere Entzündungszeichen wie Rötung/Überwärmung fehlen. Charakteristische nekrotische Muskulatur bei chirurgischer Exploration. Rasche Progredienz mit schwerer allgemeiner Intoxikation: Fieber mit deutlicher Tachykardie, intravasale Hämolyse, Blutdruckabfall, Ikterus, Nierenversagen, unbehandelt Tod durch Herz-Kreislaufversagen in wenigen Stunden.

Diagnostik

Lebensmittelvergiftung:
Nachweis von *C. perfringens*-Enterotoxin im Stuhl oder >10^6 Sporen/g Stuhl bzw. >10^5 Sporen/g Nahrungsmittel.
Gasbrand:
Sofortige *Mikroskopie** von Quetschpräparaten aus befallenem Gewebe: plumpe grampositive Stäbchenbakterien in nekrotischem Muskelgewebe, meist keine Granulozyten.
Kultur unter anaeroben Bedingungen zur endgültigen Diagnose. Cave: Der alleinige Labor-Nachweis von Clostridien (z.B. im Rahmen einer abdominellen Mischinfektion) ist per se nicht identisch mit Gasbrand.

Therapie

Essentiell ist schnelles, radikal chirurgisches Vorgehen (oft Amputation); hyperbare Oxygenierung hemmt das Wachstum von Clostridien und zeigt eine deutlichere Demarkation des befallenen Gewebes, sollte aber die Chirurgie nicht verzögern, die klinische Effektivität ist umstritten.
Antibiotisch hochdosiert Penicillin G 3 x 10 Mio. IE + Clindamycin 4 x 600 mg/d, bei Penicillinallergie Tetrazyklin + Clindamycin. Antitoxin nicht mehr empfohlen.

Prophylaxe. Korrekte chirurgische Wundversorgung, speziell von tiefen, devitalisierten Wunden. (Lit. 17)

Meldepflicht. Namentliche Meldepflicht bei Verdacht auf und Erkrankung an einer mikrobiell bedingten Lebensmittelvergiftung bei im Lebensmittelbereich Beschäftigten oder bei Auftreten mehrerer gleichartiger Erkrankungen, bei denen ein epidemiologischer Zusammenhang vermutet wird (§6, Abs.2 IfSG).

Dengue-Fieber

Erreger. Dengue-Virus mit vier Serotypen; Flavivirus (RNA-Viren).

Epidemiologie. Endemisch in allen tropischen und subtropischen Ländern. Schätzungsweise 100 Millionen Dengue-Fieber- und 500.000 hämorrhagische Dengue-Fieber-Erkrankungen pro Jahr. Übertragen durch *Aedes aegypti* (tagaktive Stechmücke). Das klassische Dengue-Fieber betrifft vor allem nicht-immune Reisende, das hämorrhagische Dengue-Fieber fast ausschließlich Bewohner von Endemiegebieten.

Klinik. Bei 80% der Säuglinge und Kinder verläuft die Primärinfektion ohne Symptome, mit zunehmendem Alter nimmt die Schwere der Erkrankung zu.
Klassisches Dengue-Fieber: Inkubationszeit: 5-8 Tage; kurzes Prodromalstadium, dann plötzlicher Beginn mit schwersten, v.a. retroorbitalen Kopfschmerzen, Rücken- und Gelenkschmerzen, Fieber. Häufig Exantheme in variabler Ausprägung und Lymphadenopathie. Dauer 5-10 Tage, dann spontane Remission. Leukopenie, Thrombopenie, Transaminasenerhöhung.
Atypisches Dengue-Fieber: milder Verlauf, Dauer < 72h.
Hämorrhagisches Dengue-Fieber: Vorläuferstadium mit Husten, Fieber, Pharyngitis, Bauchschmerzen und Erbrechen. Knochen- und Muskelschmerzen eher selten. Nach 2-4 Tagen schweres Krankheitsbild mit Petechien, Nasenbluten, Schleimhautblutungen, Hämatemesis, Melaena. Lebervergrößerung und Transaminasenerhöhung, Thrombopenie, evtl. Schock (hypovolämisch bei erhöhter Gefäßpermeabilität). Unbehandelt Letalität bis 50%, unter adäquater Intensivtherapie <1%.

Diagnostik
Virusnachweis: im Blut in den ersten 3-7 Krankheitstagen durch Anzucht.
Serologie: Antikörper (IgM) sind 8-10 Tage nach Beginn der Erkrankung mit verschiedenen Methoden (ELISA, IF, u.a.) nachweisbar.
Genomnachweis*: mittels PCR.

Therapie
Symptomatisch, keine gerinnungshemmenden, fiebersenkenden Medikamente (z.B. ASS).

Prophylaxe. Insektenstiche vermeiden (Aedesmücken stechen v.a. tagsüber und am frühen Abend!). (Lit. 13, 127)

Meldepflicht. Namentliche Meldepflicht bei Verdacht, Erkrankung und Tod an viral bedingtem hämorrhagischem Fieber (§6 IfSG).

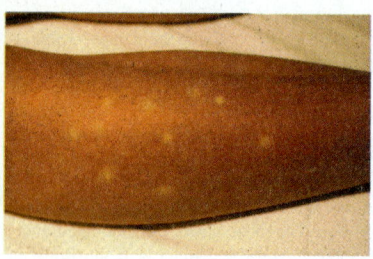

Erythematöses Exanthem mit typischen punktförmigen Aussparungen („white islands in the sea"); Quelle: T. Löscher, München

Diphtherie

Erreger. *Corynebacterium diphtheriae*; grampositive Stäbchenbakterien.

Epidemiologie. Einziges Erregerreservoir ist der Mensch. Weltweit verbreitet, in Deutschland sporadische Erkrankungen, große Epidemien Mitte der neunziger Jahre in den ehemaligen GUS-Staaten. Übertragung durch Tröpfcheninfektion oder direkten Kontakt. Ausscheidung 2-6 Wochen nach Infektion, asymptomatische Träger kommen vor. Gefährdet sind vor allem Personen aus unteren sozialen Schichten und Alkoholiker. Cave: Impflücken bei Erwachsenen.

* Methode der Wahl

Klinik

Diphtherie des Nasen-Rachenraumes (Tonsilläre Diphtherie): Inkubationszeit: 2-7 Tage. Halsschmerzen, niedriges Fieber, Krankheitsgefühl. Auf den Tonsillen entstehen dicke, graue Membranen, die sich auf den Pharynx ausbreiten und beim Abstreifen eine blutende Fläche hinterlassen (Pseudomembranen), kloßige Sprache, süßlicher Foetor ex ore. Geschwollene, druckdolente Halslymphknoten mit Ödem (Cäsarenhals). Vorwiegend bei Kindern Ausbreitung der Beläge auf den Larynx:

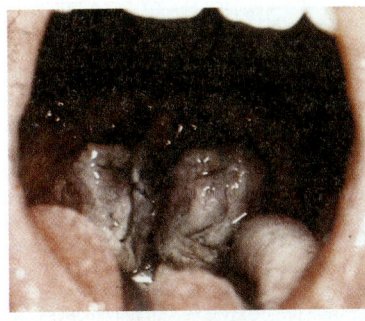

Schmutzig-graue Beläge der Tonsillen bei Rachendiphtherie; Quelle: Archiv der Verfasser

Kehlkopfdiphtherie ("echter Krupp"): inspiratorischer Stridor, Atemnot, plötzliche Todesfälle durch abgelöste, obstruierende Membranen. Unbehandelt dauert die Erkrankung mehrere Wochen, Letalität etwa 10%.

Komplikationen: toxischer Verlauf sekundär auf dem Boden einer Rachendiphtherie oder primär (Diphtheria gravissima): hohes Fieber, ausgedehnte Pseudomembranen, durch Toxinwirkung Myokarditis mit Störungen der Erregungsleitung bis hin zu Kreislaufversagen, evtl. Nierenversagen. Neurotoxische Komplikationen: Hirnnervenlähmungen, periphere Lähmungen.

Hautdiphtherie: in der Regel aus den Tropen importiert. Gelbgraue Beläge auf Ulzera oder ekzematöser Haut, bei Verbrennungen, am Nabel von Neugeborenen, als Augendiphtherie mit Lidschwellung, Membranen und Keratitis.

Diagnostik

Mikroskopie: in den Membranen zahlreiche grampositive Stäbchenbakterien in Palisaden oder Lagerung in „chinesischen Schriftzeichen".

Kultur*: aus Rachenabstrich und Membranstückchen (Spezialmedien, Labor informieren). Von isolierten *C. diphtheriae*-Stämmen ist ein Toxinnachweis durchzuführen (klassisch: Elek-Test, besser: PCR).

Therapie

Keine Verzögerung der Therapie durch Abwarten der Kultur!

Antitoxin i.v. (Pferdeserum!):

milde oder beginnende Erkrankung:	20.000-40.000 IE
nasopharyngeale Diphtherie:	40.000-60.000 IE
schwere Erkrankung:	80.000-100.000 IE

Vor der Antitoxingabe Allergie gegen Pferdeserum ausschließen (bei etwa 10% Serumkrankheit): 1:1000 Verdünnung von Antitoxin in NaCl.

Antibiotika zur Keimeradikation: Penicillin G 50.000 IE/kg/d für 5 Tage, dann Penicillin V 5 Tage oder Erythromycin 40-50 mg/kg/d i.v. in zwei Dosen für etwa 10 Tage. Alternativ: Clindamycin, Rifampicin.

Nach 2-4 Tagen adäquater Therapie nicht mehr ansteckungsfähig.

Prophylaxe. Impfungen siehe S. 161. Immunprophylaxe: Immunschutz nur bei 30-70% der jüngeren Erwachsenen in Deutschland. Bei Ungeimpften Grundimmunisierung (3 Dosen 0-4 Wochen bis 6 Monate) durchführen. Bei >10 Jahre zurückliegender Impfung eine Auffrischimpfung durchführen. Keine dauerhafte Immunität nach durchgemachter Erkrankung. Bei positiver Rachenkultur von Kontaktpersonen antibiotische Therapie unabhängig vom Immunstatus. Isolierung von Erkrankten. (Lit. 12)

Meldepflicht. Namentliche Meldepflicht bei Verdacht, Erkrankung und Tod (§6 IfSG) sowie bei direktem oder indirektem Nachweis Toxinbildender *C. diphtheriae* (§7 IfSG).

Echinokokkose

Erreger. *Echinococcus granulosus* (zystische Echinokokkose, "Hundebandwurm"), *E. multilocularis* (alveoläre Echinokokkose, "Fuchsbandwurm"); Zestoden.

Epidemiologie. *E. granulosus*: weltweite Verbreitung; Hunde sind Endwirte; der Mensch, aber auch Schafe, Ziegen, Pferde sind natürliche Zwischenwirte; Infektion durch Aufnahme von Wurmeiern über kontaminierte Nahrung. *E. multilocularis*: endemische Verbreitung in nördlicher Hemisphäre in Naturregionen; Füchse sind Endwirte; Kleinnager natürliche Zwischenwirte; Infektion des Menschen meist durch mit Fuchskot kontaminierte Nahrung (Waldbeeren, Pilze etc.); in Deutschland wichtigste endemische Region: Schwäbische Alb. Jährliche Inzidenz in Deutschland: ca. 20-30 Fälle (*E. multilocularis*); 100-150 Fälle (*E. granulosus*), zum Großteil bei Patienten aus Mittelmeergebiet, insbesondere bei landwirtschaftlicher Bevölkerung.

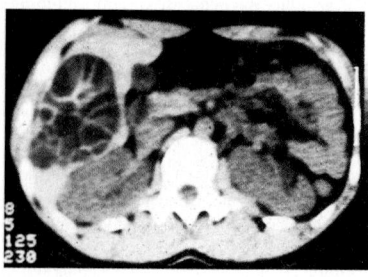

Mehrkammerige Zyste bei E. cysticus-Befall der Leber, CT; Quelle: T. Löscher, München

Klinik

E. granulosus: Latenzzeit 5-20 Jahre; langsames Wachsen von abgrenzbaren, mit Flüssigkeit gefüllten Zysten (Hydatide) bis Kindskopfgröße (zystische Echinokokkose); überwiegend Befall nur eines Organs: Leber 60%, Lunge 30%, Peritoneum 5%; Symptomatik abhängig von befallenem Organ: Leberbefall: unspezifische Beschwerden, Druckgefühl, Aszites, Ikterus, evtl. rezidivierende Cholangitiden; Lunge: thorakaler Schmerz, trockener Husten, Dyspnoe; durch Platzen von Zysten Ausbreitung des Erregers in Bauchhöhle und anaphylaktischer Schock möglich.
E. multilocularis: infiltrierend wachsende, schlauchartige Zysten; in >95% Leberbefall, tumorartige Durchsetzung der Leber (alveoläre Echinokokkose); in bis zu 20% Lungenbefall; häufig mehrere Organe betroffen (lymphogene, hämatogene und kontinuierliche Ausbreitung); unspezifische Symptomatik: Gewichtsverlust, Inappetenz, subfebrile Temperaturen, Oberbauchbeschwerden; im finalen Stadium Ikterus, portale Hypertension mit Ösophagusvarizen; progressiver Verlauf mit durchschnittlicher Überlebenszeit von etwa 4 Jahren.

Diagnostik

Bildgebende Verfahren*: Ultraschall, CT, MRT.
Serologie: IFT, IHA, ELISA in 80-90% bei Leberbefall und 50-60% bei Lungenbefall positiv. In diesen Testverfahren Kreuzreaktionen mit anderen Zestoden häufig. Positive Reaktionen mit anderen Verfahren (Westernblot, Immunelektrophorese) absichern. Keine diagnostische Punktion wegen möglicher Aussaat!

Therapie

E. granulosus: operative Zystenentfernung; perkutane, sonographisch gesteuerte Instillation und Drainage von Ethanol oder hypertoner Kochsalzlösung; Zystenentfernung unter perioperativer Albendazol- und Praziquantel-Prophylaxe; bei inoperablen Zysten Chemotherapie mit Albendazol 10-15 mg/kg/d in 3-6 Zyklen je 1 Monat.
E. multilocularis: soweit möglich, radikale operative Entfernung; bei inoperablen Lokalisationen Albendazol-Dauertherapie (10-15mg/ kg/d) oder Mebendazol-Dauertherapie (50 mg/ kg/d); ggf. Lebertransplantation.

Prophylaxe. Hundepopulationen regelmäßig entwurmen; keine rohen Waldfrüchte in endemischen Regionen; Vorsicht bei direktem Kontakt mit Füchsen (Jäger, Tiermediziner); Aufklärung der gefährdeten Bevölkerung. (Lit. 19)

Meldepflicht. Nichtnamentliche Meldepflicht bei direktem oder indirektem Erregernachweis (§7 IfSG).

* Methode der Wahl

Ehrlichiose

Erreger. Humane monozytäre Ehrlichiose (HME): *Ehrlichia chaffeensis*, humane granulozytäre Ehrlichiose (HGE): Erreger noch nicht benannt (verwandt mit *E. equi* und *E. phagozytophila*), selten *E. ewingii* (bei Hunden, selten bei Menschen). *E. sennetsu*: mononukleoseartiges Krankheitsbild in Japan und Malaysia; obligat intrazelluläre, kleine, gramnegative Bakterien.

Epidemiologie. Übertragung durch Zeckenstiche. HME tritt in den USA (Reservoir: Hirsche) auf. 80% der Erkrankten sind Männer, Häufung in Mai bis Juli. HGE in einigen Staaten der USA und in Europa (Reservoir: vermutlich Kleinnager).

Klinik

Humane monozytäre Ehrlichiose: Nach einer Inkubationszeit von 7-10 Tagen erkrankt etwa ein Drittel der Infizierten. Die Symptome sind weitgehend unspezifisch (Fieber, Kopf- und Muskelschmerzen, Übelkeit, Hautausschlag, Husten, abdominale Schmerzen, Diarrhoe, Verwirrtheit), führen jedoch bei etwa der Hälfte der Erkrankten zur Krankenhauseinweisung. Komplikationen sind respiratorische Insuffizienz, neurologische Ausfälle, Nierenversagen, opportunistische Infektionen. Im Labor Thrombopenie, Leukopenie und erhöhte Aminotransferasen. Dauer der Erkrankung durchschnittlich 23 Tage. Co-Infektion mit HIV möglich.

Humane granulozytäre Ehrlichiose: ähnlich HME, Hautausschlag selten (10%), Verlauf langwieriger (unbehandelt 3-11 Wochen) und schwerer.

Diagnostik

Mikroskopie: bei HME in Makrophagen vakuolenartige, bakteriengefüllte Einschlüsse (Morulae, Giemsa- oder Wright-Färbung), befallene Monozyten im peripheren Blut selten (7%), häufiger im Liquor, Knochenmark und Gewebe. Bei HGE in 20-80% befallene Granulozyten im peripheren Blut.

Serologie*: Antikörpernachweis durch Immunfluoreszenz (vierfacher Titeranstieg auf mindestens 1:80). HGEp44-ELISA-Test.

PCR: Nachweis von 16S-DNA aus peripherem Blut (EDTA).

Therapie

HME/HGE: Doxycyclin 2 x 100 mg/d p.o. oder i.v. für 7-14 Tage.

Prophylaxe. In Endemiegebieten durch entsprechende Kleidung vor Zeckenstichen schützen. (Lit. 20, 21, 22)

Enterobiasis (Oxyuriasis)

Erreger. *Enterobius vermicularis*; Madenwurm (Oxyuris), Nematode.

Epidemiologie. Weltweit, besonders in warmen Ländern, verbreitet; häufigste Wurmerkrankung in gemäßigten Klimazonen, vor allem bei Kindern. *Enterobius* lebt im unteren Dünndarm, im Kolon und Rektum. Zur Eiablage kriechen die adulten Weibchen (~10 mm, auffallend weiß) aus der Afteröffnung heraus, um Tausende von klebrigen Eiern auf der Analhaut abzusetzen. Infektion erfolgt oral durch Aufnahme der larvenhaltigen Eier (bereits 5 Stunden nach der Ablage der Eier sind diese infektionstüchtig), durch Selbstinfektion über kratzende Finger, Schmierinfektion, Staubinfektion aus Bettwäsche oder über kontaminiertes Gemüse. Die Eier bleiben für 2-3 Wo-

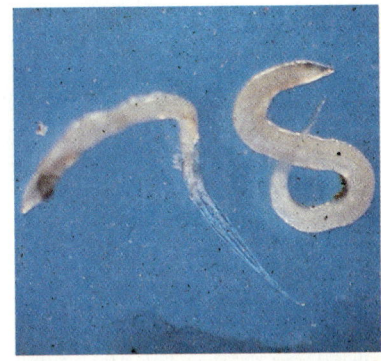

Madenwürmer, Lupenvergrößerung; Quelle: T. Löscher, München

chen infektionsfähig. Einziges Erregerreservoir ist der Mensch.

Klinik. Inkubationszeit: 1-4 Wochen. Die meisten Infektionen bleiben asymptomatisch. Häufigstes Symptom ist nächtlicher Pruritus ani. Gelegentlich perianales Ekzem, Fissuren, selten Darmbeschwerden oder Diarrhoe. Bei Mädchen kann Pruritus vulvae bestehen. Bei starkem Befall sind die weißen Würmer an Anus oder auf dem Stuhl sichtbar.

Diagnostik

Mikroskopie: Zum Nachweis von Eiern werden am besten Cellophanklebestreifen morgens auf den After aufgedrückt und dann abgezogen. Gelegentlich können die Madenwürmer im Stuhl makroskopisch gesichtet werden; Länge ~10 mm. Stuhluntersuchung auf Eier wenig geeignet.

Therapie

Mebendazol (z.B. Vermox®) 100 mg p.o., Albendazol 400 mg p.o.. Alternativ: Pyrantelembonat (z.B. Helmex®) 10 mg/kg, max. Dosis 1g, jeweils als Einmaldosierung. Therapie nach 2 Wochen wiederholen.

Prophylaxe. Da die Therapie nur auf die Würmer selbst, nicht auf die Eier wirkt, ist nach einer Behandlung wegen der Gefahr der Autoinfektion auf strikte Hygiene zu achten. Kontrolle und Therapie bei Familienangehörigen. Bei Kindern in Gemeinschaftseinrichtungen hohe Reinfektionsgefahr; simultane, wiederholte Behandlung nötig.

Erysipel

Erreger. A-Streptokokken (*S. pyogenes*), gelegentlich B-, C-, G-Streptokokken, seltener *Staphylococcus aureus*; grampositive Kokken.

Epidemiologie. Streptokokkeninfektion der Dermis, am häufigsten bei Kindern oder alten Patienten; vorwiegend im Winter auftretend. Lymphödem oder venöse Stase als Risikofaktor. In etwa einem Drittel der Fälle geht dem Erysipel eine Streptokokken-Infektion des Respirationstraktes voraus.

Klinik. Ausgehend von einer oft minimalen Verletzung an der Haut breiten sich die Streptokokken innerhalb von Stunden bis zu fünf Tagen in den oberflächlichen Lymphgefäßen aus. Plötzlicher Beginn mit hohem Fieber, Schüttelfrost, Erbrechen, unangenehmem Spannen und Brennen im Bereich der Eintrittspforte. Häufigste Lokalisation: Gesicht und Beine. Aus einem roten Fleck entwickelt sich rasch ein schmerzhaftes, tief rotes, scharf be-

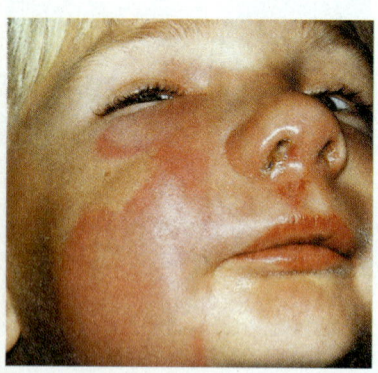

Gesichtserysipel, von Infektion der Nasenschleimhaut ausgehend; Quelle: Archiv der Verfasser

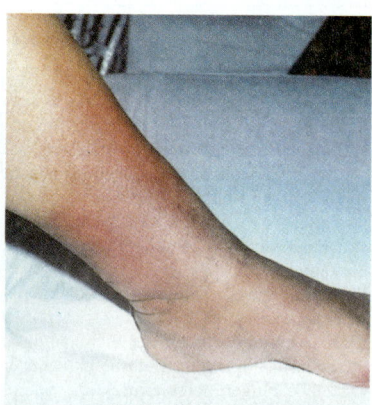

Erysipel am Unterschenkel bei vaskulärer Grunderkrankung; Quelle: Archiv der Verfasser

grenztes, erhabenes Erythem, im Gesicht oft schmetterlingsförmig. Die Haut ist ödematös gespannt und glänzt. In der zentralen Zone können sich Blasen bilden, die einreißen und offene, nässende Hautareale bilden. Regionale Lymphknoten schwellen an. Bei Abheilung Desquamation der Haut. Das Erysipel rezidiviert häufig an der selben Stelle.
Komplikationen:
- Zellulitis: Infektion tieferer Weichteilschichten, unschärfere Begrenzung, häufiger Eiterbildung.
- Nekrotisierende Fasziitis: Infektionen der Muskelfazie, Myonekrose, starke Schmerzen, Ödeme, livide Verfärbungen, evtl. Schock (Toxic Strep Syndrom), akute Lebensgefahr.
- Sepsis.

Diagnostik.
Klinisch*: meist möglich.
Kultur: aus oberflächlichem Hautabstrich oft negativ, geeigneter ist Aspirat oder Biopsie, ggf. Blutkultur, Rachenabstrich.
Serologie: ASL schwach, Anti-DNAse-AK erhöht, wenig hilfreich.

Therapie
Milde Erkrankung: Penicillin V 4 x 1 Mio. IE/d p.o. für 14 Tage. Alternativ Makrolide (bei Penicillinallergie).
Schwere Erkrankung: Penicillin G 4 x 5-7,5 Mio. IE/d i.v..
Nekrotisierende Fasziitis: chirurgisches Débridement + hochdosiert Penicillin + Clindamycin. Alternativ (bei Staphylokokken-Nachweis oder atypischem Verlauf): Flucloxacillin 3 x 1-2 g/d i.v. oder Cefuroxim 3 x 1,5 g i.v..
Lokal: hochlagern, feuchte Umschläge.
Anmerkung: Trotz erfolgreicher Therapie kann die Schwellung noch einige Tage progredient sein, während Schmerz, Fieber und Rötung nachlassen.

Prophylaxe. Isolierung der Erkrankten von Frischoperierten, Verletzten, Wöchnerinnen, kleinen Kindern. Laufende und Schlussdesinfektion. *Rezidivierendes Erysipel*: Sanieren der Eintrittspforte oder des Lymphstaus, antibiotische Langzeitprophylaxe über mehrere Monate (Penicillin).

Meldepflicht. Ausbrüche meldepflichtig (§6 IfSG).

Erysipeloid (Schweinerotlauf)

Erreger. *Erysipelothrix rhusiopathiae*; grampositive aerobe Stäbchen.

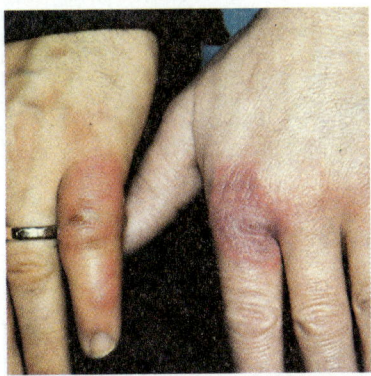

Erysipeloid an Händen von zwei Patienten; Quelle: Archiv der Verfasser

Epidemiologie. Weltweit verbreitet, v.a. in stickstoffreichen organischen Abfällen und als Saprophyt bei zahlreichen Tierarten. Das für menschliche Infektionen bedeutsamste Reservoir sind Schweine, aber auch Fisch und Geflügel. Übertragung erfolgt in der Regel durch Hautverletzungen beim Kontakt mit Tieren oder deren Fleisch, gefährdet sind Schlachthofarbeiter, Bauern, Fischer (hier häufig: Verletzungen durch Krabben).

Klinik. Prädilektionsstelle an den Fingern und Händen, im Gegensatz zum Erysipel (Beine, Gesicht). Inkubationszeit: 2-7 Tage. Meist lokale Haut- und Weichteilinfektion mit gut demarkierter Rötung und Schwellung, stark schmerzend. Gelegentlich niedriges Fieber, Arthralgien, Lymphadenitis. Ohne antimikrobielle Therapie Abheilung nach 3-4 Wochen, unter Therapie schneller. Selten kommt es zu einer systemischen Infektion mit Sepsis bzw. Endokarditis.

Diagnostik. *Kultur*: aus Biopsie, ggf. Blutkultur.

Therapie
Penicillin V 3 x 1 Mio. IE/d p.o. für 10 Tage. Alternativen sind parenterale Cephalosporine (3. Generation), Fluorchinolone.

Bei systemischen Infektionen Penicillin G 12-20 Mio. IE/d in 4 Dosen.

Prophylaxe. Keine spezifische Prophylaxe. Handschuhe beim Umgang mit Fleisch in Fleisch-verarbeitenden Betrieben.

Erythema infectiosum (Ringelröteln, 5th disease)

Erreger. Parvovirus B 19; Parvoviren (DNA-Viren).

Epidemiologie. Weltweit verbreitet. Einziges Erregerreservoir ist der Mensch. Am häufigsten erkranken Kinder zwischen 4 und 15 Jahren. Insgesamt 40-60% der Bevölkerung durchseucht. In Winter- und Frühjahrsmonaten häufig kleine Epidemien in Kindergärten und Schulen. Übertragung durch Tröpfcheninfektion, auch durch Blut oder Blutprodukte möglich. Kontagiosität v.a. während der Inkubationszeit, kurz vor Ausbruch des Exanthems am größten, gering mit Auftreten der Hauterscheinungen (keine Isolierung mehr).

Klinik
Ringelröteln (v.a. bei Kindern): Inkubationszeit: 4-14 Tage. Leichte Prodromi mit Kopfschmerzen, Myalgien und Fieber, dann typisches Exanthem: große rote Flecken an den Wangen, die konfluieren (slapped cheek), Nasen- und Mundregion sind ausgespart, Entwicklung eines makulopapulösen Exanthems, vor allem an Körperstamm und Gliedmaßen; durch zentrales Abblassen entsteht das charakteristische girlanden- bis netzartige Muster. Das Exanthem verschwindet nach 1 Woche, kann aber intermittierend wiederkehren (mehrere Wochen). Die Erkrankung hinterlässt lebenslange Immunität.
Arthritis (v.a. bei Erwachsenen): plötzlich einsetzende, symmetrische Polyarthritis mit heftigen Schmerzen und Schwellung v.a. der Handgelenke, Hände und der Knie. Dauer meist 2-4 Wochen, manchmal protrahierter Verlauf über Jahre.
Aplastische Krise: Zielzellen von Parvovirus B19 sind bevorzugt erythropoetische Zellen.

Bei hämatologisch Gesunden passagere Störung der Erythropoese (Verminderung von Retikulozyten, leichter Hb-Abfall), bei Personen mit chronisch-hämolytischer Anämie (Sichelzellanämie, Thalassämie) jedoch drastischer Erythrozytenmangel (7-10 Tage). Häufigste Ursache von aplastischen Krisen bei Patienten mit Sichelzellanämie, meist transfusionsbedürftig.
Chronische B-19-Infektionen: bei Immunsuppression (Chemotherapie, Knochenmarktransplantation, AIDS oder kongenitaler Immunschwäche) Möglichkeit der chronischen Infektion mit schwerer, aplastischer Anämie.
Infektion in der Schwangerschaft: bei Primärinfektion der Schwangeren bei etwa 30% der symptomatisch Erkrankten diaplazentare Infektion des Feten, Risiko einer Fruchtschädigung ist im 1. und 2. Trimenon am größten:

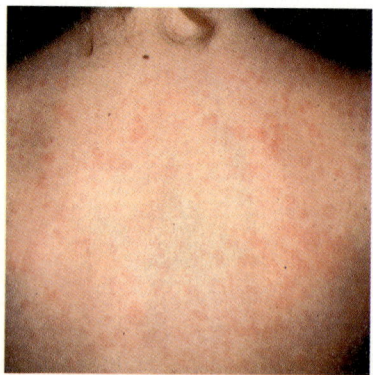

Typisch girlandenartiges, konfluierendes Exanthem; Quelle: Fotolabor, Univ.-Kinderklinik Leipzig

fetale Anämie, Hydrops fetalis, Fruchttod, Spontanaborte. Bei Kontakt einer Schwangeren zu Parvovirus B19-Erkrankten (besonders gefährdet: Schwangere in kinderbetreuenden Einrichtungen) sofort Immunstatus feststellen, nach Serokonversion wöchentliche sonographische Kontrollen. Als Frühzeichen für fetale Infektion gilt der erhöhte Serum-Alphafetoprotein (AFP)-Spiegel der Mutter.

Diagnostik
Serologie*: Antikörpernachweis (ELISA). Anti-B19-IgM wird kurz vor Beginn der spezifischen Symptome nachweisbar, Dauer 2-3 Monate; Anti-B19-IgG persistiert vermutlich lebenslang. *Genomnachweis*: mittels PCR, Nukleinsäure-Hybridisierung bei chronischen Infektionen Immunsupprimierter, aplastischen Krisen, protrahierter Arthritis und bei Schwangeren (Fruchtwasser).

Therapie
Symptomatisch. Bei aplastischen Krisen, fetaler Anämie ggf. Bluttransfusion, Immunglobuline.

Prophylaxe. Für nicht immune Schwangere, Patienten mit chronisch-hämolytischer Anämie und Immunsupprimierte evtl. Immunglobulinprophylaxe. Patienten in aplastischen Krisen sind infektiös; Isolierungsmaßnahmen.

Exanthema subitum (Roseola infantum, Dreitagefieber, 6th disease)

Erreger. HHV-6 (Humanes Herpesvirus Typ 6), gelegentlich HHV-7; DNA-Virus.

Epidemiologie. Weltweit verbreitet. Häufige Exanthemerkrankung des Säuglings- und frühen Kleinkindalters (6.-24. Lebensmonat), 75-90% der einjährigen Kinder sind seropositiv. Ansteckung auch über asymptomatische Träger (Speichel). Teilweise intrauterin erworben, Fruchtschädigung bislang nicht nachgewiesen.

Klinik. Inkubationszeit: 5-15 Tage. 3-5-tägiges Fieber (größtenteils ≥40°C) mit milden Symptomen des oberen Respirationstraktes oder Interstinaltraktes. Nach Fieberabfall entwickelt sich rasch ein makulopapuläres Exanthem, das sich über Nacken, Körperstamm und proximale Gliedmaßen ausbreitet und bereits nach 1-2 Tagen verblasst. Häufig milde Neutropenie, selten Komplikationen (z.B. Fieberkrämpfe). Oft asymptomatisch, nur 17% der HHV-6 Primärinfektionen manifestieren sich als Exanthema subitum. Das Virus persistiert im Organismus und kann bei Immunsuppression (Organtransplantation, AIDS) reaktiviert werden, dann Verläufe mit fulminanter Hepatitis, Knochenmarksbefall oder Enzephalitis. Die Rolle von HHV-6 bei diversen Neoplasien und "chronic fatigue syndrom" ist nicht bewiesen.

Diagnostik
Klinisch*: meist möglich.
Serologie*: Antikörper(IgM)-Nachweis oder IgG-Titeranstieg mittels IFT oder ELISA möglich.
Virusnachweis: anzüchtbar aus Liquor und Leukozyten, insbesondere von Seropositiven.
Genomnachweis: mittels PCR.

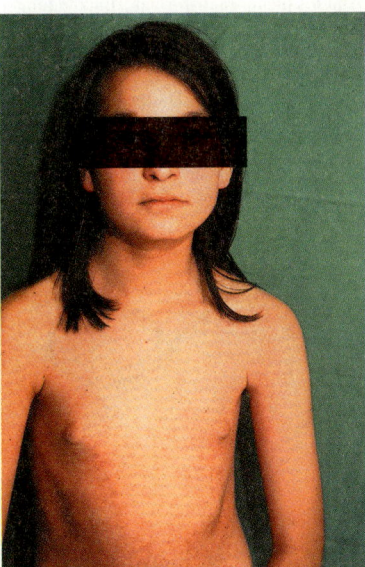

Exanthem bei Dreitagefieber mit typischer Ausbreitung auf Rumpf und Extremitäten unter Aussparung des Gesichts; Quelle: Kinderklinik München Schwabing

---

Therapie

Keine spezifische Therapie; symptomatisch bei hohem Fieber und Fieberkrämpfen; bei Knochenmarktransplantierten oder fulminanter Klinik antivirale Substanzen erwägen: in vitro ist der Erreger empfindlich gegenüber Ganciclovir und Foscarnet.

Prophylaxe. Keine.

Filariosen

Lymphatische Filariose

Erreger. *Wuchereria bancrofti, Brugia malayi*; Nematoden (Fadenwürmer).

Epidemiologie. In den Tropen verbreitet, 90% *W. bancrofti*, der Rest *B. malayi* (beschränkt auf Südostasien). Übertragung durch Stechmücken, in denen die mit der Blutmahlzeit aufgenommenen Mikrofilarien (von den adulten Weibchen nachts ins Blut abgegebene Larven) zu infektionstüchtigen Stadien heranreifen.

Klinik. Etwa die Hälfte der Infizierten sind asymptomatisch.
Akute Erscheinungsformen: Entzündungen von Gliedmaßen oder Skrotum (bakterielle Superinfektion), akute Entzündung der inguinalen Lymphknoten und tropische pulmonale Eosinophilie (Asthma, Husten, Fieber, extreme Eosinophilie in peripherem Blut, IgE-Erhöhung).
Chronische Erscheinungsformen: am häufigsten Hydrozele, in einigen Endemiegebieten bei 40-60% der Männer (oft ohne Entzündungszeichen). Lymphödem und Elephantiasis an Gliedmaßen oder Genitalen (oft assoziiert mit bakteriellen Sekundärinfektionen), Chylurie (Einbruch von Lymphflüssigkeit in Nierenbecken oder Harnleiter).

Diagnostik
Serologie*: Antigennachweis für *W. bancrofti* (ELISA), jedoch Kreuzreaktionen mit anderen Helminthosen. Für *B. malayi* kein Antigennachweis verfügbar.
Mikroskopie: Nachweis der Mikrofilarien im Blut oder Hydrozelenflüssigkeit (Giemsafärbung) (Cave: tageszeitliche Abhängigkeit der Mikrofilarämie).

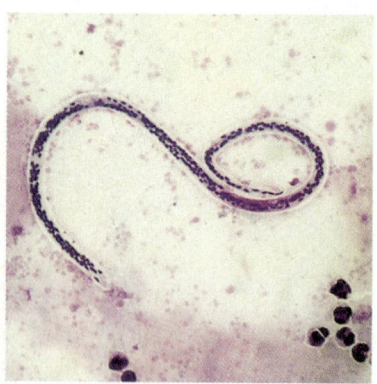

Wuchereria bancrofti, mikroskopisches Präparat; Quelle: T. Löscher, München

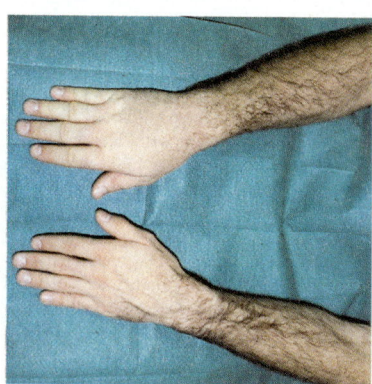

Lymphatische Filariose: Lymphödem der rechten Hand; Quelle: T. Löscher, München

* Methode der Wahl

Medikamentöse Therapie oft nicht ausreichend wirksam (Ausnahme: tropische pulmonale Eosinophilie). Einschleichende Therapie wegen allergischer Reaktionen bei Zerfall der Mikrofilarien (evtl. Steroidgabe nötig). Ivermectin (mikrofilarizid) 200-400 µg/kg als Einmaldosis, ggf. kombiniert mit Albendazol 400 mg für 2-3 Wochen oder Diethylcarbamazin 6 mg/kg für 6-12 Tage. Zusätzlich Lymphdrainage, Behandlung von Sekundärinfektionen, ggf. chirurgische Maßnahmen.

Prophylaxe. Vermeiden von Insektenstichen in den Tropen. (Lit. 47)

Onchozerkose (Flussblindheit)

Erreger. *Onchocerca volvulus*; Nematoden (Fadenwürmer).

Epidemiologie. Im wesentlichen in Afrika südlich der Sahara, geschätzt 13 Millionen Infizierte, einzelne Gebiete auch in Zentral- und Südamerika. Übertragen durch Kriebelmücken ("blackflies"), die schnellfließendes Wasser zur Vermehrung benötigen.

Klinik. Zunächst am Eintrittsort gerötete, jukkende Papeln. Durch die Gewebswanderung der Würmer und Mikrofilarien lederartig verdickte Haut mit Lymphödem, chronischer Lymphknotenschwellung und extremem Juckreiz. Bildung von derben, verschiebbaren, schmerzlosen Bindegewebsknoten, in denen sich adulte Würmer befinden. Befall der Augen führt zu Keratitis, Fibrose der Kornea, Katarakt, Iridozyklitis, Glaukom und letztlich Blindheit.

Diagnostik
Mikroskopie*: Nachweis der Mikrofilarien bei der augenärztlichen Untersuchung oder in Hautbiopsien von Schulterblattregion, Hüfte, Gesäß. Nachweis der adulten Filarien in Biopsien aus Bindegewebsknoten.
Serologie: bislang keine verlässlichen Verfahren.
Genomnachweis: in Speziallaboratorien verfügbar.
Mazzotti Reaktion: Exazerbation des Hautausschlages innerhalb von Stunden nach einer Testdosis Diethylcarbamazin (50 mg).

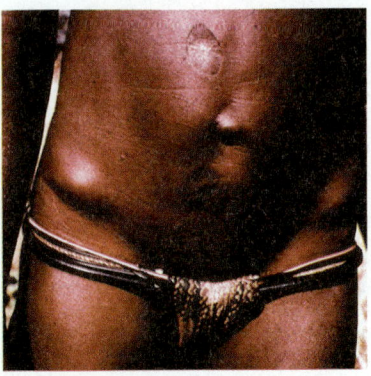

Hautknoten („Onchozerkome") bei Onchozerkose; Quelle: T. Löscher, München

Therapie
Ivermectin (nur mikrofilarizid) 150 µg/kg alle 3 Monate für 2-3 Jahre. Bei Augenbeteiligung zusätzlich Prednisolon 1 mg/kg/d, 1 Tag vor bis 2 Tage nach Ivermectin-Therapie. Zur Abtötung der Makrofilarien evtl. Suramin (hohe Toxizität, daher nur bedingt empfohlen).

Prophylaxe. Vermeiden von Insektenstichen in Endemiegebieten. (Lit. 48)

Loiasis

Erreger. *Loa Loa*; Nematoden (Fadenwürmer).

Epidemiologie. Vorkommen im Regenwald von West- und Zentralafrika sowie im Sudan, geschätzt 12 Millionen Infizierte, Erregerreservoir Mensch oder Primaten, übertragen durch vorwiegend tagsüber stechende Bremsen.

Klinik. Oft asymptomatisch mit ausgeprägter Eosinophilie in peripherem Blut. Typisch sind rezidivierende Kalabar-Beulen: lokalisierte Erytheme und Ödeme von 5-20 cm, meist an den Extremitäten. Dauer einige Tage bis Wochen. Gelegentlich kann die Passage eines adulten Wurmes über das Auge beobachtet werden. Komplikationen: Myokardfibrosen, Enzephalopathie.

Diagnostik
Mikroskopie*: Mikrofilarien im tagsüber entnommenen Blut (12-14 Uhr).
Serologie: keine geeigneten Methoden verfügbar (Erhöhter IgE-Serumspiegel und erhöhte Leukozyten- und Eosinophilenzahlen).
Genomnachweis: in Speziallaboratorien verfügbar.

Therapie

Diethylcarbamazin 3 x 3 mg/kg/d p.o. für 2 Wochen (nicht bei Mikrofilarien-Zahl im Blut >20.000/ml).

Ivermectin 200 μg/kg als Einmaldosis (für hohe Mikrofilarien-Zahlen im Blut geeignet).
Albendazol 2 x 200 mg/d p.o. für 3 Wochen (für hohe Mikrofilarien-Zahlen im Blut geeignet).

Prophylaxe. Vermeiden von Insektenstichen in Endemiegebieten, individuelle Prophylaxe mit Diethylcarbamazin 300 mg einmal pro Woche.

Fleckfieber

Erreger. *Rickettsia prowazekii*; obligat intrazelluläre, kleine, kokkoide Bakterien.

Epidemiologie. In Europa selten, lokale Epidemien in Afrika, Zentral- und Südamerika. Krankheit tritt immer dann auf, wenn viele Menschen auf engem Raum unter schlechten sanitären Verhältnissen leben müssen (Begleiterscheinung von Kriegszeiten und Hungersnöten). Erregerreservoir: Mensch. Übertragung durch Kleiderläuse (infektiöser Kot gelangt in die Stichwunde). Erreger vermehren sich in Endothelzellen von Kapillaren und kleinen Blutgefäßen. Folge sind Schwellung, Nekrose, lokale Thrombosierung mit Gefäßverschluss. Keine direkte Übertragung von Mensch zu Mensch.

Klinik. Inkubationszeit: 7-14 Tage. Plötzlicher Beginn mit Schüttelfrost und Fieber (40°C), Kopf-, Muskel- und Gliederschmerzen. Ab dem 4.-7. Krankheitstag rötliches, makulopapulöses, petechiales Exanthem (Flecken), das sich vom Thorax über den ganzen Körper ausbreitet, ausgespart bleiben Gesicht, Handflächen und Fußsohlen. Bewusstseinstrübung bis hin zu Koma, Kreislaufversagen möglich. Exanthem und Fieber gehen nach 2-3 Wochen zurück.

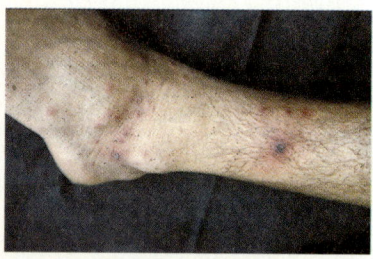

Schwarze nekrotische Hautveränderungen („Eschar", „Tache noir") an der Stichstelle und Exanthem bei Mittelmeer-Fleckfieber; Quelle: T. Löscher, München

* Methode der Wahl

Letalität steigt mit dem Lebensalter, unbehandelt 20-40%.
Brill-Zinsser-Krankheit: 10-30 Jahre nach der Erstinfektion mild verlaufendes Rezidiv durch persistierende, reaktivierte Rickettsien.

Diagnostik
Serologie*: IFT, KBR.
Tierversuch: Inokulation von Blut in Meerschweinchen oder Beimpfung von embryonalem Dottersack.

Therapie
Doxycyclin 1 x 0,2 g/d bis 3 Tage nach Entfieberung.

Alternativ: Chloramphenicol.
Entlausung mit Jacutin®.

Prophylaxe. Entlausung, persönliche Hygiene, häufiger Wäschewechsel. Vakzine über internationale Apotheke erhältlich.

Meldepflicht. Namentliche Meldepflicht bei direktem oder indirektem Erregernachweis (§7 IfSG).

Frühsommer-Meningoenzephalitis (FSME)

Erreger. FSME-Virus; Flaviviren (RNA-Viren).

Epidemiologie. Endemisch in Europa. Donautäler in Bayern, Rheintal, Neckartal in Baden-Württemberg, Österreich, weitere Endemiegebiete in Zentral- und Osteuropa sowie Skandinavien. In der BRD 200-300 Fällen pro Jahr. In Endemiegebieten ist etwa jede 20.-100. Zecke (*Ixodes ricinus*) mit FSME infiziert. Natürliche Wirte: Kleinsäuger, Igel oder Mäuse. Das Virus persistiert in Zecken. Die Zecke gelangt durch „Abstreifen" von Vegetation (bis 1,5 m Höhe) auf den Menschen.

Klinik. Inkubationszeit: 6-14 (2-28) Tage. Häufig asymptomatischer Verlauf (70-90%). Die symptomatische Infektion verläuft in zwei Phasen:
- 5-6 Tage nach dem Zeckenstich uncharakteristische, grippeähnliche Symptome wie erhöhte Temperatur, Kopf- und Gliederschmerzen für 1-5 Tage (Virämie).
- Nach einem symptomfreien Intervall manifestiert sich bei 10-20% der Patienten ca. 10-16 Tage nach dem Zeckenstich die zweite Phase unterschiedlichen Schweregrads:
Meningitis (50% der Fälle) mit Fieber bis 40°C, starken Kopfschmerzen, Schwindel, Übelkeit, Erbrechen.
Meningoenzephalitis (40%), zusätzlich: neurologische Ausfälle, getrübtes Bewusstsein bis hin zum Koma, Koordinationsstörungen, Hirnnerven-Ausfälle, zerebrale Anfälle.
Meningoenzephalomyelitis/-radikulitis (10%), zusätzlich: schlaffe Lähmungen, vor allem der oberen Extremitäten und des Schultergürtels.

Bei etwa 10% Residualheilungen (Lähmungen, Krampfanfälle, psychische Auffälligkeiten, Konzentrationsschwäche, Gedächtnisprobleme). Letalität 1%. Schwere Verlaufsformen nehmen mit höherem Lebensalter zu. Im Kindesalter überwiegen leichte Krankheitsverläufe.

Diagnostik
Serologie*: IgM-Nachweis mittels ELISA; Bestimmung von IgG-Antikörpern (zur Prüfung der Serokonversion nach Impfung).
Virusisolierung: in der grippeähnlichen Frühphase aus dem Blut, in der zentralnervösen Phase aus dem Liquor mittels Zellkultur oder in Säuglingsmäusen.
Genomnachweis: mittels PCR aus Liquor und Serum.

Therapie
Keine virusspezifische Therapie, symptomatisch.

Prophylaxe. Durch entsprechende Kleidung vor Zeckenstichen schützen (lange Ärmel, lange Hosen, feste Schuhe), wasserabweisender Hautschutz. Nach Exposition den Körper auf Zecken absuchen und diese entfernen, am besten mit Zeckenzange (Apotheke). Die Stichstelle desinfizieren.
Aktive Immunisierung für exponierte Personen in Endemiegebieten (Jäger, Waldarbeiter oder Urlauber) möglich: FSME-Immun®, Encepur®: 3 Teilimpfungen, Auffrischimpfung nach 3 Jahren; für Kinder ab 1. Lebensjahr: Encepur®K.

Passive Immunisierung exponentiell innerhalb von 3-4 Tagen nach Zeckenstich, Schutz 60-70%, für Kinder unter 14 Jahren nicht mehr zugelassen: FSME-Hyperimmunglobulin 0,2 ml/kg KG i.m. (Impfung s. S. 161). (Lit. 25)

Meldepflicht. Namentliche Meldepflicht bei direktem oder indirektem Erregernachweis (§7 IfSG).

Gonorrhoe

Erreger. *Neisseria gonorrhoeae*; gramnegative Diplokokken.

Epidemiologie. Weltweit verbreitet, nur beim Menschen vorkommend. Übertragung durch Geschlechtsverkehr und Geburt durch Absonderungen von infizierter Schleimhautoberfläche; symptomlose Träger häufig. Inzidenz rückläufig. Bei infizierten Kindern an sexuellen Missbrauch denken. Begleitinfektion mit *Chlamydia trachomatis* (20-40%), gelegentlich mit Mykoplasmen und mit *Treponema pallidum*.

Klinik
Mann: nach einer Inkubationszeit von 2-5 Tagen akute eitrige Urethritis mit zunächst serösem, dann grüngelblichem Ausfluss und Brennen beim Wasserlassen. Urethralöffnung rot und geschwollen. Gelegentlich symptomlos. Folgen einer chronischen Urethritis: Prostatitis, Epididymitis mit narbigem Verschluss der Samenwege und damit Zeugungsunfähigkeit. Miterkrankung der Blase selten. Bei homosexuellen Männern mit rektaler Gonorrhö anorektale Schmerzen, Pruritus, Tenesmen, mukopurulenter Ausfluss aus dem Anus.

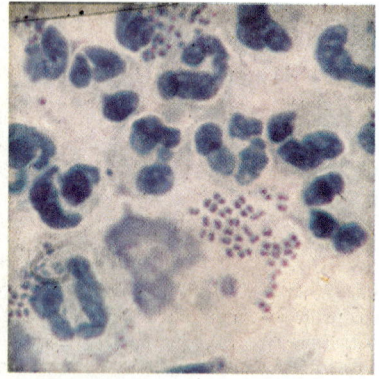
Gonokokken-Eiter, mikroskopisches Präparat, Methylenblaufärbung; Quelle: Archiv der Verfasser

Eine Infektion des Pharynx (eitrige Tonsillitis oder auch asymptomatisch) kommt bei beiden Geschlechtern vor, zusammen mit der genitourethralen Infektion oder auch unabhängig davon.
Frau: häufig asymptomatisch. Die sogenannte "untere" frische Infektion manifestiert sich als Urethritis, Zervizitis und Bartholinitis mit leichten Schmerzen beim Wasserlassen und grüngelblichem Fluor. Während der Menstruation oder infolge intrauteriner Manipulationen aszendieren die Keime und lösen die meist unbemerkt ablaufende Endometritis aus, Ausbreitung bis zu den Eileitern (Pyosalpinx), gelegentlich Infektionen der Peritonealhöhle (kleines Becken, Perihepatitis, Fitz-Hugh-Curtis mit Fieber und Bauchschmerzen. Spätfolgen sind chronische Adnexitis, ektope Schwangerschaft und Sterilität.
Neugeborene: Häufigste Manifestation ist die Gonoblennorrhoe. Wenige Tage nach der Geburt purulente, oft blutige Augenentzündung, massive Ödeme mit Blasenbildung und ausgeprägte Schwellung der Lider. Infektion kann rasch zur Ulzerationen der Hornhaut und beidseitiger Erblindung führen. Selten Vaginitis, Bakteriämie, Arthritis, Meningitis, Endokarditis.
Disseminierte Infektion: Vorkommen meist bei Frauen, durch hämatogene Streuung einige Tage nach einer eitrigen Urogenitalinfektion. Typisch ist die Kombination von springenden Oligoarthralgien/Arthritiden/Tenosynovitiden mit subfebrilen Temperaturen und vereinzelten Makulae oder Pusteln mit zentraler Nekrose auf der Haut. Das betroffene Gelenk, meist Knie-, seltener Hand- oder Sprunggelenk, ist stark gerötet und geschwollen, Mitbeteiligung von Sehnenscheiden und Schleimbeuteln.

Diagnostik
Mikroskopie*: intrazelluläre gramnegative Diplokokken im Urethral- oder endozervikalen Exsudat (bei Frauen unzuverlässig).

* Methode der Wahl

Kultur*: endgültige Diagnose durch Erreger-nachweis aus Zervix-, Urethral- oder anderen Abstrichen auf Spezialnährböden, am besten unmittelbar nach der Entnahme vorgewärmte Platten beimpfen, sonst rascher Transport in geeigneten Medien.

Antigennachweis (ELISA) oder *Genomnach-weis* (Gensonde, PCR) möglich.
Serologie: wertlos.
Jeder GO-positive Patient sollte auf andere se-xuell übertragbare Krankheiten (Chlamydien, Lues, HIV) untersucht werden!

Therapie

Unkomplizierte genitale oder pharyngeale In-fektion:
Einmalgabe von:
Ceftriaxon 125 mg i.m. oder
Cefixim 400 mg p.o. oder
Ciprofloxacin 500 mg oder
Ofloxacin 400 mg oder
Cefuroximaxetil 1 g p.o.
plus
Einmalgabe von Azithromycin 1 g p.o. oder 7-10 Tage Doxycyclin 2 x 100 mg/ p.o. (wegen möglicher Chlamydien Co-Infektion).

Disseminierte Infektion:
Ceftriaxon 1 x 2 g/d i.v. bis zur klinischen Bes-serung, dann weiter mit Cefixim 1 x 400 mg/d p.o. oder Ciprofloxacin 2 x 500 mg/d p.o für 7 Tage. Zusätzlich Therapie gegen Chlamydien! Cave: Bei in Asien erworbenen Infektionen ist mit Resistenz gegen Chinolone, weltweit auch mit Resistenzen gegen ß-Laktame zu rechnen. Behandlung der Sexualpartner wichtig!

Prophylaxe. Kondome. Neugeborene: Routineprophylaxe innerhalb einer Stunde nach der Geburt, klassischerweise mit 1% Ar-gentum-nitricum-Lösung in den Bindehautsack

jedes Auges, heute meist durch 0,5%ige Erythromycinlösung ersetzt. Neugeborene von Müttern, die mit Gonokokken infiziert sind, erhalten prophylaktisch eine Dosis Ceftriaxon.

Granuloma inguinale (Donovanosis)

Erreger. *Calymmatobacterium granulomatis*; intrazelluläre gramnegative Stäbchen.

Epidemiologie. Häufig in Neuguinea, Indien, Afrika, seltener in Südamerika und der Karibik, meist bei 20- bis 40-Jährigen, Männer häufiger betroffen als Frauen. Assoziiert mit warmem Klima und niedrigem Hygienestandard, in ent-wickelten Ländern selten. Sexuell übertragen. Wiederholter Kontakt ist zur Ansteckung nötig. Wesentlicher Co-Faktor bei der Übertragung von HIV, speziell bei Männern.

Klinik. Nach Inkubationszeit von 3-40 Tage subkutane Knötchen in der Genitalregion, die schmerzlos ulzerieren und rotes Granulations-gewebe sichtbar machen. Die Geschwüre

wachsen langsam, können Tochterulzerationen bilden, sich in die Inguinalregion ausweiten und ausgedehnte Gewebezerstörungen verursa-chen. Nur minimale Beteiligung der Lymph-knoten. Bakterielle Superinfektionen möglich. Primär oraler Befall kommt vor.

Diagnostik

Mikroskopie* von Biopsien: in 60-80% der Giemsa-gefärbten Präparate sind sog. Dono-van- Körperchen zu erkennen: große, ovale, dunkel gefärbte Vakuolen in Histiozyten.
Kultur: in Zellkultur für experimentelle Zwe-cke möglich.
Genomnachweis: mittels PCR, hoch sensitiv.
Serologie: keine verlässlichen Methoden ver-fügbar.

Therapie

Doxycyclin 2 x 100 mg/d p.o. oder Cotrim-oxazol 2 x 960 mg/d p.o. oder Ciprofloxacin 750 mg/d p.o., alle 3x pro Woche.

Therapiedauer bis zum Abheilen aller Läsionen u.U. Monate. Penicilline und Cephalosporine sind nicht wirksam.

Prophylaxe. Untersuchung und Behandlung von Sexualpartnern erkrankter Personen. In

Endemiegebieten Kondome benützen. (26)

Hämolytisch–urämisches Syndrom (HUS)

Erreger. *Escherichia coli*, die Verotoxine (Shiga-like Toxin) bilden. Wichtige Serovare sind O157 (>75%), O26, O103, O111, O145; gramnegative Stäbchen.

Epidemiologie. Hauptreservoir sind Wiederkäuer (hauptsächlich Rinder), aber auch Schafe und Ziegen, die den Erreger mit dem Kot ausscheiden. Seltener auch bei anderen Nutztieren oder Heimtieren. Übertragung erfolgt durch Aufnahme kontaminierter Nahrungsmittel (gedüngtes Gemüse, Früchte, Apfelsaft u.a.) und Wasser. Vorkommen insbesondere in Ländern mit industrialisierter Landwirtschaft. Zur Infektion reichen etwa 10^2 Keime aus. Infektion von Mensch zu Mensch (fäkal-oral) kommt vor. Ausscheidung durch inapparent infizierten Personen häufig. Saisonaler Erkrankungsgipfel in den Sommermonaten.

Klinik. Inkubationszeit: etwa 2 bis 5 Tage. Prodromalstadium mit schmerzhaften, kolikartigen Bauchschmerzen und wässrigen Stuhlentleerungen. Die Stühle kleinvolumig und in etwa 20% blutig mit krampfartigem Entleerungsschmerz. Selten Übergang in profuse Darmblutung. Dauer der Diarrhoe meist 5 bis 10 Tage. Bei etwa 5 bis 10% der infizierten Kinder (insbesondere < 5 Jahre) entwickelt sich nach einem symptomfreien Intervall (1-5 Tage, selten länger) ein hämolytisch-urämisches Syndrom (HUS) mit der klinischen Trias Blässe, Oligurie/Anurie und Hämaturie/Petechien. Die Symptomatik ist bedingt durch Freisetzung von Shigatoxin mit nachfolgender Endothelschädigung, thrombotischer Mikroangiopathie mit intravasaler Hämolyse, Thrombozytopathie (Thrombopenie, Petechien) und glomerulärer und arteriolärer Nephropathie (Hämaturie und Proteinurie). In etwa der Hälfte der Fälle dialysepflichtige Oligo- oder Anurie. Ausscheidung der Erreger über mehrere Monate möglich. Komplikationen: zerebrale Krampfanfälle (durch Hirnödem, Blutung), terminale Niereninsuffizienz (Hypertonie, Hyperkaliämie, Hyponatriämie, metabolische Azidose, Lungenödem, Aszites), transienter oder permanenter Diabetes mellitus, kardiale Ischämie und Kardiomyopathie. Auftreten eines chronischen Nierenversagens noch nach 10 Jahren möglich. Letalität etwa 5 bis 10%.

Nachweisverfahren. Primär sollte immer der Nachweis von Verotoxin angestrebt werden.
Toxinnachweis*: nach Anreicherung auf Spezialnährböden im ELISA.
Kultur: aus Stuhl auf Spezialnährböden.
Genomnachweis: von Toxingenen in Bakterienisolaten mittels PCR.
Serologie: Antikörper-Nachweis nur bei negativer Kultur bzw. Toxinnachweis
Klinik: Im Blutbild Anämie mit unregelmäßig geformten Erythrozyten (sog. Fragmentozyten) und Thrombopenie. Urinanalyse (Proteinurie, Hämaturie).
Laborchemisch: stark erhöhte LDH, erniedrigtes Haptoglobin.

Therapie

Symptomatische Therapie mit Elektrolyt- und Flüssigkeitssubstitution und ggf. intensivmedizinischer Betreuung (Dialyse, Bluttransfusionen u.a.). Eine antibiotische Therapie wird aufgrund möglicher Induktion einer vermehrten Toxinbildung nicht empfohlen. Die Anwendung von Darmmotilitätshemmern führt zu Verstärkung der Symptomatik.

Prophylaxe. Ausreichendes Erhitzen von Fleisch und Pasteurisieren von Milch. Strikte Einhaltung persönlicher Hygienemaßnahmen insbesondere nach Tierkontakten. Kontakte von gesunden Kindern mit an Durchfall erkrankten Kindern vermeiden.

Meldepflicht. Namentliche Meldepflicht bei Krankheitsverdacht, Erkrankung, Tod (§6 IfSG) sowie bei direktem oder indirektem Erregernachweis (§7 IfSG).

---

* Methode der Wahl

Hantavirus-Infektionen

Erreger. Hantavirus; Bunyaviren (RNA-Viren), verschiedene Subtypen.

Epidemiologie. Weltweit über 150.000 Fälle/Jahr, die meisten in China und Korea. In Nord- und Westeuropa etwa 1500 Fälle/Jahr, Schwerpunkt Skandinavien. Reservoir: Nagetiere; Übertragung auf den Menschen durch direkten Kontakt mit infiziertem Kot oder Urin, über kontaminierte Lebensmittel oder Inhalation von kontaminiertem Staub. Erkrankungshäufigkeit des Menschen ist eng an die Populationsdichte der Nagetiere gekoppelt, besonders gefährdet sind Kanalarbeiter, Jäger.

Klinik. Viele Erkrankungen sind asymptomatisch und nur durch spezifische Antikörper nachweisbar. Klinische Erscheinungen reichen von mildem Fieber bis zu schweren systmischen Verläufen mit Hämorrhagie und Meningitis:
Hämorrhagisches Fieber mit renalem Syndrom (HFRS, zahlreiche Synonyme z.B. koreanisches hämorrhagisches Fieber): nach einer Inkubationszeit von 2-4 Wochen plötzlicher Beginn der febrilen Phase mit hohem Fieber, schweren Kopf-, Muskel- und Bauchschmerzen, Übelkeit, Thrombozytopenie und Petechien. Entfieberung nach 3-7 Tagen, dann eine hypotensive Phase mit Blutdruckabfall, in schweren Fällen Kreislaufschock. Zunehmende hämorrhagische Erscheinungen, Proteinurie, Linksverschiebung. Nach wenigen Tagen oligurische Phase mit Nierenversagen, schweren Blutungskomplikationen, möglichen Lungenödem (Dauer 3-7 Tage). Etwa die Hälfte der insgesamt 5-15% Todesfälle fällt in diesen Zeitraum. Die Rekonvaleszenz beginnt mit einer ausgeprägten Diurese und dauert Monate.
Nephropathia epidemica (Puumala-Virus, Nordeuropa): Verlauf ähnlich HRFS, deutlich milder, weniger hämorrhagische Komplikationen, aber interstitielle Nephritis. Letalität ca. 1%. In Zentral-, Süd- und Osteuropa ausgelöst durch Dobrava-Virus/Belgrad-Virus.
Hantavirus-induziertes pulmonales Syndrom (HPS, Sin-Nombre-Virus u.a. Hantaviren): schwere, 1993 im Südwesten der USA neu aufgetretene Erkrankung mit hoher Letalität (51%). Vorkommen auch in Südamerika. Prodromalstadium mit Fieber, Myalgie, Kopfschmerzen. Dann rasch zunehmende interstitielle Pneumonitis, Lungenödem, Multiorganversagen.

Diagnostik
Antigennachweis*: mittels ELISA, am besten aus dem Urin.
Serologie*: Nachweis von Antikörpern (bei HFRS ist Anti-Hanta-IgM bei Klinikaufnahme meist positiv).
Virusnachweis mittels PCR oder Kultur (schwierig, langwierig).

Therapie
Ribavirin scheint, früh angewendet, bei HFRS wirksam zu sein, bei HPS fehlen Daten. Ansonsten symptomatische Intensivtherapie.

Prophylaxe. Bekämpfung von Mäusen und Ratten in Wohnungen und Umgebung von Häusern (~ 30 m), Zeltplätzen etc.; Lebensmittel vor Nagern schützen. Mehrere Impfstoffe gegen Hanta-Virus sind in Entwicklung. (Lit. 87, 88, 89)

Meldepflicht. Namentliche Meldepflicht bei Verdacht, Erkrankung und Tod an viral bedingtem hämorrhagischem Fieber (§6 IfSG) sowie bei direktem oder indirektem Erregernachweis (§7 IfSG).

Helicobacter-pylori-Infektion

Erreger. *Helicobacter pylori*; spiralförmige, mikroaerophile, gramnegative Stäbchen.

Epidemiologie. In Entwicklungsländern bis zu 90% der Bevölkerung infiziert, in Industriestaaten ca. 30%, mit dem Alter steigend. Wichtigstes Erregerreservoir: menschlicher Magen. Der Übertragungsweg ist weitgehend unklar: fäkal-oral, oral-oral, auch Übertragung durch nicht ordnungsgemäß aufbereitete Endoskope ist beschrieben (3/1000 Gastroskopien). Pathogenität der Stämme unterschiedlich, abhängig u.a. von CagA (Zytotoxin A assoziiertes Gen). Risikofaktoren für symptomatische Erkrankung: niedriger sozioökonomischer Status, NSAR-Therapie, Rauchen, höheres Lebensalter, Infektion mit CagA-positiven Stämmen.

Klinik. Nahezu alle mit *H. pylori* Infizierten entwickeln entzündliche Veränderungen der Schleimhaut, die jedoch oft asymptomatisch sind. Ansonsten uncharakteristische Oberbauch-Symptome wie verstärkte Peristaltik, Völlegefühl, Übelkeit, Erbrechen, Bauchschmerzen (morgendlicher Nüchternschmerz). Die chronische oberflächliche Gastritis kann

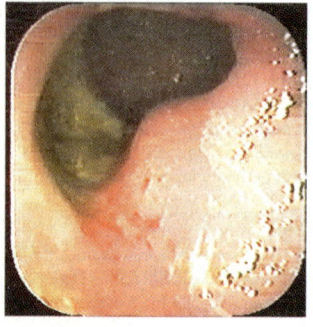

Ulzeröse Veränderungen der Magenschleimhaut; Quelle: T. Heller, München

Ursache sein für Ulcus duodeni, Ulcus ventriculi, chronisch-atrophische Gastritis (mit der möglichen Folge B12-Mangel und Adenokarzinom) sowie lymphoproliferative Erkrankungen des Magens (insbes. MALT-Lymphom). Diskutiert wird der Zusammenhang von *H. pylori* mit koronarer Herzerkrankung und dermatologischen Krankheitsbildern.

Diagnostik

Invasive Methoden (Gastroskopie):

*Urease Schnellnachweis** aus Biopsie: Sensitivität und Spezifität 85-95%, unmittelbar nach antibiotischer Therapie jedoch erheblich geringere Sensitivität, kostengünstig und schnell.

Histologie: 2 Antrum-, 2 Corpusbiopsien, HE, Giemsa- oder Warthin-Starry-Silber-Färbung.

Kultur: aus Biopsie (spezielles Transportmedium erforderlich!), ermöglicht Resistenztestung, Sensitivität 75-90%, Spezifität 100%. Erfahrenes Labor erforderlich.

Genomnachweis: PCR aus Biopsie, noch nicht Routine.

Nichtinvasive Methoden:

*Antigennachweis**: aus dem Stuhl (ELISA), neuere nichtinvasive Methode mit hoher Sensitivität und Spezifität (>90%).

Serologie: Sensitivität 80-95%, Spezifität 85-95%, nicht geeignet zur kurzfristigen Therapiekontrolle.

*Urease Atemtest**: Sensitivität und Spezifität 90-98%. Ablesung nach 2-3 Std. In 2/3 der Fälle schon nach 30 Min. positiv.

Therapie

Infizierte mit folgenden Indikationen sollten therapiert werden:
- Ulcus duodeni und ventriculi
- MALT-Lymphom
- Gastritis mit schweren histologischen Veränderungen
- Zustand nach Resektion von Frühkarzinomen des Magens
- Zustand nach Magen-OP wegen Ulkus oder Malignom

Symptomlose Infektion ist keine Indikation zur Eradikationstherapie, Refluxösophagitis nimmt durch Eradikation zu.

Dreifachtherapie:

Omeprazol 2 x 20 mg/d p.o. (oder anderer Protonenpumpenhemmer) + Clarithromycin 2 x 500 mg/d p.o. + Amoxicillin 2 x 1 g p.o. oder Protonenpumpenhemmer + Clarithromycin 2 x 500 mg/d p.o. + Metronidazol 2 x 500 mg/d p.o.

oder Vierfachtherapie:

Protonenpumpenhemmer + Wismutsalze + Metronidazol + Amoxicillin (oder Tetrazyklin). Therapiedauer 7-10 Tage, Kontrolluntersuchung 4-6 Wochen nach Therapieende. Zunehmende Resistenz gegen Metronidazol (10-80%) und gegen Makrolide (bis zu 15%), gegen Amoxicillin bislang ohne Bedeutung.

Prophylaxe. Keine. Bisher entwickelte Impfstoffe gegen *H. pylori* waren nicht erfolgreich. (Lit. 57, 58)

Hepatitis A

Erreger. Hepatitis A-Virus (HAV); Picornaviren (RNA-Viren).

Epidemiologie. Weltweit verbreitet. Endemiegebiete sind tropische und subtropische Regionen in Asien, Afrika, Süd- und Mittelamerika, große Teile Osteuropas, Naher Osten, europäische Mittelmeerländer mit nahezu 100% Durchseuchung im frühen Kindesalters (subklinische Infektion). Durchseuchung in Industrieländern niedriger, Infektionen häufig aus Endemieregionen importiert (Reiseinfektion!). Übertragung fäkal-oral (kontaminierte Nahrung, Meeresfrüchte, Wasser)! Virusausscheidung mit dem Stuhl: 2 Wochen vor Krankheitsbeginn bis 2 Wochen danach, auch subklinisch Infizierte scheiden Viren aus.

Klinik. Klinisch nicht von anderen Hepatitiden zu unterscheiden. Inkubationszeit: 15-50 Tage; dann akuter Beginn mit Abgeschlagenheit, Fieber, Gliederschmerzen, gastrointestinalen Beschwerden und Druckgefühl im rechten Oberbauch. Vier bis sechs Tage später Ikterus, Gelbfärbung der Skleren, Juckreiz, dunkler Urin, entfärbter Stuhl. Leber druckschmerzhaft vergrößert. Labor: GPT stark erhöht, GOT und Bilirubin erhöht, evtl. leichte Erhöhung von γ–GT und AP. Die Infektion heilt meist nach 4-8 Wochen folgenlos aus. Bei Kindern meist, bei Erwachsenen zum Teil asymptomatisch. Kein chronischer Verlauf, keine Viruspersistenz. Komplikationen: verzögerter Verlauf oder Rezidiv noch nach mehreren Monaten; cholestatische Verlaufsformen mit protrahiert stark erhöhten Bilirubinwerten, selten (0.1%) fulminanter Verlauf mit Zunahme in höherem Alter oder bei vorbestehender chronischer Lebererkrankung (Leberfunktionsstörung mit verminderten Quick-, Albumin-, Cholinesterasewerten). Extrahepatische Manifestation: Arthralgien, aplastische Anämie, Guillain-Barré-Syndrom.

Diagnostik

Serologie*: bei Erkrankungsbeginn Anti-HAV-IgM positiv für ca. 3-6 Monate. Anti-HAV-IgG im Verlauf ebenfalls positiv, persistiert lebenslang.

Antigennachweis (ELISA oder PCR) aus dem Stuhl etwa 2 Wochen vor bis einige Wochen nach Erkrankungsbeginn möglich, selten indiziert.

Therapie
Symptomatisch, keine virusspezifische Therapie.

Prophylaxe. In Endemiegebieten keine ungekochten Speisen, keine ungeschälten Früchte. Aktive Impfung mit Totimpfstoff für alle Nichtimmunen anzuraten, passive Prophylaxe mit Immunglobulinen auch als Postexpositionsprophylaxe (<2 Wochen nach Kontakt, s. S. 158) möglich (Impfung s. Seite 163). Standardhygienemaßnahmen beim Umgang mit Erkrankten, Isolierung nur bei Infektion von Kleinkindern und Stuhl-inkontinenten Patienten. (Lit. 56)

Meldepflicht. Namentliche Meldepflicht bei Verdacht, Erkrankung und Tod (§6 IfSG) sowie bei direktem oder indirektem Erregernachweis (§7 IfSG).

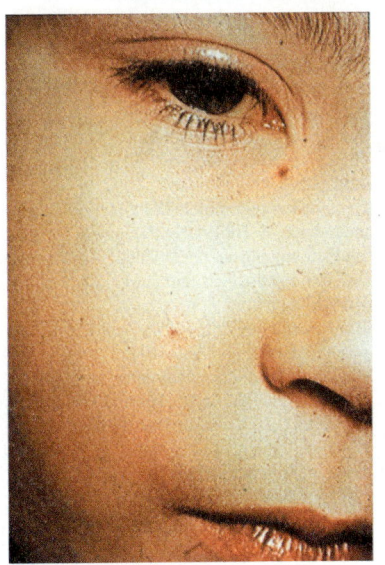
Skleren-Ikterus bei akuter Hepatitis A; Quelle: T. Löscher, München

Hepatitis B

Erreger. Hepatitis-B-Virus (HBV); Hepadnavirus (DNA-Virus).

Epidemiologie. Weltweit verbreitet; Endemiegebiete: Südostasien, China, Afrika, Südamerika, Naher Osten, Mittelmeerländer, Russland. 350 Millionen chronisch Infizierte weltweit, 2,3 Mio. Todesfälle pro Jahr, davon 25% an hepatozellulärem Karzinom. In Deutschland Durchseuchung ca. 5%, 50.000 Neuinfektionen pro Jahr, 0,5-1% der Bevölkerung sind chronische Hepatitis-Virusträger; Tendenz rückläufig. Übertragung parenteral durch Blut, Blutprodukte, Körperflüssigkeiten (sexuelle Übertragung, i.v.-Drogenkonsum, iatrogen) oder perinatal (bei HBeAg-positiver Mutter Risiko für das Kind ca. 90%). Infektiöses Blut enthält etwa 10^8 infektiöse Partikel/ml, Übertragung somit über kleinste Haut- und Schleimhautläsionen möglich (Risiko bei Nadelstichverletzungen ~30%). Häufigste Berufskrankheit im Gesundheitsdienst. Ebenfalls häufig betroffen sind i.v.-Drogenabhängige und Personen mit HWG.

Klinik. Klinisch im Einzelfall nicht von anderen Hepatitiden zu unterscheiden; etwa 50% der Fälle subklinisch, Inkubationszeit: 7-12 Wochen. Unspezifischer Beginn mit Fieber, Übelkeit, Appetitlosigkeit, Erbrechen, Druckgefühl im Oberbauch, gelegentlich auch heftige Arthralgien, Anstieg der Transaminasen. 5-6 Tage später Ikterus, dunkler Urin, Gelbfärbung von Skleren und Haut, Juckreiz. Abklingen der Gelbsucht nach etwa 6 Wochen. Möglich ist auch ein protrahierter Verlauf: Ikterus, Abgeschlagenheit und Mattigkeit halten über Monate bis zu einem halben Jahr an. Nicht selten auch Rückfälle. Extrahepatische Manifestationen: Glomerulonephritis (vor allem bei Kindern), Panarteriitis nodosa.
Komplikationen:
Fulminanter Verlauf (in <1%) mit ausgedehnter Zerstörung der Leber und hoher Letalität. Gefährdet vor allem Patienten mit nachfolgender Hepatitis Delta-Superinfektion.

Chronische Hepatitis B: Bei etwa 5% der Erwachsenen und bis zu 90% der Kinder geht die akute Form der Hepatitis B in eine chronische Form über, d.h. nach 6 Monaten HBsAg im Serum nachweisbar, Anti-HBs nicht nachweisbar. Man unterscheidet (Übergänge im Verlauf möglich):
- Symptomfreies HBsAg-Trägertum
- Chronisch persistierende Form (HBsAg positiv, HBeAg in der Regel negativ, Anti-HBe positiv, mäßig erhöhte Transaminasen)
- Chronisch aggressive Form mit fortschreitender Leberzelldegeneration und Nekrose (HBV-DNA, HBsAg positiv, HBeAg positiv, erhöhte Transaminasen, Histologie). Nach vier Jahren bei bis zu 40% dieser Patienten Entwicklung einer Leberzirrhose. Hohes Risiko der Entwicklung eines Leberzellkarzinoms.

Infektionen mit HBV-Mutanten:
- Prä-core Mutanten: keine Bildung von HBeAg (HBeAg negativ, Anti-HBe ggf. positiv), häufiger schwerere und fulminante Verläufe.
- Surface-Mutanten: sehr selten, Infektion trotz Impfung möglich.

Diagnostik

Antigennachweis: HBsAg, HBeAg mittels ELISA.

Serologie: Nachweis von Antikörpern (ELISA): Anti-HBs, Anti-HBc-IgM, -IgG, Anti-HBe.

Genomnachweis: mittels DNA-Hybridisierung und/oder PCR: HBV-DNA-Nachweis, geeignet zur Bestimmung der Infektiosität, zur Kontrolle des Therapieerfolges und zum Nachweis von HBV-Mutanten.

Untersuchung auf Prävalenz: Anti-HBc, wenn positiv: HBsAg und Anti-HBs.

Abklärung einer akuten/chronischen Infektion: HBsAg, Anti-HBc-IgM, HBeAg, Anti-HBe.

Abklärung der Infektiosität: HBeAg, HBV-DNA.

Untersuchung auf Immunität: Anti-HBs.

	HBsAg	Anti-HBs	HBeAg	Anti-HBe	Anti-HBc IgG	IgM	HBV-DNA
Späte Inkubationszeit	+	-	+/-	-	-	-	+
Akute Hepatitis	+	-	+	-	+	+	+
Asympt. HBsAg-Träger	+	-	-	+	+	+/-	-
Chronische Hepatitis	+	-	+/-	-	+	+/-	+/(-)
Rekonvaleszenz	-	+	-	+	+	+/-	+/(-)
Abgelaufener Zustand HBV-Infektion	-	+/-	-	-	+	-	-
Zustand nach HBV-Impfung	-	+	-	-	-	-	-
Infektiosität	+	-	+/(-)	-	+/(-)	+/(-)	+

Therapie

Symptomatisch; bei chronischer Infektion mögliche Indikation zur Therapie mit Interferon-α (Intron A®) oder Nukleosid-Analogon Lamivudin (Zeffix™). Therapieerfolg insgesamt geringer als bei Hepatitis C. Ausbildung von Lamivudin-resistenten Virusmutanten möglich. Therapie sollte erwogen werden bei persistierender Transaminasenerhöhung, HBsAg, HBeAg und HBV-DNA-Nachweis, chronisch aggressiver Form in Leberbiopsie und kompensierter Leberfunktion.

Interferon-α 5 Mill. E/d oder 10 Mill. E 2 x/ Woche s.c. für 4-6 Monate.
Lamivudin 100 mg/d für 3-12 Monate.
Prävention der Reinfektion bei Lebertransplantation bei Hepatitis B-induzierter Zirrhose: Lamivudin 100 mg/d, mindestens 4 Wochen vor bis 12 Monate nach Transplantation und HBsAg (während Transplantation bis >12 Monate nach Transplantation).

Prophylaxe. Aktive Impfung gegen Hepatitis B im Säuglings- und Kindesalter empfohlen. Impfschutz für alle im Gesundheitswesen Beschäftigte, mit Kontrolle durch Antikörperbestimmung (<10 IU/ml kein Impfschutz, <100 IU/ml= low responder, Kontrolle oder Wiederimpfung nach 1 Jahr; >100 IU/ml = Impfschutz, Impfung s. S. 164).
Für Nichtimmune postexpositionell passive Immunisierung mit HBIG: Erwachsene 250-500 IU Anti-HBs innerhalb von 48h nach Expositi-on, nach 30 Tagen wiederholen. (s. S. 154)
Bei Neugeborenen von HBsAG-positiven Müttern aktive + passive Immunisierung.
Bei HbsAg-positiven Patienten vor/während Chemotherapie oder immunsuppressiver Therapie Chemoprophylaxe mit Lamivudin. (Lit. 60)

Meldepflicht. Namentliche Meldepflicht bei Verdacht, Erkrankung und Tod (§6 IfSG) sowie bei direktem oder indirektem Erregernachweis (§7 IfSG).

Hepatitis C

Erreger. Hepatitis-C-Virus (HCV); Flavivirus (RNA-Virus).

Epidemiologie. Weltweit verbreitet, etwa 150 Mio. chronische Träger von HCV, vor allem in den Endemiegebieten Südostasiens, ca. 1-5 Mio. in Westeuropa. Tendenz wegen der Kontrolle von Blut und Blutkonserven abnehmend. Sechs Genotypen mit unterschiedlicher Therapie-Ansprechrate. Nahezu alle Serokonvertierten müssen als infektiös betrachtet werden.

Übertragung parenteral: transfusionsassoziiert, intravenöser Drogenmissbrauch, vertikale Übertragung von der Mutter auf das Kind (Risiko 5-15%), Hämodialyse, Transplantation, Nadelstichverletzungen (Risiko 3%), mangelnde Hygiene bei Akupunktur, Bodypiercing, Tätowieren, sexuelle Übertragung, in etwa 30% bleibt die Infektionsquelle unbekannt.

Klinik. Inkubationszeit: 3 Wochen bis 3 Monate. Akute Infektion meist völlig inapparent, sonst milde Symptome wie Müdigkeit, Appe-titlosigkeit, Oberbauchschmerzen, Übelkeit mit Erbrechen. Fluktuierende Erhöhung der Trans-aminasen, Ikterus bei ca. 25%. Fulminante Verläufe in Europa sehr selten. In 60-70% chronische Hepatitis, wobei sich ein klinisch bedeutsamer Leberschaden meist jedoch erst spät (> 20 Jahre) bemerkbar macht. 20% der chronisch Infizierten entwickeln eine Zirrhose, bei diesen Patienten kommen auch hepatozelluläre Karzinome vor. Extrahepatische Manifestationen: Kryoglobulinämie, Glomerulonephritis, Thyreoiditis, Porphyria cutanea tarda.

Diagnostik
Serologie*: Antikörpernachweis: Anti-HCV-Suchtest (ELISA), Bestätigung durch Western-blot. IgM-Nachweis nicht etabliert. In der Inkubationszeit und der Akutphase Antikörper nicht nachweisbar.
Genomnachweis: qualitative und quantitative HCV-RT-PCR (quantitativer Test zur Abschätzung der Infektiosität).
Genotypisierung/Sequenzierung: Aussage zur Therapie-Ansprechrate.

Therapie
Akute und chronische Hepatitis C: Kombination von Interferon alpha 3 MIU 3 x/Wo. und Ribavirin 2 x 600 mg/d p.o. für 48 Wochen bei Genotyp 1, 24 Wochen bei anderen Genotypen, Therapieerfolg etwa 40% (Typ 1 schlechter).

Neuere Therapie: PEG-Interferon alpha-2a 180 µg s.c. 1 x/Wo. oder PEG-Interferon alpha-2b 1,5 µg/kg s.c. 1x/Wo., jeweils + Ribavirin 1000-1400 mg/d p.o..

Prophylaxe. Eine Impfung ist noch nicht verfügbar. Risikoaufklärung, Kontrolle von Blut und Blutprodukten. (Lit. 54, 55)

Meldepflicht. Namentliche Meldepflicht bei direktem oder indirektem Erregernachweis, soweit nicht bekannt ist, dass eine chronische Infektion vorliegt (§7 IfSG).

Hepatitis D

Erreger. Hepatitis-Delta-Virus (HDV); inkomplettes RNA-Virus.

Epidemiologie. Vorkommen ausschließlich als Co- oder Superinfektion mit Hepatitis B. In Abwesenheit von Hepatitis B ist eine Infektion nicht möglich. Weltweit verbreitet, endemisch u.a. in Mittelmeerländern. Wird dort vorwiegend durch engen Kontakt, nicht auf parenteralem Weg übertragen. In Deutschland etwa 2(-5)% der HBs-Ag-positiven Patienten betroffen, vor allem Drogenabhängige (bis zu 40%), Hämophile, Homosexuelle und Personen aus Endemiegebieten. Übertragung wie bei Hepatitis B.

Klinik. *Co-Infektion* von Hepatitis B und Hepatitis D führt zu einem Krankheitsbild wie Hepatitis B, jedoch mit einer ca. 10-fach höheren Wahrscheinlichkeit an fulminanten Verläufen (bis zu 5%) und höherer Wahrscheinlichkeit der chronischen Form mit Zirrhose.
Klinisch schwer verlaufend ist die *Superinfektion* einer chronischen Hepatitis B mit HDV. Nach einer relativ kurzen Inkubationszeit von 2-8 Wochen werden fulminante oder rasch progrediente Verläufe mit hohem Risiko des Übergangs zur Zirrhose beobachtet.

Diagnostik
Serologie*: Anti-HDV-IgG und Anti-HDV-IgM (ELISA) sowie HDV-Ag. Bei chronischer HDV-Infektion Persistenz von Anti-HDV-IgM möglich.
Genomnachweis: HDV-RNA mittels PCR.

Therapie
Symptomatisch, Interferon möglicherweise von Nutzen; Lebertransplantation (Nutzen umstritten). Die Kombination mit Lamivudin ist ohne Nutzen.

Prophylaxe. Impfung gegen Hepatitis B schützt auch vor Hepatitis D-Co-Infektion. Postexpositionell wird die simultane passive und aktive Impfung mit HBIG und Hepatitis-B-Vakzine empfohlen. (Lit. 53)

Meldepflicht. Namentliche Meldepflicht bei Verdacht, Erkrankung und Tod (§6 IfSG) sowie bei direktem oder indirektem Erregernachweis (§7 IfSG).

* Methode der Wahl

Hepatitis E

Erreger. Hepatitis-E-Virus (HEV); Calicivirus (RNA-Virus).

Epidemiologie. Übertragung fäkal-oral, meist durch kontaminiertes Wasser, auch durch Speisen (Meeresfrüchte). Das Virus wird bis zu 2 Wochen nach Erkrankungsbeginn im Stuhl ausgeschieden. Endemisches und epidemisches Vorkommen, Epidemien in Südostasien, Indien, Nahem und Mittlerem Osten, Zentralamerika, in Gebieten mit niedrigem hygienischem Standard. Möglichkeit einer Zoonose wird diskutiert (Schweine, Ratten). In Deutschland diagnostizierte Fälle (2% aller Hepatitiden) sind aus Endemiegebieten eingeschleppt. Prävalenz bei Blutspendern in der BRD beträgt 1,5-2,5%, betroffen vor allem Personen zwischen 15 und 40 Jahren.

Klinik. Inkubationszeit: 20-50 Tage; akute Hepatitis mit Übelkeit, Bauchschmerzen, Fieber, Ikterus und dunklem Urin, Hepatomegalie. Transaminasen stark erhöht. Es kommen sowohl subklinische als auch fulminante Verläufe (0,5-2%) vor; besonders schwere Verlaufsformen bei Schwangeren im 3. Trimenon, Letalität bis ~20%; sonst meist spontane Ausheilung innerhalb von 1-2 Monaten. Keine Chronifizierung.

Diagnostik
Serologie: Anti-HEV-IgM nachweisbar ab 1-2 Wochen (bis zu ca. 12 Wochen). Anti-HEV-IgG (Gipfel etwa 4 Wochen nach Erkrankungsbeginn).
Genomnachweis: HEV-RNA in Stuhl, Serum und Leberbiopsie mittels PCR.

Therapie
Keine kausale Therapie verfügbar, Lebertransplantation bei akutem Leberversagen.

Prophylaxe. In Endemiegebieten keine ungekochten Speisen, keine ungeschälten Früchte verzehren. Impfstoff in klinischer Erprobung.

Meldepflicht. Namentliche Meldepflicht bei Verdacht, Erkrankung und Tod (§6 IfSG) sowie bei direktem oder indirektem Erregernachweis (§7 IfSG).

Herpes simplex

Erreger. Herpes-simplex-Virus (HSV) Typ 1 und 2; Herpesviren (DNA-Viren).

Epidemiologie. Weltweit verbreitet, Mensch einziger natürlicher Wirt. Übertragung durch Kontaktinfektion über orale oder genitale Sekrete. Virusausscheidung auch ohne klinische Zeichen möglich. Eintrittspforten sind Schleimhaut und kleine Hautverletzungen. HSV-1 befällt vorwiegend die obere, HSV-2 die untere Körperhälfte. Antikörper-Prävalenz bei Erwachsenen gegen HSV-1 > 90%, gegen HSV-2 25-70% (abhängig vom sozioökonomischen Status). Die Durchseuchung mit HSV-1 beginnt im Kleinkindalter, mit HSV-2 postpubertär. 70-80% der genitalen Herpesattacken sind durch HSV-2 verursacht, der Rest durch HSV-1. HSV persistiert lebenslang.

Klinik. Inkubationszeit: 1-26 Tage, meist 3-7 Tage.
Herpes labialis
Primärinfektion: überwiegend inapparent, bei Kindern Gingivostomatitis und Pharyngitis mit zahlreichen vesikulären, flach ulzerierenden, schmerzhaften Bläschen und Aphthen auf der Mund- und Wangenschleimhaut und perioral. Fieber, Schluckbeschwerden, Lymphadenitis. Ohne Behandlung Abheilung innerhalb von etwa 14 Tagen, Viruspersistenz in den sensiblen und autonomen Ganglienzellen.
Rezidiv: ausgelöst durch immunologische Stresssituationen. Symptomatik: Jucken oder Brennen, in der Folge schmerzhafte, mit klarer Flüssigkeit gefüllte Bläschen an Lippen und perioral.
Herpes genitalis
Primärinfektion: meist inapparent, teilweise Brennen und Schmerzen, dann Bläschen und Ulzerationen an Labien, Portio und Vagina, bzw. an Glans und Penisschaft, auch an Anus, Gesäß und Oberschenkeln. Häufig Miktionsbeschwerden, typisch beidseitig dolente regionale Lymphknotenschwellung; bei mehr als 2/3 der Patienten systemische

Symptome wie Fieber, Kopf- und Muskelschmerzen.

Rezidiv: Bei bis zu 85% aller Patienten tritt ein symptomatisches Rezidiv mit lokal umschrieben gruppierten Bläschen auf, die zu girlandenförmigen Läsionen konfluieren; starkes Brennen und Schmerzen. Die Rezidivhäufigkeit schwankt; in manchen Fällen bis zu 12 und mehr Episoden pro Jahr.

Augeninfektionen: Keratitis mit akut beginnenden Schmerzen, verschwommenem Sehen, Konjunktivitis. Charakteristische Läsionen in der Kornea.

HSV-(Meningo-)Enzephalitis: häufigste Ursache der sporadischen Enzephalitis, akut beginnende, fieberhafte Erkrankung, epileptische Anfälle häufig, Herdsymptome (auch EEG-Veränderungen) temporal, Meningismus, lymphogranulozytäre Pleozytose im Liquor, organische

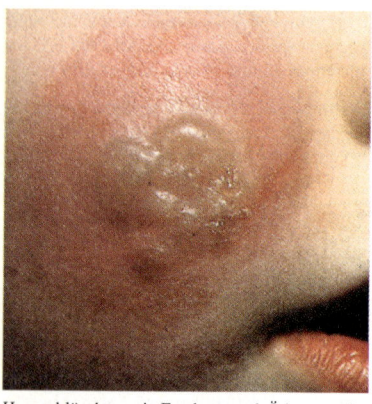

Herpesbläschen mit Erythem und Ödem an der Wange; Quelle: Archiv der Verfasser

Wesensveränderung und Eintrübung im Verlauf.

Viszerale Infektionen: *HSV-Ösophagitis*: Dysphagie, retrosternale Schmerzen, gastroskopisch multiple Ulzerationen mit geröteter Umgebung und weißen Pseudomembranen. *HSV-Pneumonitis*: v.a. bei stark immungeschwächten Patienten. *HSV-Hepatitis*: Fieber, Transaminasen- und Bilirubinerhöhung, Leukopenie. Bei Patienten mit gestörter zellulärer Abwehr können Primärinfektionen und Rezidive generalisieren, die sehr schwer bis lebensbedrohlich verlaufen.

Herpes neonatorum: In 1:7500 der Geburten wird das Neugeborene mit HSV (75% HSV-2, 25% HSV-1) infiziert. Übertragung perinatal über infizierte Geburtswege der Mutter, Verlauf fast immer symptomatisch, Beginn innerhalb der ersten bis dritten Lebenswoche. Drei Formen: lokalisierte Infektion von Haut, Augen und Schleimhäuten (40%), Infektion des ZNS (35%), disseminierte systemische Infektion (25%), vorrangig betroffen Leber und Lunge. Disseminierte HSV-Infektion sollte in Betracht gezogen werden bei Neugeborenen mit Sepsis, schwerer Leberdysfunktion und negativen bakteriologischen Kulturen.

Diagnostik

Genomnachweis*: mittels PCR aus Liquor, Bläscheninhalt, Gewebe.

Virusanzucht: HSV ist in Zellkultur leicht anzüchtbar, Ergebnisse nach ca. 3 Tagen. Kultur aus Liquor gelingt allerdings selten.

Serologie: Nachweis von IgM-Antikörpern oder IgG-Titeranstieg: meist verzögertes Auftreten. Bei Rezidiven Serologie unzuverlässig.

Antigennachweis: mittels IFT.

Manifestation	Therapie	Dauer	Kommentar
Herpes labialis **Herpes genitalis** Erstmanifestation	Aciclovir 5 x 200 mg/d p.o. Valaciclovir 2 x 1000 mg/d p.o. Famciclovir 3 x 250 mg/d p.o.	10-14 Tage	Wenn nach 14 Tagen kein Erfolg, weitere 7 Tage Therapie
Herpes labialis Rezidiv	Topisches Penciclovir oder topisches Aciclovir tagsüber alle 2 h	4 Tage	Beschleunigt die Heilung von orolabialem HSV
Herpes genitalis Rezidiv	Aciclovir 5 x 200 mg/d p.o. Valaciclovir 2 x 500 mg/d p.o. Famciclovir 2 x 125 mg/d p.o.	5 Tage	Verkürzt Ansteckungsfähigkeit und Dauer der Läsionen
Herpes genitalis Suppressionstherapie bei >6 Rezidiven/J.	Aciclovir 2 x 400 mg/d p.o. Valaciclovir 1 x 500 mg/d p.o. Famciclovir 2 x 250 mg/d p.o.	1 Jahr	Erfolg der Therapie nach 3-6 Monaten beurteilbar

* Methode der Wahl

Manifestation	Therapie	Dauer	Kommentar
Mukokutane HSV-Infektion bei Immunsuppression	Aciclovir 15 mg/kg/d i.v. in 3 Dosen oder Valaciclovir 3 x 1000 mg/d p.o.	7-10 Tage	Zur Prophylaxe nach Transplantation Aciclovir 3-5 x 400 mg/d p.o.; bei HIV reduziert Famciclovir 2 x 500 mg/d p.o. die Reaktivierung von HSV
Aseptische Meningitis	Aciclovir 5 mg/kg/d in 3 Dosen	10-14 Tage	Aciclovir i.v. bis zur klinischen Besserung, dann Valaciclovir 2 x 500-1000 mg/d p.o.
HSV-Enzephalitis	Aciclovir 30 mg/kg/d in 3 Dosen als Infusion über 1 h	10-14 Tage	Frühe Diagnose (PCR!) und früher Therapiebeginn sind essentiell für die Prognose. Bei Kindern < 12 J. kann die Dosis erhöht werden
HSV-Ösophagitis	Aciclovir 15 mg/kg/d i.v. in 3 Dosen		Bei milderen Verläufen orale Therapie mit Valaciclovir o. Aciclovir möglich
HSV-Pneumonitis	Aciclovir 15 mg/kg/d i.v. in 3 Dosen		Keine kontrollierten Studien vorhanden
Disseminierte HSV-Infektion	Aciclovir 15 mg/kg/d in 3 Dosen		Keine kontrollierten Studien vorhanden
Neonatale Infektion (ohne ZNS-Beteiligung)	Aciclovir 60 mg/kg/d i.v. in 3 Dosen	14 Tage	Bei Augenbeteiligung zusätzlich topische Medikation (3% Vidarabin oder 1-2% Triflurothymidin, 1% Idoxuridin)
Neonatale ZNS-Infektion	Aciclovir 60 mg/kg/d in 3 Dosen	21 Tage	Bei Augenbeteiligung zusätzlich topische Medikation (3% Vidarabin oder 1-2% Triflurothymidin, 1% Idoxuridin)
Alternativen bei Infektion mit Aciclovir-resistentem HSV	Foscarnet 3 x 40 mg/kg i.v.		Topische Applikation von Triflurothymidin oder 5% Cidofovir; systemisches Cidofovir wird geprüft

Prophylaxe. Bei primärem *Herpes genitalis* in der Schwangerschaft ist die Schnittentbindung indiziert. Beim Herpesrezidiv kann vaginale Entbindung unter Aciclovirschutz erfolgen. Neugeborene, deren Mütter HSV-seronegativ sind (5-10%), sind durch Besucher oder Personal mit floridem *Herpes labialis* gefährdet. Diese Personen sollten die Neugeborenenstation nicht ohne Schutzmaßnahmen betreten. Die Übertragung lässt sich durch sorgfältige Desinfektion reduzieren. (Lit. 49, 50, 51, 52, 81)

Histoplasmose

Erreger. *Histoplasma capsulatum*; dimorpher Sprosspilz.

Epidemiologie. Endemisch im mittleren Westen der USA, in Mittel- und Südamerika, selten auch in Afrika, Asien und Europa. Erregerreservoire: feuchte Böden, Staub, Vogelkot. Übertragung aerogen über Inhalation von mit Pilzsporen kontaminiertem Staub.

Klinik. Inkubationszeit: 1-3 Wochen. Verschiedene Manifestationen:
Asymptomatisch: insbesondere bei Infektion mit kleiner Erregerdosis meist völlig inapparent.
Akute Histoplasmose: trockener Husten, Brustschmerzen, Fieber, allgemeines Krankheitsgefühl. Bei Kindern auch Erbrechen und Durchfall. Hepatosplenomegalie. Im Röntgenbild diffuse fleckförmige Infiltrate und vergrößerte Hilus-Lymphknoten. Erythema nodosum selten. Meist spontane Ausheilung innerhalb von 2-3 Wochen. Manche Patienten bleiben über Monate symptomatisch.

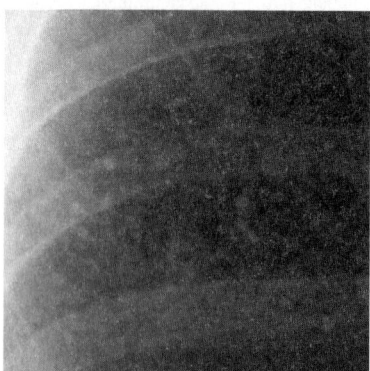

Disseminierte verkalkte Herde bei Lungen-Histoplasmose, Röntgenthorax; Quelle: E.J. Rummeny, München

Chronische pulmonale Histoplasmose: vor allem bei Patienten mit chronisch obstruktiven Lungenleiden: anhaltender, produktiver Husten, Dyspnoe, Fieber, Nachtschweiß, Gewichtsverlust, Müdigkeit. Im Röntgenbild bilateral konfluierende Infiltrate und Kavernen. Ohne antimykotische Therapie schreitet der Prozess fort, evtl. Dissemination.
Disseminierte Histoplasmose: bei Personen mit beeinträchtigter Immunabwehr (insbesondere AIDS, Lymphome, immunsuppressive Therapie). Die Symptome ähneln der Miliartuberkulose: Fieber, Nachtschweiß, Gewichtsverlust, generalisierte Lymphknotenschwellung, Hepatosplenomegalie. Befall von Nebennierenrinde, ZNS und Endokard möglich. Anämie, Thrombozytopenie und Leukopenie durch Befall des Knochenmarks. Im Röntgenbild multiple Knoten bzw. miliares Muster. Ohne Behandlung sterben die Patienten innerhalb von 6-12 Monaten. HIV-Patienten können noch Jahre nach dem Aufenthalt in Endemiegebieten eine disseminierte Histoplasmose entwickeln.
Mediastinale Granulome und fibrosierende Mediastinitis: große Gefäße, Trachea, Ösophagus können durch Granulome und Lymphknoten komprimiert werden (selten).

Diagnostik

Kultur*: bei disseminierter Erkrankung aus Blut (Lysis-Zentrifugationsverfahren bevorzugen), Knochenmark oder Biopsie, bei pulmonaler Erkrankung aus Sputum oder bei chronischer pulmonaler Form aus BAL (wächst langsam, Dauer mindestens 4 Wochen).
Antigennachweis*: ELISA aus Urin, ev. Blut.
Genomnachweis: PCR.
Mikroskopie: möglich, erfordert große Erfahrung.
Serologie: Antikörper aus Serum oder Liquor, unzuverlässig.

Therapie
Leichte Erkrankung: keine spezifische Therapie.
Mittelschwere Erkrankung: Itraconazol 200 mg/d für 9 Monate, ggf. zu Beginn 3 x 200 mg/d Itraconazol p.o. für 3 Tage, dann 2 x 200 mg/d bis zur klinischen Besserung, dann 200 mg/d.
Schwere Erkrankung (Temp. >39,5°C, Karnofsky < 60%, Albumin < 3 g/d, Thrombo-

zyten < 50.000/µl) *oder Immunsuppression*: Amphotericin B 0,5-1 mg/kg/d für 7 Tage, dann 0,8 mg/kg/d bis zu einer Gesamtdosis 10-15 mg/kg, dann Itraconazol 200 mg/d.
Itraconazol ist nicht geeignet zur Behandlung der Meningitis. Fluconazol ist bei Histoplasmose weniger wirksam als Itraconazol.

Prophylaxe. Antimykotische Prophylaxe sollte für immunsupprimierte Patienten in Endemiegebieten erwogen werden. Kontakt mit Vogel- und Fledermauskot-verseuchtem Staub vermeiden (Abbruch- und Räumarbeiten). (Lit. 59)

* Methode der Wahl

Infektiöse Mononukleose (Pfeiffersches Drüsenfieber)

Erreger. Epstein-Barr-Virus (EBV); Herpesviren (DNA-Virus).

Epidemiologie. Weltweit verbreitet, einziges Erregerreservoir ist der Mensch. Übertragung über Speichel ("kissing disease"), gelegentlich über Bluttransfusion. Die Ausscheidung von EBV im Speichel kann auch nach Verschwinden der Symptome noch für Monate oder Jahre persistieren. Bei 15-20% aller asymptomatischen EBV-positiven Personen lässt sich EBV in größeren Mengen im Speichel nachweisen, lebenslange Persistenz in Lymphozyten. Verbreitung innerhalb einer Familie selten. Nach Entfieberung Schulbesuch möglich. In Entwicklungsländern und niedrigen sozialen Schichten Infektion häufig im Kindesalter. Bei höherem hygienischem Standard verschiebt sich die Infektion ins jugendliche oder frühe Erwachsenenalter (10-25 Jahre).

Klinik

Infektiöse Mononukleose: bei Kindern meist keine Krankheitserscheinungen. Infektion von Jugendlichen und jungen Erwachsenen führt bei etwa 50% nach einer Inkubationszeit von ca. 4 Wochen zum Krankheitsbild der Infektiösen Mononukleose: kurzes Prodromalstadium, dann Fieber, Tonsillopharyngitis, Lymphadenopathie. Lymphozytose (mononukleäre Zellen >50%) mit atypischen Formen (>10%, "Pfeiffer-Zellen"), häufig Splenomegalie, seltener Hepatitis mit Hepatomegalie, Transaminasenerhöhung, Ikterus, Exanthem (gehäuft nach

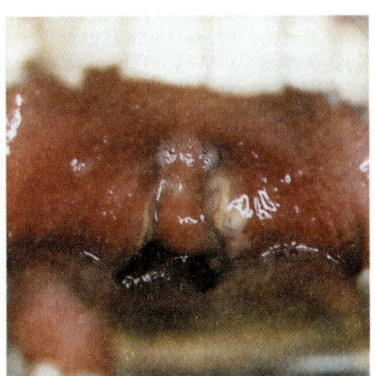

Gabe von Ampicillin). Selbstlimitierend, Dauer meist 2-3 Wochen; lange Verläufe und postinfektiöse Schwächezustände kommen jedoch vor. Ernste Komplikationen sind sehr selten (1/3000): Meningoenzephalitis, Guillain-Barré-Syndrom, hämolytische oder aplastische Anämie, thrombozytopenische Purpura, Milzruptur, Pneumonie, Nephritis.

Chronisch aktive EBV Infektion: sehr seltenes Krankheitsbild, definiert durch: EBV Infektion von mehr als 6 Monaten Dauer, Organbefall (z.B. Pneumonitis, Hepatitis) und Nachweis von EBV im Gewebe; hohe Antikörper-Titer.

EBV assoziierte Neoplasien: nasopharyngeales Karzinom (Asien), Burkitt-Lymphom (Afrika), B-Zell-Lymphome (Posttransplantationslymphome, nach Organ- oder Stammzelltransplantation), evtl. M. Hodgkin.

Orale Haar-Leukoplakie: weißliche Läsionen der Zunge und der Mundschleimhaut bei HIV-Patienten.

Diagnostik

Mikroskopie: typisches Zellbild ("Pfeiffer-Zellen") im Blutausstrich.

Serologie*:

Nachweis heterophiler Antikörper (Paul-Bunnell-Test): Ein Titer von 40 oder mehr beweist bei entsprechenden Symptomen eine EBV-Infektion. Heterophile AK finden sich bei 40% in der ersten, bei 80-90% in der zweiten Krankheitswoche und sind etwa 3 Monate lang nachweisbar. Ungeeignet bei Kindern unter 5 Jahren.

Nachweis EBV-spezifische Antikörper:

VCA (virales Kapsidantigen): IgG und IgM gegen VCA in 90% bei Erkrankungsbeginn erhöht, IgG persistiert lebenslang, IgM ca. 2 Monate.

EA (early antigen): persistiert nur für 3-6 Monate; Anti-EA-D: diffuses Muster auf Zellkern und im Zytoplasma; Anti-EA-R: nur im Zytoplasma.

EBNA (EB-nuclear antigen): EBNA-Antikörper treten spät (3-6 Wochen nach Symptombeginn) auf, persistieren lebenslang (fehlen bei Immundefizienten oder chronisch aktiver EBV-Infektion).

Stark gerötete und vergrößerte Tonsillen mit weißlich-gelblichen Belägen bei akutem Pfeifferschem Drüsenfieber; Quelle: Archiv der Verfasser

Bewertung der EBV-Serologie:

	Hetero-phile	Anti-VCA		Anti-EA		Anti-EBNA
		IgM	IgG	EA-D	EA-R	
Akute infektiöse Mononukleose	+	+	++	+	-	-
Abgelaufene Infektion	-	-	+	-	-	+
Reaktivierung mit Immundefizienz	-	-	++	+	+	±
Burkitt-Lymphom	-	-	+++	±	++	+
Pharynxkarzinom	-	-	+++	++	±	+

Modifiziert nach Okano, Clin Microbiol Rev 1988

Therapie
Symptomatisch; körperliche Belastung meiden (Sport). Kortikosteroide bei schweren Verlaufsformen wie Thrombozytopenie oder hämolytischer Anämie empfehlenswert.

Bei oraler Haar-Leukoplakie: 5 x 400-800 mg/ d Aciclovir.
Bei Posttransplantationslymphom: Reduktion der Immunsuppression, ggf. Foscarnet.

Prophylaxe. Eine Isolierung von Personen mit infektiöser Mononukleose ist nicht erforderlich. Ein Impfstoff wird derzeit getestet. (Lit. 23, 24)

Influenza (Virusgrippe)

Erreger. Influenzaviren der Serotypen A, B, C; Orthomyxoviren (RNA-Viren).

Epidemiologie. Influenza A am häufigsten, Influenza B seltener, Influenza C hat kaum medizinische Bedeutung. Jeden Winter in gemäßigten Klimazonen Epidemien mit unterschiedlicher Intensität (10-20% der Bevölkerung) und Dauer (1-3 Monate). Übertragung aerogen über Tröpfcheninfektion. Infektiosität besteht während der Inkubationszeit und 4 bis 7 Tage nach Krankheitsbeginn.
Bei Influenza A können durch neue Kombinationen der Oberflächenantigene Neuraminidase (N1, N2...) und Hämagglutinin (H1, H3...) neue Subtypen entstehen ("antigenic shift"). Da gegen diese in der Bevölkerung keine Immunität besteht, kommt es alle 10-15 Jahre zu Pandemien (erfassen bis 80% der Bevölkerung, erhebliche Letalität). Kleinere Veränderungen der einzelnen Oberflächenantigene werden als "antigenic drift" bezeichnet und führen zu den jährlichen Influenza-A-Epidemien.

Klinik. Nach einer Inkubationszeit von 1-3 Tagen plötzlicher Beginn mit Fieber, Kopf-,

Muskel- und Gelenkschmerzen, allgemeiner Schwäche, Halsschmerzen, verstopfter Nase und trockenem Husten. Vor allem bei Kindern oft auch abdominelle Symptome (Diarrhoe, Erbrechen), bei Säuglingen obstruktive Bronchitis bzw. Bronchiolitis. Bei unkomplizierter Erkrankung Erholung innerhalb einer Woche. Bisweilen wochenlange Rekonvaleszenz mit Reizhusten und anhaltender Schwäche.
Komplikationen vor allem bei alten Menschen, Neugeborenen oder chronisch kranken Patienten: Pneumonie (primär durch das Influenzavirus selbst, sekundär durch Superinfektion mit *S. aureus*, Pneumokokken, *H. influenzae*, kenntlich am erneuten Fieberanstieg am 3. oder 4. Krankheitstag), Otitis media, Myokarditis, Perikarditis, Reye's Syndrom (ZNS-Symptome bis hin zu Koma, Leberbeteiligung, assoziiert mit Influenza und gleichzeitiger ASS-Einnahme).

Diagnostik
Antigen-Nachweis*: aus Rachen- und/oder Nasenabstrich, in der Regel als Schnelltest auf der Basis eines ELISA: Sensitivität bei Kindern 90%, bei Erwachsenen deutlich niedriger, Spezifität >90%.

* Methode der Wahl

Genomnachweis: mittels PCR aus Rachen- oder Nasenabstrich.
Virusanzucht: aus Rachenabstrich, nasopharyngealer Spülung oder Sputum in Zellkultur leicht möglich. Geeignetes Transportmedium verwenden, Dauer 2-6 Tage.
Serologie: in der akuten Phase ohne Wert.

Therapie
Indiziert v.a. für Patienten mit erhöhtem Risiko oder mit schwerem Verlauf.
Therapiebeginn innerhalb von 48 h nach Beginn der Symptome (Schnelltest!)!
Neuraminidasehemmer sind wirksam gegen Influenza A und B, verkürzen den Krankheitsverlauf um 1-2 Tage:
- Zanamivir, zum Inhalieren 2 x 10 mg/d für 5 Tage bei Jugendlichen (ab dem 12. Lebensjahr) und Erwachsenen.
- Oseltamivir, 2 x 75 mg/d p.o. für 5 Tage (Zulassung für Patienten ab vollendetem 1. Lebensjahr für 2002 erwartet).

Replikationshemmer:
- Amantadin (wirksam nur gegen Influenza A): Kinder 5 mg/kg/d p.o., 11-65 Jahre 200 mg/d p.o., >65 Jahre 100 mg/d p.o..
- Rimantadin (wirksam nur gegen Influenza A): Kinder 3-5 mg/kg/d p.o., 11-65 Jahre 200 mg/d p.o., >65 Jahre 200 mg/d p.o., bei Nebenwirkungen Reduktion auf 100 mg/d p.o..
Essentiell ist das Erkennen und die korrekte Behandlung einer bakteriellen Superinfektion.
Bei Kindern Salicylate vermeiden!

Prophylaxe *Impfung*; jährlich im Herbst mit einem Impfstoff mit aktueller Antigenkombination (Totvakzine). Impfung s. S. 164.
Prophylaktischer Einsatz von antiviralen Mitteln: zu empfehlen bei Personen, die geimpft werden sollten (siehe dort), wenn sie bei Ausbruch einer Epidemie nicht immun sind (Impfung nicht durchgeführt oder noch nicht wirksam). Weiterhin für nichtgeimpfte Familienmitglieder von Erkrankten. Geeignet sind Amantadin, Oseltamivir (Dosierung 75 mg/d für 7 Tage). Dauer der Prophylaxe 4 bis 6 Wochen. (Lit. 77, 78, 79, 80)

Meldepflicht. Namentliche Meldepflicht nur bei direktem Erregernachweis (§7 und §12 IfSG).

Keuchhusten (Pertussis)

Erreger. *Bordetella pertussis*; gramnegative Stäbchen.

Epidemiologie. Weltweit verbreitet. Mensch einziges Erregerreservoir. Übertragung durch Tröpfcheninfektion. In ungeimpften Populationen endemisch mit periodischen Epidemien alle 3-4 Jahre, v.a. Herbst und Winter. Infektiosität beginnt am Ende der Inkubationszeit, Höhepunkt im Stadium catarrhale, Abklingen im Stadium convulsivum. Ein durchgemachter Keuchhusten hinterlässt langdauernde (etwa 20 bis maximal 30 Jahre), aber nicht lebenslange Immunität. Schutzwirkung der Impfung ca. 8-10 Jahre. Zur Zeit Verschiebung der Erkrankung ins Jugend- und Erwachsenenalter. Die Hälfte der Patienten sind > 25 Jahre alt.

Klinik. Inkubationszeit: 7-14 Tage. Letalität: 0,2% insgesamt, aber 10,6% bei Kindern unter 6 Monaten.
Stadium catarrhale (1-2 Wochen): uncharakteristischer Beginn mit Husten, Rhinitis, Heiserkeit, nur leichtes Fieber. Kontagiosität am höchsten.
Stadium convulsivum (3-4 Wochen): anfallsartig, gehäuft nachts auftretende Hustenattacken (Stakkatohusten) gefolgt von inspiratorischem Ziehen, oft mit Hervorwürgen von zähem Schleim und anschließendem Erbrechen. Hustenbedingt subkonjunktivale und petechiale Blutungen im Gesicht, an Hals und Thorax, sowie Ulkus am Zungenbändchen. Labor: ausgeprägte Leukozytose mit Lymphozytose.
Stadium decrementi (2-3 Wochen): seltener werdende Hustenattacken.
Bei Jugendlichen und Erwachsenen oft atypischer Verlauf mit hartnäckigem, trockenem Husten, der als Bronchitis fehlgedeutet wird.

Säuglinge <6 Monaten sind besonders gefährdet, bei ihnen keine typischen Hustenanfälle, sondern lebensbedrohliche Apnoeattacken. Die Kinder müssen stationär behandelt und lückenlos beobachtet werden.

Komplikationen: Pneumonie, Otitis media durch Superinfektion mit Pneumokokken oder *H. influenzae*, seltener *Streptococcus pyogenes* (Fieberanstieg), Enzephalopathie, Krämpfe.

Diagnostik
Klinik: bei typischer Symptomatik hohe Treffsicherheit.

Kultur*: Abstrich aus Nasopharynx im Stadium catarrhale, Kalziumalginat-Tupfer benutzen. Abstrich sofort auf geeignetem Nährboden anlegen oder Transportmedium (z.B. Kohle-Pferdeblut-Agar) verwenden. Dauer 3 Tage.
Mikroskopie: Erregernachweis aus dem Nasensekret mittels Immunfluoreszenz.
Serologie: Antikörper-Nachweis erst nach 15-25 Tagen mittels ELISA. IgA-Nachweis nützlich, da IgA-Antikörper nur nach Infektion gebildet werden, nicht nach Impfung.
Genomnachweis: PCR aus Nasopharyngealabstrich oder Nasopharyngealaspirat.

Therapie
Verkürzt nicht das paroxysmale Stadium, verhindert aber die Infektionsausbreitung.
Erythromycin 40-60 mg/kg/d p.o. in 2-3 Dosen oder Clarithromycin 15 mg/kg/d in 2 Dosen oder Roxithromycin 5 mg/kg/d in 2 Dosen für 14 Tage.
Alternativ: Cotrimoxazol (TMP/SMZ) 6-8/20-40 mg/kg/d p.o. in 2 Dosen.

Prophylaxe. Impfung siehe S. 168. Postexpositionsprophylaxe siehe S. 158.
Das Neugeborene besitzt keinen oder nur sehr geringen Nestschutz durch mütterliche Antikörper. Nicht Immunisierte mit Kontakt zu infizierten Personen: Chemoprophylaxe mit Makroliden (Erythromycin, Clarithromycin, Roxithromycin). Nach fünf Tagen Therapie können Kinder wieder Kindergarten, Schule etc. besuchen. Auffrischimpfungen zwischen 10 und 18 Jahre empfohlen. Booster im Erwachsenenalter wird noch diskutiert. (Lit. 35, 36)

Kokzidioidomykose

Erreger. *Coccidioides immitis*; dimorpher Sprosspilz.

Epidemiologie. *C. immitis* endemisch im Südwesten der USA und Teilen von Zentral- und Südamerika in trockenem Boden. Übertragung durch Einatmen von Sporen mit Staub. Keine Übertragung von Mensch zu Mensch, auch nicht von Tier zu Mensch. Reisende sind, selbst bei kurzfristigem Aufenthalt, gefährdet.

Klinik. Inkubationszeit: 2-3 Wochen.
Primär pulmonale Form: in 60% der Fälle asymptomatisch, in 40% Fieber, Husten, Schmerzen beim Atmen, Nachtschweiß, Arthralgien, gelegentlich allergische Symptome, üblicherweise als Erythema nodosum oder Erythema multiforme, Leukozytose, Eosinophilie. Im Röntgenbild münzenartige Infiltrate, vergrößerte hiläre Lymphknoten, Pleuraergüsse. Die primäre Lungenaffektion heilt in der Regel spontan aus.

Chronische pulmonale Erkrankung: in etwa 5% der Fälle chronische Formen, solitäre, 2-3 cm große Knoten (Differentialdiagnose: Malignom) bzw. dünnwandige Kavernen.
Sekundär disseminierte Kokzidioidomykose: etwa 1% der Infizierten, vor allem bei Immunsupprimierten. Hämatogene Dissemination mit Ausbreitungsmöglichkeiten in alle Organe, meist langsam progrediente granulomatöse Läsionen in Haut, Knochen, Gelenken, Muskeln, Sehnen. Bei AIDS-Patienten oft Meningitis.

Diagnostik
Serologie*: mittels Latextest, ELISA, KBR. Die KBR erlaubt die Diagnose einer disseminierten Kokzidioidomykose und ist ein Verlaufsparameter. Serologie bei HIV-Patienten oft negativ.
Mikroskopie: Direktnachweis von Sphärulen (charakteristische morphologische Strukturen) in Gewebe oder Sputum: Grocott-Färbung.

* Methode der Wahl

Kultur: von Sputum, Urin, Biopsie oder Eiter mit der speziellen Fragestellung *C. immitis* (Dauer 1-2 Wochen, Sensitivität 25-50%. Cave: Laborinfektionen).

Hauttests mit Kokzidioidin: wird innerhalb von 2 Wochen nach Infektion positiv. Nur für epidemiologische Untersuchungen geeignet.

Therapie
Eine primäre Kokzidioidomykose der Lunge heilt in der Regel spontan und erfordert keine spezifische Therapie. Therapie bei folgenden Risikofaktoren: Immunsuppression, Diabetes mellitus, Gravidität 3. Trimenon, dokumentierter extrapulmonaler Befall.

Fluconazol 400-600 mg/d p.o. oder Itraconazol 2 x 200 mg/d p.o. oder i.v. für 3-12 Monate, bei vital bedrohlicher Erkrankung: Amphotericin B 0,6-1 mg/kg für 7 Tage, dann 0,8 mg/kg/d, anschließend orale Sequenztherapie mit Itraconazol oder Fluconazol.

Prophylaxe. Spezielle prophylaktische Maßnahmen gibt es nicht. Abgeheilte Infektion hinterlässt beim Immungesunden Schutz vor Reinfektion. (Lit. 64)

Kryptokokkose

Erreger. *Cryptococcus neoformans*, Serotypen A bis D; bekapselter Sprosspilz.

Epidemiologie. Weltweit verbreitet. Erreger in hoher Dichte in Vogelkot, bes. von Tauben. Infektion durch Inhalation von kontaminiertem Staub. Keine Übertragung von Mensch zu Mensch. Es erkranken überwiegend Personen mit gestörter zellulärer Immunabwehr: AIDS mit CD4 < 200/mm³ (80-90% aller Cryptococcus-Infektionen), Lymphom, Therapie mit Glukokortikoiden, Organtransplantierte.

Klinik. Bei intakter Immunabwehr inapparenter oder sehr milder Verlauf. Bei gestörter zellulärer Immunität vermehren sich die Pilze in den Alveolen, gelangen von dort hämatogen in verschiedene Organe.

Pulmonale Kryptokokkose: Fieber, Brustschmerzen, Husten, Dyspnoe. Das Krankheitsbild ähnelt der Tuberkulose. Radiologisch Rundherde (Cryptococcom), oft in den Unterlappen und nahe der Pleura. Höhlenbildung und Verkalkung selten. Pneumonische und miliare Infiltrate kommen vor. Bei AIDS-Patienten oft interstitielle Pneumonie mit lokalen oder diffusen Infiltraten.

Systemische Kryptokokkose: in 20-30% der Fälle Dissemination in Lunge, ZNS, Knochen, Auge, Gelenke, Herz, Haut und Urogenitaltrakt. Häufigste Manifestation: Kryptokokken-

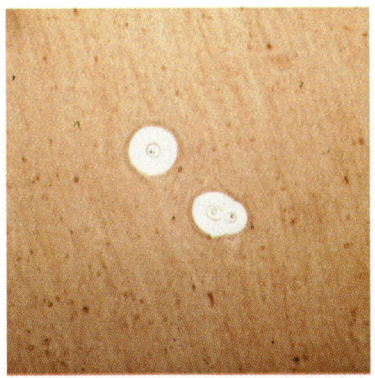

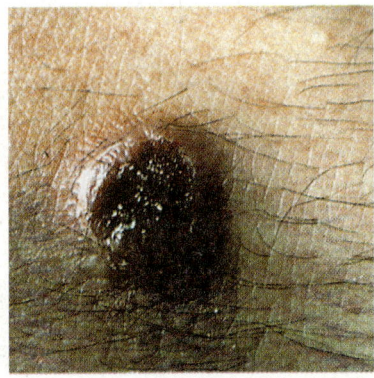

Cryptococcus neoformans im Liquor mit typischer Aussparung eines Hofes um die Pilze aufgrund der Kapsel; Quelle: T. Löscher, München

Einzelner Kryptokokken-Herd der Haut; Quelle: Archiv der Verfasser

Meningitis mit Fieber, Kopfschmerzen, Übelkeit, Erbrechen, Gangstörungen, Verwirrtheit und Demenz; im Liquor: erhöhter Druck, Eiweiß hoch, Glucose erniedrigt, Zellzahl erhöht, vornehmlich Lymphozyten. Papillenödem in 1/3 der Fälle. Schwere neurologische Ausfälle wie Bewusstseinsstörung, Hirnnervenlähmung (Visusverlust, Doppelbilder), meist erst bei hohen Keimzahlen im Liquor. Letalität ca. 30%. Rezidiv bei HIV-Patienten ohne Fluconazol-Dauertherapie >25%. In 10-15% der Fälle Hautläsionen: zunächst winzige, schmerzlose Papeln, die sich vergrößern und ulzerieren.

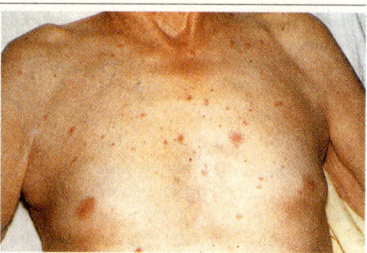

Hautmanifestationen bei disseminierter Kryptokokkose bei einem Patienten mit Leukämie; Quelle: Archiv der Verfasser

Diagnostik
Meningitis:
Mikroskopie: In 20-50% der Fälle ist *C. neoformans* im "Tusche-Präparat" aus Liquor nachweisbar.
Kultur*: am besten aus Zentrifugat von 5-10 ml Liquor.

Antigennachweis*: Latexagglutination bei Meningitispatienten im Liquor zu 90%, im Serum zu 70% positiv, evtl. auch im Urin.
Pneumonie:
Kultur: aus Sputum (nur in 10% positiv), Biopsie, Bronchialsekret.
Antigennachweis: im Serum bei 30% positiv.

Therapie
Meningitis + AIDS: Amphotericin B 0,7-1 mg/kg/d i.v. + Flucytosin 25 mg/kg alle 6 h für 2 Wochen, dann Fluconazol 400 mg/d für 10 Wochen, dann Fluconazol 200 mg/d lebenslang. Kontrolle des Flucytosin-Spiegels. Bei mildem Verlauf: Fluconazol 400 mg/d p.o. für 10 Wochen, dann 200 mg/d p.o..

Meningitis, kein AIDS: Amphotericin B 0,5-0,8 mg/kg/d + Flucytosin 25-37,5 mg/kg alle 6 h, bis Patient afebril und Kulturen negativ (~6 Wochen), dann Fluconazol 200 mg/d p.o.. Flucytosin-Spiegel kontrollieren! Bei mildem Verlauf: Fluconazol 400 mg/d p.o für 8-10 Wochen.
Keine Meningitis, kein AIDS: Fluconazol 400 mg/d für 8 Wochen.

Prophylaxe. HIV-Infizierte sollten keine Vögel in ihrer Wohnung halten, insbes. Tauben meiden. Ab CD4 < 200/mm³ Fluconazol-Prophylaxe erwägen. (Lit. 61, 62)

Kryptosporidiose

Erreger. C*ryptosporidium parvum*; Protozoon.

Epidemiologie. Weltweit verbreitet, erst im Zusammenhang mit AIDS zunehmende Bedeutung. Nutztiere scheiden Oozysten aus, Übertragung fäkal-oral von Tier zu Mensch, Mensch zu Mensch, aber hauptsächlich über kontaminiertes Wasser. In westlichen Ländern weisen 1-4% der Kleinkinder Kryptosporidien im Stuhl auf, in Entwicklungsländern deutlich mehr. Immunkompetente verfügen nach einmaliger Infektion über lebenslange Immunität.

Klinik. Inkubationszeit: 1-14 Tage. Profuse, wässrige Durchfälle (bis 8 l/d mit Millionen von Oozysten), abdominelle Schmerzen, Übelkeit, Appetitlosigkeit, Temperatur kann leicht erhöht sein. Bei Immunkompetenten spontane Ausheilung innerhalb von 3-12 Tagen. Bei immunsupprimierten Patienten, besonders AIDS-Kranken, persistierende schwere wässrige Durchfälle, tenesmenartige Bauchkrämpfe, hoher Flüssigkeitsverlust von bis zu 25 l/d, erheblicher Gewichtsverlust. Letalität 50% innerhalb von 6 Monaten.

* Methode der Wahl

Diagnostik. *Mikroskopie**: Nachweis von Oozysten im Stuhl mit modifizierter Ziehl-Neelsen-Färbung oder Antigennachweis mittels DFT möglich. Stuhl nativ oder fixiert mit Merthiolat-Formalin-Lösung oder 4%igem Formalin einsenden.

Therapie
Flüssigkeit- und Elektrolyt-Substitution. Bisher keine allgemein anerkannte, wirksame, spezifische Therapie.
Bei schweren Fällen bei AIDS-Patienten Therapieversuch mit Paromomycin 4 x 500 mg/d p.o. evtl. in Kombination mit Azithromycin 1 x 600 mg/d p.o. für 4 Wochen, dann 2 x 500 mg/d Paromomycin alleine als Suppressionstherapie. Zur Zeit wird die Wirksamkeit von Nitazoxanid 2 g/d geprüft. Antiparasitäre Mittel nicht wirksam bei AIDS-Patienten mit biliärer Erkrankung. Am besten ist antiretrovirale Therapie.

Prophylaxe. Der Stuhl von Infizierten ist hochinfektiös. Immungeschwächte Personen sollten Kontakt zu Tier- und Humanfäzes meiden. Die für Trinkwasser übliche Chlorierung ist unwirksam, im Falle von Epidemien durch Trinkwasser hilft Abkochen bis zur Beendigung der Epidemie. (Lit. 66, 67, 147)

Meldepflicht. Namentliche Meldepflicht bei direktem oder indirektem Erregernachweis (§7 IfSG).

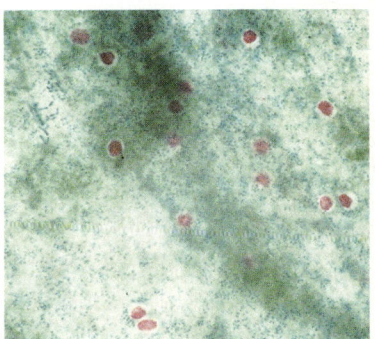

Kryptosporidien-Darstellung (rot) im Stuhl mittels säurefester Färbung, mikroskopisches Bild (Kinyoun-Färbung); Quelle: T. Löscher, München

Lambliasis (Giardiasis)

Erreger. *Giardia lamblia*; Protozoon.

Epidemiologie. Weltweit eine der häufigsten Parasitenerkrankungen, vor allem in tropischen Ländern (Lateinamerika, Afrika, Asien, v.a. Indien). Reisende aus nicht endemischen Ländern häufig betroffen. Übertragung der im Stuhl ausgeschiedenen infektiösen Zysten meist indirekt über kontaminiertes Wasser oder Nahrungsmittel (Salat, Rohgemüse). Vermehrungszyklus im Darm: Zyste - Trophozoit - Zyste. Ausscheidung der Zysten über Monate möglich. Bedeutung von Tieren als Infektionsreservoir wird diskutiert. Asymptomatische Infektionen häufig. Epidemien in Kindergärten und Behinderteneinrichtungen.

Klinik. In 20-35% asymptomatischer Verlauf. Nach Inkubationszeit von 1-2 Wochen Beginn mit wässriger Diarrhoe, später Malabsorp-

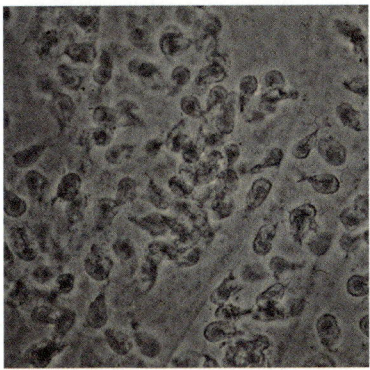

Giardia intestinalis, Nativpräparat aus Galleflüssigkeit, mikroskopisches Bild; Quelle: E. Vanek, Ulm

tionssyndrom mit Steatorrhoe, Übelkeit, Schmerzen im Oberbauch, Blähungen, übelriechende Flatulenzen. Profus wässrige oder voluminöse, manchmal schaumige, faulig riechende, fettige Stühle. Keine Schleim-, Blut-, Eiterauflagerungen. Dauer der Diarrhoe meist >1 Woche. Häufig spontanes Abklingen der Symptome nach 4-8 Wochen. Bei chronischem Verlauf auch Gewichtsverlust (bis zu 5 kg), Proteinverlust, Laktoseintoleranz. Wechsel von normalen Stühlen mit Schüben von leichten Durchfällen. Fieber selten. Schwere Verlaufsformen bei Kindern <5 Jahren und Schwangeren.

Diagnostik

*Mikroskopie**: Nachweis von Zysten im Stuhl (Proben an drei verschiedenen Tagen entnehmen). Trophozoiten nur im frischen Stuhl und Duodenalaspirat. Lamblien auch nachweisbar in Abklatschpräparaten von Dünndarmbiopsien mittels Giemsafärbung.
*Antigennachweis**: ELISA aus dem Stuhl. In der Regel werden drei Stuhlproben untersucht - bei beiden Methoden können falsch negative Ergebnisse vorkommen.
Serologie: möglich, für Akutdiagnostik ungeeignet.

Therapie

Bei allen Infizierten mit Lamblien-Nachweis im Stuhl:
Metronidazol 3 x 250 mg/d p.o., Kinder 15 mg/kg/d in 3 Dosen für 5-7 Tage, oder
Tinidazol 2 g als Einmaldosis oder

Quinacrine 2 x 100 mg/d p.o. für 5-7 Tage oder Albendazol 400 mg/d p.o. für 5 Tage.
Schwangere mit Symptomatik: Paromomycin 4 x 500 mg/d für 5-10 Tage.

Prophylaxe. Adäquate Trinkwasseraufbereitung (Chlorempfindlichkeit eingeschränkt), bei Ausbrüchen (z.B. in Heimen) Hygiene, insbesondere Hände waschen nach Benutzung der Toilette; Sanierung asymptomatischer Zystenausscheider. (Lit. 65)

Meldepflicht. Namentliche Meldepflicht bei direktem oder indirektem Erregernachweis (§7 IfSG) sowie bei Verdacht auf und Erkrankung an einer mikrobiell bedingten Lebensmittelvergiftung bei im Lebensmittelbereich Beschäftigten oder bei Auftreten mehrerer gleichartiger Erkrankungen, bei denen ein epidemiologischer Zusammenhang vermutet wird (§6, Abs.2 IfSG).

Legionellose

Erreger. *Legionella pneumophila*, 15 Serogruppen, selten andere Legionella-Arten; gramnegative aerobe Stäbchen.

Epidemiologie. *L. pneumophila* verursacht 90% aller Erkrankungen, davon 80% durch Serogruppe 1. Weltweit verbreitet, Erkrankungen meistens sporadisch, seltener im Rahmen von Ausbrüchen. Nach RKI 6.000 bis 10.000 Legionella-Pneumonien pro Jahr in Deutschland. Dritthäufigste Ursache der ambulant erworbenen, im Krankenhaus behandelten Pneumonien. Erregerreservoir: Wasser in Rohren, Armaturen, Klimaanlagen (Hotels!), Whirlpools, Warmwasserleitungen und -behältern, vor allem, wenn die Temperatur 60°C nicht übersteigt. Legionellen vermehren sich bei Temperaturen von 25-50°C. Übertragung durch Inhalation von bakterienhaltigem Wasser als Aerosol oder durch Aspiration. Übertragung von Mensch zu Mensch nicht bekannt. Besonders gefährdet sind Menschen über 50 Jahre und hospitalisierte Patienten mit Grunderkrankungen, immungeschwächte Patienten. Männer erkranken häufiger als Frauen. Kinder sind selten betroffen, steigende Inzidenz. Letalität der Legionellose um 15%, bei unbehandelten immundefizienten Patienten bis zu 80%.

Klinik. Inkubationszeit: 2-10 Tage. Uncharakteristischer Beginn mit Unwohlsein, Kopf- und Gliederschmerzen, unproduktivem Reizhusten, hohem Fieber (>40°C), Thoraxschmerzen, Dyspnoe, wässrigen Durchfällen (bei 25-50%), Erbrechen, Bauchschmerzen. Bei ZNS-Beteiligung Benommenheit, starke Kopfschmerzen, Verwirrtheit, Halluzinationen, zerebelläre Ataxie. Das Röntgenbild des Thorax erlaubt

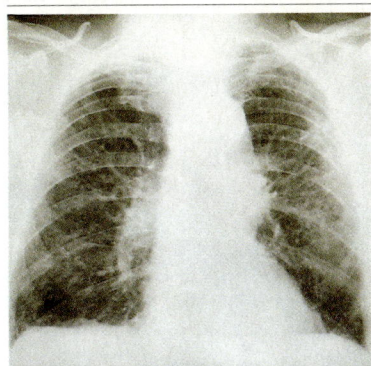
Interstitielle Pneumonie bei Legionellose, retikulär-noduläre Fleckung; Röntgen-Thorax; Quelle: Archiv der Verfasser

keine sichere Abgrenzung zu anderen Pneumonien: in einem Lappen beginnende, schlecht abgrenzbare Infiltrate, häufig peripher. In vielen Fällen auf den anderen Lungenflügel übergreifend, dann auch Verdichtung, Pleuraerguss häufig. Hyponatriämie von <130 mmol/l,

Hypophosphatämie, erhöhte Leberwerte. Hinweisend ist das Versagen der Therapie mit ß-Laktamen und Aminoglykosiden.
Pontiac-Fieber: grippeartige Variante der Legionärskrankheit mit kurzer Inkubationszeit von 1-2 Tagen und leichtem Verlauf: Kopf-, Glieder-, Thoraxschmerzen, Husten, Fieber, keine Pneumonie. Heilt innerhalb von 5 Tagen selbstlimitierend aus. Keine Todesfälle.

Diagnostik

Kultur: Trachealsekret, auf speziellen selektiven und nicht-selektiven Medien. Dauer: 3-5 Tage. Erfordert erfahrenes Laboratorium. Sensitivität 80%.
Mikroskopie: mittels direkter Immunfluoreszenz aus Trachealsekret. Sensitivität 30-70%.
Antigennachweis*: im Urin. Polyvalenten Test verwenden, der alle Serogruppen erfasst (z.B. EIA-Biotest), Sensitivität 70%, rasches Ergebnis.
Genomnachweis: PCR aus Trachealsekret, Sputum, BAL; besonders geeignet zum Legionella-Nachweis im Wasser; Sensitivität 80%.
Serologie: nur für epidemiologische Studien; zur Akutdiagnostik nicht sinnvoll.

Therapie

Azithromycin 1 x 500 mg i.v. (in Deutschland noch nicht zugelassen; evtl. internationale Apotheke), nach Besserung p.o. für 5-10 Tage. Bei Abwehrgeschwächten 14-21 Tage.
Alternativ: Ciprofloxacin 3 x 400 mg/d (nach Besserung 2 x 750 mg/d p.o.) oder Levofloxacin 1 x 500 mg.
Bei schwerem Verlauf zusätzlich Rifampicin.

Chinolone sollen bei Transplantationspatienten bevorzugt werden (Wechselwirkungen von Azithromycin mit Cyclosporin). Die klassische Therapie mit Erythromycin ist veraltet. Die neueren Makrolid-Antibiotika haben eine bessere Pharmakokinetik und Aktivität sowie weniger Nebenwirkungen.

Prophylaxe. Routinemäßige Wasseruntersuchungen ohne Erkrankungsfälle sind, mit Ausnahme von Bereichen mit Transplantationspatienten, in der Regel nicht notwendig. Bei Ausbrüchen möglichst rasche Identifizierung der Infektionsquelle. Als Maßnahmen kommen Wasserfilter, Erhitzen des warmen Wassers auf 60-77°C für einige Tage, anschließend Durchspülen der Endleitungen für mindestens 30 Min. oder Kupfer-Silber-Ionisierung in Frage. Chlorierung wird nicht mehr empfohlen. Bei allen Maßnahmen muss man damit rechnen, dass sich nach einiger Zeit wieder Legionellen im Wasser befinden. (Lit. 31)

Meldepflicht. Namentliche Meldepflicht bei direktem oder indirektem Erregernachweis (§7 IfSG).

Leishmaniose

Erreger. *Leishmania donovani* (Indien, Afrika)*, L. tropica* (alte Welt)*, L. major, L. infantum* (Mittelmeer)*; L. brasiliensis, L. mexicana, L. peruviana, L. chagasi (*neue Welt)*; Protozoen.

Epidemiologie. Überall da verbreitet, wo abend- und nachtaktive Schmetterlingsmücken ("sandflies") vorkommen. Weltweit >12 Millionen Infizierte. Nagetiere und Hunde als Erregerreservoir. Für *L. tropica* und *L. donovani* Mensch als alleiniger Wirt. In Deutschland importierte Leishmaniosen nach Reisen. Früher war viszerale Leishmaniasis fast nur eine Infektion von Kindern, heute immer mehr immunsupprimierte Erwachsene, vor allem HIV-Infizierte betroffen.

Klinik

Viszerale Leishmaniasis (Kala-Azar): Inkubationszeit: 2-8 Monate. Klassischer Verlauf mit Fieber, Gewichtsverlust, Splenomegalie und Panzytopenie, oft Husten und Diarrhoe. In Afrika Lymphadenopathie. In Indien oft Hyperpigmentierung von Gesicht, Händen und Füßen. Durch adäquate Therapie kann die hohe Letalität auf etwa 5% gesenkt werden. Unbehandelt nahezu immer tödlicher Verlauf. Leichtere und untypische Verlaufsformen kommen vor.

Kutane Leishmaniasis (Orientbeule, Aleppobeule): 2-4 Wochen, seltener mehrere Monaten nach dem Stich an der Inokulationsstelle rötliche, juckende Papel, aus der sich ein indolentes Ulkus mit aufgeworfenem Wall entwickelt, regionale Lymphknoten schwellen an. Lokalisation: vor allem an exponierten Körperteilen, so im Gesicht oder an den Extremitäten, häufig Satelliten-Läsionen. Innerhalb eines Jahres heilen die durch *L. tropica, L. major* verursachten Geschwüre (Orientbeulen, Aleppobeulen) spontan unter Narbenbildung ab. Die kutanen Formen der Leishmaniasis der neuen Welt ulzerieren stärker, bluten leicht, heilen schlechter.

Diffuse kutane Leishmaniasis (nur bei Immundefizienten, *L. mexicana* in der neuen Welt, *L. aethiopica* in der alten Welt): von einer zunächst solitären Läsion ausgehend, Ausbreitung auf den ganzen Körper. Ausnahme: Handinnenflächen, Fußsohlen und Kopfhaut. Läsionen ähneln der lepromatösen Lepra. Schlechter Allgemeinzustand.

Mukokutane Leishmaniasis (Espundia, nur in

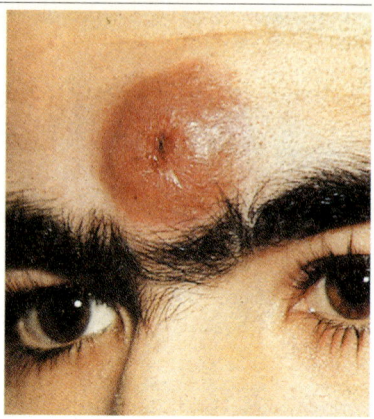

Haut-Leishmaniose (sog. Aleppobeule); Quelle: Archiv der Verfasser

Lateinamerika): hervorgerufen durch *L. brasiliensis*, befällt infolge lymphatischer oder hämatogener Metastasierung die Schleimhäute von Mund und Nase. Rasch fortschreitender, destruierender Prozess im gesamten Mund- und Nasen-Rachenbereich. Heilt nicht spontan ab.

Diagnostik

Mikroskopie*: Nachweis im Giemsa-Präparat aus Material vom Ulkusrand oder bei der visceralen Form aus Biopsie von Milz, Knochenmark, evtl. Leber oder Lymphknoten.

Kultur: Material wie oben, Spezialmedien, Dauer > 2 Wochen.

PCR: Nachweis erregerspezifischer DNS aus Material des Lokalbefundes oder dem Knochenmark.

Serologie: Nachweis von Antikörpern in ELISA, IFT, Agglutinationstest. Bei kutanen Formen und Immunsupprimierten Serologie unzuverlässig, ansonsten sind bei 95% der visceralen Leishmaniosen Antikörper nachweisbar.

Therapie

Viszerale Leishmaniose: pentavalente Antimon-Präparate, z.B. Pentostam 2 x 10 mg/kg/d als Kurzinfusion für 30 Tage oder Amphotericin B 0,5 mg/kg/d für 14 Tage. Antimon und Amphotericin B nicht kombinieren! Besser, aber teurer: liposomales Amphotericin B (Ambisome®) 2-4 mg/kg/d für 10 Tage.

Kutane Leishmaniose: Amerikanische Hautleishmaniosen sollten grundsätzlich systemisch behandelt werden, die Behandlung der kutanen Leishmaniose aus Europa, Asien, Afrika kann in der Regel lokal durchgeführt werden (Infiltrationen mit Antimonpräparaten oder 15% Paromomycin-haltige Salben). Alternativ: Ketoconazol 600 mg/d für 4 Wochen (nur *L. major* und *L. mexicana*) oder Dapson 200 mg/d für 6 Wochen.

Als neues Präparat zur Therapie viszeraler und kutaner Leishmaniosen ist Miltefosine (Miltex®, Fa. Asta medica, 100 mg/d p.o. über 4 Wochen) vielversprechend (für die Indikation in Deutschland noch nicht zugelassen).

* Methode der Wahl

Prophylaxe. In Endemiegebieten Auftragen von Repellentien (z.B. Autan®, Bonomol®, Detia®) auf Haut und Kleidung zur Abwehr von Mücken, Schlafen unter Moskitonetzen (engmaschige Netze, die von Sandfliegen nicht durchdrungen werden können). Keine Impfung. (Lit. 32)

Lepra

Erreger. *Mycobacterium leprae*, obligat intrazelluläre, säurefeste Stäbchenbakterien.

Epidemiologie. Chronische, granulomatöse Infektion der Haut und Schleimhäute; endemisch vorwiegend in Indien (57% der Fälle), Brasilien, Indonesien, Myanmar und Nigeria vorkommend. Jährlich werden etwa 600.000 Neuerkrankungen gemeldet (81% davon in den 5 genannten Ländern). Etwa 2-3 Millionen leiden an irreversiblen Nervenschäden durch Lepra. In den letzten Jahren deutlicher Rückgang der Erkrankungsfälle durch moderne therapeutische Möglichkeiten. Übertragung durch Kontakt mit Nasensekret (auch eingetrocknet) oder über direkten Hautkontakt, kongenital sowie durch Muttermilch. Erkrankung besitzt eine geringe Kontagiosität, meist sind zur Übertragung enge und längere Kontakte notwendig. Erhöhte Inzidenz in Altersgruppen < 10 Jahre und 30-60 Jahre. Männer häufiger betroffen als Frauen.

Klinik. Inkubationszeit: durchschnittlich 3-5 Jahre, gelegentlich kürzer (6 Monate) oder länger (Jahrzehnte). Unterschiedliche Manifestationsformen:
Indeterminierte Lepra: früheste Erscheinungsform mit leicht hypopigmentiertem Hautfleck bei Kindern, in der Regel selbstlimitierend.
Tuberkuloide Lepra (TT): assoziiert mit Immunabwehr vom zellulären Typ. Ein bis drei große, unregelmäßige, asymmetrisch angeordnete, deutlich abgegrenzte Hautareale mit anästhetischem Zentrum, in der Regel trocken, schuppig und hypopigmentiert.
Lepromatöse Lepra (LL): assoziiert mit Immunantwort vom humoralen Typ; systemische Erkrankung mit ausgedehntem Haut- und Organbefall. Zahlreiche, symmetrisch angeordnete Knoten und Flecken mit Vergröberung der Gesichtszüge, Verdickung der Ohrläppchen, Verlust der Augenbrauen. Erosion von Nasenschleimhaut, Nasenknorpel, Larynx, Keratitis, Iritis. Periphere Neuropathie mit Verlust der Sensorik und nachfolgenden Verstümmelungen. Häufig Erythema nodosum leprosum (Fieber, schmerzhafte rote Knoten, Vaskulitis, Iridozyklitis, Polyarthritis, Glomerulonephritis).
Übergangsformen:
Borderline-tuberkuloide Lepra (BT): häufigste Lepraform. Herde wie bei TT mit fortschreitendem Funktionsausfall peripherer Nerven mit der Folge von Muskellähmungen (Fallhand, Krallenhand) und Verletzungen (oft mit Verstümmelung) durch sensorische Ausfälle.
Mid-borderline Lepra (BB): zahlreiche Hautläsionen unterschiedlicher Ausprägung, klassischerweise anästhetisches blasses Zentrum und breiter, erythematöser Rand.
Borderline-lepromatöse Lepra (BL): zahlreiche kleine, gerötete Herde mit normaler Sensorik, ausgedehnter Nervenbefall.

Diagnostik
Kultur: auf künstlichem Nährboden nicht möglich.
Mikroskopie*: Nachweis säurefester Stäbchen im Abstrich von Hauteinschnitten (Entnahmestelle: Rand von mindestens 2 Läsionen und von Ohrläppchen). Biopsie mit histologischer Untersuchung.

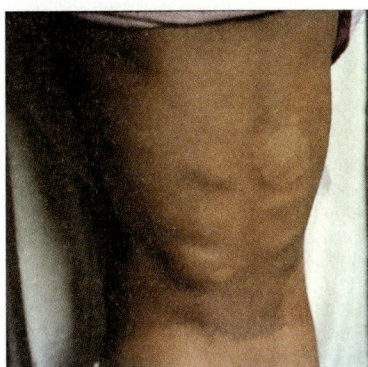

Hautläsion bei tuberkuloider Form der Lepra; Quelle: E. Vanek, Ulm

Genomnachweis: PCR zum Nachweis Rifampicin-resistenter Stämme.
Serologie: Nachweis von anti-phenolischem Glykolipid-1-IgM zur Diagnose und zum Therapieverlauf.

Therapie
Multibazilläre Formen (BB, BL, LL, Abstrich-positive BT): Dreifach-Kombination mit Rifampicin 600 mg 1 x monatlich, Dapson 100 mg/d und Clofazimin 50 mg/d und zusätzlich 300 mg Clofazimin 1 x monatlich über 2 Jahre. Kinder: Dapson 1 mg/kg/d oder Clofazimin 1 mg/kg/d oder Rifampicin 100 mg/kg/d.
Paucibazilläre Formen (TT, Abstrich-negative BT, indeterminierte Form): Zweifach-Kombination Dapson 100 mg/d und Rifampicin 600 mg 1 x monatlich über 6 Monate.

Paucibazilläre Einzelläsion: orale Einzeldosis der Dreifach-Kombination: Rifampicin 600 mg plus Ofloxacin 400 mg plus Minocyclin 100 mg. Prognose bei frühzeitiger Diagnose und vor Einsetzen von Verstümmelungen günstig. Etwa 1/3 der behandelten Patienten mit BT- oder BL-Form entwickeln eine reverse Reaktion innerhalb der ersten 6 Behandlungsmonate mit schmerzhafter Neuritis und entzündlichen Hauterscheinungen (Therapie mit hohen Dosen Kortikosteroide über > 6 Monate).

Prophylaxe. Schutzimpfung mit BCG umstritten. Ggf. expositionelle Chemoprophylaxe mit Dapson. Expositionsprophylaxe im Kindesalter, ggf. mit Isolierung des Neugeborenen vor der leprösen Mutter.

Meldepflicht. Namentliche Meldepflicht bei direktem oder indirektem Erregernachweis (§7 IfSG).

Leptospirose

Erreger. *Leptospira interrogans* (23 Serovare); Spirochäten.

Epidemiologie. Weltweit verbreitete Zoonose, vor allem in tropischen und subtropischen Ländern, aber auch in gemäßigten feuchten Klimazonen in Europa. Selten diagnostiziert, hohe Dunkelziffer. Erregerreservoir in Europa sind nahezu alle Säugetierarten, insbesondere Ratten und Mäuse. Der Erreger wird mit dem Urin ausgeschieden. Übertragung über direkten Tierkontakt oder indirekt über mit Urin kontaminiertes Wasser (Cave: Badegewässer). Mögliche Eintrittspforten sind Haut und Schleimhäute. Gefährdete Berufsgruppen: Tierpfleger, Landarbeiter, Kanalarbeiter, Laborpersonal.

Klinik. Inkubationszeit: 5-14 Tage.
Leichte, anikterische Form: 3-5 Tage lang Fieber mit Kopf- und Muskelschmerzen.
Anikterische Leptospirose: biphasischer Verlauf. *Septikämie*: akuter Beginn mit Fieber bis >40°C, Schüttelfrost, starken Kopfschmerzen, Konjunktivitis, z.T. mit konjunktivalen Einblutungen, Myalgien (Wadenschmerzen), Gelenk- und Nervenschmerzen, Übelkeit, Erbrechen, schwerem Krankheitsgefühl, Episkleritis. Dauer 4-9 Tage. *Organerkrankung*: nach symptomfreiem Intervall von 1-3 Tagen zweites Krankheitsstadium mit leichtem Fieber, Kopfschmerzen, Meningismus (aseptische, lymphozytäre Meningitis), begleitend gastrointestinale Beschwerden (Übelkeit, Erbrechen, abdominale Schmerzen).
Ikterische Leptospirose (Morbus Weil): Hepatitis mit Hepatomegalie, Ikterus ohne Leberzellnekrosen (Bilirubin bis max. 20 mg/dl), moderat erhöhte Transaminasen, Nephritis mit

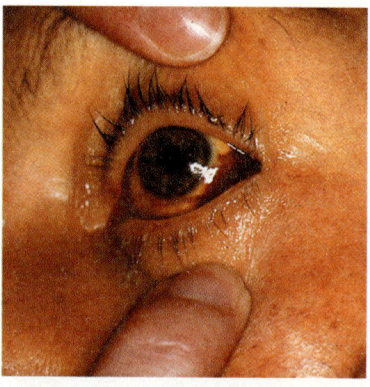
Hämorrhagische Konjunktivitis und Ikterus bei Leptospirose; Quelle: E. Vanek, Ulm

eingeschränkter Nierenfunktion, hämorrhagische Diathese und evtl. kardiale Beteiligung bei 1-6% der Leptospirose-Erkrankungen. Letalität auch unter adäquater Therapie bis 10%.

Diagnostik
Serologie*: Antikörper treten zwischen dem 6. und 11. Tag der Erkrankung auf, nachweisbar über ELISA mit *L. biflexa*-Antigen oder Mikroagglutination mit lebenden *L. interrogans*-Stämmen der häufigsten Serovare (Speziallabor, cave: Laborinfektion).
Kultur: möglich, aber schwierig; Spezialmedien, Dauer auch in erfahrenen Laboratorien bis zu 16 Wochen. Material zunächst Blut/Liquor, im 2. Stadium Urin (Ausscheidung über Monate).

Therapie
Penicillin G 4 x 2 Mio. IE/d i.v. für 1 Woche. Cave: nach der 1. Dosis Penicillin oft therapiebedürftige Herxheimer Reaktion.

Bei leichter Erkrankung: Doxycyclin 200 mg/d p.o. für 1 Woche.

Prophylaxe. Kontakt mit Ratten/Mäusen und mit Tierurin-kontaminiertem Material vermeiden, Vorsicht beim Umgang mit Blut und Urin erkrankter Personen. Schutzkleidung für beruflich Exponierte. Im Verdachts- und Erkrankungsfall Besuch von Schulen oder ähnlichen Einrichtungen verboten (Erregerausscheidung im Urin!). Vakzine für Hunde und Haustiere verfügbar. Bei kurzzeitiger Exposition von Hochrisikopersonen Prophylaxe mit Doxycyclin 200 mg einmal pro Woche. (Lit. 27)

Meldepflicht. Namentliche Meldepflicht bei direktem oder indirektem Erregernachweis (§7 IfSG).

Listeriose

Erreger. *Listeria monocytogenes*, seltener *L. ivanovii* u.a.; grampositive Stäbchenbakterien.

Epidemiologie. Ubiquitär in der Umwelt. Zahlreiche Tierarten können infiziert oder symptomlose Träger sein. Übertragung auf den Menschen meist durch Lebensmittel, z.B. Rohmilch (Weichkäse), Gemüse, rohes Fleisch, Salami und Fischprodukte. Dadurch kleinere, z.T. auch größere Epidemien. Neugeboreneninfektionen bei vaginaler oder rektaler Besiedelung der Mutter. *Krankheitsdisposition* für Schwangere, Neugeborene, Alte, Immungeschwächte. In Deutschland werden 20-30 konnatale Erkrankungsfälle pro Jahr registriert. Infizierte Personen können Erreger über den Stuhl mehrere Monate ausscheiden. Zunehmende Häufigkeit von Darminfektionen.

Klinik. Inkubationszeit nach Aufnahme kontaminierter Lebensmittel 1-6 Wochen. Inapparenter oder milder grippeähnlicher, häufig enteritischer Verlauf: Fieber, Erbrechen, Durchfall, Muskelschmerzen. Kutane Listeriose (Pustuläre Läsionen), insbes. bei Tierärzten, nach direktem Kontakt.
Bei systemischer Infektion kann jedes Organ befallen sein, meistens jedoch Meningoenzephalitis (Fieber, Kopfschmerzen, Nackensteifigkeit, oft ausgeprägt enzephalitische Komponente: Hirnnervenausfälle, Tremor, Ataxie, Somnolenz), Sepsis oder Endokarditis.
Schwangerschaft (meist in der zweiten Hälfte): Amnioninfektionssyndrom mit Abort oder Totgeburt. Die Listeriose der Schwangeren selbst verläuft meist uncharakteristisch mit den Symptomen einer Grippe oder Pyelitis oder inapparent.
Neonatale Infektion: Early onset mit frühem Beginn am 1.-5. Lebenstag (Infektion pränatal intrauterin) mit hohem Fieber, Trinkschwäche, Pneumonie, Hepatosplenomegalie, Septikämie, makulopapulösen, bläschenartigen oder petechialen Hautläsionen. Häufig gleichzeitig Symptome bei der Mutter. Late onset: Spätinfektion (>5. Lebenstag, perinatal erworben) mit purulenter Meningitis bzw. Meningoenzephalitis. Letalität der Neugeborenen-Listeriose ohne sofortige und optimale Therapie 30-70%.

Diagnostik
Kultur*: Blutkultur, Liquor, Vaginalsekret, Stuhlkultur (Spezialmedien erforderlich).
Genomnachweis: Nukleinsäurenachweis mittels PCR, auch aus formalinfixiertem Sektionsmaterial möglich.
Serologie: wertlos.

---

* Methode der Wahl

Therapie
Ampicillin 6-12 g/d i.v. in drei Dosen, Kombination mit Aminoglykosiden (z.B. Gentamicin 1 x 240 mg/d) wirkt synergistisch.
Bei Penicillin-Allergie: Trimethoprim/Sulfamethoxazol (15/75 mg/kg/d i.v. in 3 Dosen).

Während der Schwangerschaft: Ampicillin 4 x 1-1,5 g/d i.v. für 2 Wochen.
Neonatale Listeriose: 1. Woche: Ampicillin 3 x 150 mg/kg/d + Gentamicin 5 mg/kg/d in 2 Dosen. 2. Woche: Ampicillin 200 mg/kg/d + Gentamicin 7,5 mg/kg/d in 3 Dosen.

Prophylaxe. Hygienemaßnahmen bei Herstellung von Lebensmitteln; Küchenhygiene: Fleisch- und Fischgerichte gründlich durchgaren, Rohmilch und Rohmilchprodukte meiden, ungegartes Fleisch getrennt von Gemüse, Salat oder fertigen Speisen lagern, Küchengeräte nach Umgang mit ungekochten Speisen gründlich reinigen. Zusätzlich für Immungeschwächte und Schwangere: keinen Weichkäse verzehren, Fertiggerichte ausreichend erhitzen. (Lit. 28, 29, 30)

Meldepflicht. Namentliche Meldepflicht nur bei direktem Erregernachweis aus Blut, Liquor oder anderen, normalerweise sterilen Körperflüssigkeiten sowie aus Abstrichen von Neugeborenen (§7 IfSG). Namentliche Meldepflicht auch bei Verdacht auf und Erkrankung an einer mikrobiell bedingten Lebensmittelvergiftung bei im Lebensmittelbereich Beschäftigten oder bei Auftreten mehrerer gleichartiger Erkrankungen, bei denen ein epidemiologischer Zusammenhang vermutet wird (§6, Abs.2 IfSG).

Lues (Syphilis)

Erreger. *Treponema pallidum*; Spirochäten.

Epidemiologie. Weltweit verbreitet. In den letzten Jahren ansteigende Zahlen in den GUS-Staaten. Gleichzeitige Infektion von HIV und Lues besonders in Afrika und Südostasien häufig. Inzidenz korreliert mit der Anzahl der Sexualpartner. Übertragung durch Geschlechtsverkehr.

Klinik. Chronisch verlaufende zyklische Infektionskrankheit, bei der sich Episoden aktiver Erkrankung mit Latenzperioden abwechseln. Inkubationszeit: 10-90 Tage.
Primärstadium: eine oder mehrere schmerzlose Papeln, die sich zu indolenten indurierten Ulzera mit derbem Rand und Ulkusgrund („harter Schanker", Primäraffekt) an der Inokulationsstelle entwickelt, bevorzugt an Präputium, Klitoris, Labien, Portio. Bis 30% auch extragenital an Lippe, Zunge oder anal. Der Primäraffekt ist hoch kontagiös. Etwa 1 Woche später schmerzlose derbe Schwellung regionaler Lymphknoten. Der Primäraffekt persistiert für etwa 2-6 Wochen, heilt dann spontan unter Narbenbildung ab.
Sekundärstadium: etwa 6 Wochen nach Abheilen des Primäraffekts generalisierte Erkrankung mit schubweise auftretenden Exanthemen, unterbrochen von Latenzphasen. Erstexanthem meist zart makulös, Rezidivexantheme makulös, papulös, papulopustulös, squamös oder ulzerös (Stamm, sowie Handflächen und Fußsohlen häufig betroffen). Das Exanthem juckt nicht und bleibt etwa 4-8 Wochen bestehen. An den Schleimhäuten oberflächliche Erosionen von dunkelroter Farbe, manchmal bedeckt von einer gräulichen Membran (Plaques muqueuses). In den Körperfalten oft breite nässende, hoch infektiöse Papeln (Condylomata lata). Leichtes Fieber, generalisierte Lymphknotenschwellung, Halsschmerzen, Gewichtsverlust, Anorexie, Kopfschmerzen.
Tertiärstadium: wird mit einer Latenz von 10-40 Jahren nur bei etwa einem Drittel der unbehandelten Patienten erreicht in Form der
- benignen Spätsyphilis (Granulomatöse Entzündungsherde: Gummata in Haut, Knochen, Leber, Milz)
- kardiovaskulären Syphilis (Aortitis, Aneurysmata)
- Neurosyphilis (Meningiale Syphilis, Tabes dorsalis, progressive Paralyse).
Lues und HIV-Infektion begünstigen sich gegenseitig. Genitale Ulzera erhöhen das Übertragungsrisiko für HIV. Die Lues verläuft schneller und aggressiver (Lues maligna), die Seroreaktionen sind unzuverlässig und die Therapie erschwert, kann sogar versagen.
Konnatale Lues: Intrauterine Infektion des Fe-

ten hat in 30-40% Abort, Totgeburt oder Exitus letalis kurz nach der Geburt zur Folge. In der 3.-12. Lebenswoche Auftreten von Fieber, Trinkschwäche, makulo-papulöse oder vesikuläre Effloreszenzen, Petechien, später auch Schuppung, Hepatosplenomegalie.

Späte Manifestation etwa nach dem 2. Lebensjahr: Zentralnervensystem (Meningitis), Auge (Uveitis, interstitielle Keratitis), Zähne (Tonnenzähne), Gelenke, Knochen (Tibia, Gaumen, Stirn, Sattelnase), Ohr (Taubheit).

Diagnostik

Mikroskopie: im Sekret von Primäraffekt oder syphilitischen Kondylomen Nachweis von Spirochäten im Dunkelfeld oder mittels DFT.

Serologie*: Lues-spezifische Antikörper: TPHA-Test, FTA-ABS-Test, FTA-ABS-IgM-Test, IgM-ELISA. Falsch positive Reaktion möglich bei Lyme-Borreliose (VDRL negativ), Rückfallfieber, Leptospirose. Unspezifische Cardiolipin-Antikörper: VDRL, Cardiolipin-Mikroflockungstest. Falsch positive Reaktionen bei Autoimmunerkrankungen, infektiöser Mononukleose, Tuberkulose und anderen Spirochäten-Infektionen (z.B. Rückfallfieber, Leptospirose, Pinta, Frambösie, Lyme).

Genomnachweis: DNA-Nachweis, insbesondere bei Immungeschwächten, aus Liquor, EDTA-Blut etc. möglich.

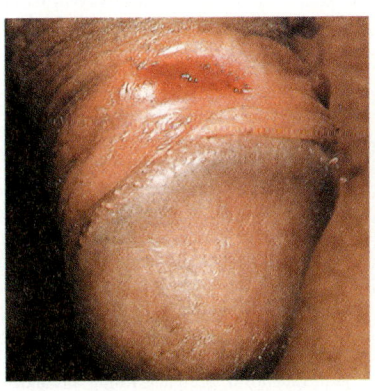

Primäraffekt (sog. harter Schanker, Ulcus durum) am Penis bei Lues; Quelle: Archiv der Verfasser

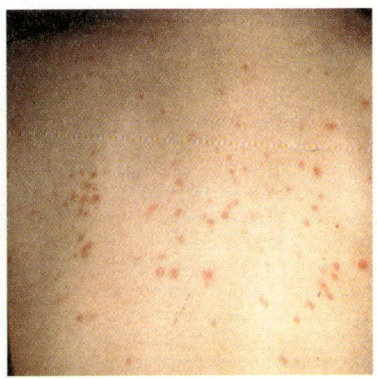

Sekundärstadium, papulöse Syphilide; Quelle: Archiv der Verfasser

Therapie

Frühsyphilis = Primäre, sekundäre und latente Syphilis (Infektionsdauer <1 Jahr): Procain-Penicillin 1,2 Mio. IE/d i.m. für 15 Tage oder Benzathin-Penicillin 2,4 Mio. IE als Einmaldosis, je 1,2 Mio. IE i.m. in jede Gesäßbacke. Alternativ: Doxycyclin 200 mg/d oder Erythromycin 2 g/d für 2 Wochen oder Ceftriaxon 250 mg/d i.m. für 10 Tage.

Spätsyphilis = Latente (Infektionsdauer >1 Jahr), kardiovaskuläre Syphilis und Gummen: Benzathin-Penicillin 2,4 Mio. IE i.m. 1 x wöchentlich für insgesamt 3 Wochen.

Alternativ: Doxycyclin 200 mg/d für 4 Wochen.

Neurosyphilis: Penicillin G 10-20 Mio. IE/d i.v. für 10-14 Tage.

Konnatale Syphilis: Penicillin G 2-3 x 50.000 IE/kg/d i.v. oder Procain-Penicillin 1 x 50.000 IE/kg/d i.m. für 10-14 Tage.

Schwangerschaft: Penicillin (s.o.), bei Penicillin-Allergie Doxycyclin kontraindiziert, Erythromycin nicht geeignet (passiert nur bedingt die Plazenta). Alternative: Ceftriaxon 250 mg/d i.m. für 10 Tage.

Prophylaxe. Benutzung von Kondomen. Prophylaxe der konnatalen Lues durch konsequentes Syphilis-Screening (TPHA) in der Mutterschaftsvorsorge. (Lit. 33, 150)

Meldepflicht. Nichtnamentliche Meldepflicht bei direktem oder indirektem Erregernachweis (§7 IfSG).

Lyme-Borreliose

Erreger. *Borrelia burgdorferi*; Spirochäten.

Epidemiologie. Endemisch in Mittel-, Ost- und Nordeuropa, Nordamerika und Australien. Häufigkeit in Deutschland 60.000 Fälle/Jahr. Vektor: Zecken, in Europa *Ixodes ricinus*. Zeckenaktivität ist witterungsabhängig, meist von März bis Oktober. Zecke gelangt durch „Abstreifen" von bodennaher Vegetation (bis 1,5 m) auf den Menschen. In Deutschland sind bis zu 30% aller Zecken mit dem Erreger infiziert. Infektionsrisiko steigt mit der Dauer des Saugakts, in der Regel >24h nötig. Vom gleichen Vektor werden auch FSME, Babesiose und Ehrlichiose übertragen. Das Übertragungsrisiko nach Zeckenstich liegt bei 3-6%.

Klinik

Stadium I, Frühstadium: ca. 10 Tage nach Zeckenbiss Allgemeinsymptome wie Fieber, Abgeschlagenheit, Kopfschmerzen, Arthralgien, Myalgien. Um die Bissstelle entsteht ein Erythem, das sich mit der zentrifugalen Wanderung der Borrelien in der Haut konzentrisch ausdehnt und in der Regel einen Durchmesser von 5 cm oder mehr erreicht: Erythema migrans, ringförmige Struktur mit zentraler Abblassung bei weniger als 50% der Fälle. Unbehandelt dauert das Erythema migrans im Mittel 28 Tage. Auch andere Erscheinungsformen sind möglich: über Monate persistierende oder flüchtige, fleckige oder weiche rötliche Infiltrate. Bei Kindern außerdem Lymphozytom: rötlich-bräunlicher Knoten, meist an Ohrläppchen, Gesicht oder Mamille. Bei 20% oder mehr der Infizierten keine lokalen Erscheinungen.

Stadium II, Dissemination: Wochen bis Monate nach Infektion:
- Sekundäre Hautläsionen (ähnliche Morphologie), wandernde Gelenkbeschwerden, Weichteilschmerzen.
- Neurologische Symptome (10-15% der Patienten): ein- oder doppelseitige Facialis- oder Augenmuskellähmung, Sensibilitätsstörungen an den Extremitäten (v.a. Bein); Radikulitis, oft asymmetrisch und mit heftigen nächtlichen Schmerzen, lymphozytäre Meningitis mit erhöhtem Liquorprotein, Karditis (8% der Patienten).

Stadium III, Spätmanifestation: bei nicht adäquater Behandlung chronische oder rezidivierende Arthritis vorwiegend am Kniegelenk (90%), an Sprunggelenken, keine Beteiligung des Achsenskeletts. Weitere Spätkomplikationen: Akrodermatitis atrophicans: zunehmende Atrophie von Epidermis, Korium und subkutanem Fettgewebe mit zigarettenpapierartig dünner, gefälteter Haut, durchscheinenden Gefäßen. Auge: Uveitis, Keratitis, Episkleritis. ZNS: chronische Enzephalitis, Enzephalomyelitis, progrediente distal-symmetrische Polyneuropathie mit Sensibilitätsstörungen und schmerzhaften Missempfindungen.

Immunität: Früher durchgemachte Infektionen mit *B. burgdorferi* bzw. erhöhte AK-Titer bedeuten keinen Schutz vor erneuter Infektion.

Diagnostik

Serologie*: Suchtests (ELISA hohe Sensitivität, geringe Spezifität) müssen durch einen zweiten Test (in der Regel Immunoblot, IgM- und IgG-spezifisch) bestätigt werden. Nur Serokonversion, Titeranstieg oder Zunahme der Bandenzahl im Immunoblot weisen auf floride Infektion hin. Serologie immer nur zusammen mit der Klinik zu bewerten. Wichtig: Antikörpertiter eignen sich nicht als Parameter für eine erfolgreiche Therapie. V.a. bei Neuroborreliose Blut-/Liquorpaar einsenden. In der Frühphase der Erkrankung Serologie häufig negativ, daher bei negativer Serologie und klinischem Verdacht erneute Blutprobe zwei Wochen später.

Kultur: mit Spezialverfahren Anzucht aus Biopsien von Erythema migrans, nicht für Routinediagnostik geeignet, Kultur aus anderen Materialien nicht erfolgversprechend.

Genomnachweis: PCR aus Synovialflüssigkeit, Liquor, Gelenkpunktat.

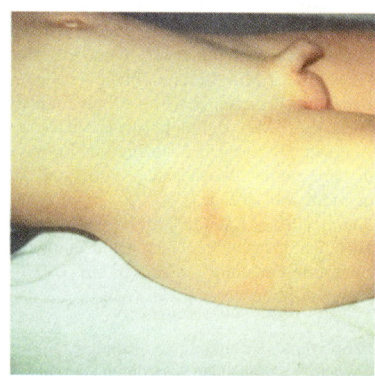

Erythema migrans, kreisrunde, sich ausbreitende Rötung mit zentraler Abblassung; Quelle: Fotolabor, Univ.-Kinderklinik, Leipzig

* Methode der Wahl

Therapie

Stadium	1. Wahl	Alternativen
Erythema migrans	Doxycyclin 2 x 100 mg/d p.o. für 2-3 Wochen (nicht für Kinder unter 8 Jahren)	Amoxicillin 3 x 500 mg/d p.o. oder Cefuroximaxetil 2 x 500 mg/d p.o oder Clarithromycin 2 x 500 mg/d p.o. oder Azithromycin 2 x 500 mg/d p.o. am Tag 1, dann 1 x 500 mg/d p.o. 2-5 Tage
Arthritis (mild), AV-Block I	Doxycyclin 2 x100 mg/d p.o. für 4-6 Wochen	Amoxicillin 4 x 500 mg/d p.o.
Neurolog. Zeichen, Arthritis (schwer)	Ceftriaxon 1 x 2 g/d i.v. für 2-3 Wochen	Cefotaxim 3 x 1-2 g/d i.v. oder Penicillin G 4 x 5 Mio. IE/d. i.v.

Prophylaktische Antibiotikagabe nach Zeckenstichen nicht sinnvoll!
Bei Nichtansprechen der Therapie an Fehldiagnose denken!

Prophylaxe. Durch entsprechende Kleidung vor Zeckenstichen schützen, evtl. Repellentien. Nach einem Aufenthalt in feuchten Wald- oder Buschzonen den Körper sorgfältig nach Zecken absuchen (insbes. Axilla und Leiste), ggf. sofort mit Zeckenzange (Apotheke) entfernen. Bisher für europäische Stämme kein Impfstoff verfügbar. (Lit. 34)

Lymphogranuloma venereum

Erreger. *Chlamydia trachomatis* Serotypen L_1-L_3; obligat intrazelluläre, kleine Bakterien.

Epidemiologie. Verbreitet in endemischen Regionen in Asien, Afrika, Südamerika und Karibik. Übertragung ausschließlich durch Geschlechtsverkehr.

Klinik. Inkubationszeit: 3-21 Tage.
Primärläsion mit kleinem, unauffälligem, schmerzlosem Ulkus im Genitalbereich (häufig unbemerkt). Extragenitale Lokalisationen kommen vor. Heilt spontan nach einigen Tagen ohne Narbenbildung ab.
Sekundärstadium (Inguinalsyndrom) nach einem symptomfreien Intervall von 1-8 Wochen: schmerzhafte Lymphadenitis regional (Bubo) oberhalb und unterhalb des Leistenbandes, häufig auch einseitig, spontane Eröffnung möglich. Allgemeines Krankheitsgefühl, Fieber, Schüttelfrost.
Tertiärstadium mit Fistelbildung, Strikturen, genitoanorektale Elephantiasis.
Komplikationen: Proktokolitis, Arthritis, aseptische Meningitis, Meningoenzephalitis, Hepatitis, Erythema nodosum.

Diagnostik
Mikroskopie: Erregernachweis mittels monoklonalen Antikörpern im DFT.
Kultur: Abstrich der Genitalläsion (nur in 30% der Fälle positiv).
Serologie*: KBR, IFT. Hoher Stellenwert der Serodiagnostik, 4-6 Wochen nach Infektionsbeginn hohe AK-Titer im Serum nachweisbar.
Genomnachweis: DNA-Nachweis in Abstrichen oder Urin mittels PCR/LCR.
Biopsie: nicht empfohlen.

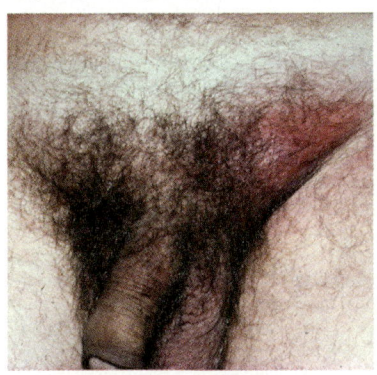

Akute Lymphadenitis bei Lymphogranuloma venerum; Quelle: H.K. Hofmann, München

Therapie
Doxycyclin 2 x 100 mg/d p.o. für 3 Wochen
Alternativ: Erythromycin 4 x 500 mg/d p.o. für

3 Wochen.
Drainage durch Aspiration (Fistelrisiko!).

Prophylaxe. Kondome, Aufklärung, Sexualpartner mitbehandeln.

Malaria

Erreger. *Plasmodium falciparum* (Malaria
tropica), *P. vivax* (Malaria tertiana), *P. ovale*
(Malaria tertiana), *P. malariae* (Malaria quartana); Protozoen.

Epidemiologie. Stark verbreitet in tropischen
und subtropischen Regionen aller Kontinente
(Ausnahme Australien). Jährlich etwa 1,5-2,7
Millionen Todesfälle, vor allem bei Kindern. In
Deutschland jährlich mehr als 1.000 importier-
te Erkrankungsfälle. Wichtigstes Infektions-
gebiet für deutsche Urlauber ist das tropische
Afrika mit Kenia, Ghana, Nigeria, Gambia und
Kamerun, seltener importierte Fälle aus Asien
oder Mittel-/Südamerika. Infektion erfolgt
durch den Stich der weiblichen Anopheles-
Mücke, die dämmerungs- und nachtaktiv ist.
Übertragung auch durch Bluttransfusionen und
gemeinsam benutzte Nadeln bei i.v.-Drogenab-
hängigen; prä- und perinatale Übertragung
(Aborte, Missgeburten) möglich.

Klinik. Inkubationszeit: 6-14 Tage bei *P. falciparum*, 8-20 Tage bei *P. ovale* und *P. vivax* und
3-7 Wochen bei *P. malariae*. *"Jedes Fieber eines Tropenrückkehrers ist bis zum Beweis des
Gegenteils Malaria-verdächtig"*.
Beginn mit Kopf-, Gliederschmerzen, Krankheitsgefühl, Übelkeit, Appetitlosigkeit, Bauchschmerzen und Durchfällen. Rascher Anstieg
der Temperatur auf über 40°C, Schüttelfrost,
Tachykardie, Husten, schwere Kopf- und Rük-
kenschmerzen, Übelkeit und Erbrechen. Nach
3-6 Stunden Schweißausbruch und Entfieberung. Fieberrhythmus bei *P. falciparum* meist
uncharakteristisch. Zwischen den Fieberschü-
ben meist Wohlbefinden. Charakteristisch auch
Anämie infolge Hämolyse, Autoimmunhämo-
lyse, Thrombopenie und Hepatosplenomegalie.
In seltenen Fällen auch fieberfrei, aber mit üb-
riger klinischer Symptomatik (sog. algide Malaria). Je jünger der Patient, umso unchark-
teristischer sind Fieberverlauf und Krankheits-
symptome. Schwere der Erkrankung korreliert
mit der Höhe der Parasitämie. Malaria durch *P.*

falciparum ist für jeden Patienten potentiell
lebensbedrohlich, Kleinkinder und schwangere Frauen sind besonders gefährdet.

WHO-Kriterien für schwere Verlaufsform der
Malaria:
- Zerebrale Malaria (Bewusstseinseintrübung
  bis hin zu Koma und Krampfanfällen)
- akutes Nierenversagen
- schwere normozytäre Anämie (Hb < 8 g%)
- Lungenödem, (nicht kardiogen) mit respira-
  torischer Insuffizienz
- Hypoglykämie (< 40 mg%)
- spontane Blutungen / disseminierte intravas-
  kuläre Gerinnungsstörung
- Hypotension, Schock
- Azidose (pH< 7,3, Laktazidose)
- Hämoglobinurie ("Schwarzwasserfieber")
- Hyperparasitämie (>5% der Erythrozyten, >
  250.000/μl)
- Tod unter den Zeichen eines Multiorgan-
  versagens, oft vergesellschaftet mit Ödemen,
  Ergüssen und hämorrhagischer Diathese.

*Besonderheiten der Malaria durch P. vivax und
P. ovale (Malaria tertiana)*: Inkubationszeit: 8-

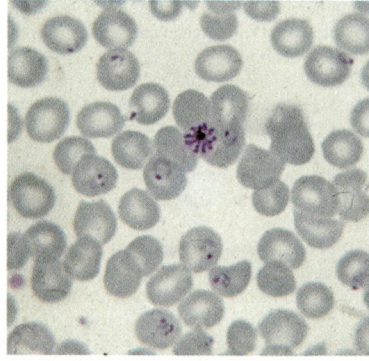

Malaria tropica: Erythrozytenbefall mit vielen
Trophozoiten und einem Schizonten-Stadium; Quelle:
T. Löscher, München

20 Tage; Fieberschübe alle 48 Stunden, Anämie, Milztumor (Risiko einer Milzruptur), Rezidive für 3-5 Jahre infolge ruhender Hypnozoiten (Ruhestadien) in der Leber.

Besonderheiten der Malaria durch P. malariae (Malaria quartana): Lange Inkubationszeit, Fieberschübe alle 72 Stunden, nephrotisches Syndrom infolge in der Niere abgelagerter Immunkomplexe und jahrelanger asymptomatischer Parasitämie.

Diagnostik
Mikroskopie*: Erregernachweis im "dicken Tropfen" (Giemsafärbung), Differenzierung und Parasitenzählung mittels Blutausstrich (Pappenheim-Färbung). Am besten eignet sich frisches Kapillarblut. Blutentnahme vor der Therapie und unabhängig vom Fieberschub (Parasiten jederzeit nachweisbar).
Serologie: nicht geeignet zur Diagnose einer akuten Malaria.
Genomnachweis: PCR möglich. Stellenwert noch unklar.
Antigenschnelltest: chromatographischer Streifentest für *P. falciparum*; kein Ersatz für mikroskopischen Nachweis.

Therapie
Therapie der *P. falciparum*-Infektion muss so schnell als möglich einsetzen. Resistenzen bei *P. falciparum* gegen praktisch jedes Antimalariamittel möglich.

P. vivax / *P. ovale*	Chloroquinphosphat (Resochin®) 1 g (=600 mg Base) initial, dann 500 mg (=300 mg Base) nach 6, 24 und 48 Stunden + Primaquin 26,3 mg (=15 mg Base) p.o. für 14 Tage (gegen Hypnozoiten bedingte Rückfälle). Bei Chloroquin-Resistenz (s.u.): Mefloquin 750 mg p.o., nach 12 Stunden 500 mg p.o. + Primaquin (s.o.).
P. malariae	Chloroquin. Dosierung entsprechend *P. vivax*/*P. ovale* ohne Primaquin.
P. falciparum	*Chloroquin-sensibel (s.u.)*: Chloroquin (Dosierung entsprechend *P. vivax* / *P. ovale* ohne Primaquin). *Chloroquin-resistent (s.u.)*: Chinidin-Sulfat 3 x 600 mg/d für 7 Tage ± Doxycyclin 200 mg/d (Kinder 30 mg/kg/d in 3 Dosen) oder Mefloquin (Lariam®) initial 750 mg p.o. nach 12 Stunden 500 mg p.o. (Kinder 25 mg/kg als Einmaldosis) oder Halofantrin (Halfan®) 3 x 500 mg im Abstand von 6 Stunden, nach 1 Woche wiederholen (Kinder 3 Dosen à 8 mg/kg im Abstand von 6 Stunden); Therapie nur unter klinischer Überwachung, nicht zur Selbstmedikation empfohlen oder Atovaquon/Proguanil (Malarone® 1000/400 mg = 4 Tbl.) jeweils Einmaldosis an 3 aufeinanderfolgenden Tagen oder Arthemether/Lumefantrin (Riamet®, Co-artem® 80/480 mg = 4 Tbl.) initial, nach 8 Stunden weitere 4 Tbl., dann 2 x 4 Tbl. an Tag 2 und Tag 3.

Zur parenteralen Therapie: Chinidinhydrochlorid 20 mg/kg als loading dose in 500 ml 5% Glukose über 4 Stunden (max. 1800 mg/d), bis orale Therapie möglich ist oder Arthemether 3,2 mg/kg i.m., dann 1,6 mg/kg i.m. täglich.
Hinweis: Paracetamol senkt Fieber, aber verlängert Parasitämie. Bei zerebraler Malaria Steroide nicht indiziert, evtl. Substitution von Vitamin B1. Monitoring der Parasitämie: bei effektiver Therapie Abfall > 75% innerhalb von 48 Stunden nach Therapiebeginn.

Resistenzen:

P. vivax:	Chloroquin-Resistenz in Ozeanien (Papua Neuguinea) und Südostasien (Indonesien, Myanmar), selten Südamerika.
P. ovale:	keine Resistenz bekannt.
P. malariae:	keine Resistenz bekannt.
P. falciparum:	*Chloroquin-Resistenz*: in Südamerika, gesamtes Afrika, Asien, Indien und Ozeanien. *Mefloquin-Resistenz*: Südostasien (Thailand, Myanmar, Laos, Kambodscha), vereinzelt in Westafrika und in Südamerika.

Resistenzen gegen andere Malaria-Medikamente (Halofantrin, Chinin) kommen selten und lokal begrenzt vor. (Lit. 129, 130)

---

* Methode der Wahl

Prophylaxe

Expositionsprophylaxe:
körperbedeckende Kleidung, Repellentien, Moskitonetz, Insektizide in Schlafräumen.

Chemoprophylaxe:

Chloroquin:	300 mg Chloroquin-Base (= 2 Tbl.) pro Woche; bei > 75 kg 450 mg
(z.B. Resochin®)	p.o. pro Woche. Kinder 5 mg/kg pro Woche, 1 Woche vor bis 4 Wochen nach Aufenthalt in Malariagebiet.
Chloroquin / Proguanil:	Chloroquin s.o. plus Proguanil 200 mg (2 Tbl.) pro Tag.
(Resochin® / Paludrine®)	Kinder 3 mg/kg KG/Tag, 1 Woche vor bis 4 Wochen nach Aufenthalt in Malariagebiet.
Mefloquin:	250 mg (= 1 Tbl.) pro Woche. Kinder ab 3. Lebensmonat über
(Lariam®)	5 kg KG: 5 mg/kg pro Woche, 1 Woche vor bis 4 Wochen nach Aufenthalt im Malariagebiet. Evtl. Beginn schon 2 Wochen vor Aufenthalt zur Austestung einer Unverträglichkeit.
Atovaquon/Proguanil:	250 mg/100 mg (= 1 Tbl.) pro Tag, 1-2 Tage vor bis 7 Tage nach
(Malarone®)	Aufenthalt in Malariagebiet (Erwachsene > 40 kg KG; maximale Aufenthaltsdauer 28 Tage). Einnahme jeweils zur gleichen Tageszeit mit Mahlzeit oder Milchprodukten.
Doxycyclin:	100 mg pro Tag, 1-2 Tage vor bis 4 Wochen nach Aufenthalt im
(z.B. Vibramycin®)	Malariagebiet (nicht für Kinder < 8 Jahre geeignet).

Meldepflicht. Nichtnamentliche Meldepflicht bei direktem oder indirektem Erregernachweis (§7 IfSG).

Masern

Erreger. Masernvirus; Paramyxoviren (RNA-Viren).

Epidemiologie. Weltweit verbreitet, in Entwicklungsländern großes Problem mit 42 Mio. Erkrankten und 1 Mio. Todesfällen jährlich (besonders in Afrika). Infektionen meist im Winter und Frühling. In Deutschland relativ häufig. Erregerreservoir ist der Mensch. Übertragung über Tröpfcheninfektion von Mensch zu Mensch. Eintrittspforten sind Nasenrachenraum, Konjunktiven. Hoch infektiös. Ansteckungsfähigkeit besteht etwa 3-5 Tage vor bis 4 Tage nach Ausbruch des Exanthems. Infektiosität im Prodromalstadium am höchsten. Die Erkrankung verleiht lebenslange Immunität. Das Neugeborene einer Mutter, die Masern durchgemacht hat oder geimpft wurde, hat einen Nestschutz für die ersten 4-6 Monate.

Klinik. Inkubationszeit: 8-12 Tage.
Prodromalphase (4 Tage): Fieber, Rhinitis, Konjunktivitis, trockener Husten, Halsschmerzen, lichtscheu, weiße Flecken auf gerötetem Grund auf der Innenseite der Wangenschleimhaut gegenüber den Molaren (Koplik-Flecken). Häufig auch samtrotes Exanthem am weichen Gaumen.
Exanthemphase (4-5 Tage): unter erneutem Fieberanstieg (>39°C) Ausbruch des grobfleckig konfluierenden, makulopapulösen, nicht juckenden Exanthems. Beginn hinter den Ohren und im Gesicht, Ausdehnung innerhalb von 3 Tagen auf Rumpf und Extremitäten. Handflächen und Fußsohlen sind mitbetroffen.

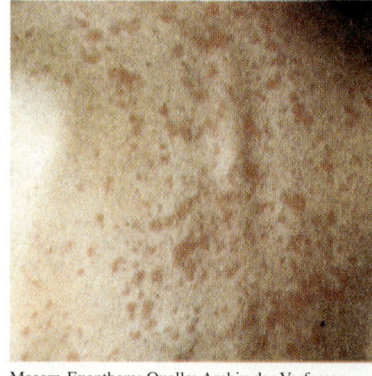

Masern-Exanthem; Quelle: Archiv der Verfasser

Mit Abblassen des Exanthems - oftmals kleieartige Schuppung - lassen auch die katarrhalischen Symptome nach. Labor: Leukopenie, Lymphopenie. Mitigierte Masern bei Säuglingen, die noch über Antikörper der Mutter verfügen, Diagnose nur serologisch.

Komplikationen: Pneumonie (2,5% Masernbronchitis mit bakterieller Superinfektion), selten Riesenzellpneumonie bei Immunsupprimierten, Otitis media (5%, bakterielle Superinfektion), Enzephalitis (1:500-1:2000). Die Enzephalitis (Kopfschmerzen, Fieber, Bewusstseinstrübung) tritt zwischen dem 3. bis 9. Tag nach Ausbruch des Exanthems auf, verläuft in bis zu 20% letal, in weiteren 30% mit bleibenden Schäden. Transitorische Immunschwäche (Masernanergie) von mindestens 6 Wochen gegenüber Infektionen, z.B. Tuberkulose. Sehr selten bei Persistenz des Virus im ZNS mit extrem hohen Antikörper-Titern in Serum und Liquor: subakute sklerosierende Panenzephalitis (SSPE), 1:1 Mio. Erkrankter, tritt etwa 5-10 Jahre nach Maserninfektion auf, die meist vor dem 2. Lebensjahr stattgefunden hat.

Diagnostik

Klinisch*: meist möglich.

Virusisolierung: aus Nasensekret, Bronchialsekret, Urin, Liquor (nur in Speziallabors), am besten während der Prodromalphase. Bei Immungeschwächten, z.B. mit Pneumonie oder Enzephalitis ohne Exanthem, kann die Isolierung auch aus Lymphozyten versucht werden (sehr aufwendig).

Serologie*: KBR, Hämagglutinationshemmtest, ELISA. IgM kann bei Ausbruch des Exanthems noch negativ sein. Bei Enzephalitis-Verdacht Antikörpernachweis im Liquor.

Genomnachweis: PCR bei Enzephalitis-Verdacht: Masern-RNA im Liquor.

Therapie

Bei unkomplizierten Masern keine Therapie. Vitamin A in hohen Dosen (200.000 IU) schwächt Verlauf bei Kindern (> 1 Jahr) evtl. ab. Ribavirin in vitro wirksam, bei Immunsupprimierten evtl. 20-35 mg/kg/d für 7 Tage.

Prophylaxe. Ziel der WHO ist die Eradikation der Masern in Europa bis 2007.
Kinder mit unkomplizierten Masern dürfen frühestens ab dem 5. Tag nach Exanthembeginn wieder Gemeinschaftseinrichtungen besuchen. Passive Immunisierung für abwehrgeschwächte oder chronisch kranke Kinder möglich. Aktive Immunisierung danach erst 3-4 Monaten später (Impfung s. Seite 165). (Lit. 63)

Meldepflicht. Namentliche Meldepflicht bei Verdacht, Erkrankung und Tod (§6 IfSG) sowie bei direktem oder indirektem Erregernachweis (§7 IfSG).

Milzbrand (Anthrax)

Erreger. *Bacillus anthracis*; grampositive, aerobe, sporenbildende Stäbchen.

Epidemiologie. Weltweit verbreitet, vor allem in warmen Ländern bei Wiederkäuern; in Deutschland selten, meist als Berufskrankheit. Beim Menschen durch direkten Kontakt mit infizierten Tieren oder mit Tierprodukten (Fell, Wolle, Knochen- und Hornmehl), die mit den resistenten Sporen kontaminiert sind. Eingangspforte: kleine Verletzungen oder per os durch Aufnahme von infiziertem Fleisch, selten aerogen (Labor, biologische Kampfstoffe). Keine Übertragung von Mensch zu Mensch beim Lungenmilzbrand. Sekretionen von kutanen Läsionen sind potentiell infektiös. Milzbrandsporen können Jahrzehnte überleben.

Klinik. Inkubationszeit: 2-7 Tage. Charakteristisch für alle Milzbrandformen ist die toxische Gefäßschädigung mit der Trias: Ödem, Hämorrhagie, Nekrose.

Hautmilzbrand (90-95%): oft am Hals, im Gesicht, an Armen und Händen. Beginn mit mückenstichartiger, juckender Papel, aus der sich ein kleines Bläschen und dann ein schmerzloses Ulkus mit schwarz nekrotischem Grund und einem scharfen, wallartigen, dunkelroten Rand entwickelt. Umgeben von serös-hämorrhagischen, oft rasch konfluierenden Bläschen. Die Nekrose schmilzt nicht ein, sondern trocknet aus und entwickelt sich zu der charakteri

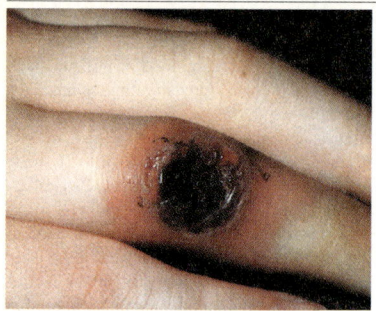

Nekrotisches („kohle-ähnliches") Milzbrandkarbunkel am Finger; Quelle: Archiv der Verfasser

nose und Tachykardie, hämorrhagische Pleuraergüsse und Mediastinitis. Letalität (im septischen Schock) trotz Antibiotikagabe sehr hoch. *Darmmilzbrand*: selten, charakterisiert durch Gastroenteritis mit heftigem Erbrechen, Bauchschmerzen, blutigen Durchfällen, Fieber, starken Kopf- und Gliederschmerzen, peritonealen Reizsymptomen. Beteiligung von Leber und Milz, häufig Übergang in Peritonitis und Sepsis. Oropharyngealer Milzbrand mit Ulkus in Mund, Rachen oder Ösophagus mit regionaler Lymphadenopathie.

Als Sekundärmanifestation eines kutanen, inhalativen oder gastrointestinalen Milzbrandes kann es zu Sepsis und hämorrhagischer Meningitis kommen.

stischen dicken, festhaftenden, schwarzen Kruste (Milzbandkarbunkel). Diese löst sich nach 2-8 Wochen ab: unbehandelt Spontanheilung in 80-90%. Lange Dauer der Wundheilung. Oft schmerzhafte Lymphadenitis, gelegentlich auch Lymphangitis.

Lungenmilzbrand: seltene Inhalationsinfektion mit schlagartigem Beginn: Fieber, Schüttelfrost, Husten, blutiger Auswurf, Dyspnoe, Zya

Diagnostik

Kultur*: Isolierung aus Bläschen-Flüssigkeit, Gewebebiopsie, Sputum, Stuhl, Blut, Liquor. Handhabung in Speziallaboratorien (Sicherheitsstufe 3).

Mikroskopie: Grampräparat von Hautläsionen, Sputum, Liquor.

Serologie: Nachweis von Antikörpern gegen *B. anthracis*-Toxin mittels ELISA.

Therapie

Hautmilzbrand: Penicillin G 5-8 Mio. IE/d i.v. für 2-4 Tage, dann Umstellung auf Oralpenicillin bis zu einer Gesamttherapiedauer von 7-10 Tagen.

Übrige Formen: Penicillin G 20 Mio. IE/d für mind. 4 Wochen oder Ciprofloxacin 2 x 400 mg/d i.v., später 2 x 500 mg/d oral.
Alternativ: Doxycyclin 2 x 100 mg/d p.o./i.v..

Prophylaxe. Strikte Isolierung der Patienten, Verbandsmaterial hoch infektiös, kontaminierte Kleidung oder Bettwäsche entsprechend autoklavieren. Bei Lungenmilzbrand Mundschutz des Pflegepersonals.

Aktive Immunisierung mit Tot- (Ganzkörper-) oder Lebendvakzine für Erwachsene mit hohem Risiko möglich, in Deutschland nicht zugelassen. (Lit. 69, 70)

Meldepflicht. Namentliche Meldepflicht bei Verdacht, Erkrankung und Tod (§6 IfSG) sowie bei direktem oder indirektem Erregernachweis (§7 IfSG).

Mucormykose

Erreger. *Rhizopus, Rhizomucor, Cunninghamella, Mucor, Absidia* u.a.; *Mucorales,* Schimmelpilze.

Epidemiologie. Weltweit ubiquitär auf sich zersetzenden Pflanzen, in Erde, Tierställen, feuchten Häusern und verrottenden Nahrungsmitteln vorkommend. Die Infektion erfolgt über Inhalation der Sporen, orale Aufnahme

oder, selten, über Inokulation der Haut bei Verletzungen und Verbrennungen. Nosokomiale Infektionen beruhen meist auf kontaminierten Klimaanlagen oder Verbänden. Keine Übertragung von Mensch zu Mensch.

Klinik. *Mucorales* sind opportunistische Erreger und nur für den immungeschwächten Patienten eine Bedrohung.

* Methode der Wahl

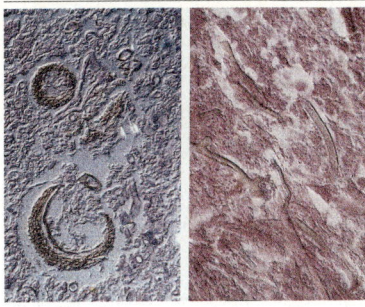

Pilzfäden in Nasenschleimhaut, mikroskopisches Präparat; Quelle: Archiv der Verfasser

Rhinozerebrale Mucormykose, häufigste Manifestation: betrifft vorwiegend Patienten mit schlecht eingestelltem Diabetes mellitus und Azidose, neutropenische Patienten, Transplantationspatienten oder Patienten mit Langzeit-Desferaltherapie oder Kortison-Therapie. Beginn mit Schmerzen im Bereich der Nasennebenhöhlen und Orbita, mildem Fieber, verstopfter Nase, manchmal blutigem Sekret aus der Nase. Schwarze nekrotische Läsionen im Bereich von Nasenschleimhaut, weichem und hartem Gaumen. Ausbreitung über Gefäße, Nerven, Knorpel, Knochen. Paresen der Hirnnerven häufig, Erblindung möglich. Okklusion der zerebralen Arterien und Venen mit Infarkten und Thrombosen möglich. Bei fulminantem Verlauf durch Befall des ZNS innerhalb weniger Tage tödlich, bei eher chronischem Verlauf entstellende tumorartige Schwellungen, vor allem im Bereich von Augen, Nase und Lippen. Röntgen, CT oder Kernspintomographie zeigen Schleimhautverdickungen des Sinus, Verschattungen, ggf. Knochendestruktionen.

Pulmonale Mucormykose: kann assoziiert sein mit einer rhinozerebralen Mucormykose oder tritt nach Inhalation von Pilzsporen auf. Progressive nekrotisierende Pneumonie. Meist letal innerhalb von zwei Wochen. Häufig bei neutropenischen Patienten. Radiologisch (CT) schwer abgrenzbar gegen invasive pulmonale Aspergillose.

Diagnostik

Histologie: Biopsie der Läsionen in der Lunge bzw. dem Gesichtsbereich. Unseptierte, breite Hyphen mit rechtwinkligen Verzweigungen in Gewebebiopsien erlauben bei entsprechendem klinischen Bild Verdachtsdiagnose.

Kultur: Isolierung aus Nasen- und Gaumenabstrich, Sputum und Bronchialsekret ist diagnostisch wertlos bei Patienten ohne entsprechende Disposition; bei Diabetikern und Immunsupprimierten relevant für Verdachtsdiagnose. Blutkultur und Liquor fast immer negativ.

Therapie

Amphotericin B 1 mg/kg/d für 10-12 Wochen. Bei Progression oder Unverträglichkeit Umstellung auf liposomales Amphotericin B 3-5 mg/kg.

Antimykotische Therapie meist nur erfolgreich, wenn chirurgische Entfernung des infizierten, nekrotischen Gewebes möglich und die Grunderkrankung behandelbar ist.

Prophylaxe. Keine. (Lit. 68)

Mumps (Parotitis epidemica)

Erreger. Mumpsvirus; Paramyxoviren (RNA-Viren).

Epidemiologie. Weltweit verbreitet, einziges Erregerreservoir ist der Mensch. Der Kontagionsindex ist hoch, aber niedriger als bei Masern oder Windpocken; auch bei inapparentem Verlauf besteht Kontagiosität. Die Infektion hinterlässt lebenslange Immunität. Seit Einführung der Schutzimpfung deutlich weniger Fälle, z. Z. häufiger als früher bei Erwachsenen. Gehäuftes Auftreten im Frühjahr und Winter. Übertragung durch Tröpfcheninfektion von Mensch zu Mensch, selten durch mit Speichel kontaminierte Gegenstände (Trinkgefäße, Essgeschirr, Spielzeug). Ansteckungsgefahr ab dem 6. Tag vor Ausbruch der Erkrankung bis zu 9 Tage danach.

Klinik. Inkubationszeit: 17-21 Tage. 30-40%

der Infektionen verlaufen klinisch inapparent. Evtl. leichte Prodromi mit unspezifischen Symptomen wie Mattigkeit, Kopf- und Nackenschmerzen, Fieber. Etwa ein Tag später Schmerzen beim Kauen, Ohrenschmerzen und Anschwellen der druckschmerzhaften Ohrspeicheldrüse einseitig (20-30%), in 70-80% auch doppelseitig. Fieber kann bis auf 40°C ansteigen. Innerhalb einer Woche geht die Schwellung zurück. In 10% submandibuläre und submaxilläre Speicheldrüsen mitbetroffen. *Aseptische Meningitis* bereits eine Woche vor Ausbruch bis zu 3 Wochen nach Beginn der Parotitis, Pleozytose im Liquor, gute Prognose. Enzephalitis in 0,1%.
Häufig auch *Pankreatitis* mit Erbrechen, Oberbauchschmerzen, Steatorrhoe.
Orchitis tritt bei jungen Männern postpubertär in 25% der Fälle auf, beginnt mit erneutem Fieberanstieg 7-10 Tage nach der Parotitis. Starke Schwellung und Druckschmerzhaftigkeit der Hoden, ein- oder beidseitig. Es kann eine Sterilität durch Hodenatrophie folgen. Eine vorausgehende Parotitis kann fehlen. Salpingitis postpubertär bei jungen Mädchen selten. Bei Erkrankungen in der Schwangerschaft, v.a. im 1 Trimenon, Spontanabort möglich.

Diagnostik
Klinisch: bei klassischem Verlauf möglich.
Serologie*: IgM und IgG mittels ELISA.
Virusisolierung: aus Rachenspülflüssigkeit, Liquor, Urin.
Genomnachweis: PCR aus Liquor, v.a. bei Meningitis/Enzephalitis.

Therapie
Keine virusspezifische Therapie. Evtl. bei Orchitis Therapieversuch mit Prednisolon (60 mg/d für ~1 Woche). Lokale Wärmetherapie.

Prophylaxe. Lebendimpfung, vorzugsweise als MMR-Vakzine (s. Impfungen S. 167), spätestens vor Aufnahme in eine Kindereinrichtung. Schutz hält lebenslang. Zur Orchitisprophylaxe nach der Pubertät passive Immunisierung mit Immunglobulin, Erfolg nicht sicher. Kindergarten- oder Schulbesuch erst nach Abklingen der klinischen Symptome, frühestens 9 Tage nach Ausbruch der Erkrankung wieder gestattet.

Nocardiose

Erreger. *Nocardia asteroides*, *N. brasiliensis* u.a.; grampositive, obligat aerobe Fäden und Stäbchen.

Epidemiologie. Ubiquitär im Erdboden verbreitet, *N. asteroides* in gemäßigten Klimazonen, in Deutschland selten; *N. brasiliensis* vorwiegend in tropischen und subtropischen Regionen. Infektion über Inhalation von mit Luftsporen kontaminiertem Staub oder direkt über erdverschmutzte Wunden. Keine Übertragung von Mensch zu Mensch, aber bei gemeinsamer Infektionsquelle endemisches und epidemisches Auftreten möglich. Pulmonale und systemische Nocardiosen gelten als opportunistische Infektionen, gefährdet sind vor allem Personen mit geschwächter zellulärer Immunabwehr (bei HIV, Organtransplantation, malignen Blutkrankheiten, Alkoholabusus). Superfizielle Nocardiosen und Aktinomyzetome häufig bei Landarbeitern, als Berufskrankheit anerkannt.

Klinik. Inkubationszeit: nicht bekannt.
Pulmonale Nocardiose (Nocardien-Pneumo-

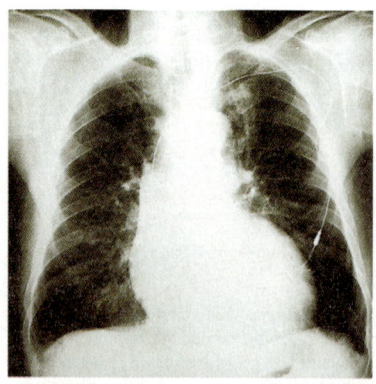

Lungen-Norkardiose, weiches Infiltrat im Bereich des linken Oberlappens, Röntgenthorax; Quelle: Archiv der Verfasser

nie): subakut über Tage bis Monate andauerndes Fieber, Husten, grünlichschleimiger Auswurf, Gewichtsverlust. Noduläre Lungeninfiltrate, Krankheitsbild kann Tuberkulose oder Malignome imitieren. Im Verlauf oft Abszesse, Empyem, Kavernen.

Systemische Nocardiose: in etwa der Hälfte der Fälle als Folge hämatogener Streuung. Multiple Abszessbildung in praktisch allen Organen, in etwa 25-30% Befall des ZNS (Hirnabszesse, purulente Meningitis mit fulminantem Verlauf).

Superfizielle Nocardiose: nach Verletzungen der Haut uncharakteristische, subakute bis chronische Hautaffektion, oft mit Beteiligung des regionären Lymphsystems, Abszessbildung, Zellulitis.

"Aktinomyzetom": chronisch progressive, granulomatös-eitrige Infektion der Haut und des subkutanen Bindegewebes, vor allem an den Extremitäten. Befall von Periost und Knochen. Klinisch nicht zu unterscheiden von den Erkrankungen durch Actinomadura und Streptomyces-Spezies.

Diagnostik
Kultur*: aus Sputum, Bronchialsekret, Pleurapunktat, Lungenbiopsie-Material, Liquor, Abszesspunktat, Blut, bronchoalveolärer Lavage. Kann mehrere Wochen dauern.

Mikroskopie: mittels Gram-, Grocott- und modifizierter Ziehl-Neelsen-Färbung, partiell säurefeste Stäbchen, diagnostisch nicht beweisend.

Therapie
Sulfadiazin 6-12 g/d oder Cotrimoxazol 4 x 160/800 mg/d für 3-6 Monate.
Alternativ: Imipenem + Amikacin oder Minocyclin.

In schweren Fällen: Cefotaxim 3 x 1-2 g/d i.v. + Imipenem 4 x 500 mg/d i.v., dann Cotrimoxazol oder Minocyclin p.o. (2 x tägl. für 3 Monate bei Immunkompetenz, 6 Monate bei Immunsuppression).

Prophylaxe. Keine. (Lit. 37)

Pest

Erreger. *Yersinia pestis*; kurze, gramnegative Stäbchen.

Epidemiologie. Endemische Pestgebiete sind Südwesten der USA, südliche GUS, Indien, China, Vietnam, Südamerika (Ecuador, Peru), Zentral- und Südafrika, Madagaskar. Erregerreservoir sind wildlebende Nagetiere (Ratten, Kaninchen). Von ihnen werden die Bakterien über Flöhe auf Menschen übertragen. "*Ohne Nagerpest keine Menschenpest*". Die Infektion durch Flohbisse führt zur Beulenpest. Ansteckungsfähigkeit besteht während der ganzen Dauer der Erkrankung.

Klinik. Inkubationszeit: Beulenpest 2-6 Tage, Lungenpest 1-2 Tage.

Beulen- oder Bubonenpest (häufigste Form): Beginn mit hohem Fieber, starkem Krankheitsgefühl, Kopf- und Gliederschmerzen. Unilateral blaurote, schmerzhafte Schwellung der regionalen Lymphknoten (Bubo) im Bereich der Flohstichstelle. Meist axilläre, inguinale oder

zervikale Lymphknoten betroffen. Der Primäraffekt an der Stichstelle ist ein kleines Bläschen, selten entwickelt sich daraus eine ulzerierende, gangränöse Hautläsion. Entleert sich die Lymphflüssigkeit nach außen, heilt die Erkrankung meist spontan aus. Oft Einschmelzung mit Bakteriämie, Sepsis, sekundärer Pneumonie (10-20%), Meningitis. Letalität der Beulenpest: unbehandelt 50%.

Lungenpest: durch Inhalation von Pestbakterien oder sekundär nach systemischer Ausbreitung einer Beulenpest. Nach 1-4 Tagen primäre Pneumonie mit hohem Fieber, Husten, Dyspnoe, Hämoptyse, Schmerzen beim Atmen. Unbehandelt fast immer tödlich.

Komplikationen: Eine Pestsepsis kann sich bereits primär nach Flohstich oder sekundär bei Bubonenpest entwickeln: Fieber, Schock, disseminierte intravasale Gerinnung mit Purpura und massiven Ekchymosen (schwarzer Tod). Trotz frühzeitiger Therapie Letalität von 15-30%.

Diagnostik

*Mikroskopie**: im Aspirat aus Bubonen oder im Sputum Nachweis von bipolar angefärbten Stäbchen mit Wayson- oder Giemsafärbung.
*Kultur**: aus Bubonenpunktat, Sputum (Lungenpest), Blut, Liquor. Dauer bis zu 72 Stunden. Kultur nur in Speziallaboratorien der Sicherheitsstufe 3.
Serologie: Antikörpernachweis mittels IHA, ELISA (nicht für Akut-Diagnostik geeignet).

Therapie

Streptomycin 15 mg/kg alle 12 h i.m. oder i.v. über 10 Tage oder
Gentamicin 2 mg/kg i.v. loading dose, dann 1,7 mg/kg alle 8 h.

Alternativ: Doxycyclin 2 x 100 mg/d p.o. oder i.v. (insbesondere bei leichten Verlaufsformen). Bei Meningitis: Chloramphenicol 4 x 500 mg/d p.o. oder i.v..

Prophylaxe. Überwachung und Aufklärung in Endemiegebieten. Für Erkrankte oder Krankheitsverdächtige besteht Quarantänepflicht. Infektiöses Material: Wundsekret bei Beulenpest, Sekret bzw. Tröpfchen bei Lungenpest (Maskenschutz!). Kontaktpersonen von Lungenpestkranken oder Verdächtigen umgehend präventiv antibiotisch behandeln, z.B. mit Doxycyclin oder Cotrimoxazol p.o.; 6 Tage Quarantäne. Ein in USA verfügbarer Todimpfstoff wird nur für Hochrisikopersonen empfohlen.

Meldepflicht. Namentliche Meldepflicht bei Verdacht, Erkrankung und Tod (§6 IfSG) sowie bei direktem oder indirektem Erregernachweis (§7 IfSG).

Pneumocystis-carinii-Pneumonie (PCP)

Erreger. *Pneumocystis carinii*; wahrscheinlich Pilz.

Epidemiologie. Weltweit verbreitet. Übertragung aerogen durch Einatmen von zystenhaltigem Staub, Tröpfcheninfektion von Mensch zu Mensch möglich. Opportunistische Infektion, tritt ausschließlich bei Patienten mit stark reduzierter zellulärer Immunität auf. Bei nicht beeinträchtigter Immunabwehr ist *P. carinii* nicht pathogen (etwa 75% der gesunden Bevölkerung haben Antikörper gegen PC). Früher überwiegend bei Säuglingen oder unter aggressiver Chemotherapie. Vor der hochaktiven antiretroviralen Therapie (HAART) häufigste opportunistische Infektion bei HIV-Infektion und Marker für das Vollbild von AIDS. Erkrankungsrisiko ab T-Helferzahl <200/mm^3 erhöht.

Klinik. Inkubationszeit: nicht bekannt. Beginn meist schleichend, selten fulminant mit rascher Progression. Charakteristische Trias aus unproduktivem Husten, Fieber und zunehmender Dys- und Tachypnoe bei typischerweise fehlendem auskultatorischem Korrelat. Radiologischer Befund zu Beginn lediglich diskrete interstitielle Zeichnung, symmetrisch schmetterlingsförmig über die gesamte Lunge (Ausnahme Lungenspitze und Lungenbasis) verteilt. Im weiteren Verlauf radiologisch ausgeprägte interstitielle Pneumonie mit bilateralen diffusen Infiltraten unter Aussparung der subpleuralen Lungenanteile (weiße Lunge). LDH erhöht. Selten (<1-3%) extrapulmonale Manifestationen. Unbehandelt Letalität nahezu 100%.

Diagnostik

*Mikroskopie**: in induziertem Sputum, bronchoalveolärer Lavage oder Lungenbiopsie-

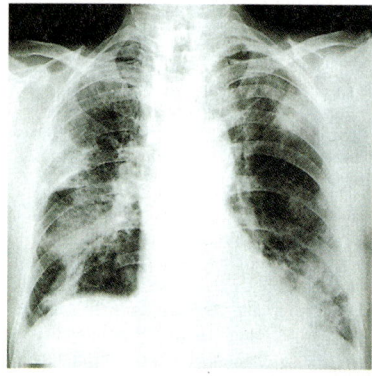

Pneumocystis-carinii-Pneumonie, Röntgen-Thorax; Quelle: Archiv der Verfasser

* Methode der Wahl

Material *P. carinii*-Zysten sichtbar mittels Grocott-Färbung. Immunfluoreszenz- und Immunoperoxidasefärbung mit kommerziell verfügbaren, monoklonalen Antikörpern gegen *P. carinii* erhöhen Spezifität.
Genomnachweis: Nukleinsäurenachweis, DNA.

Therapie
TMP/SMZ 20/100 mg/kg/d p.o. oder i.v. in 3 Dosen für 2-3 Wochen oder
Trimethoprim 20 mg/kg/d in 3 Dosen p.o. + Dapson 1 x 100 mg/d p.o..
Alternativ:
Pentamidin-Isethionat (Pentacarinat®) 4 mg/kg/d als 1-Std.-Infusion oder
Trimetrexat 45 mg/m² Infusion tägl. + Leucovorin 4 x 20 mg/ m²/d i.v. oder p.o. oder
Clindamycin 3-4 x 600 mg/d i.v. oder 4 x 300-450 mg/d p.o. + Primaquin 1 x 15 mg/d p.o. oder Atovaquon (Mepron®) 2 x 750 mg/d p.o..

Primärprophylaxe bei HIV-Patienten:
TMP/SMZ 1 x 80/400 mg/d p.o..
Alternativ: Dapson 50-200 mg/d p.o. + Pyrimethamin 50-75 mg 1 x pro Woche + Folinsäure 25 mg 1 x pro Woche.
Suppressionstherapie: wie Primärprophylaxe.
Sekundärprophylaxe: 1 x tägl. Cotrimoxazol forte Tabletten (160/800 mg). Bei Intoleranz der täglichen Dosierung ist die Behandlung mit 1 x 1 Tabl. dreimal pro Woche möglich. Alternativ Pentamidin-Inhalation 1 x monatlich.
Zusätzliche Kortikosteroidgabe (z.B. Prednisolon 2 x 40 mg/d für 3 Wochen) senkt die Letalität bei schwerer respiratorischer Insuffizienz.

Prophylaxe. Alle immundefizienten Patienten, die zu einer Risikogruppe für PCP gehören, und solche mit durchgemachter PCP sollten eine Prophylaxe erhalten (s. Therapie). Bei HIV-Patienten richtet sich der Beginn der Primärprophylaxe nach der Zahl der CD4-Zellen (<200/mm³). Wenn unter HAART die Lymphozyten wieder über 200/mm³ ansteigen, kann die Prophylaxe unterbrochen werden. Zur reinen PC-Prophylaxe reichen 3 Tage/Woche. TMP/SMZ 1 x 80/160 mg/d schützt auch gegen Toxoplasmose und andere Infektionen. (Lit. 85)

Poliomyelitis (Kinderlähmung)

Erreger. Poliovirus Typ 1, 2 und 3; Enteroviren (RNA-Viren).

Epidemiologie. Einziges Erregerreservoir ist der Mensch. Endemische Regionen in Afrika (10 Länder), in Südostasien (3 Länder), Schwerpunkt Indien. Seit 1999 in Europa keine autochthonen Polio-Erkrankungen mehr gemeldet. Demgegenüber seit 1991 insgesamt 12 Fälle von Infektionen durch Impfung beim Impfling selbst oder bei Kontaktpersonen. Übertragung fäkal-oral mit hoher Kontagiosität. Virusausscheidung im Speichel 36 Stunden bis etwa 1 Woche nach Infektion; Ausscheidung mit dem Stuhl 72 Stunden nach Infektion (massive Vermehrung der Viren in den Darmepithelien), bis zu 1-5 Monate persistierend.

Klinik. Inkubationszeit: 5-14 Tage (3-35). 90-95% der Infektionen verlaufen unter Ausbildung von Antikörpern inapparent. Polioviren vermehren sich zunächst lokal in der Schleimhaut von Nase, Rachen, Darm und in den regionären Lymphknoten. Von hier aus Virämie. Sie löst die *abortive Poliomyelitis* aus: in ca. 4-8% der Fälle (minor illness); Allgemeininfekt mit Fieber, Halsschmerzen, oft Durchfall und Erbrechen. Bei hämatogener Streuung ins ZNS:
Nichtparalytische Poliomyelitis: bei etwa 1-2% der Infizierten aseptische Meningitis (Nackensteifigkeit, Liquor: lymphozytäre Pleozytose).
Paralytische Poliomyelitis: in 0,1-2% Auftreten von Lähmungen:
- *spinal paralytische Poliomyelitis*: plötzlich auftretende asymmetrische schlaffe Paresen der oberen und/oder unteren Extremitäten. Die Sensibilität ist nicht gestört.
- *bulbär paralytische Poliomyelitis*: Leitsymptome sind Hirnnervenausfälle mit Atem- und Schluckstörungen.
Komplikationen: Atemlähmung infolge Lähmung der Atemmuskulatur. Außerdem bleibende Lähmungen mit Muskelatrophie, Kontrakturen, bei Kindern Wachstumsrückstand, Letalität ca. 2%.

Das *Postpolio-Syndrom* kann Jahre oder Jahrzehnte nach einer paralytischen Poliomyelitis auftreten: Zunahme der Paralysen, Müdigkeit, allgemeine Schwäche. Die Ursache ist unbekannt, für eine persistierende Poliovirus-Infektion gibt es keinen Anhalt.

Diagnostik
Virusisolierung*: aus Stuhl, Rachenspülflüssigkeit, Liquor (sehr selten).
Serologie: Neutralisationstest oder KBR. Zwei Blutproben im Abstand von 1-2 Wochen entnehmen.
Genomnachweis: PCR aus Rachenabstrich oder -spülwasser und Liquor während der ersten beiden Wochen, im Stuhl auch später.

Therapie
Keine virusspezifische Therapie.

Prophylaxe. Seit 1998 keine orale Schluckimpfung gegen Poliomyelitis mehr, sondern Immunisierung mit dem injizierbaren Totimpfstoff IPV (Impfungen s. S. 169). Nach Plänen der WHO soll die Polio in den nächsten Jahren weltweit ausgerottet sein.

Meldepflicht. Namentliche Meldepflicht bei

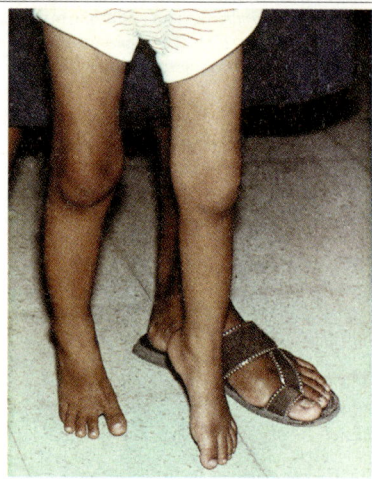

Atrophie des linken Beines; Quelle: WHO, Genf

Verdacht, Erkrankung und Tod (§6 IfSG) sowie bei direktem oder indirektem Erregernachweis (§7 IfSG). Als Krankheitsverdacht gilt jede akute schlaffe Lähmung, außer wenn traumatisch bedingt.

Prionen-bedingte Erkrankungen (Transmissible spongiforme Enzephalopathie)

Erreger. *Prionen*; unbelebte Eiweiße; prion = proteinaceous infectious agent.

Epidemiologie
- Sporadische Erkrankungen (Creutzfeldt-Jakob-Erkrankung (CJD), fatale Insomnie)
- Genetische Erkrankungen (familiäre CJD, Gerstmann-Sträussler-Scheinker-Syndrom)
- Infektiöse Erkrankung (Kuru, vCJD)
Bei allen drei Formen ist das Nervengewebe der Patients infektiös.
Übertragungswege beim Menschen:
- oral-ritueller Kannibalismus in Papua Neuguinea (Kuru), Verzehr von infiziertem Fleisch von BSE-infizierten Rindern
- iatrogen (kontaminiertes neurochirurgisches Besteck, Korneatransplantation, aus Leichenhypophysen gewonnenes Wachstumshormon)
Sporadische und familiäre Formen mit konstant 1:1.000.000/Jahr weltweit, Kuru nur noch vereinzelte Fälle in Neuguinea, vCJD etwa 120 Fälle bisher in Großbritannien, Einzelfälle in Frankreich, Italien, Irland. Korreliert mit BSE (bovine spongiforme Enzephalitis)-Epidemie.

Klinik
CJD (sporadisch oder familiär): kognitive Störungen (Gedächtnislücken), Konzentrationsstörungen, unsicherer Gang, im Verlauf von Wochen rasch fortschreitende Demenz und Bewegungsstörungen, Myoklonien, zuletzt akinetisch mutistischer Zustand, typische EEG-Veränderungen (periodisch triphasische Wellen), Nachweis von Protein 14-3-3 im Liquor. Im Schnitt vergehen 4 Monate von Erkrankungsbeginn bis zur Diagnose, Median der Überlebenszeit 7 Monate, Altersmedian 66 Jahre.
vCJD (infektiös): jüngere Patienten (20-50 J.), längerer Verlauf (Median 17 Monate), häufiger psychiatrische Erstsymptome. vCJD sollte in Erwägung gezogen werden bei 5 der 6 folgen-

den Symptome ohne andere Erklärung:
- früh ausgeprägte psychiatrische Symptome
- früh ausgeprägte persistierende Parästhesie/Dysästhesie
- Ataxie
- Chorea/Dystonie oder Myoklonus
- Demenz
- akinetischer Mutismus

Im EEG treten keine typischen Veränderungen auf, Protein 14-3-3 in etwa 60% der Fälle positiv, z.T. typische Veränderungen der Kernspintomographie (80%).

Diagnostik. Die definitive Diagnose ist derzeit nur neuropathologisch zu stellen. Testverfahren in Vorbereitung.

Therapie
Bislang keine erfolgreiche Therapie.

Prophylaxe. Mit Ausnahme der o.g. iatrogenen Fälle ist eine Übertragung von CJD von Mensch zu Mensch noch nicht beobachtet worden. Handschuhe bei Umgang mit Körpersekreten. Chirurgische und zahnmedizinische Geräte können durch Einlegen in 2,5-5% NaOH über 24h oder durch Autoklavieren unter erhöhten Temperatur- und Druckbedingungen (138 °C, 18 Min.) aufbereitet werden. Die üblichen Desinfektionsmittel (Formaldehyd, UV, etc.) sind nicht wirksam. Kontakt mit potentiell infektiösem tierischem Gewebe (insbes. Rinderhirn) meiden.

Meldepflicht. Namentliche Meldepflicht bei Verdacht, Erkrankung und Tod durch vCJD und CJD, außer familiär-hereditärer Formen (§6 IfSG). Vom Gesundheitsamt wird der Krankheitsverdacht, definiert als unvollständiges klinisches Bild, vereinbar mit vCJD ohne neuropathologische Beteiligung, erfasst.

Psittakose (Ornithose)

Erreger. *Chlamydia psittaci*; obligat intrazelluläre, sehr kleine Bakterien.

Epidemiologie. Weltweit verbreitet. Erregerreservoir vor allem papageienartige Vögel (Papageien, Wellensittiche, Kanarienvögel), aber auch Geflügel, Tauben, Enten, Hühner. Bei ca. 10% der infizierten Vögel asymptomatisches, chronisches Ausscheidertum. Nicht an Klima oder Jahreszeit gebunden. In Deutschland selten, etwa 300 Erkrankungen pro Jahr. Übertragung durch Inhalation von kontaminiertem Kot- oder Federstaub, Schmier- und Tröpfcheninfektion möglich. Von Mensch zu Mensch selten, cave: bei schwerem Husten in der akuten Phase. Besonders gefährdete Personen: Vogelzüchter, Zoohändler, Arbeiter in Geflügelfarmen, Laborbeschäftigte.

Klinik. Inkubationszeit: 1-2 Wochen. Atypische Pneumonie mit Fieber, Schüttelfrost, Kopfschmerzen, manchmal blasses, makulöses Exanthem. Wenige Tage später trockener Husten, Dyspnoe, gelegentlich mit pleuritischen Schmerzen, häufig (10-70%) Splenomegalie. Im Röntgenbild fleckförmige, später konfluierende Infiltrate, Zeichen einer atypischen Pneumonie. Gastrointestinale Symptome mit Bauchschmerzen, Erbrechen und Diarrhoe sowie neurologische Symptome mit Schlaflosigkeit, Seh- und Hörstörungen und Benommenheit kommen vor. Auch grippale Formen mit leichter fieberhafter Erkrankung und Krankheitsgefühl ohne pulmonale Beteiligung möglich. Kinder erkranken meist inapparent.

Diagnostik
Kultur: in den ersten Krankheitstagen aus dem Blut, später aus Sputum möglich. Nur in Speziallaboratorien, da die Anzüchtung sehr schwierig und mit einer hohen Infektionsgefahr verbunden ist.
*Serologie**: ELISA, indirekte Immunfluoreszenz; Kreuzreaktionen mit Antikörpern gegen *C. pneumoniae* und *C. trachomatis* möglich.

Therapie
Doxycyclin 2 x 100 mg/d für 2 Wochen. Alternativ: Makrolide.

Prophylaxe. Zier- oder Nutzvögel aus der Umgebung des Erkrankten untersuchen, ggf. behandeln. Desinfektion von kontaminierten Käfigen. Prophylaktische Antibiotika-Therapie bei importierten Vögeln.

Meldepflicht. Namentliche Meldepflicht bei direktem oder indirektem Erregernachweis (§7 IfSG).

Q-Fieber (Balkangrippe)

Erreger. *Coxiella burnetii*; Rickettsien, kleine gramnegative, obligat intrazelluläre Bakterien.

Epidemiologie. Weltweit verbreitete Zoonose, endemisch in manchen Gebieten der USA, Australiens, Englands und des Mittelmeerraumes, in Deutschland sporadisch und selten. Die letzte größere Epidemie (139 Fälle) in 1999. Erregerreservoir v.a. Schafe, aber auch Rinder, Ziegen, Hunde, Katzen und Kaninchen. Die Erreger werden von Zecken auf die Tiere übertragen und von diesen mit Urin, Fäzes, Milch und Plazenta ausgeschieden. Der Mensch infiziert sich durch Inhalation erregerhaltigen Staubs (angetrocknet an Wolle, Stroh, Häute) oder durch Kontakt mit Tierkörpern (Plazenta), selten auch über Genuss von roher Milch. Der Erreger ist hochinfektiös und umweltresistent. Gefährdet sind vor allem Landwirte, Schäfer, Schlachthofarbeiter. Ansteckung von Mensch zu Mensch (horizontal wie vertikal) extrem selten.

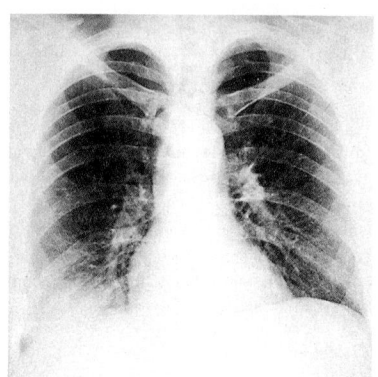

Q-Fieber-Pneumonie im rechten Lungen-Unterfeld; Quelle: Archiv der Verfasser

Klinik. Inkubationszeit: 3-30 Tage.
Unspezifische Q-Fieber-Infektion: Etwa die Hälfte der Infizierten zeigt milde grippeähnliche Symptome. Heilt spontan innerhalb von 1-2 Wochen aus.
Akute Q-Fieber-Infektion: plötzlicher Beginn mit hohem Fieber (39-40°C), Schüttelfrost, Kopfschmerzen, Arthralgie, atypischer interstitieller Pneumonie mit unproduktivem Husten und thorakalen Schmerzen. Radiologisch milchglasartige Trübung oder auch multiple noduläre Infiltrationen. Selten Hepatitis (v.a. bei oraler Aufnahme infizierter Milch); selten Meningoenzephalitis.

Chronisches Q-Fieber: bei weniger als 1% der Fälle, häufigste Manifestation Endokarditis (kulturnegative Endokarditis), kommt fast nur bei vorbestehender Herzklappenerkrankung, Immunsuppression oder chronischer Niereninsuffizienz vor. Außerdem möglich: chronische granulomatöse Hepatitis. Beide Erkrankungen treten 6 Monaten bis zu 10 Jahre nach der akuten Infektion auf.

Diagnostik
Serologie* : Antikörpernachweis mittels KBR oder ELISA.
Genomnachweis: PCR aus Herzklappengewebe und Körperflüssigkeiten.
Bei chronischem Q-Fieber Kontrolle der Antikörper-Titer alle 3 Monate (Therapiekontrolle).

Therapie
Akute Erkrankung: Doxycyclin 2 x 100 mg/d p.o. oder i.v. für 14 Tage. Alternativ Chinolone.
Endokarditis oder chronische Form: Doxycyclin 2 x 100 mg/d + Rifampicin 600 mg/d oder Doxycyclin 2 x 100 mg/d + Chinolon (Langzeittherapie z.B. 2 Jahre)
oder Ciprofloxacin 2 x 750 mg/d + Rifampicin 2 x 300 mg/d.

Prophylaxe. Impfungen werden in verschiedenen Ländern - nicht in Deutschland - in der Veterinärmedizin, v.a. bei Schafen und Rindern, eingesetzt. Impfprophylaxe auch für gefährdete Berufsgruppen möglich, Vakzine in Deutschland nicht zugelassen. Allgemeine Hygienemaßnahmen im Umgang mit Tieren und Tierprodukten. (Lit. 71)

Meldepflicht. Namentliche Meldepflicht bei direktem oder indirektem Erregernachweis (§7 IfSG).

* Methode der Wahl

Respiratory-Syncytial-Virus-Infektion

Erreger. Respiratory-syncytial(RS)-Virus; Paramyxoviren (RNA-Viren).

Epidemiologie. Weltweit verbreitet, Erregerreservoir ist der Mensch. Vermehrt Erkrankungen von Spätherbst bis Frühjahr. Übertragung durch Tröpfcheninfektion oder direkten Kontakt mit kontaminiertem Nasopharyngealsekret. Eintrittspforte für die Viren sind Augen und Nase. RSV kann in jedem Alter Erkrankungen der Atemwege auslösen, größte Morbidität im Säuglings- und Kleinkindalter. In dieser Altersgruppe häufigste Ursache für Infektionen der unteren Atemwege (~40% aller Bronchiolitiden, ~30% aller Pneumonien, ~10% aller Krupp-Syndrome). Oft nosokomiale Infektionen bei Personal und Säuglingen. Im Alter von 2 Jahren haben 95% der Kinder Antikörper. Reinfektionen sind möglich. Passiv übertragene mütterliche Antikörper schützen nicht vor Infektion. Virusausscheidung 24 Stunden vor den ersten Symptomen, dann etwa 3-8 Tage, bei Immunsupprimierten auch länger.

Klinik. Inkubationszeit: 2-8 Tage. Akuter Beginn mit Fieber, Schnupfen, Halsschmerzen. Bei Beteiligung der tiefen Atemwege (in 25-40%) Husten, exspiratorisches Giemen, Dyspnoe und Hypoxie. Cave: In den ersten Lebenswochen können, besonders bei Frühgeborenen, die respiratorischen Symptome minimal sein, stattdessen Lethargie, Unruhe, Trinkschwäche, manchmal Apnoeattacken.

Im ersten Lebenshalbjahr meist Bronchiolitis (Altersgipfel zwischen 2 und 6 Monaten) und Pneumonie, ab dem zweiten überwiegen obstruktive Bronchitis und Krupp-Syndrom. Besonders gefährdet sind Frühgeborene, Kinder mit vorgeschädigter Lunge (Mukoviszidose) oder Herzfehlern, Immungeschwächte. Bei älteren Kindern und Erwachsenen meist asymptomatischer bis leichter Verlauf mit Schnupfen, Tracheobronchitis, Myalgien. Reinfektionen sind häufig. Gefährdet durch RSV-Pneumonie sind auch alte Menschen, besonders in Altersheimen. Komplikationen: Exazerbation eines Asthma bronchiale, nichteitrige Otitis media bei Primär- und Reinfektionen.

Diagnostik

Antigennachweis*: mittels ELISA (Nasensekret, Rachenspülflüssigkeit, BAL) oder IFT (Nasalspülflüssigkeit).
Genomnachweis: PCR aus Nasensekret, Rachenspülflüssigkeit, BAL.

Therapie

Symptomatisch. Ribavirin-Aerosol umstritten. Günstige Wirkung bei immungeschwächten Kindern wahrscheinlich, bei Erwachsenen unbewiesen.

Prophylaxe

Aktive Impfung nicht verfügbar. Passive Immunprophylaxe für Risikokinder unter 1 Jahr (bronchopulmonale Dysplasie, Frühgeburten) möglich mit Immunglobulinen mit hohem RSV-Antikörperspiegel RSV-IGIV (Respigam® i.v.) oder einem humanisierten monoklonalen Antikörper (Palivizumab[R] i.m.). (Lit. 72, 73, 74, 75, 144)

Rickettsiosen

Erreger. *Rickettsia spp.*; obligat intrazelluläre, gramnegative Bakterien (Rickettsiaceae).

Epidemiologie. Weltweit vorkommend; Übertragung durch verschiedene Vektoren (Zecken, Flöhe, Milben); verursachen eine Allgemeininfektion mit Exanthem; an der Eintrittsstelle des Erregers (Arthropodenstich) wird insbesondere bei durch Zecken übertragenen Infektionen ein Eschar (dunkles Geschwür mit rotem Hof) beobachtet; epidemisches Auftreten beim klassischen Fleckfieber (s. S. 270) möglich.

Erkrankung	Erreger	Vorkommen	Vektor	Exanthem	Eschar
Mittelmeer-Fleckfieber	R. conorii	Mittelmeer, Afrika, Indien	Zecken	Extremitäten, Stamm, Gesicht	ja
Rocky-Mountain-Fleckfieber	R. rickettsii	Nord-, Südamerika	Zecken	zentrifugal von Stamm zu Extremitäten	nein
Mitteleurop. Fleckfieber	R. slovaca	Mitteleuropa, Frankreich, Portugal	Zecken	Stamm, Gesicht, Extremitäten	?
Queensland-Fleckfieber	R. australis	Australien	Zecken	Stamm, Gesicht, Extremitäten	ja
Nordasiat. Fleckfieber	R. sibirica	Mongolei, Sibirien	Zecken	Stamm, Gesicht, Extremitäten	ja
Rickettsienpocken	R. akari	Amerika, Russland, Afrika	Milben	Stamm, Gesicht, Extremitäten	ja
Klassisches Fleckfieber	R. prowazekii	Südamerika, Afrika	Läuse	zentrifugal von Stamm zu Extremitäten	nein
Muriner Flecktyphus	R. typhi	weltweit	Flöhe	Stamm, Extremitäten	nein
Tsutsugamushi-Fieber	Orientia tsutsugamushi	Südostasien, Australien, Ozeanien	Milben	zentrifugal von Stamm zu Extremitäten	ja

Klinik. Plötzlicher Beginn mit hohem Fieber, Abgeschlagenheit, Kopfschmerz, Muskel-, Gelenkschmerzen; meist ab dem 3. bis 5. Erkrankungstag Auftreten eines makulopapulären Exanthems (Ausnahme: bei Rickettsienpocken vesikuläres Exanthem) mit zentripetaler oder zentrifugaler Ausbreitung (typabhängig); Rocky-Mountain-Fleckfieber, Epidemisches Fleckfieber und Tsutsugamushi-Fieber weisen teilweise Letalitätsraten bis 40% auf; bei übrigen Fleckfieber-Formen überwiegend gutartiger Verlauf.

Diagnostik
Serologie*: Immunfluoreszenz-Nachweis von IgM-, IgG-Antikörpern.

Kultur: schwierig; nur in Speziallabors.
Genomnachweis: nur in Speziallabors verfügbar.

Therapie
Doxycyclin 2 x 100 mg/d p.o. oder i.v. bis 3 Tage nach Entfieberung.
Alternativ: Fluorchinolone.

Prophylaxe. Kontakt mit Vegetation bzw. Zecken in Endemiegebieten vermeiden; klassisches Fleckfieber s. S. 270.

Meldepflicht. Namentliche Meldepflicht bei direktem oder indirektem Nachweis von *R. prowazekii* (§7 IfSG).

Rotavirus-Infektionen

Erreger. Rotaviren; Serogruppe A: klassische Rotaviren; Serogruppen B-G: atypische Rotaviren mit geringer humanmedizinischer Bedeutung.

Epidemiologie. Weltweit der häufigste Erreger von Durchfall im Kindesalter bis 5 Jahre mit bis zu 1 Million Todesfälle pro Jahr. Auftreten in gemäßigten Zonen vor allem im Winter, nosokomiale Übertragung während des gesamten Jahres möglich. Übertragung erfolgt fäkal-oral oder durch Kontaktinfektion (medizinisches

Personal, Eltern, Kindergartenpersonal). Ausscheidung des Virus meist nur 1-2 Wochen, bei Kindern mit Immunsuppression, onkologischen Erkrankungen und bei Frühgeborenen über mehrere Wochen bis Monate. Rotaviren sind sehr stabil gegen Umwelteinflüsse und Desinfektionsmittel und bleiben in der Umwelt lange infektiös.

Klinik
Inkubationszeit: 1-3 Tage. Häufig respiratorisches Prodromalstadium (Rhinitis, Husten). Akuter Beginn mit Fieber, Erbrechen, Durchfall (wässrig, ohne Blut-, Schleimbeimengung; z.T. sehr voluminös, "Cholera-ähnlich"). Dauer meist 3-5 Tage. Komplikationen: Dehydrierung mit Elektrolytstörung, Kreislaufversagen und Tod. Rotavirus-Infektionen können innerhalb weniger Stunden zu schweren Dehydrierungszuständen bei Säuglingen führen. Bei immunsupprimierten Patienten chronische Durchfälle über mehre Wochen/Monate möglich.

Diagnostik
*Antigennachweis**: mittels ELISA im Stuhl.
Genomnachweis: RNA-Nachweis im Stuhl mittels PCR oder Polyacrylamid-Gel.
Virusisolierung: unzuverlässig und langwierig; zur Routinediagnostik nicht geeignet.

Therapie
Orale Rehydrationstherapie zum Flüssigkeits- und Elektrolytersatz. Bei schweren Dehydrationszuständen intravenöse Volumen- und Elektrolytsubstitution. Eine ursächliche virustatische Therapie existiert nicht.

Prophylaxe. Einhalten strikter Hygiene-Maßnahmen. Handschuhe und Hände- und Flächendesinfektion, insbesondere beim Windelwechseln. Bei Frühgeborenen kann die prophylaktische orale Gabe von 4 x 500 mg humanem IgG versucht werden. Eine aktive Lebendimpfung wurde aufgrund von Nebenwirkungen zurückgezogen.

Meldepflicht. Namentliche Meldepflicht bei direktem oder indirektem Erregernachweis (§7 IfSG) sowie bei Verdacht auf und Erkrankung an einer mikrobiell bedingten Lebensmittelvergiftung bei im Lebensmittelbereich Beschäftigten oder bei Auftreten mehrerer gleichartiger Erkrankungen, bei denen ein epidemiologischer Zusammenhang vermutet wird (§6, Abs.2 IfSG).

Röteln (Rubella)

Erreger. Rötel-Virus; Togaviren (RNA-Viren).

Epidemiologie. Weltweit verbreitet. Übertragung erfolgt direkt von Mensch zu Mensch durch Tröpfcheninfektion und transplazentar. Infektiosität besteht 5-7 Tage vor Ausbruch des Exanthems bis 7 Tage danach. Epidemien treten meist im Winter und Frühling auf. Das wesentliche Problem sind Embryopathien bei Infektionen im ersten und (selten) im zweiten Schwangerschaftstrimenon. Etwa 1-3% der Frauen im gebärfähigen Alter in Deutschland sind ohne schützende Antikörper. Gemeldet werden etwa 5 Fälle pro Jahr, Dunkelziffer wahrscheinlich 10-mal höher.

Klinik. Inkubationszeit: 14-21 Tage. Etwa die Hälfte der Erkrankungen verläuft subklinisch oder ohne Exanthem und wird so nicht erkannt, die Infizierten können aber den Erreger übertragen. Bei Kindern sind Röteln eine harmlose Erkrankung. Nach einer Inkubationszeit von 14-21 Tagen katarrhalisches Vorstadium mit Schnupfen, Kopf- und Halsschmerzen und leichtem Fieber über 1-2 Tage (kann auch ausfallen). Danach Ausbruch eines hellroten, klein- bis mittelfleckigen, makulopapulösen, nicht konfluierenden Exanthems. Es beginnt wie bei Masern hinter den Ohren und breitet sich über Gesicht, Hals und Rumpf bis zu den Extremitäten aus, Dauer 1-5 Tage. Nach dem Abklingen keine Schuppung. Charakteristisch sind druckempfindliche Lymphknotenschwellungen, vor allem nuchal und retroartikulär ("Diagnose im Dunkeln möglich"), die Milz kann leicht vergrößert sein. Im Blutbild Leukopenie, relative Lymphozytose und Vermehrung atypischer Lymphozyten.
Komplikationen: insbesondere bei jungen Frauen transiente Arthralgien und Arthritiden, selten thrombozytopenische Purpura (1:3000)

und Enzephalitis (1:6000).

Röteln in der Schwangerschaft: Schwerwiegendste Komplikation ist die Röteln-Embryo- und Fetopathie bei Primärinfektion der Schwangeren. Bei transplazentarer Infektion bis zur 17. SSW kommt es zum Abort (10-15%) oder zu multiplen fetalen Fehlbildungen (in bis zu 65%). Charakteristisch sind die Fehlbildungen an Herz (Pulmonalstenose, Septumdefekte), Augen (Katarakt, Mikrophthalmie, Chorioretinitis) und Innenohr (Schwerhörigkeit, Taubheit), außerdem Mikrozephalus, Früh- und Mangelgeburt. Nach der 17. SSW. liegt die Embryopathie-Rate nur noch bei <4%. Intrauterine Hypotrophie mit bleibenden Wachstumsstörungen und psychomentaler Retardierung können aber bei Infektion während der gesamten Schwangerschaft vorkommen.

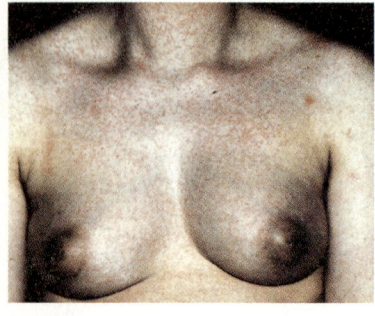

Rötelnexanthem; Quelle: Archiv der Verfasser

Diagnostik

Virusisolierung: aus Rachenspülflüssigkeit, Urin oder Fruchtwasser möglich, aber sehr aufwendig.

Serologie*: ELISA für IgG und IgM (positiv bereits am 2. Tag nach dem Exanthem), Hämagglutinin-Hemmtest gilt als Standardtest zum Screenen von Schwangeren.

Genomnachweis*: mittels RT-PCR aus Fruchtwasser, Nabelschnurblut, Serum oder Liquor.

Therapie

Keine virusspezifische Therapie.

Prophylaxe. Impfung aller Kinder (Mädchen und Jungen) mit Lebend-Kombinationsvakzine Masern-Mumps-Röteln (Impfung s. S. 170). Geimpft werden sollten auch alle seronegativen Personen in Einrichtungen der Geburtshilfe sowie der Kinder- und Säuglingspflege, außerdem alle seronegativen Frauen mit Kinderwunsch.

Passive Immunisierung mit Röteln-Immunglobulin bei Exposition von Schwangeren mit seronegativem oder unbekanntem Immunstatus in den ersten 17 SSW innerhalb 72 Stunden nach Kontakt. Engmaschige serologische Kontrollen sind indiziert. Impfung kontraindiziert bei Schwangeren und Immunsupprimierten (HIV-positive Kinder können geimpft werden).

Meldepflicht. Nichtnamentliche Meldung bei direktem oder indirektem Erregernachweis, nur bei konnataler Infektion (§7 IfSG).

Ruhr (Shigellose)

Erreger. *Shigella sonnei, S. flexneri, S. dysenteriae, S. boydii*; Enterobakterien, gramnegative Stäbchen.

Epidemiologie. Weltweit verbreitet, gehäuft in warmen Ländern. Erregerreservoir ist ausschließlich der Mensch. Übertragung erfolgt fäkal-oral oder durch kontaminierte Lebensmittel, Wasser oder über Schmierinfektion. Infektion vor allem in den warmen Monaten, betroffen sind besonders Kinder. Infektionen mit *S. dysenteriae* verlaufen schwerer als die mit den übrigen Shigella-Spezies. Shigellen sind hochinfektiös. Schon bei einer Infektionsdosis von

10-100 Keimen können klinische Symptome auftreten.

Klinik. Inkubationszeit: 2-4 Tage. Akuter Beginn mit milden oder schweren wässrigen Durchfällen, Fieber (37-39°C), Bauchkrämpfen, Kopf- und Gliederschmerzen. Nach 1-2 Tagen Schleim-, Blut- und Granulozytenbeimengungen ("Himbeergelee-artig"). 6-20 und mehr Entleerungen, heftige Tenesmen, großer Wasserverlust. Ohne antibiotische Therapie dauert die Erkrankung 7-10 Tage. Die Ausscheidung der Bakterien sistiert innerhalb von vier Wochen. Dauerausscheider sind selten.

* Methode der Wahl

Antibiotika-Therapie verkürzt die Dauer der Diarrhoe und eliminiert den Erreger aus dem Stuhl, die Ausbreitung der Infektion wird reduziert.

Komplikationen: Exsikkose (Säuglinge, alte Menschen), Bakteriämie, selten Darmperforation oder hämolytisch-urämisches Syndrom (HUS). Insbesondere bei Patienten mit HLA-B27-Antigen reaktive Arthritis oder Morbus Reiter.

Diagnostik. *Kultur**: aus Stuhlprobe oder Rektalabstrich. Ist eine sofortige Untersuchung der Probe nicht möglich, gepuffertes Transportmedium verwenden: 30% Glyzerin in 0,6%iger NaCl-Lösung.

Therapie
Ciprofloxacin 2 x 500 mg/d p.o. oder Ofloxacin 2 x 200 mg/d p.o..
Alternativ: Cotrimoxazol 2 x 2 Tabl. à 80/400 mg, Kinder: 10/50 mg/kg/d in 2 Dosen.
Dauer der Therapie jeweils 3-5 Tage.

Resistenzen immer häufiger. Orale Flüssigkeits- und Elektrolytsubstitution, insbesondere bei Säuglingen und Kleinkindern sowie alten Menschen.

Prophylaxe. In endemischen Regionen Wasser abkochen, Obst und Rohgemüse schälen. Im Krankenhaus Isolierung, sorgfältige Beachtung der Standard-Hygienemaßnahmen (auch geringe Keimzahl kann zur Infektion führen). Aktive oder passive Immunisierung bisher nicht möglich. (Lit. 82)

Meldepflicht. Namentliche Meldepflicht bei direktem oder indirektem Erregernachweis (§7 IfSG) sowie bei Verdacht auf und Erkrankung an einer mikrobiell bedingten Lebensmittelvergiftung bei im Lebensmittelbereich Beschäftigten oder bei Auftreten mehrerer gleichartiger Erkrankungen, bei denen ein epidemiologischer Zusammenhang vermutet wird (§6, Abs.2 IfSG).

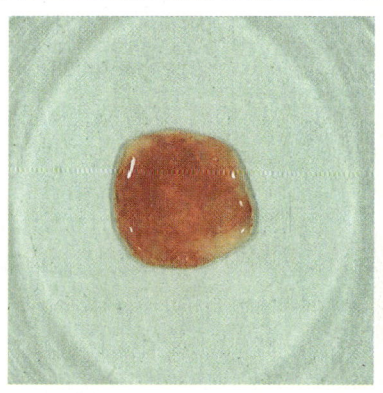

Blutig-schleimig tingierter Stuhl bei Shigellenruhr;
Quelle: T. Löscher, München

Salmonellen-Enteritis

Erreger. *Salmonella* mit Subgruppen I bis VII, darunter 2400 Serovare (basierend auf Körper(O)- und Geißel(H)-Antigenen), Subgruppe I (*S. enterica*) macht mehr als 99% aller humanen Isolate aus; *S. typhimurium* und *S. enteritidis* sind dominierend; gramnegative Stäbchen.

Epidemiologie. Weltweit verbreitet. Erregerreservoir: Geflügel, Rinder, Schafe, Schweine. Übertragung erfolgt durch kontaminierte Nahrungsmittel, insbesondere Eier, und selten, v.a. bei Kleinkindern, von Mensch zu Mensch (fäkal-oral). Saisonaler Erkrankungsgipfel im Spätsommer und Herbst. Die Keimausscheidung dauert 3-6 Wochen, bei Säuglingen einige Monate.

Klinik. Inkubationszeit: 5 Stunden bis 3 Tage. Die Erkrankung beginnt meist akut mit abdominellen Schmerzen und Durchfall (breiige bis wässrige Konsistenz mit z.T. blutigen Beimengungen). In der Regel Spontanheilung nach im Mittel 5 bis 7 Tagen.

Komplikationen: reaktive Arthritis bei Personen mit HLA-B27 Histokompatibilitätsantigen rund 10 Tage nach Beginn der Darmsymptomatik mit mehrwöchiger bis mehrmonatiger Dauer. Risikofaktoren für systemische Infektion sind hämolytische Anämie (z.B. Sichelzellanämie), Eisenüberladung (Hämosiderose, Multitransfusion), angeborene oder erworbene Immunsuppression, Antibiotika-Therapie, Mangelernährung, Säuglinge/Kleinkinder und ältere Patienten, anatomische oder funktionelle Veränderung des Gastrointestinaltrakts (z.B. Achlorhydrie, Gastrektomie, verminderte Darm-peristaltik, Antazidabehandlung).

Diagnostik. *Kultur**: aus Stuhl, Rektalabstrich, Erbrochenem, verdächtigen Lebensmitteln, bei septischen Krankheitsbildern Blutkulturen.

Therapie
Flüssigkeits- und Elektrolytersatz. Antibiotische Therapie nur bei schwereren systemischen Verlaufsformen sowie bei Erkrankungen im ersten Lebensjahr mit Fluorchinolon (Ciproflo-xacin 2 x 500 mg/d für 5-7 Tage bei Erwachsenen), Cotrimoxazol (2 x 160/800 mg/d für 5-7 Tage) oder Ceftriaxon. In den letzten Jahren Zunahme der Resistenzen, deshalb Therapie mit Ampicillin bzw. Cotrimoxazol nur nach Austestung, bei reiseassoziierten Fällen aus Südostasien erhöhte Resistenzraten gegen Ciprofloxacin möglich.

Prophylaxe. Fleisch und Eiprodukte ausreichend erhitzen. Speisen nicht länger bei 20-60 °C warm halten. Sorgfältige Reinigung von Händen und Arbeitsgerät zwischen verschiedenen Arbeitsgängen bei der Essenszubereitung (z.B. sorgfältiges Waschen von gefrorenem Geflügel nach dem Auftauen).

Meldepflicht. Namentliche Meldepflicht bei direktem oder indirektem Erregernachweis (§7 IfSG) sowie bei Verdacht auf und Erkrankung an einer mikrobiell bedingten Lebensmittelvergiftung bei im Lebensmittelbereich Beschäftigten oder bei Auftreten mehrerer gleichartiger Erkrankungen, bei denen ein epidemiologischer Zusammenhang vermutet wird (§6, Abs.2 IfSG).

Schistosomiasis (Bilharziose)

Erreger. *Schistosoma haematobium*: Blasenbilharziose, ägyptische Hämaturie (Afrika, Naher Osten); *S. mansoni*: Darmbilharziose (Afrika, arabische Halbinsel, Südamerika, vereinzelt Karibik); *S. intercalatum*: zentralafrikanische Darmbilharziose (Westafrika); *S. japo-nicum, S. mekongi*: asiatische Darmbilharziose (China, Südostasien, vereinzelt Japan); Trematoden (Saugwürmer).

Epidemiologie. In den tropischen Regionen weit verbreitet. Ca. 200 Mio. Menschen sind befallen, nur ein kleiner Teil entwickelt eine klinisch signifikante Erkrankung. Die Eier der Saugwürmer werden mit dem Stuhl (*S. mansoni, S. intercalatum, S. japonicum, S. mekongi*) oder dem Urin (*S. haematobium*) ausgeschieden. Aus den Eiern entwickeln sich Larven (Mirazidien), die eine Schnecke infizieren müssen. Der infizierte Zwischenwirt scheidet Zerkarien ins Wasser aus. Durch Kontakt mit der intakten Haut oder Schleimhaut werden Schistosomen auf den Menschen übertragen. Für *S. haematobium, S. mansoni* und *S. intercalatum* dient der Mensch als Erregerreservoir. Bei *S. japonicum* kommen neben dem Menschen auch Haus- und Nutztiere sowie Kleinnager in Frage.

Klinik. In endemischen Gebieten sind große Teile der Bevölkerung asymptomatisch infiziert.
Zerkariendermatitis: 6-48 Std. nach Kontakt starker Juckreiz und makulopapulöse Effloreszenzen an der Penetrationsstelle.
Akutes Katayama-Fieber: bei Erstinfektion nach etwa 2-8 Wochen Fieberanstieg mit Schüttelfrost, Kopfschmerzen, Husten, Urtikaria.

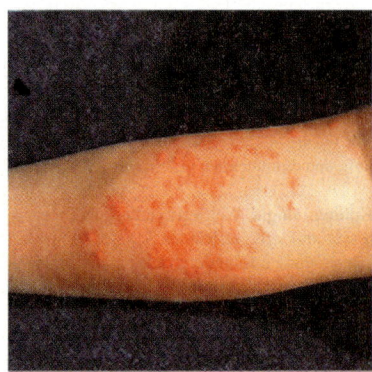

Akute Zerkariendermatitis bei Schistosomiasis; Quelle: T. Löscher, München

* Methode der Wahl

Fieber oft intermittierend. Bei Darmbilharziose Bauchschmerzen, Hepato- und Splenomegalie, Lymphadenopathie, Durchfälle, Gewichtsverlust.

Blasenbilharziose: Hämaturie, vor allem Makrohämaturie am Ende der Miktion infolge Ulzerationen, Granulomen und Nekrosen in Blase und Ureter. Daneben Miktionsbeschwerden, Schmerzen in der Harnröhre und häufiger Harndrang, sterile Leukozyturie und Proteinurie. In der Folge Harnabflussstörungen (Hydronephrose, Nierenschädigung) und Blasen-verkalkung.

Intestinale Schistosomiasis: Koliken, Obstipation, intermittierend blutig-schleimige Durchfälle.

Diagnostik
Mikroskopie*: Nachweis von Schistosomen-Eiern im Stuhl, in Darm- oder Blasenschleimhaut-Biopsie oder Urinsediment (erst 5-12 Wochen nach der Infektion).
Serologie: IHA, IFT, ELISA, Immunelektrophorese, KBR.

Therapie
S. haematobium: Praziquantel (Biltricide®, Cesol®) 40 mg/kg p.o. als Einmaldosis.
Alternativ: Metrifonat (Bilarcil®) 7,5-10 mg/kg p.o. als Einmaldosis, 2 x wiederholen in 2-wöchigem Abstand.
S. mansoni: Praziquantel 2 Dosen à 20 mg/kg im Abstand von 12 Stunden.
Alternativ: Oxamniquin (Vansil®) 15 mg/kg p.o. als Einmaldosis (20 mg/kg/d p.o. für 3 Tage in Nord- und Ostafrika).
S. japonicum und *S. mekongi*: Praziquantel 3 Dosen à 20 mg/kg im Abstand von 8 Stunden.

Prophylaxe. In endemischen Gebieten nicht in Süßwasser baden. Tragen von Schutzkleidung (Stiefel, Handschuhe) bei Arbeiten in solchen Gewässern.

Schlafkrankheit (Afrikanische Trypanosomiasis)

Erreger. *Trypanosoma brucei gambiense*, *T. b. rhodesiense*; Protozoen.

Epidemiologie. Endemisch in Afrika südlich der Sahara. In West- und Zentralafrika kommt hauptsächlich *T. b. gambiense* vor (Hauptreservoir: Mensch, auch Affen, Hunde), in Ostafrika überwiegend *T. b. rhodesiense* (Hauptreservoir: Rinder, Ziegen, Schafe, Antilopen). Die Übertragung erfolgt durch den Stich der tagaktiven, blutsaugenden Tsetsefliege.
Beide Trypanosoma-Arten sind morphologisch nicht voneinander zu unterscheiden. Durch einen sog. "surface-coat" aus Proteinen und Mukopolysacchariden, dessen Zusammensetzung sich bei jedem Teilungsvorgang ändert, sind die Parasiten weitgehend gegen die Antikörper des Wirtes geschützt.

Klinik. Inkubationszeit: *T. b. gambiense*: variabel, meist mehrere Wochen bis Monate; *T. b. rhodesiense*: 3-21 Tage.
Stadium I: An der Einstichstelle entwickelt sich durch Vermehrung der Trypanosomen in der Haut ein schmerzhafter furunkulöser Primäraffekt (Trypanosomenschanker) mit Anschwellen der regionären Lymphknoten. Er heilt innerhalb einiger Wochen spontan ab. Über die Lymphwege gelangen die Parasiten in den Blutstrom. Die Parasitämie löst intermittieren-

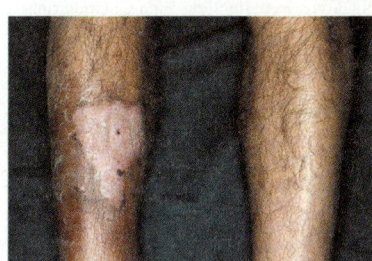

Trypanosomenschanker am Unterschenkel; Quelle: T. Löscher, München de Fieberschübe aus. Häufig, vor allem bei der westafrikanischen Form, generalisierte Lymphadenopathie. Klassisches Zeichen ist die Vergrößerung der posterioren zervikalen Lymphknoten (Winterbottom-Zeichen); des weiteren stammbetontes, juckendes, anuläres Exanthem, myxödematöse Schwellungen des Gesichts, Kopf- und Gelenkschmerzen, Hepatosplenomegalie, Gewichtsverlust. Vermutlich immunologisch bedingt sind Thrombozytopenie, Anämie und intravasale Gerinnungsstörungen. Die ostafrikanische Form kann bereits in diesem Stadium infolge Pankarditis tödlich verlaufen. *Stadium II*: Der Befall des ZNS wird bei der westafrikanischen Form erst nach Monaten bis Jahren, bei der ostafrikanischen meist ohne Übergang von Stadium I mit den Zeichen einer Meningoenzephalitis oder Meningomyelitis, mit Kopfschmerzen, Nackensteife, gestörtem Schlaf-Wach-Rhythmus, Konzentrationsstörungen, Persönlichkeitsveränderungen und zunehmender Somnolenz manifest. Krampfanfälle, extrapyramidale Symptome oder ein Parkinson-ähnliches Bild können auftreten. Das unbehandelte Endstadium der Erkrankung ist durch die namensgebende Schlafsucht charakterisiert. Die ostafrikanische Form verläuft rasch progredient. Unbehandelt ist die Trypanosomiasis eine tödliche Erkrankung.

Diagnostik

Mikroskopie*: im Blutausstrich (evtl. auch dikker Tropfen), Punktat des Trypanosomenschankers, Lymphknoten- und Knochenmarkspunktat, Liquor.
Serologie: ELISA, IFT. Für *T. gambiense* gibt es in tropischen Ländern einen Kartenagglutinationstest (CATT).

Therapie

Stadium I

T. b. gambiense:
Suramin (Germanin®), erst 100-200 mg Testdosis langsam i.v., dann 1 g Tagesdosis (Kinder 20 mg/kg) langsam an Tag 1, 3, 7, 14 und 21 oder
Eflornithin (Ornidyl®) 400 mg/kg/d in 4 Dosen i.v. für 14 Tage, dann 300 mg/kg/d in 4 Dosen für 3-4 Wochen.
Alternativ: Pentamidin (Pentaderivat) 4 mg/kg/d i.m. für 10 Tage.
T. b. rhodesiense: Suramin (s.o.), bisher keine Alternative verfügbar.

Stadium II (mit ZNS-Beteiligung)

T. b. gambiense:
Eflornithin (Ornidyl®) 400 mg/kg/d in 4 Dosen i.v. für 14 Tage, dann 300 mg/kg/d in 4 Dosen für 3-4 Wochen.
Alternativ: Tryparsamid (Tryparsone®) 30 mg/kg/d (max. 2 g) i.v. in einer Dosis alle 5 Tage, insgesamt 12 Injektionen + Suramin (s.o.)
T. b. rhodesiense: Melarsoprol (Arsobal®, MeIB®) 2-3,6 mg/kg/d i.v. in 3 Dosen für 3 Tage, nach einer Woche 3,6 mg/kg/d i.v. in 3 Dosen für 3 Tage, wiederholen nach 10-21 Tagen. Kinder: Gesamtdosis 18-25 mg/kg über 1 Monat verteilt. Initial 0,36 mg/kg, sukzessive Steigerung auf maximal 3,6 mg/kg in 1-5-tägigen Abständen (insgesamt 9-10 Dosen).

Prophylaxe. In endemischen Regionen entsprechende Kleidung tragen (Tsetsefliegen sind tagaktiv), Repellentien. Eine Chemoprophylaxe wird aufgrund der Toxizität der Substanzen nicht empfohlen.

Tetanus (Wundstarrkrampf)

Erreger. *Clostridium tetani*; grampositive, anaerobe, sporenbildende Stäbchen.

Epidemiologie. Sporen von *C. tetani* weltweit ubiquitär im Erdreich, Schmutz und Staub verbreitet, *C. tetani* gehört zur normalen Darmflora von Mensch und Tier. Weltweit sterben nach Schätzungen der WHO über 1 Mio. Menschen pro Jahr an Tetanus. In Deutschland 10-15 Fälle jährlich, überwiegend ältere Personen. Die Übertragung erfolgt über Verletzungen (oft Bagatellverletzungen, Bisse, Verbrennungen) der Haut, Sporen werden auch von verletzenden Gegenständen (Nägel, Holzsplitter, Instrumente) eingebracht. Ursache der Erkrankung ist das von *C. tetani* unter anaeroben Bedingungen gebildete Tetanospasmin, ein Exotoxin, das durch Proteolyse die Freisetzung von inhibierenden Neurotransmittern blockiert. Es verstärkt damit die Erregbarkeit der alpha-Motoneuronen.

Klinik. Inkubationszeit: 3-21 Tage, abhängig von der gebildeten Toxinmenge. Schwere Fälle haben eine kurze, leichtere Fälle eine lange Inkubationszeit. Beginn meist mit einem erhöhten Muskeltonus des M. masseter (Trismus, Kieferklemme), oder Schmerzen in Hals-, Schulter- und Rückenmuskulatur. Charakteristisch bei anhaltender Kontraktion der Gesichtsmuskeln: Risus sardonicus. In der Folge werden Bauchdecken und proximale Extremitäten involviert. Hände und Füße bleiben relativ unbeteiligt. Häufig sind paroxysmale, heftige, schmerzhafte, endogen oder exogen auslösbare generalisierte Muskelspasmen. Frühzeitiger Befall von Larynx, Atemmuskulatur und Zwerchfell führen zur Ateminsuffizienz. Durch gleichzeitige Spasmen von Extensoren und Flexoren können Frakturen der Wirbelsäule auftreten. Besonders bedrohlich Glottis- und Zwerchfellkrämpfe. Das Bewusstsein ist dabei nicht eingeschränkt. Blutdruckschwankungen, Tachykardie, Arrhythmie, periphere Durchblutungsstörungen und Schweißausbrüche weisen auf eine Beteiligung des autonomen Nervensystems hin.
Die Krankheit verläuft selten (< 10%) mild (Muskelrigidität, wenige oder gar keine Krämpfe), häufiger mäßig (Trismus, Dysphagie, Rigidität, wenig Krämpfe) oder schwer

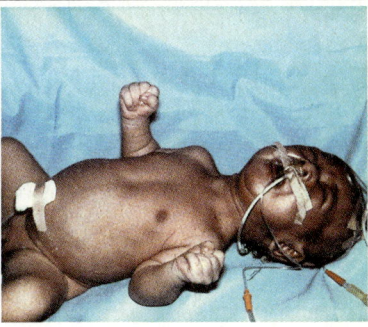
Tetanusspasmen bei Tetanus neonatorum; Quelle: WHO, Genf

(häufige, plötzlich einsetzende Krämpfe). Trotz intensivmedizinischer Betreuung beträgt die Letalität 10-20%.
Beim *Tetanus neonatorum* ist die Eintrittspforte meist der Nabel infolge schlechter Hygiene. Er entwickelt sich bei Kindern von unzureichend oder gar nicht geimpften Müttern, Vorkommen insbesondere in Entwicklungsländern. Die Erkrankung beginnt meist während der ersten oder zweiten Lebenswoche. Die Letalität erreicht 90%, Apnoe ist die häufigste Todesursache in der ersten Lebenswoche, Sepsis häufige Todesursache in der zweiten Lebenswoche.

Diagnostik
Klinisch*: meist möglich.
Kultur: aus Wundabstrichen, möglichst tiefe Regionen. Nur in einem Drittel der Fälle gelingt der Nachweis.

Therapie
3.000-6.000 IE humanes Tetanus-Immunglobulin i.m..
Penicillin 10-12 Mio. IE/d i.v. für 10 Tage oder Metronidazol 4 x 500 mg/d für 7-10 Tage.

Symptomatische Therapie: Sedierung, Muskelrelaxantien, evtl. Beatmung, chirurgische Wundversorgung.

Prophylaxe. Impfung mit Toxoidimpfstoff in der Regel als Kombinationsvakzine ab drittem Lebensmonat, Auffrischung im sechsten Lebensjahr, danach alle zehn Jahre (Impfung s. S. 170, Postexpositionsprophylaxe s. S. 156). (Lit. 43)

Tollwut (Rabies, Lyssa)

Erreger. Rabiesvirus; Rhabdoviren (RNA-Viren).

Epidemiologie. Weltweit verbreitete Zoonose. Die höchsten Erkrankungszahlen weisen Süd- und Südostasien auf. Erregerreservoir vorwiegend wild lebende Tiere wie Füchse, Wölfe, Rehe, Fledermäuse (USA), Affen (Asien), seltener auch Haustiere (Hunde, Katzen). Das Virus wird etwa 3-7 Tage vor Auftreten von klinischen Symptomen sowie während der gesamten Erkrankung im Speichel ausgeschieden. Infektion des Menschen erfolgt durch den Kontakt mit dem Speichel infizierter Tiere (Biss, seltener auch Kratzen). In Höhlen mit infizierten Fledermäusen kann das Virus eingeatmet werden (häufigste Infektionsquelle in den USA).

Klinik. Inkubationszeit: 10 Tage bis zu einem Jahr. Abhängig von der Schwere der Bissverletzung (Viruskonzentration an der Inokulationsstelle) und der Lokalisation in Bezug zum ZNS (Gesicht, Hals).

Prodromalstadium: Hyperästhesie, lokales Jucken und Brennen im Bereich der Bisswunde als erster Hinweis auf eine Tollwutinfektion, allgemeines Krankheitsgefühl, grippeähnliche Symptome, Schlafstörungen, Inappetenz, Reizbarkeit.

Exzitationsstadium: etwa 2-10 Tage nach den ersten Prodromalzeichen. Symptome einer Enzephalitis, exzessive motorische Aktivität, Reizbarkeit, Erregung, Halluzinationen, Bewusstseinsstörungen, Fieber. Häufig autonome Dysfunktionen mit starkem Speichelfluss ("Schaum vor dem Mund"), Schwitzen, Pupillenanomalien.

Stadium der Hirnstammdysfunktion: Hirnnervenbeteiligung (Doppelbilder, Fazialisparese, Schluckbeschwerden), sehr schmerzhafte Krämpfe der Schlundmuskulatur und Muskelspasmen im Kopf-Halsbereich. Bereits die optische oder akustische Wahrnehmung von Wasser kann Krämpfe auslösen (Hydrophobie). Die betonte Hirnstammsymptomatik unterscheidet die Tollwut von anderen Enzephalitiden. Phasen massiver Agitation können mit ruhigen Intervallen abwechseln. In der Folge symmetrische oder asymmetrische schlaffe Lähmungen, aufsteigend mit terminaler Beteiligung der Atemmuskulatur. Mit intensivmedizinischer Therapie (Beatmung) kann der Patient längere Zeit überleben. Es stellen sich dann Komplikationen ein (Diabetes insipidus, SIADH, ARDS). Die gesamte Dauer der Erkrankung beträgt durchschnittlich 18 Tage, sie endet immer letal.

Diagnostik

Mikroskopie*: mittels Immunfluoreszenz in Abklatschpräparaten der Kornea oder in Hautbiopsien an Haargrenze im Nacken; post mortem im Gehirn. Intrazerebral auch Nachweis von Negri-Körperchen. Tollwutverdächtiges Tier untersuchen!

Virusisolierung: aus Speichel, Hirngewebe, Liquor, Urin.

Serologie: Neutralisationstest, positiv erst ab 8.-10. Tag nach Beginn der Erkrankung, daher diagnostisch ohne Bedeutung.

Genomnachweis*: mittels PCR aus Liquor, Speichel.

Therapie

Keine virusspezifische Therapie. Symptomatische, intensiv-medizinische Behandlung, Intubation und Sedierung des Patienten.

Prophylaxe. Gut verträgliche Totimpfstoffe (Zellkultur-Vakzine) zur Prä- und Postexpositionsprophylaxe sind verfügbar (Impfung s. S. 171, Postexpositionsprophylaxe s. S. 156). Postexpositionell
- bei Verdacht auf Tollwut-Infektion
- bei Kontakt mit tollwutverdächtigem Tier
- bei Bissverletzung oder Kratzwunde durch unbekannte oder verdächtige Tiere
- bei Kontamination mit Tierspeichel

ist sofort die simultane aktive und passive (humanes Tollwut-Immunglobulin) Immunisierung indiziert.
Die präexpositionelle aktive Impfung ist angezeigt für Tierärzte, Jäger, Waldarbeiter, Laborpersonal. (Lit. 42)

Meldepflicht. Namentliche Meldepflicht bei Verdacht, Erkrankung und Tod, bei Verletzung eines Menschen durch ein tollwutkrankes oder -verdächtiges Tier oder bei Berührung eines solchen Tieres oder Tierkörpers (§6 IfSG) sowie bei direktem oder indirektem Erregernachweis (§7 IfSG).

Toxisches Schocksyndrom (TSS)

Erreger. *Staphylococcus aureus*, Streptokokken der Serogruppen A, B, C, G; grampositive Kokken.

Epidemiologie. Verursacht durch Toxin-produzierende Staphylokokken und Streptokokken. *Menstruationsassoziiertes TSS*: Besiedlung von hoch-absorbierenden Tampons mit Staphylokokken und Bildung von TSS Toxin-1. Auftreten bei jungen Frauen während oder kurz nach der Menstruation. Abnahme der Inzidenz in den letzten Jahren.
Nicht-menstruationsassoziiertes TSS: verursacht durch Staphylokokken-Enterotoxine B und C (ca. 50%), durch TSST-1 und durch Streptokokken-Exotoxin A, B und C; Übertragung durch Hautwunden oder Schleimhäute des Pharynx; Zunahme des Streptokokken-TSS in den letzten Jahren; vereinzelt epidemisches Auftreten in institutionellsierten Patienten

Klinik
Staphylokokken-TSS: hohes Fieber, bei nicht-menstruationsassoziiertem TSS gastrointestinale Symptome (Erbrechen, Durchfall); Myalgien, Hypotension, Bewusstseinseintrübung, Multiorganversagen. Letalität 5-15%.
Streptokokken-TSS: Prodromalphase mit Fieber, Pharyngitis, Erbrechen, Durchfall; nach Hautinfektion starke lokale Schmerzen, Myalgien, Hypotension, Nierenversagen, ARDS, Leberinsuffizienz, Gerinnungsstörung (DIC), nekrotisierende Fasziitis, Myositis, Exanthem mit nachfolgender Hautschuppung, Kreislaufversagen, Multiorganversagen. Letalität 30-80%.

Diagnostik. *Kultur*: aus Haut-, Schleimhautläsionen, Pharynxabstrichen, Tampon-Material oder Vaginalabstrichen; Blutkulturen bei Streptokokken TSS in ca. 60-70% positiv, bei Staphylokokken-TSS selten positiv.

Therapie
Staphylokokken-TSS: Flucloxacillin 4 x 2 g/d i.v., alternativ: Cefazolin / Cefuroxim 3 x 1,5-2 g/d i.v.. Kombination mit Gentamicin oder Clindamycin sinnvoll
Streptokokken-TSS: Penicillin 4 x 6 Mill. IE/d i.v. + Clindamycin 3 x 900 mg/d i.v., alternativ: Erythromycin 4 x 1 g/d i.v. oder Cephalosporin 3 2 g/d i.v. + Clindamycin 3 x 900 mg/d i.v..
Empirische Therapie: Cefazolin / Cefuroxim 3 x 2 g/d i.v. + Clindamycin 3 x 900 mg/d i.v..
Supportiv bei allen Formen: Intravenöses Immunglobulin 150 mg/kg/d über 5 Tage.
Clindamycin hemmt Exotoxin-Bildung von Staphylokokken oder Streptokokken.

Toxoplasmose

Erreger. *Toxoplasma gondii*; Protozoen.

Epidemiologie. Weltweit bei warmblütigen Tieren und beim Menschen verbreitet; die Infektion beim Menschen erfolgt oral durch Aufnahme von zystenhaltigem, rohem (insbesondere Schweine-) Fleisch oder von Oozysten, die im Darmtrakt von Katzen gebildet und mit dem Kot ausgeschieden werden, oder diaplazentar von einer Mutter mit Erstinfektion auf den Feten während der Schwangerschaft (Infektionsrate im ersten Trimenon 4-15%, im letzen Trimenon bis zu 60%). Reaktivierung latenter Infektionen bei Patienten mit Immunsuppression (HIV-Infizierte, Transplantierte) möglich. Pro Jahr in Deutschland etwa 6.000-7.000 Erstinfektionen bei Schwangeren.

Klinik. Inkubationszeit: 1-2 Wochen.
Postnatal erworbene Toxoplasmose: klinische Manifestationsrate bei etwa 10%; Symptome sind Fieber, Kopfschmerz, allgemeines Krankheitsgefühl, Lymphadenopathie im Zervikalbereich: Dauer der Symptomatik etwa 1-3 Wochen; seltene Komplikationen: Myokarditis, Pneumonie, Hepatitis, Chorioretinitis.
Konnatale Toxoplasmose: diaplazentarer Übergang der Parasiten während der Parasitämie der Mutter bei Erstinfektion. Beim Feten generalisierte Infektion mit Enzephalitis, interstitieller Hepatitis, Myokarditis, Pneumonie. In 80-90% milde oder subklinische Infektionen, bei etwa 10% der Infizierten schwere Schäden (Mikrozephalus, Hydrozephalus, intrazerebrale Verkalkungen, Chorioretinitis mit Visusminderung

oder -verlust, Thrombozytopenie; häufig Aborte, Früh- oder Mangelgeburten.

Toxoplasmose bei Immunsupprimierten: Reaktivierung einer latenten Toxoplasmose möglich; klinisch Myokarditis, Pneumonie, Enzephalitis (Abszessbildung mit fokalen neurologischen Ausfällen, Hemiparesen, Seh-, Sprachstörungen und Ataxie); psychomotorische Verlangsamung, Desorientiertheit, Kopfschmerz, Fieber. Eine der häufigsten opportunistischen Infektionen bei AIDS-Patienten.

Diagnostik

Serologie*: IgG-, IgM-, IgA-Nachweis mittels ELISA, Immunfluoreszenz, Immunoblot; Sabin-Feldman-Test; Bestimmung der IgG-Avidität.
Genomnachweis: mittels PCR aus Amnionflüssigkeit, Liquor, Blut, Urin, Gewebematerial.

Therapie

Standard-Therapie:
Pyrimethamin 200 mg einmalig, dann 25 (50-75) mg/d p.o. +
Folinsäure 10-20 mg/d p.o., i.m. oder i.v. +
Sulfadiazin 4 x 1 g/d p.o. oder Clindamycin 4 x 600 mg/d p.o. oder i.v..
Alternativ zu Sulfadiazin: Clarithromycin (2 x 1 g/d), Atovaquon (4 x 750 mg/d), Azithromycin (1200 mg/d) oder Dapson (100 mg/d).
Alternativ: Cotrimoxazol 4 x 3-5 mg/ kg/d.
Akute Lymphadenitis bei Immunkompetenten meist nicht behandlungsbedürftig.
Schwangerschaft: Spiramycin (3 x 1 g/d) in den ersten 15 Schwangerschaftswochen, dann Standard-Therapie.

Konnatale Toxoplasmose: Pyrimethamin 1 mg/kg/d + Sulfadiazin 100 mg/kg/d in 2 Dosen + Folinsäure 2 x 3 mg/Woche über 6 Wochen gefolgt von Spiramycin 100 mg/kg/d für 4 Wochen.
Beide Therapieregime abwechselnd als 4-wöchige Therapiezyklen über 1 Jahr.
ZNS- oder Augenbeteiligung: zusätzlich Prednisolon 2 mg/kg/d bis zum Abklingen der Symptome.
Suppressionstherapie (bei immunsupprimierten Patienten nach Reaktivierung): Pyrimethamin + Sulfadiazin + Folinsäure; alternativ: Pyrimethamin + Clindamycin + Folinsäure; Dosierung entsprechend Standard-Therapie.

Prophylaxe. Expositionsprophylaxe für seronegative Schwangere: kein direkter Kontakt mit Katzen und insbesondere Katzenkot, Fleisch (v.a. Schweinefleisch) ausreichend erhitzen, keine rohe Milch und keine rohen Eier verzehren. Tragen von Handschuhen und häufiges Händewaschen (insbesondere nach Tätigkeiten mit kontaminationsgefährdeten Materialien, z.B. Gartenarbeit, Kontakt mit Katzen). Untersuchung von Schwangeren entsprechend den Mutterschaftsrichtlinien; Primärprophylaxe für alle HIV-Patienten mit CD4-Zellzahl < 100/µl: Cotrimoxazol 160/800 mg/d p.o., alternativ Dapson 50 mg/d p.o. + Pyrimethamin 1 x 50 mg/Woche p.o. + Folinsäure 1 x 25 mg/Woche p.o..

Meldepflicht. Nichtnamentliche Meldepflicht bei direktem oder indirektem Nachweis, nur bei konnatalen Infektionen (§7 IfSG).

Trachom

Erreger. *Chlamydia trachomatis* Serovaren A-C; obligat intrazelluläre, kleine Bakterien.

Epidemiologie

Trachom: weltweit verbreitet, endemisch heute noch im Mittleren Osten, Nordafrika (Ägypten) und Asien. Erregerreservoir ist der Mensch. Weltweit häufigste Ursache für erworbene Blindheit. Übertragung erfolgt direkt durch Schmierinfektion über Hände, von Auge zu Auge oder über Sekret-kontaminierte Gegenstände, indirekt auch durch Fliegen. Neugeborene infizieren sich beim Durchtritt durch den Geburtskanal. Mittlerweile ist die durch Chlamydien hervorgerufene Konjunktivitis bei Neugeborenen in westlichen Ländern zehnmal häufiger als die durch Gonokokken bedingte. Erwachsene infizieren sich im Schwimmbad (Schwimmbadkonjunktivitis), durch Chlordesinfektion des Wassers selten geworden.

* Methode der Wahl

Klinik. Inkubationszeit: 5-7 Tage.

Trachom: vor allem bei Kindern vorkommende, eitrige Konjunktivitis mit Tränen und Brennen der Augen. Durch subepitheliale Lymphozyteninfiltration an der Innenseite des Oberlides sulzig-glasige (etwa 1 mm große) Follikel. Der chronische Verlauf begünstigt die Entstehung eines entzündlichen Pannus am Hornhautrand, Revaskularisation der Kornea. Infolge Narbenbildung und Schrumpfungen an Bindehaut und Kornea Entropium, Trichiasis, Erblindung (bis 15% der Trachompatienten).

Diagnostik

Mikroskopie*: Nachweis von zytoplasmatischen Einschlusskörperchen im Konjunktivalabstrich mittels Giemsafärbung oder DFT.

Kultur*: Anzüchtung des Erregers auf Zellkulturen möglich. Material möglichst schnell verarbeiten.

Serologie: IgG und IgM-Nachweis möglich,

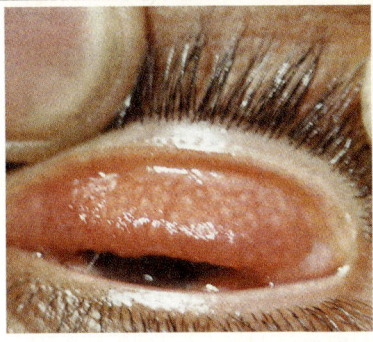

Pflasterstein-Follikel der Konjunktiva bei Trachom; Quelle: E. Vanek, Ulm

jedoch zu unspezifisch.

Genomnachweis: Nachweis der Erreger-DNA mittels Gensonde. PCR, LCR (Ligase chain reaction), Sensitivität 85-90%, Spezifität >90%.

Therapie

Azithromycin 20 mg/kg p.o. als Einmaldosis. Alternativ: Doxycyclin 200 mg/d p.o. für 2 Wochen.

Kinder: > 9 Jahre: Doxycyclin 4 mg/kg/d, < 9 Jahre: Erythromycin 50 mg/kg/d.

Zusätzlich lokal Tetrazyklin- oder Erythromycin-Augensalbe 2 x tägl. für 2 Monate.

Prophylaxe. Schwangere sollten zu Beginn der Gravidität auf genitale Chlamydien-Infektion getestet werden. Postnatal Prophylaxe mit Erythromycin-Salbe (1%), Credé-Prophylaxe mit Argentum nitricum nicht effektiv. (Lit. 38)

Meldepflicht. Ausbrüche meldepflichtig.

Trichinose

Erreger. *Trichinella spiralis*; Nematoden.

Epidemiologie. Weltweit verbreitet, kommt bei einigen fleischfressenden Säugetieren vor (Schweine, Bären). In Europa im Osten und Südosten verbreitet. In der Bundesrepublik seit Einführung der Trichinenschau bei Schlachttieren nur noch selten, v.a. eingeschleppte Fälle. Infektionsquelle ist meist rohes oder ungenügend gegartes Schweinefleisch, das Larven von *Trichinella* enthält. Die Larven kommen im Dünndarm zur Geschlechtsreife. Die Weibchen gebären erneut Trichinenlarven (1 mm), die über den Blut- und Lymphweg die quergestreifte Muskulatur erreichen, dort eingekapselt werden und viele Jahre lebensfähig sind, wenn sie nicht (frühestens nach ½ Jahr) verkalken.

Klinik. Inkubationszeit: 5-45 Tage. Meistens inapparent, abhängig von der Infektionsdosis. Während der ersten Woche nach Ingestion *intestinale Phase* mit leichtem Fieber, Bauchschmerzen, Durchfällen, Nausea und Erbrechen. Etwa 2-4 Wochen später *Wanderung der Larven* mit typischer Trias Fieber, periorbitales Ödem, Myalgien. Urtikaria, Hämorrhagien, Exantheme, selten auch lebensbedrohliche Myokarditis, Pneumonitis, Enzephalitis kommen vor. Im *Stadium der Zystenbildung* in der Muskulatur Myositis mit schmerzhaft geschwollener Muskulatur. Häufig betroffen sind Muskeln von Nacken, Kiefer, Augen, Rücken und Zwerchfell. Eosinophilie und Leukozytose, Anstieg der Kreatinkinase im Serum. Ohne Behandlung klingen Fieber und Muskelschmerzen nach drei bis vier Wochen ab, in der Rekonvaleszenz noch Muskelschwäche, Steifheit, Muskelschmerzen.

Diagnostik
Mikroskopie: zu Beginn der Erkrankung gelegentlich adulte Würmer und Larven im Stuhl, später Larven in der Muskelbiopsie (selten indiziert).
Serologie*: ELISA, IFT, IHA, KBR, Bentonit-Flockungstest u.a.. Antikörper frühestens ab der 3. Erkrankungswoche nachweisbar.

Therapie
Albendazol (Eskazole®) 2 x 400 mg/d p.o. für 10-14 Tage
oder Mebendazol (Vermox®) 2 x 5 mg/kg/d p.o. für 10-14 Tage.

Gegen intestinale Stadien wirksam, gegen enzystierte Larven unsicher.
Zusätzlich Steroide bei schweren Infektionen.

Prophylaxe. Fleischbeschau. Fleisch stets ausreichend kochen oder braten (Temperaturen > 65°C töten die Larven ab); auch Tieffrieren von Fleisch bei -15°C über 20 Tage tötet die Parasiten ab; Räuchern, Pökeln oder Trocknen sind nicht sicher wirksam.

Meldepflicht. Namentliche Meldepflicht bei direktem oder indirektem Erregernachweis (§7 IfSG).

Trichomoniasis

Erreger. *Trichomonas vaginalis*; Protozoon (Flagellat).

Epidemiologie. Weltweit verbreitet, besonders bei Personen mit häufigem Partnerwechsel. Frauen im gebärfähigen Alter sind in etwa 10-25%, Männer in 2-5% betroffen. Übertragung meist durch Geschlechtsverkehr. Trichomoniasis gehört zu den häufigsten sexuell übertragbaren Krankheiten. Neugeborene können beim Durchtritt durch den Geburtskanal infiziert werden. In chlorierten Schwimmbädern ist eine Ansteckung unwahrscheinlich.

Klinik. Inkubationszeit: 4-24 Tage. Größtenteils asymptomatisch, bei der Frau Pruritus, Brennen am Introitus vaginae, auch Dysurie, Pollakisurie und Dyspareunie. In etwa 60% der Fälle gelbgrüner, schaumiger und faulig riechender Fluor (pH > 4,5). Die Vaginalschleimhaut ist stark gerötet, z.T. mit punktförmigen Blutungen. Beim Mann selten symptomatisch: Urethritis, Epididymitis oder Prostatitis.

Diagnostik
Mikroskopie*: Nachweis von beweglichen Trichomonaden im Vaginal- oder Urethralsekret unmittelbar nach der Entnahme im Dunkelfeld oder Phasenkontrast. Nicht abkühlen lassen, evtl. Objektträger vorwärmen.
Kultur: zuverlässige Methode bei sofortiger Überimpfung in geeignetes Flüssigmedium (empfindlicher als die Mikroskopie).

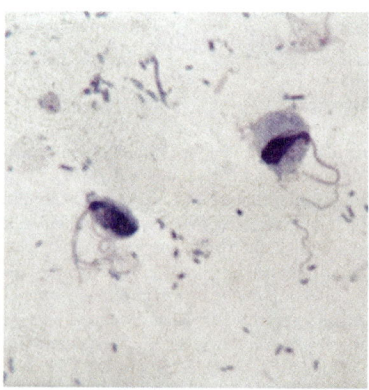

Trichomonas vaginalis, mikroskopisches Bild; Quelle: E. Vanek, Ulm

* Methode der Wahl

Therapie
Metronidazol oder Tinidazol 2 g p.o. als Einmaldosis oder Metronidazol 2 x 500 mg/d p.o. für 1 Woche. Bei Therapieversagen: Metronidazol 2-4 g/d p.o. für 10-14 Tage + Paromomycin oder Metronidazol Vaginalcreme lokal. Sexualpartner mitbehandeln.

Prophylaxe. Kondome. (Lit. 41)

Trichuriasis

Erreger. *Trichuris trichiura* (Peitschenwurm); Nematoden.

Epidemiologie. Weltweit verbreitet, insbesondere in tropischen und subtropischen Regionen. Dort bis zu 60% der Bevölkerung (v.a. Kinder) betroffen, dritthäufigste Wurmerkrankung weltweit. In Deutschland selten (Reiseanamnese). Oral über kontaminierte Lebensmittel (insbesondere Gemüse und Salate) aufgenommen, schlüpfen die Larven im Dünndarm und entwickeln sich dort zu geschlechtsreifen Adulten. Die adulten Würmer (3-5 cm) verankern sich mit ihrem fadenartigen Vorderende in der Schleimhaut von Zökum, Kolon und Rektum (proktoskopisch sichtbar). Nach etwa 60 Tagen scheidet das Weibchen täglich bis zu 10.000 Eier aus.

Klinik. Meist symptomlos. Nur bei schwerem Befall Bauchschmerzen, Tenesmen, Übelkeit, Schwächegefühl, schleimig-blutige Durchfälle (Kolitis), Eisenmangelanämie, mäßige Eosinophilie. Bei Kindern Rektumprolaps, Entwicklungs- und Wachstumsretardierung.

Diagnostik. *Mikroskopie**: Untersuchung des Stuhls auf Eier.

Therapie
Mebendazol (Vermox®) 2 x 100 mg/d für 3 Tage. Alternativ: Albendazol (Eskazole®) 400 mg Einmaldosis, evtl. wiederholen (bei starkem Befall).

Prophylaxe. Nahrungsmittelhygiene. Generelle Maßnahmen zur Fäkalienbeseitigung oder -klärung.

Tuberkulose

Erreger. *Mycobacterium tuberculosis*, seltener *M. bovis*; säurefeste Stäbchen.

Epidemiologie. Weltweit verbreitet. 90% der Erkrankungen in Entwicklungsländern. Inzidenz in Deutschland 1999: 14/100.000 (jährlich 10.000 Neuinfektionen, 700 Todesfälle). Etwa ein Drittel der Tuberkulosefälle in Deutschland betrifft Patienten aus Hochprävalenzländern (z.B. aus Osteuropa, Afrika, Asien, Mittlerem Osten, Südamerika). Multiresistenzen gegen die gängigen Antituberkulostatika in Deutschland noch kein großes Problem (2% in 1999), aber zunehmend. Übertragung fast ausschließlich durch Tröpfcheninfektion, Quelle sind Patienten mit offener Lungentuberkulose. Ansteckungsgefahr besteht, solange im Sputum säurefeste Stäbchen nachweisbar sind. In der Regel ist der Patient 2 Wochen nach Beginn der Therapie nicht mehr infektiös, bis dahin Isolierung. Die Infektion mit *M. bovis* durch Milch von verseuchten Kühen kommt heute in der Bundesrepublik nicht mehr vor.

Klinik. Inkubationszeit: 1-6 Monate.
Primärinfektion: in 90% der Fälle lokale pul-

monale Tuberkulose (Primärkomplex aus Primärherd, infizierter Lymphbahn und regionalem Lymphknoten). Meistens symptomlos, der Herd heilt unter Verkalkung aus. Gelegentlich kommen Müdigkeit, Appetitlosigkeit, leichter Husten, evtl. Brustschmerzen, Kopfschmerzen vor, auch subfebrile Temperaturen. Meist ist die Konversion im Tuberkulintest und ein tuberkulöses Granulom im Röntgenbild (Pleurakuppen-Schwiele) einziger Beweis für eine abgelaufene Infektion.

Komplikationen der Primärtuberkulose:
- Pleuritis exudativa: bei jungen Patienten häufigste Ursache für Pleuraergüsse, evtl. Erreger im Erguss nachweisbar.
- Miliartuberkulose = hämatogene Streuung mit granulomatösen Läsionen in multiplen Organen, insbesondere bei Patienten mit eingeschränkter Immunität. Am häufigsten befallen sind Lunge (feinkörnige, miliare Fleckschatten), Meningen (lymphozytäre Meningitis, v.a. bei Kleinkindern), Leber/Milz, Nieren und Nebennieren.
- Käsige Bronchopneumonie: disseminierte bronchogene Aussaat mit Fieber, Gewichtsverlust (Schwindsucht), unbehandelt letal verlaufend.

Postprimäre Tuberkulose: insbesondere bei schlechter Abwehrlage, meistens die Lunge betreffend, durch endogene Reaktivierung alter Herde oder, seltener, durch exogene Re- bzw. Superinfektion. Reaktivierung v.a. in den Oberfeldern mit Frühinfiltrat, aus dem sich Kavernen bilden können. Symptomatik mit subfebrilen Temperaturen, Gewichtsverlust, Nachtschweiß, Appetitlosigkeit, Husten, evtl. mit Blut. Gewinnt eine Kaverne Anschluss an das Bronchialsystem, wird der Patient infektiös (= offene Tbc).

Seltenere Tuberkulose anderer Organe: Niere mit Flankenschmerzen, steriler Pyurie, Dysurie; Spondylodiszitis (typisch: Einbeziehen der Bandscheibe).

Das Risiko, nach überwundener Primärtuberkulose eine postprimäre Tuberkulose zu erleiden, liegt bei 5-10%, bei HIV-Infektion steigt das Risiko auf 10% pro Jahr.

Diagnostik

Mikroskopie*: in Körperflüssigkeiten und Gewebebiopsien mittels Ziehl-Neelsen- oder Fluorochromfärbung. Nachweis gelingt erst bei Keimzahlen von 10^4-10^5 pro ml Sputum. Vorteil: schnelle Verdachtsdiagnose. Negativer Befund schließt Tuberkulose nicht aus!

Kultur*: aus Sputum, Bronchialsekret, Magensaft (besonders geeignet bei Kindern), Urin, Liquor, Pleuraexsudat, Eiter, Gewebebiopsie. Kultureller Nachweis zur endgültigen Diagnose erforderlich. Dauer 3-10 Wochen. Mit radiometrischen Methoden (Bactec-System) Nachweis von Mykobakterien schon nach 7-10 Tagen möglich.

Genomnachweis: in Sekreten mittels PCR und anderen Amplifikationsmethoden.

Gaschromatographie: Nachweis von Tuberkulostearinsäure zur Diagnostik der TB-Meningitis.

Hauttest: Tuberkulin-Test wird 2-10 Wochen nach Infektion positiv. Nach BCG-Impfung bleibt er 5-10 Jahre positiv. Falsch negativ bei 20-25% der Patienten mit aktiver TB, bei Anergie, Masern, AIDS, unter Glukokortikoid- und Zytostatika-Therapie. Kreuzreaktion mit anderen Mykobakterien.

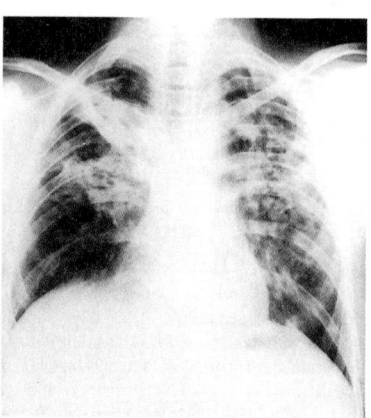

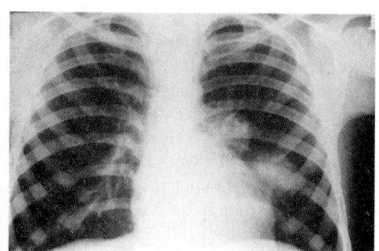

Lungentuberkulose Primärkomplex, linke Lunge, Röntgenthorax; Quelle: Fotolabor, Univ.-Kinderklinik, Leipzig

Ausgedehnte Lungentuberkulose; Quelle: Archiv der Verfasser

* Methode der Wahl

Therapie

Standardtherapie:
Rifampicin (RMP) 10 mg/kg/d + Isoniazid (INH) 5 mg/kg/d + Pyrazinamid (PZA) 30 mg/kg/d + Ethambutol (EMB) 15-25 mg/kg/d für 2 Monate, anschließend RMP + INH für weitere 4 Monate
oder
RMP + INH + EMB für 2 Monate, anschließend RMP + INH für weitere 7 Monate.
Bei Verdacht auf Resistenz initial Vierfach-Kombinationstherapie.
Bei kleineren Kindern statt EMB entweder PZA oder Streptomycin.

Extrapulmonale Tuberkulose:
Therapieschema wie oben. Ausnahme: bei Kindern mit Knochen-Tb, Meningitis oder Miliar-Tb Gesamttherapiedauer 12 Monate.
Alternativ: Streptomycin 15 mg/kg/d i.v. oder Cycloserin 2-3 x 250 mg p.o. oder Protionamid 3-4 x 250 mg p.o. oder PAS 150 mg/kg p.o. oder Capreomycin 15-30 mg/kg i.v..

Präparate zur eventuellen Kombination bei Multiresistenz: Amikacin, Azithromycin, Clarithromycin, Rifabutin, Clofazimin, Ciprofloxacin, Ofloxacin.
In der Schwangerschaft kann eine aktive Tuberkulose mit INH und Ethambutol behandelt werden, ohne dass der Fötus geschädigt wird. Ab der 2. Schwangerschaftshälfte, nicht aber in den letzten Wochen der Gravidität, ist auch Rifampicin möglich. Zu vermeiden sind Streptomycin, Amikacin, Ethionamid, Protionamid, Pyrazinamid und in der Frühschwangerschaft Rifampicin.
Begleittherapie unter INH: 40 mg/d Pyridoxin (=VitB$_6$, in INH-Präparaten oft bereits enthalten, z.B. Tebesium®).
Da auch in Deutschland vermehrt resistente Stämme von *M. tuberculosis* isoliert werden, ist von jedem Erstisolat eine Empfindlichkeitsprüfung durchzuführen.

Prophylaxe. Die BCG-Impfung wird von der STIKO wegen ungünstiger Nutzen/Risiko-Relation nicht mehr empfohlen. Alternative: gezielte wiederholte Tuberkulintestungen. Postexpositionsprophylaxe siehe Seite 159. (Lit. 39, 40)

Meldepflicht. Namentliche Meldepflicht bei Erkrankung und Tod an einer behandlungsbedürftigen Tuberkulose, auch ohne Erregernachweis, sowie bei Behandlungsverweigerung oder Abbruch (§6 IfSG). Namentliche Meldepflicht auch bei direktem Erregernachweis, vorab bei Nachweis säurefester Stäbchen im Sputum, nachfolgend das Ergebnis der Resistenzbestimmung (§7 IfSG).

Tularämie

Erreger. *Francisella tularensis*; gramnegative, kokkoide Stäbchen.

Epidemiologie. Vor allem in Nordamerika, Nord- und Osteuropa verbreitet. In Deutschland nur 1-3 Fälle pro Jahr. Haupterregerreservoir sind Nagetiere. Übertragung meist durch Stiche verschiedener Zeckenarten, Bremsen, Stechmücken oder Kontakt mit infizierten lebenden oder toten Tieren, selten auch durch kontaminierte Nahrungsmittel und Wasser oder durch Inhalation infektiösen Materials (Labor). Gefährdet sind vor allem Jäger, Waldarbeiter, Tierärzte. Durch die Infektion wird eine lebenslange Immunität erworben. Übertragung von Mensch zu Mensch bisher unbekannt.

Klinik. Inkubationszeit: 2 -10 Tage. Generalisierte Erkrankung mit hohem Fieber, Schüttelfrost, Myalgien und Arthralgien, schwerer Beeinträchtigung des Allgemeinbefindens. Je nach Eintrittspforte unterschiedliche Manifestationen:
Am häufigsten ist die *ulzeroglanduläre* Form (75-85% der Fälle) mit einem papulösen, schmerzhaften Primäraffekt. Es entwickelt sich ein scharfrandiges Ulkus mit gelbem Exsudat, Schwellung der regionalen Lymphknoten, meist axillar oder inguinal.
Typhoidale Form (10% der Fälle): keine Haut-

läsionen oder Lymphadenopathie; hohes anhaltendes Fieber, Hepatosplenomegalie, schwere Kopfschmerzen, Zeichen einer Endotoxinämie.
Bei der *okuloglandulären* Form (1%) ist die Eintrittspforte die Konjunktiva: einseitige eitrige Bindehautentzündung und präaurikuläre, submandibuläre oder zervikale, schmerzhafte Lymphknotenschwellung. Korneaperforation möglich.
Oral-pharyngeale Form durch Aufnahme von unzureichend gegartem Fleisch oder erregerhaltigem Wasser ist sehr selten: membranöse Pharyngitis (zu verwechseln mit Diphtherie) mit zervikaler Lymphadenopathie.
Pulmonale Form: durch Inhalation der Erreger oder bei hämatogener Dissemination: Dyspnoe, trockener Husten, Pleuritis, Zyano-se, bilaterale fleckige Infiltrationen im Röntgenbild.
Unbehandelt dauern die Symptome in der Regel 1-4 Wochen, sie können aber auch über Monate persistieren. Mortalität bei geeigneter Therapie unter 1%.

Diagnostik
Serologie*: Nachweis von Serum-Agglutininen, ELISA; Kreuzreaktionen mit Antikörpern gegen Brucella, Yersinia, Proteus OX-19 und heterophilen Antikörpern.
Kultur: aus Sputum, Bronchialsekret, Exsudat von Hautläsionen, Lymphdrainage. Blutkulturen anlegen. Wachstum nur auf Spezialnährböden (Erreger ist hoch kontagiös, Labor der Sicherheitsstufe 3 erforderlich).

Therapie
Streptomycin 2 x 7,5-10 mg/kg/d, alternativ Gentamicin 5 mg/kg/d in 3 Dosen für 7-14 Tage. Bei leichteren Verlaufsformen Doxycy-clin 200 mg/d, alternativ Ciprofloxacin. Keine Cephalosporine, trotz in-vitro-Empfindlichkeit.

Prophylaxe. In Endemiegebieten ist auf Zeckenprophylaxe (Kleidung, Repellentien) zu achten. Beim Ausweiden und Häuten von kranken Wildtieren sollten Handschuhe getragen werden. Eine Isolierung von Erkrankten ist nicht notwendig. Chemoprophylaxe mit Streptomycin nach Exposition möglich; Lebend-impfstoff für Hochrisikopersonen (Labor) in USA verfügbar, in Europa nicht zugelassen. (Lit. 76)

Meldepflicht. Namentliche Meldepflicht bei direktem oder indirektem Erregernachweis (§7 IfSG).

Typhus abdominalis, Paratyphus

Erreger. *Salmonella typhi*, *S. paratyphi* A, B, C; gramnegative Stäbchen.

Epidemiologie. Typhus und Paratyphus sind weltweit verbreitet, vor allem in subtropischen und tropischen Ländern. Ausbrüche und Epidemien kommen in Afrika, Südamerika und Südostasien vor. In Deutschland etwa 100 gemeldete Fälle pro Jahr, etwa 90% aus Entwicklungsländern eingeschleppt. Erregerreservoir ist der Mensch, insbesondere Dauerausscheider. Übertragung erfolgt fäkal-oral über kontaminierte Nahrungsmittel oder Trinkwasser (mittlere Infektionsdosis ~10^5 Keime). Besonders gefährdet sind Patienten, die Antazida, Antibiotika und Immunsuppressiva einnehmen, auch HIV- und Sichelzellanämiepatienten.

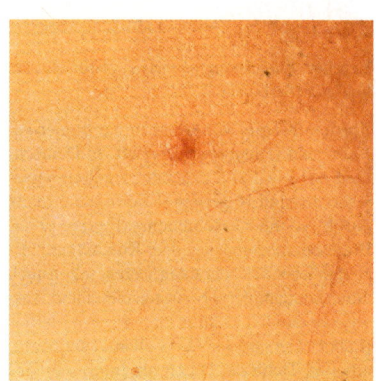

Haut-Roseole bei Typhus; Quelle: T. Löscher, München

Klinik. Inkubationszeit: 1-3 Wochen, im Schnitt 10 Tage. *S. typhi* und *S. paratyphi* verursachen systemische Infektionen, oft (zumindest anfangs) ohne gastrointestinale Symptome. In der *ersten Woche* uncharakteristische Symptome wie Kopf- und Gliederschmerzen, leichtes Fieber, Übelkeit, Obstipation. In der *zweiten Woche* zunehmendes Krankheitsgefühl, Kopfschmerzen, Benommenheit, Fieberkontinua (-40°C), dabei relative Bradykardie, Leukopenie und Linksverschiebung des Blutbildes. In etwa 1/3 der Fälle treten an der Haut des unteren Thorax und des Abdomens Roseolen (stecknadelkopfgroße hellrote Flecken, verblassen auf Spateldruck). In der *dritten* Woche zunehmnd Schwäche und deliranter Zustand, jetzt auch erbsenbreiartige Durchfälle, dann Tod oder Rekonvaleszenz.
Komplikationen: Darmblutung, -perforation mit Peritonitis, nekrotisierende Cholezystitis.

toxisches Kreislaufversagen, Myokarditis, Pneumonie, Meningitis.
Die Letalität liegt ohne antibiotische Therapie bei 15%, mit Behandlung bei 1%. 2-5% der Patienten bleiben Dauerausscheider. Rezidive kommen vor.
Infektionen mit *S. paratyphi* verlaufen meist milder, z.T. nur gastroenteritische Verlaufsform mit wässrigen Durchfällen, Übelkeit, Erbrechen, abdominellen Schmerzen, Fieber bis 39°C. Die Krankheitsdauer beträgt nur 4-10 Tage.

Diagnostik
Kultur*: Blutkultur in der ersten Krankheitswoche am zuverlässigsten; Stuhl und Urin sind ab der zweiten Woche häufiger positiv. Knochenmark.
Serologie: Widalsche Reaktion (Agglutination, nicht sehr zuverlässig).

Therapie
Ciprofloxacin 2 x 500 mg/d p.o. für 10 Tage
oder Ceftriaxon 2 g/d i.v. für 14 Tage
oder Azithromycin 1 g/d initial, dann 500 mg/d p.o. für 6 Tage oder 1 g/d für 5 Tage.
Zusätzlich Dexamethason (3 mg/kg i.v., dann 1 mg/kg alle 6 h für 2-3 Tage) bei Schocksymptomen.

Eradikationstherapie bei Dauerausscheidern: Amoxicillin, Ciprofloxacin oder Cotrimoxazol für 4-6 Wochen. Evtl. chirurgische Sanierung (Cholezystektomie bei Gallensteinen).

Prophylaxe. Ein oraler Lebendimpfstoff (Typhoral®) und 2 Totimpfstoffe (Typhim Vi®, Typherix®) sind verfügbar. Die Impfung ist indiziert für Reisende in Endemiegebiete, insbesondere für Rucksacktouristen und Reisende, die sich länger im Land aufhalten. Daneben sind die üblichen hygienischen Verhaltensmaßregeln

zu befolgen ("cook it, peel it or forget it"). (Lit. 122, 123)

Meldepflicht. Namentliche Meldepflicht bei Verdacht, Erkrankung und Tod (§6 IfSG) sowie bei allen direkten Erregernachweisen (§7 IfSG).

Ulcus molle (Weicher Schanker)

Erreger. *Haemophilus ducreyi*; gramnegative Stäbchenbakterien.

Epidemiologie. Weltweit verbreitet, in tropischen Regionen häufigste Ursache von genitalen Geschwüren, in Nordamerika und Europa vor allem bei Prostituierten und bei Tropenrückkehrern. Übertragung durch Sexualkontakte, wichtiger Co-Faktor für sexuelle Übertragung von HIV (10-300-fache Erhöhung des

Übertragungsrisiko).

Klinik. 4-7 Tage nach Exposition Ausbildung einer oder mehrerer schmerzloser Papeln im Genitalbereich, aus denen sich Pusteln und dann schmerzhafte Ulzera von 1-2 cm Durchmesser mit erhabenem, unregelmäßigem, scharfem, aber nicht induriertem Geschwürsrand ("weicher Schanker") entwickeln; Ulkusgrund oft von nekrotischem Exsudat bedeckt und leicht blutend; bei 30-50% der Erkrankten inguinale, meist unilaterale, selten bilaterale Lymphadenitis mit schmerzhaften, druckempfindlichen Lymphknoten; bei Frauen oft symptomarm oder atypisch (Dysurie, Dyspareunie).

Diagnostik
Kultur*: Erregernachweis aus Abstrich des Ulkusgrunds oder aus Lymphknoten-Aspirat; aufgrund hoher Umweltempfindlichkeit des Erregers Bebrütung geeigneter Nährböden innerhalb 1 Stunde nach Probenabnahme. Sensitivität 70-80%.
Genomnachweis: mittels PCR.

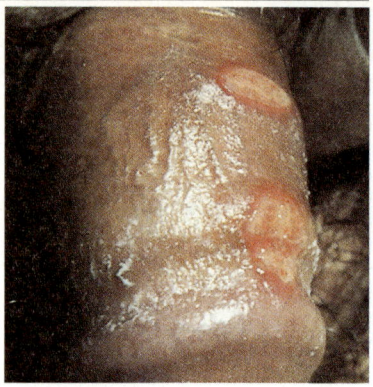

Ulcus molle (weicher Schanker) am Penis; Quelle: Archiv der Verfasser

Therapie
Azithromycin 1g p.o. Einzeldosis oder Ceftriaxon 250 mg i.m. Einzeldosis oder Erythromycin 4 x 500 mg/d p.o. über 7 Tage oder Ciprofloxacin 2 x 500 mg/d p.o. für 3 Tage.

Nach Therapiebeginn deutliche Besserung der Symptome innerhalb einer Woche mit vollständiger Abheilung innerhalb von 14 Tagen (Lymphadenitis verzögert).

Prophylaxe. Kondome. (Lit. 16)

Whipple-Krankheit

Erreger. *Tropheryma whippelii*; Aktinomyzeten.

Epidemiologie. Seltene Erkrankung, vorwiegend bei weißen Männern zwischen 40 und 60 Jahren in Europa und den USA. Frauen sind achtmal weniger betroffen. 30% der Patienten sind HLA-B27-positiv. Vermutlich liegt bei den Patienten eine inadäquate Immunantwort auf den Erreger vor.

Klinik. Chronische Systemerkrankung mit den Leitsymptomen Gewichtsverlust, Arthralgien, Diarrhoe (Malabsorption, Steatorrhoe) und Bauchschmerzen, teilweise mit Fieber. Oft steht die Arthritis (wandernd, symmetrisch, nicht erosiv, seronegativ, die peripheren Gelenke betreffend) zunächst im Vordergrund. Ande-

re Organsysteme wie Lymphknoten, Herz, Leber, Lunge und ZNS können beteiligt sein. Immer ist die Dünndarmmukosa betroffen. Krankheit schreitet ohne antibiotische Behandlung langsam fort bis zum Tod. Unter adäquater Behandlung Erholung der Dünndarmschleimhaut.

Diagnostik
Mikroskopie: in Dünndarmbiopsien PAS-positive Makrophagen. Elektronenmikroskopischer Bakteriennachweis möglich, jedoch von PCR verdrängt.
Genomnachweis*: mittels PCR aus Dünndarmbiopsien, Liquor und anderem Material (evtl. auch peripheres Blut) mit 16Sr DNA.
Kultur: Anzucht in Zellkultursystemen extrem schwer möglich.

Therapie
Ceftriaxon 2 x 2 g + Streptomycin 1 x 1 g für 14 Tage, danach Cotrimoxazol 2 x 1 Tbl. 160/800 mg für 1 Jahr.

Bei Sulfonamid-Unverträglichkeit: Penicillin, Tetrazyklin-Langzeittherapie.
Therapie der Malnutrition. (Lit. 44, 45)

* Methode der Wahl

Windpocken (Varizellen)

Erreger. Varicella-Zoster-Virus (VZV).

Epidemiologie. Weltweit verbreitet, Mensch einziges bekanntes Erregerreservoir. Übertragung (hoch kontagiös!) durch Tröpfcheninfektion oder durch virushaltigen Bläscheninhalt (Schmierinfektion). Nach Rückgang der maternalen Antikörper rascher Anstieg der Durchseuchung im Kleinkindalter. In Deutschland sind 4-5-Jährige bereits zu 60% seropositiv, 16-17-Jährige zu 95%. Ansteckungsgefahr besteht einen Tag vor Ausbruch des Exanthems bis zu 5 Tage nach Auftreten der letzten Effloreszenzen. Erkrankungen saisonal gehäuft im Spätwinter und Frühjahr, jedoch ganzjährig möglich. Bei Herpes Zoster (Gürtelrose) geringere, aber vorhandene Kontagiosität.

Klinik. Inkubationszeit: 14-16 Tage (8-28). Zwei verschiedene klinische Krankheitsbilder: *Varizellen*: plötzlicher Beginn mit Fieber um 39°C und einem stark juckenden Exanthem. Zunächst linsengroße, blaßrote Flecken auf erythematösem Grund, diese werden rasch papulös, dann wasserhelle Bläschen. Diffuse Verteilung im Gesicht und am Stamm, können rasch auf andere Körperteile inklusive behaarten Kopf und Schleimhäute übergreifen. Extremitäten sind nur wenig befallen, die Hände bleiben meist frei. Die Bläschen trocknen schnell ein oder platzen, es treten aber neue auf, so dass verschiedene Entwicklungsstadien nebeneinander bestehen. Kleinkinder bilden weniger Bläschen. Der Verlauf ist in der Regel gutartig, die Effloreszenzen heilen ohne Narben ab. Neugeborene, Immungeschwächte oder Patienten mit Glukokortikoid-Therapie weisen oft schwere Verläufe auf, die Läsionen sind zahlreich, oft hämorrhagisch und heilen nur verzögert ab, viszerale Komplikationen treten häufiger auf.
Komplikationen: bakterielle Superinfektion der Hauteffloreszenzen. Varizellenpneumonie, bei Erwachsenen häufiger (bis 20%) als bei Kindern. ZNS-Manifestationen (Cerebellitis).
Bei Infektion der Mutter 5 Tage vor bis 2 Tage nach der Geburt schwere, z.T. lebensbedrohliche Erkrankung beim Neugeborenen. *Kongenitales Varizellen-Syndrom*: Beim Auftreten einer Primärinfektion von Varizellen in den ersten beiden Trimestern einer Schwangerschaft kann der Fetus infiziert werden. Abort in 1-2% der Fälle.
Herpes Zoster: endogene Reaktivierung latent in den Spinalganglien persistierender Viren. Gekennzeichnet durch unilaterale, vesikuläre Effloreszenzen, gruppiert innerhalb eines Dermatoms (am häufigsten Th_3 bis L_3), starke Schmerzen, oft schon vor Aufschießen der Effloreszenzen. Bei Befall des Nervus trigeminus: Zoster ophthalmicus. Bei Befall des N. facialis: Ramsay-Hunt-Syndrom (Befall des Gehörgangs, Fazialisparese und Geschmacksverlust). Bei Immundefizienz kann sich ein disseminierter Zoster entwickeln.
Nach Abheilen des Zoster Postzosterneuralgie: Schmerzen, die noch vier bis fünf Wochen nach der Verkrustung bestehen, sie können lange

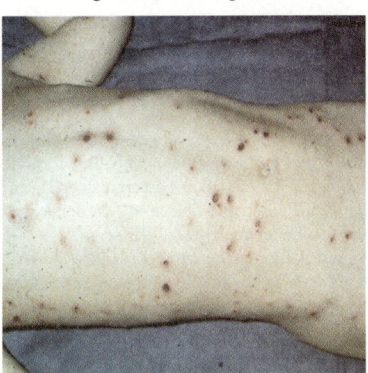

Varizellen-Exanthem; Quelle: Fotolabor, Univ.-Kinderklinik, Leipzig

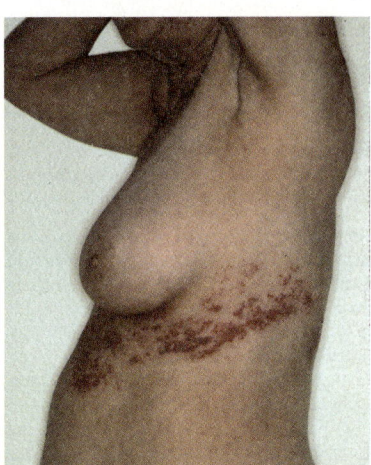

Gürtelförmiges Exanthem („Gürtelrose") bei Herpes zoster; Quelle: Fotolabor, Univ.-Kinderklinik, Leipzig

Zeit, manchmal lebenslang anhalten. Risikofaktoren für Postzosterneuralgie: Alter > 50 Jahre, weibl. Geschlecht, prodromaler Schmerz, hämorrhagische Effloreszenzen, kraniale oder sakrale Lokalisation. Wie bei Varizellen können ZNS-Manifestationen auftreten.

Diagnostik
Klinisch*: meist möglich.
Virusisolierung: aus Bläschenflüssigkeit während der ersten 3-4 Tage nach Exanthemausbruch.
Mikroskopie: Direktnachweis mittels Elektronenmikroskopie oder Immunfluoreszenz.
Serologie: ELISA, KBR, IFT. Durchseuchungsrate hoch, frische Infektion: IgM-Anstieg 4-5 Tage nach Exanthembeginn, bei Reaktivierung VZV-IgG-Anstieg, bei Zoster in 30% erneut IgM-Anstieg, oft auch IgA-Anstieg.
Genomnachweis*: PCR bei Enzephalitis, Meningitis, Myelitis, Pneumonie.

Therapie
Schwere Infektionen: Aciclovir 5 x 800 mg/d p.o. für 5-7 Tage.
Kinder < 12 J.: 4 x 20 mg/kg/d p.o. für 5 Tage. Bei Kindern auf die Gabe von Acetylsalicylsäure (ASS) verzichten, Gefahr des Reye-Syndroms.
Immunsupprimierte: Aciclovir 3 x 10-12 mg/kg/d i.v. (über 1 h) für 7 Tage oder Valaciclovir 2-3 x 0,5-1 g p.o. oder Famciclovir 2-3 x 125-250 mg p.o..

Herpes Zoster: Therapie nur sinnvoll innerhalb von 3 Tagen nach Exanthembeginn:
Aciclovir 5 x 800 mg/d p.o. für 7-10 Tage oder Valaciclovir 3 x 1000 mg/d p.o. für 7 Tage oder Famciclovir 3 x 500 mg/d p.o. für 7 Tage oder Brivudin 125 mg/d für 7 Tage.
Antivirale Therapie reduziert das Risiko der neuralgischen Schmerzen bei Risikopatienten (s.o.), evtl. zusätzlich 60 mg Prednisolon für 21 Tage. Therapie der postzosterischen Neuralgie mit Amitryptilin, Carbamazepin.

Prophylaxe. Hoch immunogene, gut verträgliche Lebendvakzine als Indikationsimpfung (s. S 172) von der STIKO empfohlen.
Bei Ausbrüchen in Kinderkliniken gezielte postexpositionelle Impfung seronegativer Kontaktpersonen innerhalb von 3 Tagen nach Exposition sinnvoll. Besonders gefährdete Kontaktpersonen sollten passive Immunprophylaxe mit VZV-Immunglobulin (0,5 ml/ kg KG i.m. oder 1 ml/kg KG i.v.) erhalten; ebenso Neugeborene, deren Mütter perinatal an Windpocken erkrankten und Seronegative, die vor der Entbindung mit Windpocken-Infizierten Kontakt hatten. Ggf. Chemoprophylaxe mit Aciclovir 40 mg/kg/d oral für 7 Tage. (Lit. 86)

Meldepflicht. Ausbrüche meldepflichtig.

Yersinia-Enterokolitis

Erreger. *Yersinia enterocolitica* mit serologisch unterscheidbaren Typen (O-Antigene); gramnegative kokkobazilläre Stäbchenbakterien.

Epidemiologie. Kommen im Darm vieler Haustiere (u.a. Rinder, Schafe, Schweine, Katzen, Hunde) und Wildtiere (Nager) vor. Übertragung durch kontaminiertes Wasser oder kontaminierte Nahrungsmittel (Fleisch, Milch, Gemüse, Salat), selten auch von Mensch zu Mensch (fäkaloral). Yersinien können sich noch bei 4°C vermehren. Keimausscheidung im Durchschnitt über 6 Wochen. Ausbrüche in Schulen und Krankenhäusern wurden berichtet. Eine Übertragung durch Blutkonserven ist möglich (häufigster durch Blutkonserven übertragener gramnegativer Erreger). Saisonale Häufung im Winter. Gehäuftes Vorkommen in nördlichen Regionen (z.B. Skandinavien, Norddeutschland).

Klinik. Inkubationszeit: etwa 5-7 Tage. Beginn mit Übelkeit, Erbrechen, heftigen Bauchschmerzen (häufig lokalisiert im rechten Unterbauch), Fieber und Durchfall. In der Regel Spontanheilung nach ca. 7-9 Tagen.
Komplikationen: reaktive Arthritis, Uveitis, Erythema nodosum bei Personen mit HLA-B27 Histokompatibilitätsantigen. Bei Patienten mit Hämosiderose, Diabetes mellitus oder Immunsuppression septische Verlaufsformen mit Abszedierung in Leber oder Milz. Sehr selten intestinale Blutung und Ileumperforation.

* Methode der Wahl

Diagnostik
Kultur*: aus Stuhl und/oder aus Nahrungsmitteln; bei septischen Krankheitsbildern aus Blut.

Serologie: Nachweis von Antigenen in Synovialflüssigkeit mittels Immunfluoreszenz. Nachweis von Antikörpern (Titeranstieg, IgA).

Therapie
Bei unkomplizierten Verlaufsformen ist Flüssigkeits- und Elektrolytersatz ausreichend. Antibiotische Therapie von septischen Verlaufsformen mit Ceftriaxon, einem Fluorchinolon (Ciprofloxacin 2 x 500 mg/d p.o. für 7 Tage) oder Cotrimoxazol (2 x 160/800 mg/d p.o. für 7 Tage). Therapie der reaktiven Arthritis mit nichtsteroidalen Antirheumatika, in schweren Fällen rheumatologische Spezialambulanz kontaktieren.

Prophylaxe. Fleisch ausreichend erhitzen, Milch pasteurisieren. (Lit. 121)

Meldepflicht. Namentliche Meldepflicht bei direktem oder indirektem Erregernachweis (§7 IfSG) sowie bei Verdacht auf und Erkrankung an einer mikrobiell bedingten Lebensmittelvergiftung bei im Lebensmittelbereich Beschäftigten oder bei Auftreten mehrerer gleichartiger Erkrankungen, bei denen ein epidemiologischer Zusammenhang vermutet wird (§6, Abs.2 IfSG).

Zestoden-Infektionen (Taeniasis, Diphyllobothriasis, Zystizerkose)

Erreger. *Taenia saginata* (Rinderbandwurm), *Taenia solium* (Schweinebandwurm), *Diphyllobothrium latum* (Fischbandwurm); Zestoden.

Epidemiologie. In Industrieländern selten, meist in Ost- Südosteuropa, Mexiko, Südamerika. Der Mensch (Endwirt) scheidet 8-10 Wochen nach Infektion durch Genuss von Rind-, Schweinefleisch oder Fisch reife Eier aus, nach oraler Aufnahme wandern diese bei Rind und Schwein (Zwischenwirte) in die Muskulatur, es entstehen 3-10 mm große Finnen mit Larven. Bei Aufnahme dieser mit rohem bzw. nicht ausreichend erhitztem Fleisch oder Fisch kommt es zum Befall des Dünndarms des Menschen. Beim Fischbandwurm sind als erster Zwischenwirt Cyclops-Krebse und als zweiter Zwischenwirt Fische notwendig. Die Aufnahme von larvenhaltigem Frischfleisch führt beim Menschen zur Infektion. Bei *Taenia solium* kann der Mensch Zwischenwirt sein: bei Aufnahme der Eier (Salat, Gemüse) kommt es zur Bildung von Finnen. Bei der Therapie von *T. solium* besteht eine erhöhte Gefahr der Auto-

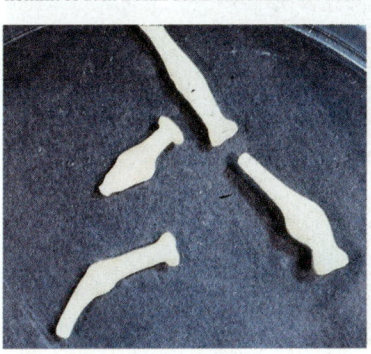

Proglottiden des Rinderbandwurms; Quelle: T. Löscher, München

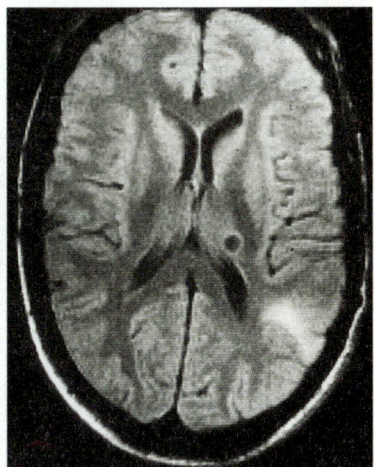

Zystizerkoseherd im Gehirn bei Schweinebandwurm; Quelle: T. Löscher, München

infektion (massenhaft Eier im Stuhl durch Auflösung der Wurmglieder).

Klinik. Inkubationszeit: *T. saginata* und *T. solium*: 8-10 Wochen; *D. latum*: 4-6 Wochen.
Taeniasis: bei *T. saginata* und *T. solium* ähnlich, meistens symptomlos, gelegentlich milde abdominelle Beschwerden, Übelkeit, Appetit- und Gewichtsverlust. Einzelne Proglottiden, welche der oft meterlange Wurm ausscheidet, können als mobile (v.a. *T. saginata*) Einzelglieder im Stuhl nachgewiesen werden. Bei Fischbandwurm B_{12}-Mangel-Anämie (nach Jahren möglich).
Zystizerkose: abhängig vom befallenen Organ wie Gehirn, Muskulatur, Lunge, Leber, Herz, Augen und der Anzahl der Finnen. Bei Lokalisation im Gehirn fokale oder generalisierte Anfälle, Meningitis, Übelkeit, Erbrechen, Sehstörungen und Benommenheit durch erhöhten intrakraniellen Druck, motorische oder sensible Ausfälle. Zystizerken im Rückenmark führen zu sensiblen und motorischen Ausfällen bis hin zur Querschnittssymptomatik. Muskelschmerzen bei Befall der Muskulatur bzw. Lähmungen bei Druck auf Nervenstränge.

Diagnostik
Makroskopie*: spontan abgehende oder im Stuhl nachweisbare, gelbweiße Wurmglieder (Proglottiden), Differenzierung durch Uterusstruktur in Proglottiden.
Mikroskopie: Nachweis der Eier im Stuhl (unzuverlässig). Unterscheidung von *T. saginata* und *T. solium* anhand der Eier nicht möglich.
Serologie* (Zystizerkose): ELISA, IHA, KBR oder IFT, Antikörpernachweis im Serum, evtl. Liquor. Kopro-Antigennachweis im Stuhl.
Radiologie: typische Läsionen in CT, NMR und Röntgenbild.

Therapie
Taeniasis, Diphyllobothriasis: Praziquantel (Cesol®, Biltricide®) 10 mg/kg p.o. einmal, alternativ Niclosamid (Yomesan®) 2 g p.o. einmal.
Zystizerkose: Albendazol (Eskazole®) 15 mg/kg/d in 2 Dosen für 4 Wochen oder Praziquantel (Cesol®) 50 mg/kg/d in 3 Dosen für 4 Wochen.
Bei beiden Wirksamkeit unsicher.
Dexamethasongabe bei Anzeichen von Hirndruck.
Evtl. Neurochirurgie und antiepileptische Therapie nötig.

Prophylaxe. Verzicht auf rohes oder unzureichend gegartes Rind- und Schweinefleisch, rohen Fisch in gefährdeten Regionen. Längeres Tieffrieren bei -18°C tötet die Zystizerken ab. Systematische Fleischbeschau. (Lit. 46)

Zytomegalie

Erreger. Zytomegalie-Virus (Cytomegalovirus, CMV); Herpes-Viren (auch als HHV5 bezeichnet).

Epidemiologie. Weltweit verbreitet. Durchseuchung bei Erwachsenen in Industriestaaten 40-70%, in Entwicklungsländern 90%. Die Infektion erfolgt transplazentar, perinatal, durch engen Körperkontakt, später durch Sexualkontakt, Bluttransfusion oder Organtransplantation. Nach der primären Infektion wird infektionstüchtiges Virus eine Zeit lang über Speichel, Urin, Stuhl und Milch ausgeschieden, ebenso nach Reaktivierung latenter Infektionen. Das Virus persistiert lebenslang und wird bei beeinträchtigter T-Zell-Funktion reaktiviert, vor allem nach Knochenmarkstransplantation

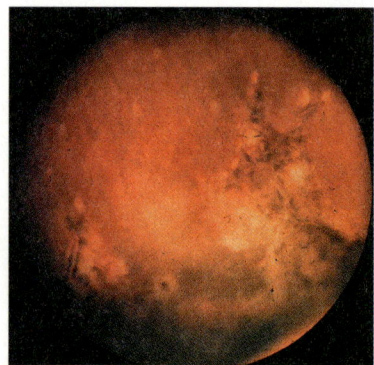

Zytomegalie-Chorioretinitis; Quelle: Archiv der Verfasser

* Methode der Wahl

(KMT), Organtransplantation, medikamentöser Immunsuppression.

Klinik

Kongenitale CMV-Infektion: vor allem bei Primärinfektion der Mutter während der Schwangerschaft (Risiko der Infektion des Kindes ca. 40%). 10-25% der infizierten Kinder werden symptomatisch: Petechien, Hepatosplenomegalie, Ikterus, intrauterine Wachstumsstörung, Mikrozephalie, z.T. mit zerebraler Verkalkung, Retinitis, kognitive Störungen, Hörbehinderung, Frühgeburtlichkeit.

Perinatale CMV-Infektion: Infektion entweder über den Geburtskanal oder durch Muttermilch, meist asymptomatisch, gelegentlich als langwierige interstitielle Pneumonie.

CMV-Mononukleose: betrifft am häufigsten sexuell aktive, junge Erwachsene. Inkubationszeit: 20-60 Tage. Fieber, Müdigkeit, Kopf- und Muskelschmerzen, Splenomegalie. Pharyngitis und Lymphknotenschwellung selten. Lymphozytose mit atypischen Lymphozyten, keine heterophilen Antikörper. Meistens folgenlose Ausheilung, gelegentlich aber monatelang anhaltende Schwächezustände. Als Komplikation selten interstitielle Pneumonie, Hepatitis, Myokarditis, Guillain-Barré-Syndrom.

CMV-Infektion bei Immunsuppression: häufigste virale Ursache von Komplikationen nach Organtransplantation und Knochenmarktransplantation, größtes Risiko zwischen dem 1. und 4. Monat nach Transplantation. Bei Primärinfektion schwererer Verlauf als nach Reaktivierung, am empfänglichsten ist das transplantierte Organ (CMV-Hepatitis nach Lebertransplantation, CMV-Nephritis nach Nierentransplantation, CMV-Pneumonitis nach Lungentransplantation); andere Syndrome: Fieber, Leukopenie, Gastritis, Ösophagitis, Retinitis. Häufige opportunistische Infektion bei HIV. Meistens CMV-Retinitis (führt unbehandelt zur Erblindung), Polyradikulitis (Rückenschmerzen, in die Extremitäten ausstrahlend, gefolgt von schlaffer Lähmung), Ösophagitis (schmerzhafte Ulzerationen), Kolitis (Durchfälle).

Diagnostik

*Virusisolierung**: aus Urin, Speichel, Biopsiematerial, Zervikalsekret, Blut, Liquor. Nachweis des zytopathischen Effekts mittels konventioneller Zellkultur: Dauer bis zu 6 Wochen. Mittels Kurzzeitzellkultur unter Verwendung monoklonaler Antikörper (shell vial assay) in 48-72 h. Probenverarbeitung innerhalb weniger Stunden notwendig. Hochspezifisch.

*Serologie**: mittels ELISA. Nachweis von IgG-Antikörpern zur Bestimmung des Trägerstatus. 4-facher Titeranstieg als Hinweis auf akute Infektion. Nachweis von IgM-Antikörpern bei akuter Infektion (relativ insensitiv), aber auch bei ~30% der Reaktivierungen.

Antigennachweis: PP65 early Antigen: in zirkulierenden Granulozyten mittels monoklonaler Antikörper (Immunoperoxidase-Assay). Quantitative Beurteilung der Antigenämie möglich. Eine hohe Antigenlast spricht eher für eine akute CMV-Infektion.

Genomnachweis: mittels DNA-Hybridisierung und PCR im Urin, „buffy coat", Liquor und Biopsiematerial.

Histologie: aus Gewebebiopsie mit Immunhistochemie.

Therapie

CMV-Mononukleose und kongenitale Infektion: keine Therapie.

Immunsupprimierte Patienten (Pneumonie, Ösophagitis, Kolitis): Ganciclovir (GCV) 10 mg/kg/d in 2-3 Dosen als i.v.-Infusion über jeweils eine Stunde für 2-3 Wochen, bei Pneumonie kombinieren mit CMV-Immunglobulin.

Retinitis: Kombination Implantation eines GCV Depots + orales GCV 2 x 1 g/d möglich. Alternativ bei Ganciclovir-Resistenz: Foscarnet 180 mg/kg/d in 2-3 Dosen als i.v.-Infusion über jeweils 1 Stunde. Bei Therapieversagern ggf. Fomivirsen 165 µg/Auge/Woche über 3 Wochen; bei vorbehandelter Retinitis 330 µg/Auge 2 x im Abstand von 14 Tagen, dann 330 µg alle 4 Wochen (bisher nur wenig Erfahrung). Cidofovir nur zugelassen zur Behandlung der CMV-Retinitis, maximal 5 mg/kg/Woche i.v., in den ersten beiden Wochen einmal wöchentlich, dann alle 2 Wochen. Zwingend ist die Kombination mit Probenecid oral 2 g zur Cidofovir-Gabe. Bei Progression unter Ganciclovir- oder Foscarnet-Therapie Kombination der beiden Substanzen.

Suppressionstherapie nach CMV-Retinitis: GCV 5 mg/kg/d i.v. tgl. oder 6 mg/kg/d an 5 Tagen pro Woche oder 3 x 1000 mg/d p.o..

Prophylaxe. Keine Impfung. Knochenmarktransplantierte und seronegative Organempfänger sollten möglichst nur seronegative Transplantate und Blutprodukte erhalten.

Literaturverzeichnis Organinfektionen und Infektionskrankheiten

1. Smego RA et al: Actinomycosis. Clin Infect Dis 1998;26:1255-1263

2. Petri WA: et al: Diagnosis and management of amebiasis. Clin Infect Dis 1999;29:1117-1125

3. Denning DW: Invasive aspergillosis. Clin Infect Dis 1998;26:781-805

4. Stevens DA et al: Practice guidelines for diseases caused by Aspergillus. Clin Infect Dis 2000;30:696-709

5. Krause PJ et al: Atovaquone and azithromycin for the treatment of babesiosis. NEJM 2000;343:1454-1458

6. Boustani MR et al: Babesiosis. Clin Infect Dis 1996;22:611-615

7. Chapman SW et al: Practice guidelines for the management of patients with blastomycosis. Clin Infect Dis 2000;30:679-683

8. Solera J: Treatment of human brucellosis with doxycycline and gentamicin. Antimicrob Agents Chemother 1997;41:80-84

9. Young EJ: An overview of human brucellosis. Clin Infect Dis 1995;21:283-290

10. Sanchez JL et al: Cholera. Lancet 1977;349:1825-1830

11. Herbrecht R et al: Open, randomised comparison of voriconazole (VRC) and amphotericin B (AmB) followed by other licensed antifungal therapy (OLAT) for primary therapy of invasive aspergillosis (IA). 41st ICAAC, Chicago 2001; Abstract 680

12. Kneen R et al: Penicillin vs. erythromycin in the treatment of diphtheria. Clin Infect Dis 1998;27:845-850

13. Rigau-Perez JG et al: Dengue and dengue haemorrhagic fever. Lancet 1998;352:971-977

14. Rex JH et al: Practice guidelines for the treatment of candidiasis. Clin Infect Dis 2000; 30:662-678

15. Hagar JM et al: Chagas' heart disease in the United States. NEJM 1991;325:763-768

16. Schmid GP: Treatment of chancroid, 1997. Clin Infect Dis 1999;28, Suppl. 1:14-20

17. Minutti CZ et al: Spontaneous gas gangrene due to Clostridium perfringens. Clin Infect Dis 1999;28:159-160

18. Bass JW et al: Prospective randomized double blind placebo-controlled evaluation of azithromycin for treatment of cat-scratch disease. Pediatr Infect Dis J 1998;17:447-452

19. Khuroo MS et al: Percutaneous drainage compared with surgery for hepatic hydatid cysts. NEJM 1997;25:881-887

20. Magnarelli L et al: Recombinant protein-44-based class-specific enzyme-linked immuno-sorbent assays for serologic diagnosis of human granulocytic ehrlichiosis. Eur J Clin Microbiol Infect Dis 2001;20:482-485

21. Carter SE et al: Molecular typing of the etiologic agent of human granulocytic ehrlichiosis. J Clin Microbiol 2001;39:3398-3401

22. Paddock CD et al: Infections with Ehrlichia chaffensis and Ehrlichia ewingii in persons coinfected with human immunodeficiency virus. Clin Infect Dis 2001;33:1586-1594

23. Cohen JI: Epstein-Barr virus infection. NEJM 2000;343:481-492

24. Auwärter PG: Infectious mononucleosis in middle age. JAMA 1999;281:454-459

25. Dumpis U et al: Tick-borne encephalitis. Clin Infect Dis 1999;28:882-890

26. Hart G: Donovanosis. Clin Infect Dis 1997;25:24-30

27. Farr RW: Leptospirosis. Clin Infect Dis 1995;21:1-6

28. Aureli P et al: An outbreak of febrile gastroenteritis with corn contaminated by Listeria monocytogenes. NEJM 2000;342:1236-1241

29. Southwick FS et al: Intracellular pathogenesis of listeriosis. NEJM 1996;334:770-776

30. Armstrong RW et al: Brainstem encephalitis (rhombencephalitis) due to Listeria mono-cytogenes: case report and review. Clin Infect Dis 1993;16:689-702

31. Stout JE et al: Legionellosis. NEJM 1997;337:683-687

32. Murray HW: Treatment of visceral leishmaniasis (kala-azar): a decade of progress and future approaches. Int J Infect Dis 2000;4:158-177

33. Marra ChA:: Neurosyphilis: A guide for clinicians. Infect Dis Clin Pract 1996;5:33-41

34. Walker DH et al: Emerging bacterial zoonotic and vector-borne diseases. Ecological and epidemiological factors. JAMA 1996;275:463-469

35. Vincent JM et al: Prolonged afebrile non-productive cough illnesses in American soldiers in Korea: a serological research for causation. Clin Infect Dis 2000;30:534-539

36. Guris D et al: Changing epidemiology of pertussis in the United States: increasing reported incidence among adolescents and adults, 1990-1996. Clin Infect Dis 1999;28:1230-1237

37. Smego RA et al: Lymphocutaneous syndrome: A review of non-sporothrix causes. Medicine 1999;78:38-63

38. Dawson CR et al: A comparison of oral azithromycin with topical oxytetracycline/polymyxin for the treatment of trachoma in children. Clin Infect Dis 1997;24:363-368

39. Schluger NW: Issues in the treatment of active tuberculosis in human immunodeficiency virus-infected patients. Clin Infect Dis 1999;28:130-135

40. Pablos-Mendez A et al: Global surveillance for antituberculosis-drug resistance, 1994-1997. NEJM 1998;338:1641-1649

41. Nyirjesy P et al: Paromomycin for nitroimidazole-resistant trichomonosis. Lancet 1995;346:1110

42. Plotkin SA: Rabies. Clin Infect Dis 2000;30:4-12

43. Sanford JP: Tetanus - forgotten but not gone. NEJM 1995;332:812-813

44. Schoedon G et al: Deactivation of macrophages with interleukin-4 is the key to the isolation of Tropheryma whippelii. J Infect Dis 1997;176:672-677

45. Relman DA: The Whipple bacillus lives (ex vivo). J Infect Dis 1997;176:752-754

46. White AC: Neurocysticercosis: updates on epidemiology, pathogenesis, diagnosis, and management. Annu Rev Med 2000;51:187-206

47. Addiss DG et al: Randomised placebo-controlled comparison of ivermectin and albendazole alone and in combination for Wuchereria bancrofti microfilaraemia in Haitian children. Lancet 1997;350:480-484

48. Burnham G: Onchocerciasis. Lancet 1998;351:1341-1346

49. Wald A: New therapies and prevention strategies for genital herpes. Clin Infect Dis 1999;28:4-13

50. The Herpetic Eye Disease Study Group: Aciclovir for the prevention of recurrent herpes simplex virus eye disease. NEJM 1998;339:300-306

51. Sacks SL et al: Patient-initiated, twice-daily oral famciclovir for early recurrent genital herpes. A randomized, double-blind multicenter trial. JAMA 1996;276:44-49

52. Corey L et al: Genital herpes and public health. JAMA 2000;283:791-794

53. Wolters LM et al: Lamivudine-high dose interferon combination therapy for chronic hepatitis B patients co-infected with the hepatitis D virus. J Viral Hepat 2000;7:428-434

54. Zeuzem S et al: Peginterferon alfa-2a in patients with chronic hepatitis C. NEJM 2000;343:1666-1672

55. Heathcote EJ et al: Peginterferon alfa-2a in patients with chronic hepatitis C and cirrhosis. NEJM 2000;343:1673-1680

56. Koff RS: Hepatitis A. Lancet 1998;351:1643-1649

57. Danesh J et al: Systemic review of the epidemiological evidence on Helicobacter pylori infection and nonulcer or uninvestigated dyspepsia. Arch Intern Med 2000;160:1192-1198

58. Heep M et al: Secondary resistance among 554 isolates of Helicobacter pylori after failure of therapy. Eur J Clin Microbiol Infect Dis 2000;19:538-541

59. Wheat J et al: Practice guidelines for the management of patients with histoplasmosis. Infectious Diseases Society of America. Clin Infect Dis 2000;20:688-695

60. Lee WM: Hepatitis B virus infection. NEJM 1997;337:1733-1745

61. van der Horst CM et al: Treatment of cryptococcal meningitis associated with the acquired immunodeficiency syndrome. NEJM 1997;337:15-21

62. Chim CS et al: Cryptococcal infection associated with fludarabine therapy. Am J Med 2000;108:523-524

63. Hussey GD et al: A randomized, controlled trial of vitamin A in children with severe measles. NEJM 1990;323:160-164

64. Galgiani JN et al: Practice guideline for the treatment of coccidioidomycosis. Clin Infect Dis 2000;30:658-661

65. Furness BW et al: Giardiasis surveillance - United States 1992-1997. MMWR 2000;49 (SS07):1-13

66. Smith NH et al: Combination drug therapy for cryptosporidiosis in AIDS. J Infect Dis 1998;178:900-903

67. Griffiths JK: Treatment of AIDS-associated cryptosporidiosis. J Infect Dis 1998;178:915-916

68. Lee FY et al: Pulmonary murcormycosis: the last 30 years. Arch Intern Med 1999;159:1301-1309

69. Dixon TC et al: Anthrax. NEJM 1999;341:815-826

70. Inglesby ThV et al: Anthrax as a biological weapon. JAMA 1999;281:1735-1745

71. Maurin M et al: Q Fever. Clin Microbiol Rev 1999;12:518-553

72. Simoes EAF: Respiratory syncytial virus infection. Lancet 1999;354:847-852

73. Karron RA et al: Severe respiratory syncytial virus disease in Alaska native children. J Infect Dis 1999;180:41-49

74. Han LL et al: Respiratory syncytial virus pneumonia among the elderly: an assessment of disease burden. J Infect Dis 1999;179:25-30

75. Moscona A: Management of respiratory syncytial virus infections in the immuno-compromised child. Pediatr Infect Dis J 2000;19:253-254

76. Cross JT et al: Tularemia: treatment failures with outpatient use of ceftriaxone. Clin Infect Dis 1993;17:976-980

77. Whitley RJ et al: Oral oseltamivir treatment of influenza in children. Pediatr Infect Dis J 2001;20:127-133

78. Hayden FG et al: Inhaled zanamivir for the prevention of influenza in families. NEJM 2000;343:1282-1289

79. Hayden FG et al: Use of the selective oral neuraminidase inhibitor oseltamivir to prevent influenza. NEJM 1999;341:1336-1343

80. Cifu A et al: Influenza. JAMA 2000;284:2847-2849

81. Whitley RJ et al: Herpes simplex virus. Clin Infect Dis 1998;26:541-555

82. Salam MA et al: Randomised comparison of ciprofloxacin suspension and pivmecillinam for childhood shigellosis. Lancet 1998;352:522-527

83. Surawicz ChM et al: The search for a better treatment for recurrent Clostridium difficile disease: Use of high dose vancomycin combined with Saccharomyces boulardii. Clin Infect Dis 2000;31:1012-1017

84. Kyne L et al: Health care costs and mortality associated with nosocomial diarrhea due to Clostridium difficile. Clin Infect Dis 2002;34:346-353

85. Fishman JA: Prevention of infection caused by Pneumocystis carinii in transplant recipients. Clin Infect Dis 2001;33:1397-1405

86. Kost RG et al: Postherpetic neuralgia - pathogenesis, treatment, and prevention. NEJM 1996;335:32-42

87. Plyusnin A et al: Hantaviruses in Europe. Adv Virus Res 2001;57:105-136

88. Linderholm M et al: Clinical characteristics of hantavirus infections on the Eurasian continent. Curr Top Microbiol Immunol 2001;256:135-151

89. Enria DA et al: Clinical manifestations of New World hantaviruses. Curr Top Microbiol Immunol 2001;256:117-134

90. Goldenberg DL: Septic arthritis. Lancet 1998;351:197-202

91. Ramilo O: Introduction (RSV). Pediatr Infect Dis J 2000;19:773-808

92. Mylonakis E et al: Infective endocarditis in adults. NEJM 2001;345:1318-1330

93. Wilson WR et al: Antibiotic treatment of adults with infective endocarditis due to streptococci, enterococci, staphylococci, and HACEK microorganisms. American Heart Association. JAMA 1995;274:1706-1713

94. Assmann G et al: Pravastin and coronary heart disease. Circulation 1998;98:2932-2935

95. Li JS et al: Proposed modifications to the Duke criteria for the diagnosis of infective endocarditis. Clin Infect Dis 2000;30:633-638

96. van den Hazel SJ et al: Role of antibiotics in the treatment and prevention of acute and recurrent cholangitis. Clin Infect Dis 1994;19:279-286

97. Hamer DH: Epiglottitis. Infect Dis Clin Pract 1997;6:500-505

98. Mathisen GE et al: Brain abscess. Clin Infect Dis 1997;25:763-779

99. Mermel LA: Prevention of intravascular catheter-related infections. Ann Intern Med 2000;132:391-402

100. Darouiche RO et al: A comparison of two antimicrobial-impregnated central venous catheters. NEJM 1999;340:1-8

101. Leibowitz HM: The red eye. NEJM 2000;343:345-351

102. Lew DP et al: Osteomyelitis. NEJM 1997;336:999-1007

103. Haas DW et al: Bacterial osteomyelitis in adults: evolving considerations in diagnosis and treatment. Am J Med 1996;101:550-561

104. Baron TH et al: Acute necrotizing pancreatitis. NEJM 1999;340:1412-1417

105. Johnson CC et al: Peritonitis: update on pathophysiology, clinical manifestations, and management. Clin Infect Dis 1997;24:1035-1045

106. Such J et al: Spontaneous bacterial peritonitis. Clin Infect Dis 1998;27:669-674

107. Lipsky BA: Prostatitis and urinary tract infection in men: what's new, what's true? Am J Med 1999;106:327-334

108. Dill SR et al: Subdural empyema: analysis of 32 cases and review. Clin Infect Dis 1995;20:372-386

109. Ramsey BW: Management of pulmonary disease in patients with cystic fibrosis. NEJM 1996;335:179-188

110. Ramsey BW et al: Intermittent administration of inhaled trobramycin in patients with cystic fibrosis. NEJM 1999;340:23-30

111. Hughes WT et al: 1997 Guidelines for the use of antimicrobial agents in neutropenic patients with unexplained fever. Clin Infect Dis 1997;25:551-573

112. Wheeler AP et al: Treating patients with severe sepsis. NEJM 1999;340:207-214

113. Gwaltney JM: Acute community acquired sinusitis. Clin Infect Dis 1996;26:1209-1223

114. Dolor RJ et al: Comparison of cefuroxime with or without intranasal fluticasone for the treatment of rhinosinusitis. JAMA 2001;286:3097-3105

115. Stamm W et al: Management of urinary tract infection in adults. NEJM 1993;329:1328-1333

116. Wong CS et al: The risk of the hemolytic-uremic syndrome after antibiotic treatment of Escherichia coli O157:H7 infections. NEJM 2000;342:1930-1936

117. Smith KE et al: Quinolone-resistant Campylobacter jejuni infections in Minnesota, 1992-1998. NEJM 1999;340:1525-1532

118. Johnson S et al: Clostridium difficile-associated diarrhea. Clin Infect Dis 1998;26:1027-1034

119. Hogenauer C et al: Mechanisms and management of antibiotic-associated diarrhea. Clin Infect Dis 1998;27:702-710

120. Sparling PF: Iron and infection. Clin Infect Dis 1998;27:1367-1368

121. Adamkiewicz TV et al: Infection due to Yersinia enterocolitica in a series of patients with beta-thalassemia: incidence and predisposing factors. Clin Infect Dis 1998;27:1362-1366

122. Girgis NI et al: Azithromycin versus ciprofloxacin for treatment of uncomplicated typhoid fever in a randomized trial in Egypt that included patients with multidrug resistance. Antimicrob Agents Chemother 1999;43:1441-1444

123. Chinh NT et al: A randomized controlled comparison of azithromycin and ofloxacin for treatment of multidrug-resistance or nalidixic acid-resistant enteric fever. Antimicrob Agents Chemother 2000;44:1855-1859

124. Odio CM et al: Prospective, randomized, investigator-blinded study of the efficacy and safety of meropenem vs. cefotaxime therapy in bacterial meningitis in children. Pediatr Infect Dis J 1999;18:581-590

125. Quagliarello VJ et al: Treatment of bacterial meningitis. NEJM 1997;337:793-794

126. Leroy EM et al: Human asymptomatic Ebola infection and strong inflammatory response. Lancet 2000;355:2210-2215

127. Kalayanarooj S et al: Early clinical and laboratory indicators of acute Dengue illness. J Infect Dis 1997;176:313-321

128. de Manzione L et al: Venezuelan hemorrhagic fever: Clinical and epidemiogical studies of 165 cases. Clin Infect Dis 1998;26:308-313

129. White NJ: The treatment of malaria. NEJM 1996;355:800-807

130. Lobel HO et al: Update on prevention of malaria for travellers. JAMA 1997;278:1767-1771

131. Dryden MS et al: Empirical treatment of severe acute community-acquired gastroenteritis with ciprofloxacin. Clin Infect Dis 1996;22:1019-1025

132. Guerrant RL et al: Practice guidelines for the management of infectious diarrhea. Clin Infect Dis 2001;32:331-351

133. Aranda-Michel J et al: Acute diarrhea: A practical review. Am J Med 1999;106:670-676

134. Tattevin P et al: Prosthetic joint infection: when can prosthesis salvage be considered? Clin Infect Dis 1999;29:292-295

135. Horner P et al: Role of Mycoplasma genitalum and Ureaplasma urealyticum in acute and chronic nongonococcal urethritis. Clin Infect Dis 2001;32:995-1003

136. Hammerschlag MR et al: Treatment of neonatal chlamydial conjunctivitis with azithromycin. Pediatr Infect Dis J 1998;17:1049-1050

137. Rissing JP: Antimicrobial therapy for chronic osteomyelitis in adults: role of the quinolones. Clin Infect Dis 1997;25:1327-1333

138. Klein JO: Review of consensus reports on management of acute otitis media. Pediatr Infect Dis J 1999;18:1152-1155

139. Heikkinen T et al: Prevalence of various respiratory viruses in the middle ear during acute otitis media. NEJM 1999;340:260-264

140. Eskola J et al: Respiratory viruses in acute otitis media. NEJM 1999;340:312-314

141. Domingue GJ et al: Prostatitis. Clin Microbiol Rev 1998;11:604-613

142. Astiz ME et al: Septic shock. Lancet 1998;351:1501-1505

143. Gorbach SL: IDCP guidelines: Vaginitis. Inf Dis Clin Pract 1997;6:284-290

144. Ramilo O: Focus on respiratory syncytial virus. Pediatr Infect Dis J 2000;19:773-813

145. Arisoy ES et al: Hepatosplenic cat-scratch disease in children: selected clinical features and treatment. Clin Infect Dis 1999;28:778-784

146. Carratalà J: The antibiotic-lock technique for therapy of "highly needed" infected catheters. Clin Microbiol Infect 2002;8:282-289

147. Chen X-M et al: Cryptosporidiosis. NEJM 2002;346:1724-1731

148. Zimmerli W et al: Role of rifampicin for treatment of orthopedic implant-related staphylococcal infections. JAMA 1998;279:1537-1541

149. Heffelfinger JD et al: Management of community-acquired pneumonia in the era of pneumococcal resistance: a report from the drug resistant Streptococcus pneumoniae therapeutic working group. Arch Intern Med 2000;160:1399-1408

150. Falagas ME et al: IDCP Guidelines: Sexually transmitted diseases. Inf Dis Clin Pract 1995;42:407-432

151. Zimmerhackl LB: E. coli, antibiotics and the hemolytic-uremic syndrome. NEJM 2000; 342:1990-1991

152. Lugo-Miro VI et al: Comparison of different metronidazole therapeutic regimens for bacterial vaginosis. JAMA 1992;268:92-95

153. Snow V et al: Principles of appropriate antibiotic use for acute pharyngitis in adults. Ann Intern Med 2001;134:506-508

154. Scholz H et al: Rationaler Einsatz oraler Antibiotika bei Kindern und Jungendlichen. Chemother J 2002;11:59-70

155. Krieger JN et al: NIH consensus definition and classification of prostatitis. JAMA 1999;282:236-237

156. Falagas ME et al: Practice guidelines: Prostatitis, epididymitis and urethritis. Inf Dis Clin Pract 1998;4:325-333

157. Pitkäranta A et al: Respiratory viruses and acute otitis media. NEJM 1999;340:2001-2002

158. Wong-Beringer A et al: Successful treatment of multidrug-resistant Pseudomonas aeruginosa meningitis with high-dose ciprofloxacin. Clin Infect Dis 1997;25:936-937

159. Ahmed A et al: Pharmacodynamics of vancomycin for the treatment of experimental penicillin- and cephalosporin-resistant pneumococcal meningitis. Antimicrob Agents Chemother 1999;43:876-881

160. Keating MR et al: Editorial response: Orthopedic prothesis salvage. Clin Infect Dis 1999;29:296-297

161. Joshi N et al: Infections in patients with diabetes mellitus. NEJM 1999;341:1906-1912

162. Lipsky BA: Osteomyelitis of the foot in diabetic patients. Clin Infect Dis 1997;25:1318-1326

163. Baum J: Infections of the eye. Clin Infect Dis 1995;21:479-488

164. Sumpio BE: Foot ulcers. NEJM 2000;343:787-793

165. Tornos P et al: Infective endocarditis due to Staphylococcus aureus. Arch Intern Med 1999;159:473-475

166. Johnson RT: Acute encephalitis. Clin Infect Dis 1996;23:219-226

167. Domingues RB et al: Evaluation of the range of clinical presentations of herpes simplex encephalitis by using polymerase chain reaction assay of cerebrospinal fluid samples. Clin Infect Dis 1997;25:86-91

168. Zimmerli W et al: Role of rifampin for treatment of orthopedic implant-related staphylo-coccal infections: a randomized controlled trial. JAMA 1998;279:1537-1541

169. Zavasky DM et al: Reconsideration of rifampin: a unique drug for unique infection. JAMA 1998;279:1575-1577

170. Leyden JJ: Therapy of acne vulgaris. NEJM 1997;336:1156-1162

171. Brown SK et al: Acne vulgaris. Lancet 1998;351:1871-1876

172. Talan DA et al: Comparison of ciprofloxacin (7 days) and trimethoprim-sulfamethoxazole (14 days) for acute uncomplicated pyelonephritis in women: a randomized trial. JAMA 2000;283:1583-1590

173. Guglielmo BJ et al: Ceftriaxone therapy for staphylococcal osteomyelitis: a review. Clin Infect Dis 2000;30:205-207

174. File TM et al: Clinical characteristics of Chlamydia pneumoniae infection as the sole cause of community-acquired pneumonia. Clin Infect Dis 1999;29:426-428

175. Guerrant RL et al: Practice guidelines for the management of infectious diarrhea. Clin Infect Dis 2001;32:331-350

176. Shapiro RL et al: Botulism in the United States: a clinical and epidemiologic review. Ann Intern Med 1998;129:221-228

177. Vogel F et al: Parenterale Antibiotika bei Erwachsenen. Chemother J 1999;8:3-49

Materialentnahme für die mikrobiologische Diagnostik

Blutkultur

Indiziert bei Verdacht auf Sepsis, septischen Schock, zyklische Infektionskrankheit (z.B. Typhus, Paratyphus, Brucellose u.a.) oder Endokarditis, bei Fieber unklarer Genese oder Fieber bei intravaskulären Implantaten (z.B. Katheter, Herzklappen-Prothese) sowie bei schweren Infektionen (Meningitis, Lobärpneumonie, Bronchopneumonie, Pyelonephritis, Osteomyelitis, septische Arthritis, Epiglottitis des Kinds, Neugeborenen-Omphalitis).

Entnahmezeitpunkt. Zu Beginn des Fieberanstiegs bei ausgeprägten Fieberzacken. Möglichst vor Beginn einer Antibiotika-Therapie bzw., falls nicht möglich, nach mindestens 24-stündigem Antibiotika-freiem Intervall bzw. unmittelbar vor der nächsten Antibiotikagabe.

Durchführung

- Blutkulturflaschen (aerob + anaerob) vorbereiten und Einstichkappe desinfizieren, Einmalhandschuhe anziehen, Haut der Einstichstelle desinfizieren (mindestens 30 sec Einwirkzeit).
- Bei Erwachsenen 10 ml, bei Kindern 2-5 ml (bei Früh-/Neugeborenen mindestens 0,5 ml) pro Kulturset entnehmen. Je 5 ml Blut in aerobe und anaerobe Flasche injizieren; bei Frühgeborenen ggf. nur aerobe Blutkulturflasche beimpfen; bei Säuglingen und Kleinkindern mindestens je 1 ml in aerobe und anaerobe Blutkulturflasche geben (spezielle Blutkultursysteme für Kinder verwenden!).
- Aerobe Blutflasche durch Einstechen einer Kanüle in den Stopfen belüften.
- Mindestens 2 bis 3 Blutkulturen pro 24 Stunden, in dringenden Fällen auch 2 bis 3 Blutentnahmen aus separaten Punktionsstellen (insgesamt 30 ml/Tag) entnehmen; bei Fieber unklarer Genese 4 bis 6 Blutkulturen pro 48 Stunden anlegen. Mehr als 3 Kulturen pro Tag erhöhen die Isolierungsrate nicht. Entnahme möglichst nicht aus Katheter. Ausnahme: Verdacht auf Venekatheter-assoziierte Bakteriämie.

Transport/Lagerung. Vor Abkühlung schützen, möglichst sofortiger Transport zum Labor (ggf. in Thermosbehälter); bei längerer Lagerung (> 4 Stunden) bei 37° C inkubieren.

Serum/Plasma

Zum Nachweis von Antikörpern bzw. Erregern (z.B. PCR, Virusnachweis, Antigennachweis).

Entnahmezeitpunkt. Möglichst nicht nach dem Essen (Lipämie).

Durchführung. Entsprechend Blutabnahme.

Transport/Lagerung. Vollblut ca. 60 Minuten bei Raumtemperatur stehen lassen, dann abzentrifugieren. Für PCR rasch abzentrifugieren, Hämolyse stört PCR. Bei längerer Lagerzeit/Transportzeit Kühlung bei 4° C bzw. bei -20° C, bei Virusnachweis Lagerung über längere Zeit nur bei -70° C.

EDTA-Blut

Zum Nachweis viraler Antigene (z.B. CMV pp65), viraler Nukleinsäure (z.B. CMV-DNA) und zum Nachweis von Parasiten im Blut.

Entnahmezeitpunkt. Vor Beginn einer Therapie. Ggf. vor dem Essen (Lipämie kann Reaktionen stören). Bei Mikrofilarien-Nachweis ggf. Periodizität beachten.

Durchführung. Entsprechend Blutabnahme. Abnahme erfolgt in mit EDTA gefüllten Blutröhrchen.

Transport/Lagerung. Möglichst rasch bei Umgebungstemperatur ins Labor transportieren. Ggf. kurzfristige Lagerung bei 4° C möglich.

Gefäßkatheter, Drains

Indiziert bei Verdacht auf katheterbedingte oder drainsbedingte Infektion.

Entnahmezeitpunkt. Bei Verdacht auf katheterbedingte oder drainbedingte lokale oder systemische Infektion vor Beginn einer antibiotischen Therapie.

Durchführung

- Sorgfältige alkoholische Desinfektion der umgebenden Haut.
- Katheter oder Drains aus der Hautdurchtrittstelle ziehen.
- Im Körper gelegene Spitze (meist ca. 5 cm) mit steriler Schere abschneiden und direkt in steriles Transportgefäß ohne Transportmedium fallen lassen.

Transport/Lagerung. Umgehender Transport ins Labor zur Vermeidung einer Austrocknung. Kurzfristige Lagerung bei 4° C ist in Ausnahmefällen möglich.

Respirationstrakt

1. Mund-, Rachenabstrich

Zum Nachweis von Staphylococcus aureus, hämolysierenden Streptokokken, Meningokokken, Corynebacterium diphtheriae, Viren oder Pilzen.

Entnahmezeitpunkt. Vor Ansetzen einer antibiotischen Therapie. Nach lokalen Maßnahmen (z.B. Mundspülung, Gurgeln mit desinfizierenden Substanzen) mindestens 6 Stunden Zeitabstand. Möglichst nicht direkt nach dem Essen.

Durchführung
- Mund mehrmals mit Leitungswasser ausspülen lassen.
- Zunge mit Spatel herunterdrücken bzw. mit Papierhandtuch greifen und nach vorne ziehen.
- Polyester-Tupfer einführen, ohne Lippen, Mundschleimhaut oder Uvula zu berühren.
- Tupfer unter Druck von oben nach unten über entzündetes Areal/Tonsillen bzw. über die Rachenwand streichen.
- Ohne Berührung der Lippen oder Zunge aus dem Mund nehmen und in Transportgefäß führen.

Transport/Lagerung. Bei Transport innerhalb von 2 Stunden ins Labor trocken, d.h. ohne Transportmedium. Bei Transportzeit > 2 Stunden Abstrichtupfer in Transportmedium einbringen. Rachenabstriche zum Nachweis von hämolysierenden Streptokokken immer trocken ohne Transportmedium lagern bzw. transportieren. Zwischenlagerung bei 4° C, bei Meningokokken-Verdacht Lagerung bei Raumtemperatur. Transportmedium für Viren: Hank's Medium mit Antibiotika (Gentamicin, Vancomycin, Amphotericin B) und Stabilisatoren (Gelatine, Rinderalbumin). Zum Nachweis von Chlamydien spezielle Transportsysteme verwenden.

2. Pharynxspülung

Zum Nachweis respiratorischer Viren.

Entnahmezeitpunkt. Nach lokalen Maßnahmen, z.B. Mundspülung, Gurgeln mit desinfizierenden Substanzen, mindestens 6 Stunden Zeitabstand. Nicht direkt nach dem Essen.

Durchführung
- Mund mehrmals mit Leitungswasser ausspülen lassen.
- Mit 10 ml Virustransportmedium (Hank's Medium ohne Antibiotika-Zusatz wegen Allergisierungsgefahr) gurgeln und in ein steriles, verschließbares Transportgefäß ausspucken lassen.
- Ggf. sterile Antibiotika-Lösung zufügen.

Transport/Lagerung. Rasch ins Labor transportieren. Lagerung bei 4° C ist für < 24 Stunden möglich. Bei Lagerung/Transport > 24 Stunden Aufbewahrung bei -70° C; Ausnahme: Enteroviren überleben 4° C über mehrere Tage.

3. Nasenabstrich

Zum Nachweis einer Kolonisierung (z.B. MRSA).

Durchführung. Sterilen Polyestertupfer etwa 2 cm in ein Nasenloch einführen, unter Drehen über die Nasenschleimhaut streichen, herausziehen und in ein Transportmedium (siehe Rachenabstrich) stecken.

Transport/Lagerung. Entsprechend Rachenabstrich.

4. Nasenspülung

Zum Nachweis respiratorischer Viren (insbesondere Respiratory-Syncytial-Virus).

Durchführung
- Nach Zurücklegen des Kopfs in den Nacken Instillation von 5 ml steriler physiologischer Kochsalz-Lösung bzw. Virustransportmedium (ohne Antibiotika-Zusatz) in jedes Nasenloch.
- Dabei Schließen des hinteren Pharynx durch anhaltendes Aussprechen des Buchstaben "K" durch den Patienten.
- Aufrichten des Kopfs und Auffangen der Spülflüssigkeit oder Absaugen mit flexibler Einwegpipette und Abfüllen in ein steriles, verschließbares Transportgefäß.

Transport/Lagerung. Entsprechend Rachenspülung.

5. Sputum

Bei Tuberkulose, chronischer Bronchitis, Pneumonie.

Entnahmezeitpunkt. Morgens vor dem Frühstück.

Durchführung
- Patienten über Abnahmeverfahren informieren (Speichel ist ungeeignet!).
- Evtl. vorher Zähne putzen bzw. Zahnprothese entfernen.
- Mund mehrmals gründlich mit Leitungswasser spülen.
- Mehrmals tief einatmen und Atem für 3-5 Sekunden anhalten.
- Tief einatmen und mit dem Ausatmen Sputum abhusten.
- Produzierte Expektoration direkt in steriles, verschließbares Transportgefäß spucken.
- Ggf. Provokation durch Inhalation von Wasserdampf oder Kochsalz-Aerosol.

Transport/Lagerung. Innerhalb von 2 Stunden ins Labor transportieren. Bei mehr als >2 Stunden, Lagerung bzw. Transport bei 4° C möglich. Verarbeitung des Materials muss innerhalb von 24 Stunden erfolgen. Verarbeitung von 24-Stunden-Sammelsputum ist obsolet.

6. Bronchial-/Trachealsekret
Bei Bronchitis, Pneumonie (v.a. Pneumocystis carinii, Zytomegalie).

Entnahmezeitpunkt. Vor Beginn einer antimikrobiellen Therapie.

Durchführung
- Nasotracheale oder pharyngotracheale Aspiration mittels Absaugkatheter.
- Bronchoskopische Absaugung und Bronchiallavage (BAL).
- Transtracheale Aspiration (bei Verdacht auf Anaerobier- und Pilzinfektionen).
- Geschützte Bronchialbürste (kontaminationsärmstes Verfahren).
- Lavage-Flüssigkeit (möglichst > 10 ml) bzw. Aspirat (soviel Material als möglich) in steriles, verschließbares Transportgefäß füllen.

Transport/Lagerung. Innerhalb von 2 Stunden ins Labor transportieren. Bei > 2 Stunden, Lagerung bzw. Transport bei 4° C möglich. Verarbeitung des Materials muss innerhalb von 24 Stunden erfolgen.

7. Lungengewebe
Indiziert bei fortschreitenden, ätiologisch unklaren Lungenprozessen ohne Erregernachweis in den üblichen Untersuchungsmaterialien.

Durchführung
- Perkutane Lungenbiopsie.

- Transbronchiale/transtracheale Lungenbiopsie.
- Offene Lungenbiopsie.

Transport/Lagerung. Biopsiematerial in mit steriler physiologischer Kochsalzlösung, bei Verdacht auf virale Genese mit Hank's Lösung gefülltes Transportgefäß geben und ggf. gekühlt (4° C, nicht einfrieren) möglichst rasch ins Untersuchungslabor transportieren.

8. Pleuraflüssigkeit
Bei Vorhandensein eines Pleuraergusses oder Pleuraempyems.

Durchführung
- Perkutane Punktion des Ergusses unter aseptischen Bedingungen.
- Aspirat möglichst vor Luftzutritt schützen (Nachweis von Anaerobiern).

Transport/Lagerung. Aspirat in Spritze mit sterilem Schraubverschluss verschließen (möglichst ohne Luftzutritt) und in der Spritze unverzüglich ins Labor transportieren. Alternativ, v.a. bei verzögertem Transport, kann ein Anaerobier-Transportmedium und ggf. eine vorgewärmte Blutkulturflasche direkt beimpft und ins Labor transportiert werden.

Urogenitaltrakt
1. Urin
Zum Nachweis eines Harnwegsinfekts, einer Niereninfektion (z.B. Tuberkulose), von Zytomegalie-Virus und BK-Virus bei Transplantationspatienten, zum Direktnachweis von Adeno-, Mumps-Virus, zum Nachweis von Legionellen-Antigen sowie von Parasiten (bei Blasenbilharziose, Trichomoniasis, ggf. Onchocerca volvulus- und Wuchereria bancrofti-Mikrofilarien).

Entnahmezeitpunkt. Vor Beginn einer antibiotischen Therapie bzw. am Ende eines therapiefreien Intervalls; vorzugsweise erster Morgenurin. Bei Verdacht auf Tuberkulose erste drei Urine am Morgen.

Durchführung
Mittelstrahlurin (Urin der Wahl bei kontaminationsarmer Entnahme):
- Reinigung bei der Frau (möglichst mit Hilfsperson): Labien mit sauberen (mit Seife gewaschenen und getrockneten) Fingern spreizen und geöffnet halten. Vulva mit feuchtem Tupfer (mit Seifenlösung befeuchtet) von

vorn nach hinten reinigen und nachfolgend mit weiterem feuchten (warmes Wasser) Tupfer nachwischen. Bereich um das Orificium urethrae mit Tupfern trocknen.

- Reinigung beim Mann: Präputium mit sauberen (mit Seife gewaschenen und getrockneten) Fingern zurückziehen. Glans penis mit einem Tupfer und Seifenlösung waschen, mit einem zweiten feuchten (warmes Wasser) Tupfer nachspülen. Mit einem trockenen Tupfer das Orificium urethrae trocknen.
- Erste Portion (ca. 10 ml) des Urins ablaufen lassen und dann 10 bis 20 ml in einem sterilen Gefäß auffangen, ohne den Harnstrahl zu unterbrechen. Ggf. in ein steriles Transportgefäß umfüllen.

Suprapubische Blasenpunktion (kontaminationsärmstes Verfahren):
- Bei Schwierigkeiten einer einwandfreien Uringewinnung durch Mittelstrahlurin-Verfahren oder bei fraglichen bakteriologischen Ergebnissen, insbesondere Mischkulturen.
- Nachweis einer ausreichend gefüllten Blase (ggf. Ultraschall).
- Sorgfältige Desinfektion der Haut um die Punktionsstelle.
- Perkutane Punktion der Harnblase und Einführen eines entsprechenden sterilen Katheters.
- Aspiration von mindestens 20 ml Urin in eine sterile Spritze.
- Umfüllen in ein steriles Transportgefäß.

Katheterurin (hohes Kontaminationsrisiko):
- Bei Schwierigkeiten einer einwandfreien Uringewinnung durch Mittelstrahlurin-Verfahren oder bei Kontraindikation Blasenpunktion.
- Reinigung der Genitalien entsprechend des Verfahrens zur Gewinnung von Mittelstrahlurin.
- Einführen eines sterilen Katheters unter aseptischen Bedingungen.
- Erste Portion des Urins verwerfen und mittlere bzw. späte Portion steril auffangen.

Gewinnung aus Dauerkatheter (hohes Kontaminationsrisiko):
- Einstichstelle des Katheters sorgfältigst desinfizieren.
- Mit Kanüle punktieren und ca. 10 bis 20 ml aspirieren.
- Umfüllen in steriles Transportgefäß.

Transport/Lagerung. Der gewonnene Urin sollte umgehend (< 2 Stunden) ins Labor zur Weiterverarbeitung transportiert werden. Ansonsten Lagerung bis zu 24 Stunden bei 4° C.

Bei längerer Lagerung bzw. Transport Verwendung eines Transportmediums, ggf. Eintauchnährboden.

2. Genitalsekrete
Zum Nachweis einer Infektion der Genitale oder Genital-Anhangsdrüsen.

Entnahmezeitpunkt. Vor Beginn einer antibiotischen Therapie. Vorzugsweise morgens vor erstem Wasserlassen.

Durchführung
Mann
- Prostataexprimat, Samenflüssigkeit, Epididymissekret, Urethralsekret, Ulkusexprimat.
- Vorbreitung wie zur Entnahme von Mittelstrahlurin.
- Exkret bzw. Sekret in sterilem Transportgefäß auffangen. Bei wenig Material Aufsaugen mit einem Tupfer.
- Bei Verdacht auf Neisseria gonorrhoeae oder virale Infektion entsprechende Transportsysteme verwenden.
- Zum Nachweis von Chlamydien-Infektionen entsprechende Abnahme- und Transportsysteme verwenden.

Frau
- Amnionflüssigkeit, Eileitersekret, Bartholini-Drüsensekret, Zervikalsekret, Urethralsekret, Vaginalsekret, Endometriumabstrich, Vulvaabstrich, Ulkusexprimat.
- Vorbereitung zur Probenentnahme entsprechend dem abzunehmendem Material unter möglichst aseptischen Bedingungen.

Transport/Lagerung. Transport umgehend (< 2 Stunden) ins Labor. Bei Verdacht auf Neisseria gonorrhoeae oder virale Infektion entsprechende Transportsysteme verwenden. Zum Nachweis von Chlamydien-Infektionen entsprechende Abnahme- und Transportsysteme verwenden.
Ulkussekret zum Nachweis von Treponema pallidum immer sofort auf Objektträger aufbringen und direkt im Dunkelfeldmikroskop untersuchen.

Gastrointestinaltrakt
1. Magensaft
Zum Nachweis von Mycobacterium tuberculosis bei nicht ausreichender Sputumgewinnung (z.B. bei Kindern).

Entnahmezeitpunkt. Vor Beginn einer antibiotischen Therapie.

Durchführung
- Legen einer nasogastralen Sonde.
- Aspiration von Magensaft.
- Abfüllen des aspirierten Magensafts in ein Transportgefäß.

Transport/Lagerung. Transport möglichst umgehend ins Untersuchungslabor.

2. Duodenalsaft, Gallenflüssigkeit
Zum Nachweis von Parasiten (Lamblien, Kryptosporidien, Mikrosporidien, ggf. bei Leberegel, Spulwurm, Zwergfadenwurm).

Entnahmezeitpunkt. Vor Beginn einer antibiotischen/antiparasitären Therapie.

Durchführung
- Legen einer nasogastralen Sonde.
- Aspiration von Duodenalsaft. Ggf. Aspiration von A-, B- und C-Galle (A= Duodenalsaft ohne Stimulierung, B = nach Anregung der Gallenblasenkontraktion, C = nach Gabe eines Choleretikums).
- Abfüllen des aspirierten Magensafts in ein Transportgefäß.

Transport/Lagerung. Transport umgehend ins Labor. Zum Nachweis von vegetativen Formen von Giardia lamblia sind Nativpräparate anzufertigen.

3. Stuhl
Bei Durchfallserkrankungen, zum Nachweis von Enteroviren (z.B. Poliomyelitis, aseptische Meningitis), bei Umgebungsuntersuchungen, bei Verdacht auf pseudomembranöse Kolitis oder Darmparasiten, zur Überwachung einer selektiven Darmdekontamination.

Entnahmezeitpunkt. In der Regel vor Beginn einer antibiotischen Therapie.

Durchführung
- Stuhl ohne Urinbeimengung in sauberes Gefäß (möglichst nicht in Toilettenbecken) absetzen.
- Eine etwa erbsengroße Portion einschließlich evtl. vorhandenen Schleim-, Blut-, Eiterbeimengungen in Stuhl-Transportröhrchen übertragen.
- Bei flüssigem Stuhl etwa 1-2 ml in Stuhl-Transportgefäß übertragen.
- Zum Nachweis von Parasiten sind drei Stuhluntersuchungen an drei aufeinander folgenden Tagen notwendig.

Transport/Lagerung. Stuhl umgehend ins Labor transportieren. Bei längerer (> 2 Stunden) Lagerung/Transport kühlen. Nachweis von vegetativen Parasitenformen gelingt nur in körperwarmem Stuhl. Bei Verdacht auf Cholera Peptonwasser, bei Verdacht auf bakterielle Ruhr spezielle Transportmedien (z.B. Glyzerin-Phosphatpuffer) verwenden. Zum Nachweis von darmpathogenen Viren ist kein Virustransportmedium notwendig.

4. Rektalabstrich
Zum Nachweis einer bakteriellen Ruhr oder einer bakteriellen Darminfektion bei Schwierigkeiten bei der Gewinnung einer adäquaten Stuhlprobe.

Entnahmezeitpunkt. Vor Beginn einer antibiotischen Therapie.

Durchführung
- Patient mit angewinkelten Knien auf die Seite lagern.
- Befeuchteten Abstrichtupfer 3 bis 5 cm tief in die Analöffnung einführen und unter drehender Bewegung langsam herausziehen.
- Tupfer in entsprechendes Transportmedium eintauchen.

Transport/Lagerung. Möglichst umgehend ins Labor senden. Ggf. Lagerung bei 4° C über einige Stunden möglich.

5. Rektal-/Kolonbiopsie
Zum Nachweis von Darmbilharziose, ggf. Nachweis bzw. Ausschluss einer Kolon-Amöbiasis; zum Nachweis von Zytomegalie-Rektitis oder von Neisseria gonorrhoeae-Proktitis.

Entnahmezeitpunkt. Nach Vorbereitung zur Rekto- bzw. Koloskopie.

Durchführung
- Vorbereitung und Durchführung der Rekto- bzw. Koloskopie.
- Entnahme von Biopsiematerial aus entzündlich veränderten Darmabschnitten, Ulzera und Überführen der Biopsie in physiologische Kochsalzlösung (nicht in Formalin geben).

Transport/Lagerung. Umgehender Transport ins Labor. Bei Transport/Lagerung > 4 Stunden Kühlung bei 4° C empfohlen.

Gewebe-Biopsiematerial

Zum direkten Nachweis eines Erregers in Körperpartien oder Organen, die durch andere nichtinvasive Verfahren nicht nachgewiesen werden können (z.B. tiefe Organmykosen).

Entnahmezeitpunkt. Nach Ausschöpfung anderer nichtinvasiver Nachweisverfahren bzw. nach Vorbereitung zur aseptischen Biopsieentnahme.

Durchführung

- Entnahme einer Gewebeprobe (wenn möglich 1 cm^3) unter aseptischen Bedingungen.
- Überführung in ein steriles Transportgefäß.
- Bei Verdacht auf virale Infektion geringes Volumen von Virus-Transportmedium (z.B. Hank's-Lösung ohne Antibiotika) zugeben.

Transport/Lagerung. Möglichst sofortiger Transport ins Labor (Autolyse!), ansonsten kurzfristige Lagerung bei 4° C möglich. Bei längerer Aufbewahrung (insbesondere bei möglichem Nachweis von Viren) ausschließlich Lagerung bei -70° C.

Eiter und Wundsekrete

Bei oberflächlichen oder tiefen Infektionen der Haut, Schleimhaut oder Weichteile, bei Abszessen oder Fisteln.

Entnahmezeitpunkt. Vor Beginn einer antibiotischen Therapie bzw., bei Abszessen, vor chirurgischer Eröffnung bzw. Sanierung.

Durchführung

- Bei Wunden ggf. Entfernen von vorhandenen Belägen.
- Mit Abstrichtupfer Material aus der Tiefe der Wunde entnehmen. Tupfer in Transportmedium überführen.
- Bei chronischen Wunden Material mit scharfem Löffel oder Hautbiopsie aus den Rändern entnehmen und in Transportmedium oder physiologische Kochsalz-Lösung überführen.
- Bei Abszessen Punktion und Aspiration von Eiter oder Exsudat in eine sterile Spritze. Spritzenöffnung mit Deckel verschließen (Luftzufuhr vermeiden, Anaerobier).
- Bei Verdacht auf Clostridien-Wundinfektion immer Gewebeprobe einsenden.
- Bei Fisteln Öffnung in der Haut desinfizieren, Katheter zur Aspiration einführen oder Gewebekürettage im Fistelgang durchführen. Flüssiges Sekret in Spritze belassen,

Spritzenöffnung verschließen. Kürettagematerial in anaerobes Transportmedium überführen.

Transport/Lagerung. Abstrichtupfer bzw. Wundmaterial in Transportmedium möglichst rasch ins Labor transportieren. Keine Kühlung. Aspiriertes Sekret bzw. Eiter in Spritze belassen und möglichst umgehend ins Labor transportieren. Bei längeren Transportwegen (> 2 Stunden) Umfüllen in anaerobes Transportmedium empfohlen. Transport bei Raumtemperatur.

Zentralnervensystem

1. Liquor

Zum Nachweis einer Infektion des zentralen Nervensystems oder einer autochthonen Antikörper-Produktion im ZNS.

Entnahmezeitpunkt. Sofort beim Verdacht auf eine Meningitis, unabhängig von der Antibiotika-Therapie.

Durchführung

- Einstichstelle desinfizieren.
- Liquorpunktion unter streng aseptischen Bedingungen durchführen.
- Abtropfen lassen von 2-10 ml Liquor (2 ml für Bakterien-, Virusnachweis; bis 10 ml für Mykobakterien-, Pilznachweis) in 2 bis 3 sterile Probenröhrchen.
- Zum Nachweis einer autochthonen Antikörper-Produktion immer gleichzeitige Abnahme einer Serumprobe

Transport/Lagerung. Liquor umgehend bei Raumtemperatur ins Untersuchungslabor transportieren (Vorankündigung!). Falls sofortiger Transport nicht möglich, 2-5 ml in angewärmte Blutkultur-Flasche spritzen und bei 37° C bebrüten. Restlichen Liquor bei 4° C zwischenlagern.
Zusätzlich 0,2-0,5 ml Nativ-Liquor für Nachweis von Antigen bereit stellen.
Bei Nachweis von Viren Lagerung und Transport bei 4° C bis 24 Stunden möglich. Bei längerer Lagerungs-/Transportzeit Liquor bei -70° C einfrieren.

2. Shunt-Liquor

Bei Verdacht auf eine Shunt-Infektion.

Entnahmezeitpunkt. Vor Beginn einer antibiotischen Therapie.

Durchführung
- Sorgfältige Desinfektion der Hautstelle über ventrikulo-peritonealem oder ventrikulo-atrialem Shunt bzw. der externen Ableitung.
- Punktion des Shunts oder der externen Ableitung.
- 2-10 ml Liquor (2 ml für Bakterien-, Virusnachweis; bis 10 ml für Mykobakterien-, Pilznachweis) in 2 bis 3 sterile Probenröhrchen abtropfen lassen.
- Zum Nachweis einer autochthonen Antikörper-Produktion immer gleichzeitige Abnahme einer Serumprobe.

Transport/Lagerung. Entsprechend Liquor.

Petechienaspirat/-skarifikation
Zum Nachweis einer systemischen Infektion mit Neisseria meningitidis, auch nach Beginn einer antibiotischen Therapie.

Durchführung
Petechienaspirat
- Nach Hautdesinfektion mit einer dünnen Kanüle auf 2 ml-Spritze Zentrum der Petechie in spitzem Winkel punktieren und etwas Blut aspirieren.
- Spritze mit Deckel verschließen und sofort ins Labor transportieren.
- Bei längerem Transportweg Aspirat vor Ort auf Objektträger ausstreichen, antrocknen lassen und Objektträger ins Labor transportieren.
Petechienskarifikation
- Effloreszenz desinfizieren und mit Lanzette, Skalpell oder feiner Nadel einritzen.

- Austretendes blutiges Sekret mit Objektträger direkt abklatschen und Tropfen auf Objektträger ausstreichen und antrocknen lassen.

Transport/Lagerung. Spritze mit Aspirat umgehend ins Labor zur weiteren Untersuchung bringen. Falls nicht möglich, Ausstrich auf Objektträger herstellen. Getrockneten Objektträger umgehend bei Raumtemperatur ins Labor transportieren. Objektträger nicht kühlen, nicht erwärmen und nicht fixieren.

Peritoneal-, Perikard-, Synovialflüssigkeit
Zum Nachweis pathogener Erreger in steriler Körperflüssigkeit.

Entnahmezeitpunkt. Vor Beginn einer antibiotischen Therapie.

Durchführung
- Lokalisation des Ergusses bzw. Empyems ggf. mit Hilfe von Ultraschall.
- Einstichstelle sorgfältig desinfizieren. Punktion unter aseptischen Bedingungen und Aspiration von 1 bis 5 ml in eine sterile Spritze.
- Bei Verdacht auf Mykobakterien oder Pilze möglichst > 10 ml aspirieren.

Transport/Lagerung. Bei Lagerung und Transport < 2 Stunden aspiriertes Material in Entnahmespritze belassen und Spritze verschließen. Bei längerer Lagerung bzw. Transport Überführen des Materials in Anaerobier-Transportmedium (ungekühlt) und vorgewärmte Blutkulturflaschen.

Mikroskopische Untersuchung

Die mikroskopische Untersuchung von normalerweise keimfreien Körperflüssigkeiten (Liquor, Punktate) kann für die Initialtherapie hilfreich sein. Diese Möglichkeit wird leider selten genutzt. Manche Bakterienarten sind im gefärbten Präparat so charakteristisch, dass eine vorläufige Diagnose gestellt werden kann.

Anfertigung von Ausstrichpräparaten
1. Auf einen gereinigten Objektträger wird mit einer Öse Material ausgestrichen. Bei dickflüssigem Material ggf. mit einem Tropfen NaCl verdünnen.
2. Präparat vollständig lufttrocknen lassen (ca. 30-60 Minuten).
3. Fixieren: Präparat mit Hitze (dreimal mit Schichtseite nach oben durch Flamme des Bunsenbrenners ziehen) fixieren oder Methylalkohol 3 Minuten einwirken lassen, dann abgießen und trocknen.

Methylenblaufärbung
1. Löffler's Methylenblau auf Präparat tropfen und 2 Minuten einwirken lassen.
2. Farbe abgießen.
3. Mit dünnem Wasserstrahl abspülen.
4. Mit Filterpapier trocknen.

Gramfärbung
1. Karbol-Gentianaviolett oder Kristallviolett auftropfen, nach 1 Minute abgießen und gut abtropfen lassen.
2. Lugol'sche Lösung auftropfen und 2 Minuten einwirken lassen. Flüssigkeit abgießen, nicht mit Wasser abspülen.
3. Präparat entfärben mit Azetonspiritus (75% Isopropylalkohol 25% Azeton), bis keine Farbwolken mehr vom Präparat abgehen.
4. Gründlich mit Wasser spülen.
5. Zur Gegenfärbung Safranin oder Fuchsin auftropfen, 1 Minute einwirken lassen, mit Wasser abspülen und mit Filterpapier vorsichtig trocknen.

Beurteilung
Methylenblau-gefärbte Präparate:
Bakterien kräftig blau, evtl. vorhandene Körperzellen hellblau. Insbesondere Verwendung zur Färbung von Gonokokken und schneller Beurteilung der Lagerung von Bakterien zu Körperzellen (intra- oder extrazellulär).

Gramfärbung:
Standardfärbung in der Bakteriologie. Grampositive Bakterien erscheinen dunkelblau, gramnegative Bakterien hellrot bis kräftig rot.

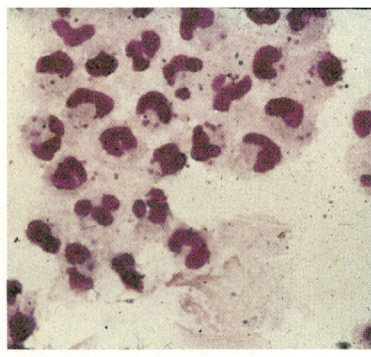
Meningokokken im Liquor, Grampräparat

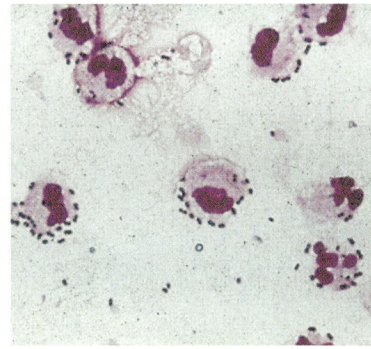
Pneumokokken im Liquor, Grampräparat

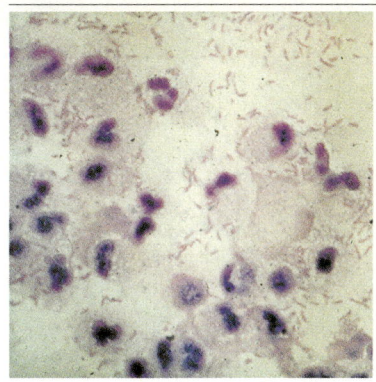

Haemophilus influenzae im Liquor, Grampräparat

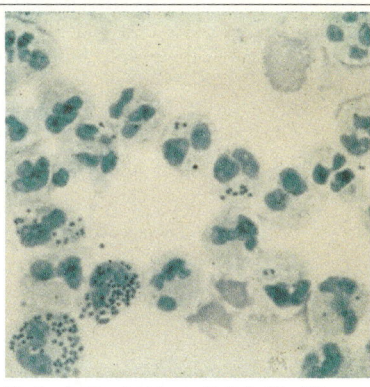

Meningokokken im Liquor, Methylenblaufärbung

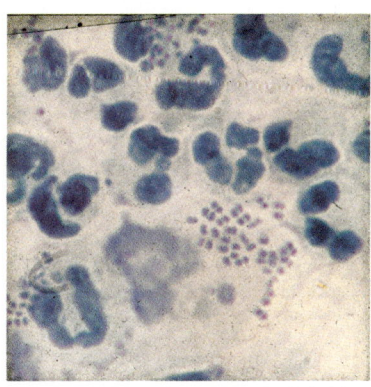

Gonokokken im Urethralexsudat, Methylenblaufärbung

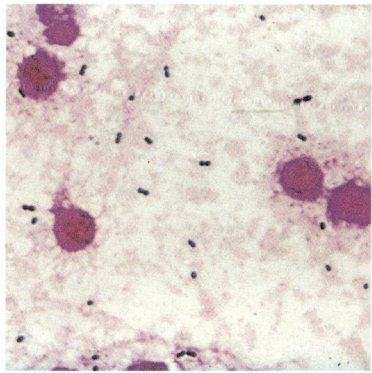

Pneumokokken im Sputum, Grampräparat

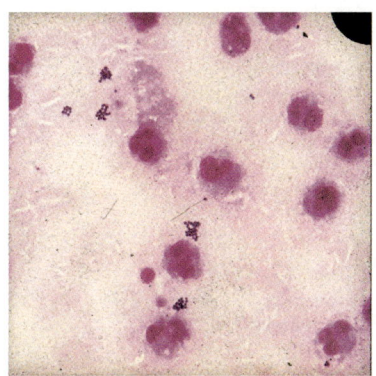

Staphylokokken im Eiter, Grampräparat

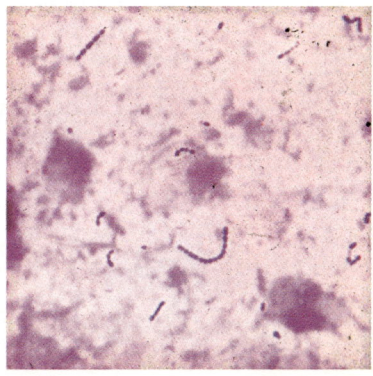

Streptokokken im Wundabstrich, Grampräparat

355

Systematik der wichtigen bakteriellen Erreger

Grampositive Kokken

Staphylococcus	S. aureus
	S. epidermidis
	S. saprophyticus
	S. haemolyticus
	S. intermedius
Streptococcus	S. pyogenes (Serogruppe A)
	S. agalactiae (Serogruppe B)
	S. milleri (Serogruppe C, F, G)
	S. anginosus
	S. constellatus
	S. intermedius
Pneumococcus	S. pneumoniae
Enterococcus	E. faecalis
	E. faecium
Aerococcus	A. urinae
Gemella	G. haemolysans
Stomatococcus	S. mucilaginosus
Peptococcus (anaerob)	P. niger
Peptostreptococcus (anaerob)	P. anaerobius
	P. asaccharolyticus

Grampositive nichtsporenbildende Stäbchenbakterien

Listeria	L. monocytogenes
Corynebacterium	C. diphtheriae
	C. pseudotuberculosis
	C. ulcerans
	C. striatum
	C. jeikeium (JK)
Arcanobacterium	A. haemolyticum
Brevibacterium	B. casei
Dermabacter	D. hominis
Propionibacterium (anaerob)	P. acnes
Gardnerella	G. vaginalis
Erysipelothrix	E. rhusiopathiae

Grampositive, aerobe, sporenbildende Stäbchenbakterien

Bacillus	B. anthracis
	B. cereus
	B. subtilis

Grampositive, anaerobe sporenbildende Stäbchenbakterien

Clostridium	C. botulinum
	C. tetani
	C. perfringens
	C. septicum
	C. novyi
	C. difficile

Grampositive Stäbchenbakterien und verzweigte Bakterien

Actinomyces	A. israelii
Nocardia	N. asteroides
	N. farcinica
Steptomyces	S. albus
	S. anulatus
Rhodococcus	R. equi
Mycobacterium	M. tuberculosis
	M. leprae
	M.-avium-Komplex
	M. kansasii
	M. matinum
	M. fortuitum

Gramnegative Kokken und kokkoide Stäbchen

Neisseria	N. meningitidis
	N. gonorrhoeae
Moraxella	M. catarrhalis
	M lacunata
Acinetobacter	A. calcoaceticus
	A. baumannii
	A. lwoffii
Kingella	K. kingae
Veilonella	V. parvula (anaerob)
Eikenella	E. corrodens

Enterobakterien

Citrobacter	C. freundii
	C. koserii
Edwardsiella	E. tarda
Enterobacter	E. aerogenes
	E. cloacae
	E. agglomerans
Proteus	P. mirabilis
	P. vulgaris
Providencia	P. stuartii
	P. rettgeri
Salmonella	S. typhi
	S. paratyphi A, B, C
	S. typhimurium
	S. enteritidis
Serratia	S. marcescens
Escherichia	E. coli
Shigella	S. sonnei
	S. flexneri
	S. boydii
	S. dysenteriae
Hafnia	H. alvei

Klebsiella	K. pneumoniae
	K. oxytoca
	K. ozaenae
Morganella	M. morganii
Yersinia	Y. enterocolitica
	Y. pseudotuberculosis
	Y. pestis

Gramnegative, fakultativ anaerobe Stäbchenbakterien

Vibrio	V. cholerae
	V. parahaemolyticus
	V. vulnificus
Aeromonas	A. hydrophila
Plesiomonas	P. shigelloides
Campylobacter	C. jejuni
	C. fetus
	C. coli
Helicobacter	H. pylori
Capnocytophaga	C. canimorsus
Actinobacillus	A. actinomycetemcomitans
Cardiobacterium	C. hominis
Pasteurella	P. multocida
Streptobacillus	S. moniliformis
Chromobacterium	C. violaceum

Gramnegative, aerobe Stäbchenbakterien

Pseudomonas	P. aeruginosa
	P. fluorescens
Burkholderia	B. cepacia
	B. pseudomallei
	B. mallei
Stenotrophomonas	S. maltophilia
Alcaligenes	A. xylosoxidans
Legionella	L. pneumophila
	L. micdadei
Francisella	F. tularensis
Brucella	B. abortus
	B. melitensis
Haemophilus	H. influenzae
	H. parainfluenzae
	H. haemolyticus
	H. ducreyi
Bordetella	B. pertussis
	B. parapertussis

Gramnegative anaerobe Stäbchenbakterien

Bacteroides	B. fragilis
	B. vulgatus
Porphyromonas	P. gingivalis

Prevotella	P. oralis
	P. melaninogenica
Fusobacterium	F. nucleatum

Schraubenförmige Bakterien (Spirochäten)

Borrelia	B. burgdorferi
	B. recurrentis
Treponema	T. pallidum
	T. carateum
Leptospira	L. interrogans

Pleomorphe Mikroorganismen ohne Zellwand

Mykoplasma	M. pneumoniae
	M. hominis
	M. genitalium
Ureaplasma	U. urealyticum

Obligat intrazelluläre Erreger

Rickettsia	R. prowazekii
	R. conori
	R. rickettsii
Coxiella	C. burnetii
Orienta	O. tsutsugamushi
Chlamydia	C. trachomatis
	C. pneumoniae
	C. psittaci
Ehrlichia	E. sennetsu
	E. chaffeensis
	E. phagocytophila
Bartonella	B. henselae
	B. bacilliformis
	B. quintana

Quellennachweise der Abbildungen

Dr. M. Agathos, Dermatologische Klinik und Poliklinik, Städtisches Krankenhaus Schwabing, Kölner Platz 1, 80804 München.

Prof. G.P. Bodey, MD, Anderson Cancer Center, The University of Texas, Texas Medical Center, 1515 Holcombe Boulevard, Houston, Texas 77030, USA.

Prof. Dr. H.S. Füeßl, Innere Abteilung, Bezirkskrankenhaus Haar, Vockestrasse 72, 85540 Haar.

Dr. T. Heller, Kreisklinik München-Perlach, Abt. für Innere Medizin, Schmidbauerstrasse 44, 81737 München.

Prof. Dr. H.K. Hofmann, Klinik und Poliklinik für Dermatologie und Allergologie, Klinikum rechts der Isar der Technischen Universität München, Ismaninger Strasse 22, 81675 München.

Dr. V.P. Jacobs, Frauenklinik und Poliklinik, Klinikum rechts der Isar der Technischen Universität München, Ismaninger Strasse 22, 81675 München.

Prof. Dr. P. Kujath, Klinik für Chirurgie, Medizinische Universität zu Lübeck, Ratzeburger Allee 160, 23538 Lübeck.

Prof. Dr. T. Löscher, Abt. für Infektions- und Tropenmedizin, Medizinische Klinik Innenstadt, Klinikum der Ludwig-Maximilians-Universität München, Leopoldstrasse 5, 80802 München.

Prof. Dr. M. Mertz, Augenklinik und Poliklinik, Klinikum rechts der Isar der Technischen Universität München, Ismaninger Strasse 22, 81675 München.

Prof. Dr. E.J. Rummeny, Institut für Röntgendiagnostik, Klinikum rechts der Isar der Technischen Universität München, Ismaninger Strasse 22, 81675 München.

Prof. Dr. E. Vanek, Alemannenstrasse 66, 89233 Neu-Ulm.

World Health Organization, Avenue Appia 20, 1211 Geneva 27, Schweiz.

Firma Pharmacia & Upjohn GmbH, Medizinischer Informationsdienst, Am Wolfsmantel 46, 91058 Erlangen.

Firma Pfizer GmbH, Pfizerstrasse 1, 76032 Karlsruhe.

Kinderklinik und Poliklinik, Kinderklinik rechts der Isar der Technischen Universität München, Kinderklinik Schwabing, Kölner Platz 1, 80804 München.

Fotolabor der Universitäts-Kinderklinik, Ostseestrasse 21-25, 03417 Leipzig.

Verzeichnis der Abkürzungen

BSG	Blutkörperchen-Senkungsgeschwindigkeit
CAPD	Kontinuierliche ambulante Peritonealdialyse
CDC	Centers for Disease Control
CMV	Cytomegalovirus
Cr	Kreatinin
CRP	C reaktives Protein
CT	Computer-Tomographie
CAVH	Kontinuierliche arteriovenöse Hämofiltration
CVVH	Kontinuierliche venovenöse Hämofiltration
CAVHD	Kontinuierliche arteriovenöse Hämodialyse
CVVHD	Kontinuierliche venovenöse Hämodialyse
EBV	Epstein-Barr-Virus
ERCP	Endoskopische retrograde Cholangiopankreatographie
GI	Gastrointestinaltrakt
GOT	Aspartat-Aminotransferase (AST)
GT	Glutamyl-Transpeptidase
GUS	Gemeinschaft unabhängiger Staaten
(h)	hochdosiert
HD	Hämodialyse
HAV	Hepatitis-A-Virus
HBV	Hepatitis-B-Virus
HCV	Hepatitis-C-Virus
HDV	Hepatitis-D-Virus
HEV	Hepatitis-E-Virus
HIV	Human Immunodeficiency Virus
HSV	Herpes-simplex-Virus
HWI	Harnwegsinfekt
HWZ	Halbwertszeit
IFN	Interferon
(k)	Kombinationstherapie empfohlen
MAO	Monoaminoxidase
MHK	Minimale Hemmkonzentration
MR	Methicillin-resistent
MRT	Magnetresonanz-Tomographie (Kernspintomographie)
MS	Methicillin-empfindlich
NF	Nierenfunktion
NI	Niereninsuffizienz
NW	Nebenwirkungen
PCP	Pneumocystis-carinii-Pneumonie
PCR	Polymerase-Kettenreaktion
PD	Peritonealdialyse
PTCA	Perkutane transluminale Koronarangiographie
RKI	Robert Koch-Institut
RSV	Respiratory-Syncytial-Virus
SSW	Schwangerschaftswoche
STIKO	Ständige Impfkommission
TEE	Transösophageale Echokardiographie
(u)	klinisch ungeeignet
VZV	Varicella-Zoster-Virus
VRE	Vancomycin-resistente Enterokokken

Index

Notizen